一部中国家庭必备的健康保健工具书

家庭健康医疗实用大百科

《中国家庭养生保健书库》编委会◎编

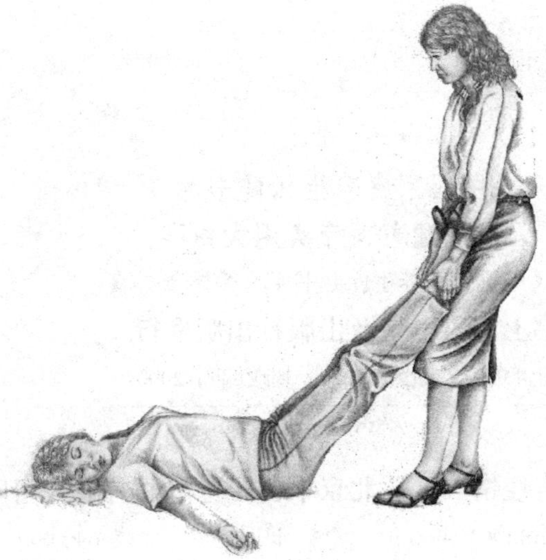

上海科学普及出版社

图书在版编目（CIP）数据

家庭健康医疗实用大百科／《中国家庭养生保健书库》编委会编. 一上海：上海科学普及出版社，2015.6

（中国家庭养生保健书库）

ISBN 978-7-5427-6444-7

Ⅰ. ①家… Ⅱ. ①中… Ⅲ. ①家庭保健—基本知识Ⅳ. ①R161

中国版本图书馆CIP数据核字（2015）第059133号

策　　划　胡名正

责任编辑　刘湘雯

中国家庭养生保健书库

家庭健康医疗实用大百科

《中国家庭养生保健书库》编委会　编

上海科学普及出版社出版发行

（上海市中山北路832号　邮政编码 200070）

http://www.pspsh.com

各地新华书店经销　　北京中创彩色印刷有限公司印刷

开本 720mm×1040mm　1/16　印张 26　字数 640 000

2015年7月第1版　2015年7月第1次印刷

ISBN 978-7-5427-6444-7　　定价：59.00元

前言

Preface

我国医疗资源十分有限，医疗机构又普遍存在“以药养医”等弊端，上医院看病常常需要办理各种繁杂的手续，付出高昂的医疗费用，看病就医成了当前让老百姓最头疼的事儿。因此，多数人希望能在家中自助治疗一些疾病，而不用时时、事事都求助于医生。

自我治病防病、维护和促进身体的健康，这是完全可行的。只需要掌握医学基本常识、基本的护理技能和急救技能，就能在日常生活中成为自己最好的家庭医生，有力地捍卫自己和家人的健康。如果能做到对自己和家人的身体状况有较为清楚的了解，随时监测身体的各项指标，判断身体发出的各种疾病预警信号，就完全可以根据病情和经济情况选择合适的自疗妙方，从而免去了上医院求医的种种麻烦。

也有一些人对家庭自我保健和医疗抱怀疑态度，认为病了只能求助医生。事实上，这是过度放大了医生的作用。医生的治疗的确能缩短病程，缓解症状，这让多数人认为完全是医生的功劳。然而大家所不知道的一个真相是：许多疾病是可以通过身体自愈能力来治愈的，过度用药后反而会抑制身体本身的自愈能力。久而久之，人体会开始依赖医药。最高明的医生是我们身体本身的自愈力，只需要我们去引导它发挥作用，就可以轻轻松松地恢复健康。

慢性病如糖尿病、高血压，由于这些疾病是当前医学界尚未攻克的难题，医生并不能真正治愈它。因此，治疗过程中起着主体作用的仍是患者自己，患者只有长期坚持不懈地进行家庭治疗和护理，才能真正控制病情，提高生活质量，延长寿命。而医生仅仅起着指导作用。

在预防疾病、积极地做好自我保健方面，这更是医生难以做到的。只有自己根据自身体质和具体的生活环境，分析当前不良生活方式所带来的害处，积极地选择健康的生活方式，并持之以恒地坚持下去，才能真正达到防病的目的。当前，健康的意义已不再简单地被定义为“没有病的状态”，为了达到世界卫生组织所提出的现代人健康新标准，我们还需要缓解日益增加的压力，提高正在衰退的免疫力，增强自身活力，这些都需要自己来完成。

为帮助读者掌握最基本的医学常识和技能，指导日常生活中的家庭自我保健、治病防病，我们组织了专业人士精心编写了这部《家庭健康医疗实用大百科》。参与编写的有知名医院的一线专家，也有从事医学研究的医学博士，他们有着深厚的理论基础，丰富的临床经验，以及严谨的科学精神。由于此类书通常被读者作为生活工具书使用，在内容的准确性和科学性方面，读者有很高的期望值，且治病防病关乎健康和生命，容不得半点疏忽。为此，我们的编撰人员秉着科学、严谨的编写原则，做了大量的资料收集工作，稿件编成后在许多问题上经过多方讨论，力求反映最新最准确的医疗技术信息，并按国家卫生部颁布的最新药物目录删除了已经停用的药物，以确保读者的健康和安全。

本书的内容涉及面很广，涵盖家庭健康医疗的各个方面，信息量非常丰富，是目前最全面的家庭健康医疗实用百科之一。书中共设有“健康检查篇”“常见病防治篇”“急救篇”“用药篇”四大篇。其中，“健康检查篇”介绍了各种自我检查的方法以及医院体检的基本常识，指导不同群体的读者在家采用自我检查方法判断自身健康状况，以积极预防疾病。“常见病防治篇”不仅详尽介绍了各种家庭常见疾病的治疗方法，以及在家自诊自疗的具体方案，还提出了什么情况需要就医的建议。“急救篇”用图文结合的方式介绍了各种危急情况下的急救措施和急救的基本常识，帮助读者轻松掌握各种急救技能。“用药篇”介绍了用药的基本常识和各种常见疾病的常规药物治疗方案，指导读者小心谨慎地为自己及家庭成员正确地对症下药。

拥有一位随叫随到的家庭医生是大多数人的梦想，最后，我们衷心希望这本书就能成为你不说话的家庭医生，随时为你解答种种疑惑，随时为你消除身体的不适，为你提供最贴心的健康服务，为你和你的家人的健康保驾护航。

编　者

目录

Contents

健康检查篇

第一章　健康检查基本知识

第二章　健康检查的项目

常见病防治篇

第一章 心脏和循环系统疾病

第二章 消化系统疾病

第三章 呼吸系统疾病

第四章 运动系统疾病

第五章 神经系统疾病

第六章 健康检查基本知识

第七章 血液及免疫系统疾病

第八章 泌尿生殖系统疾病

第九章 眼、耳、鼻、喉疾病

第十章 皮肤疾病

第十一章 感染性疾病

第十二章 儿童疾病

急救篇

第一章 急救基本知识

第二章 急救措施

用药篇

第一章　用药基本知识

第二章　家庭特殊成员用药

第三章 家庭常见病的药物治疗

附录

正确使用自己的身体

健康检查篇

第一章 健康检查基本知识

什么是健康检查

一般认为，健康检查是在身体尚无明显病症出现前对全身各重要器官做筛检，以准确诊断各种重要器官功能是否正常，同时排除一些可能对健康带来重大威胁的常见疾病。

疾病的种类成千上万，因此在去医院进行健康检查之前，应该先确定检查的目的，即究竟要检查哪些器官组织的功能是否正常，或究竟要检查哪种疾病是否存在。只有这样，才不会浪费时间与金钱，达到检查的目的。

具体来说，一般的健康检查可以分为三大类。

人体器官的功能性检查

肾脏检查、肝脏检查、肺功能检查、血脂检查、甲状腺功能检查、血液检查、尿液检查等。

人体器官的结构性检查

大肠镜检查、磁共振检查、X线检查、B超检查、胃镜检查、心电图检查，以及骨密度检查等。

生命征象检查

对人的身体外观与整体进行检查，如身高、体重、血压、听力、视力、呼吸以及心跳等。

通过以上三大类检查，一般来说就可以鉴定受检者的健康状况，以及是否有潜在的疾病，从而早发现、早治疗，以降低罹患重大疾病的概率。

为什么要做健康检查

健康检查作为一种变被动看病为主动检查、变消极治病为积极防病的新型自我保健方式，西方国家早在20世纪五六十年代就已流行开来，并逐渐成为人们的一种习惯。在我国，随着人民生活水平的提高，尤其是在经历了SARS后，人们开始更加珍惜自己的宝贵生命，对健康的认识也有了很大提高，一些人在加强身体锻炼的同时，开始把做健康检查列为自己日常生活的必须。那么，它究竟有哪些好处呢？

进行健康检查最为重要的、最直接的目的就是尽早发现那些潜伏在身体里的“定时炸弹”——疾病，从而做到早发现、早确诊和早治疗。众所周知，人体的很多疾病具有隐匿性，在早期几乎没有任何明显症状，如高血压，我们几乎感觉不到自己的身体有什么症状。当机体出现较为明显的临床症状时，我们的身体器官早已被损害了，病情也已经发展到了较为严重的阶段。这时再去治疗，不仅会耗费大量的财力、精力和时间，而且治愈率也相对较低（相对于早期发现及时治疗）。而通过健康检查，可以提前发现一些危及生命的疾病征兆，从而为及时治疗赢得宝贵的时间，以保护我们宝贵的生命。如被称为“人类杀手”的癌症，尽管它很难治愈（在中晚期），但如果能在早期发现它，就能通过手术将肿瘤切除，其复发率相当低。

现在，医院的常规健康检查费用都不高，所以，花较少的钱去获取健康，健康检查不失为上策。

为什么要定期接受健康检查

我们一起来看这样两组医学调查报告：报告一：2004年某单位组织职工去医院做健康体检，受检者总人数是2532人。检查的结果显示，此次体检共查出糖尿病32人，约占1%；高血压102人，约占4%；高血脂127人，约占5%；肺癌3人，约占0.1%左右；乳房疾病45人，约占1.8%，其中乳腺癌1人，约占0.04%。报告二：某高校在对学校教师的一次定期健康检查中发现：被检查的532名教师中，有半数以上的人患有各种不同的疾病，其中有几人还患有早期肿瘤。

因此为了我们的健康，为了把体内的疾病因子消灭在萌芽状态，我们每个人十分有必要进行定期健康检查。

正所谓，冰冻三尺，非一日之寒。从医学的角度讲，任何疾病的发生都有一个过程。很多医学专家都认为人体内疾病的发生，可以分为5个阶段。

易感染期，此期疾病虽然没有明显地出现，但已有危险因子存在了，如失眠多梦、酗酒抽烟、体重超重、胆固醇过高、血糖过高等。

临床前期，此时疾病因子已经在人体某些部位发生病理变化，但在外观或在日常生活中未表现出明显症状。

临床期，此时疾病症状逐渐表现出来。

残障期，疾病晚期。

死亡，身体功能的破坏影响到正常生理代谢，诱发身体重要器官步入衰退期，导致死亡。

在现实生活中，很多人都会等到自己身体疾病的症状完全显露出来后，再去医院检查治疗。事实上，人体的很多疾病，包括癌症，若在临床前期发现，并及时积极地进行治疗，完全可以取得理想的治疗效果。而这一前提的实现，就是通过定期的健康检查，提前发现可能导致疾病产生的危险因子。

什么人该做健康检查

严格地说，我们每个人都有必要做健康检查，因为疾病袭来时可不会管你是年轻，还是年老。

不可否认，在22岁以前，身体的抵抗力是最强的，一些常见疾病，如感冒、发热，我们可以吃药，甚至通过加强锻炼，就能轻松治愈。但是，一些危及生命、初期很少有症状的疾病，如肿瘤、白血病、尿毒症等，即使身体抵抗力再强，一旦它们袭来，我们是无论如何也抵抗不了的。对于这些疾病，对付它们最好的办法就是提前知晓它们，并将其消灭在萌芽状态，而要做到这一点，就理所当然地要进行健康检查。

除了身强力壮的青年人需要进行健康检查外，以下几类人更需要健康检查。

慢性病患者。所谓慢性病患者，是指那些患有哮喘、胃病、糖尿病等慢性疾病的人。在医生的治疗下，或由于其他原因，这些患者的病情开始出现了好转，但这绝不意味着可以不去医院检查了，那样的话只会前功尽弃。因为糖尿病、哮喘等慢性疾病需要一个长期的、不间断的治疗过程，才可能将它们彻底治愈。所以，慢性病患者应该定期、定时去医院进行疾病的复诊和检查，以便主治医生能知晓疗效，从而及时调整药物，最终彻底治愈疾病。

45岁以上的亚健康人群。随着年龄的增长，人体器官的各种功能会随之减退，亚健康状态所表现的各种疾病症状随之明显化。50岁以后，潜在的疾病状态会明显增加，尤其是55岁以后，一些较为明显的疾病症状会越来越多，如腰酸背痛、失眠、心悸、手脚麻木等。此时，如果不进行健康检查及早发现疾病症状，一些小病很可能会发展成大病，而一些忽然诱发的、危及生命的“大病”更可能把你击倒。所以，45岁以上的亚健康人群应该做健康检查。

白领及办公族。随着生活节奏的加快和竞争的加剧，都市白领及办公族们所承受的心理压力越来越大；应酬多、加班多、会议多，让这类人群的生活极不规律。所有这些因素，大大增加了他们患脂肪肝、肥胖症、血脂异常等疾病的风险。因而，这类人也需要进行健康检查。

此外，儿童、青少年，也应该去做一些基本的健康检查，如身高、牙齿、视力、血压，以及外科和内科检查等。

该多久做一次健康检查

关于何时该做健康检查，可能不同的人会有不同的观点，有的人认为做健康检查的次数越多越好，最好6~10个月检查一次；有的人可能会认为3~4年做一次就足够了。其实，这两种观点都是不对的，频繁的健康检查不仅会损伤身体，还会造成财力的浪费；而时间间隔太久的健康检查又不能起到很好的防范作用。

根据美国梅奥医学研究所专家提出的“一个人应该多久做一次健康检查”的9条建议，我们可以以它为一个暂定的标准来确定我们应该多久做一次健康检查。这9条建议如下所述。

牙齿检查

无论是成年人还是小孩，都应该每年至少检查一次牙齿。

视力检查

应该在3岁时做第一次视力检查，以后视情况每隔3~5年检查一次，如果已是近视眼患者，最好一年检查一次。

血压检查

在10岁的时候，应该做第一次血压检查，以后至少每两年做一次，如果已是高血压患者，应该1年检查一次。

宫颈刮片检查

女性应该在18岁的时候（或者在第一次性行为以后）做第一次宫颈刮片检查。以后1~3年检查一次。在获得连续3次阴性结果后，检查间隔时间可以适当延长，但有宫颈疾病的女性，应该坚持一年做一次。

胆固醇检查

在20岁的时候，应该做第一次血胆固醇检查，以后每5年做一次。

乳房检查

20岁以上的女性应该坚持每个月自查乳房，每年至少去医院请医生检查一次。

前列腺检查

男性应该在40岁的时候做第一次前列腺检查，以后1~2年做一次。

乳房造影检查

女性在40岁或50岁的时候，即应该开始第一次做乳房造影检查。

直肠镜检查及胃肠镜检查

在50岁的时候，应该做第一次直肠镜检查、胃肠镜检查，如果有家族病史（直肠疾病），应该在40岁时做第一次直肠镜检查，以后每隔一年做一次。

除了参照上表外，我们还应参考自己的身体状况、年龄、有无家族病史、医生的建议等，这样才能确定一个最恰当的健康检查间隔时间。

健康检查的原则

健康检查作为一种了解身体状况、评估健康素质的手段，有一些原则需要受检者注意。在某种程度上，只有注意、掌握了这些原则，健康检查才能顺利进行，并最终达到检查的目的。

正确选择检查项目 在众多的健康检查项目中，有不少检查项目的作用是相同的，如尿素氮、血清肌酐检查和肾功能检查；一般心电图和高频心电图，其作用也几乎相似。所以，在去医院检查时，应该主动地、有目的地选择一项或两项，不要“眉毛胡子一把抓”。对已经确诊的病症，如糖尿病、冠心病等，如果第二次去医院做健康检查，就没有必要再做血糖检查，以及心电图运动试验。而对一些由于年龄增加导致、并不是由某种疾病诱发的病症，如脑动脉硬化、脑血管供血不足等，对很多老年人（65岁以上）来说，就不必做脑血管多普勒检查，因为人到65岁以上，出现脑动脉硬化、脑血管供血不足是正常的。

了解、掌握一般健康检查项目的适应人群和禁忌群 严格地说，一个人并不是可以做任何一项健康检查。有些检查项目是要分人群或时间的，如X线检查，对绝大多数人来说，做此项检查不会损害身体健康。但是，如果是孕妇，则应避免接受X线检查。再如，进行血液检查、血脂检查时，需要在受检者身上提取血样，而血样的提取一般是在早晨空腹状态下进行的，如果吃过早饭去医院进行这些检查肯定是不行的。

不能将对身体有损害的检查项目当成常规检查项目 不可否认，现在医院的一些高科技检查设备能提供准确的检查结果，但其对人体的损害也是不容小视的，尤其是一些放射性检查，如CT检查、磁共振检查等。同时，一些检查项目还可能引起感染，如肺功能检查、胃镜检查等。所以，在进行健康检查时，对于那些对人体有害或容易引起感染的检查，应尽量避免。

正确认识健康检查报告结果 健康检查报告结果只能作为参考，不能据此妄下结论。如血压稍微偏高就断定有高血压，心电图ST段发生改变就据此诊断为冠心病等，都是极不科学的。这不仅会给受检者徒增心理压力，也是与健康检查的初衷背道而驰的。

掌握好健康检查的时间 一般来说，较为恰当的方式是1~2年对身体的某一项或两项功能进行健康检查较为合适。当然，对于一些有特殊疾病的人来说，最好是每年检查一次。

健康检查的类型

一般来说，根据健康检查的手段和使用的检测设备的不同，健康检查项目可以分为四大类。

体格检查

医生通过望、听、触等方法，以及配合一些简单的诊断设备（如视力表、听诊器、血压计等）对受检者进行检查，从而了解受检者的视力、心跳、血压、身高、体重等方面的情况。平常所说的外科、耳鼻喉科、眼科等专科检查，都属于体格检查的范围。

实验室检查

医生或检测人员利用化学试剂和一

些检测设备，对受检者的血液、尿液、分泌物等样本进行分析、检测，从而了解受检者的身体状况。一般来说，由于检测医院、试剂、仪器的不同，以及受检者生理状态的不同，化验检测的结果可能会有一个正常的波动值，但这个波动值是有一定范围限制的，一旦超过波动值范围，应该进行第二次检测。

影像学检查

医生或检测人员利用各种成像设备（如X线摄影、超声显像、放射性核素、放射计算机断层摄影、电子计算机X线体层摄影、磁共振成像等）和放疗设备，对受检者身体的某一部位或全身进行检查。如X线检查、彩色多普勒检查、磁共振检查、大肠镜检查、胃镜检查、十二指肠镜检查等。一般来说，影像学检查的结果较为准确，同时还能进行一些疾病的治疗。

电生理学检查

医生或检测人员利用一些医学仪器引出或放大人体内的生物电活动，进而检测人体状况，如心电图、脑电图、肌电图检查等。一般来说，电生理学检查的结果比较准确，而且对人体的不良反应也较小，几乎没有什么疼痛。

健康体检的场地和器材

根据场地面积、人员、设备、科室设置以及服务范围等，我国健康检的场地主要分为两类：一类是大型综合医院或医疗研究所拥有的体检中心；另一类是体检站。其中体检中心的建筑总面积一般在1 000平方米以上，体检医生都具有3~5年的综合医院临床工作经验，护士有2年以上护理工作经验；体检站的建筑总面积一般在600平方米以上，体检医生具有2年以上综合医院临床工作经验，护士有1年以上护理工作经验。

同时，为了确保受检者的安全和保护受检者的利益，国家还有如下几条明确规定。

各类健康场所必须配备抢救器材、药品，制订应急预案。

至少设有候检区、体检区、就餐区（以备空腹受检者检查完毕后就餐）。

为了保证体检质量，每半天每个体检医生检查的人数应控制在30~50人。

一般来说，体检场所应该具有下列科室：内科、外科、妇科、眼科、耳鼻喉科、口腔科、主检室、检验科、放射科、B超室、心电图室等14个主检科室，以及信息资料室、行政办公室等。

根据体检科室的不同，体检的器材也多种多样，概括起来主要分为以下4类。

体格检查仪器

它主要包括身高坐高计、体重测量秤、视力表、色盲本、胸围尺、听诊器、握力计、背力计、肺量计及校正品、眼科用放大镜、投射灯、窥鼻器、检耳镜、口腔镜、血压计、压舌板、牙科探针等。

影像学检查仪器

它主要包括X线机、B超机、CT扫描机、磁共振机、胃镜、肠镜、支气管镜等。

电生理学检查仪器

它主要包括心电图机、脑电图机等。

化验检查仪器

它主要包括血液、尿液、粪便等常规化验设备，以及血清酶学、血液生化、免疫学内分泌功能检测的标本存放器具等。

除了上述四大类仪器外，酒精、碘伏、注射器、棉签、灭菌消毒液、毛巾、肥皂、布帘等物品，以及专为妇科检查设置的单独房间，为检查听力等而设的隔音房间也是每个体检场所必备的。

体格检查的方法

体格检查，就是医生运用自己的感官或借助简单的检查工具和诊断仪器来了解受检者身体状况的最基本的检查方法。体格检查是疾病诊断、鉴别诊断或并发症诊断的依据之一，它也可以作为评价治疗效果的依据，并借以发现治疗过程中可能出现的一些不良反应。

一般来说，体格检查最基本的方法有这样5种：视诊、触诊、叩诊、听诊、嗅诊。

视诊

所谓视诊，就是医生以视觉观察受检者全身或局部表现的一种诊断方法。其主要内容大体可分成3个方面：一是全身状态的视诊，包括发育、营养、体型、意识状态、表情、体位、姿势、步态等有无异常；二是局部视诊，包括皮肤颜色、黏膜、舌苔、头颈、胸廓、腹部、四肢、肌肉骨骼和关节外形有无异常；三是特殊部位的视诊，如鼓膜、眼底、支气管及胃肠黏膜等有无异常情况。

在临床上，视诊作为一种有效诊断手段，它能为某些疾病的诊断提供很多有用信息，如受检者的营养状况是否良好，是否患有一些慢性疾病等。此外，有时通过视诊还可发现某些疾病的重要征象，如严重感染的急性发热病容、严重循环衰竭的肢端发绀和发凉以及出汗、充血性心衰的劳力性呼吸困难、重度哮喘的喘息状态等。

视诊适用范围较广，简单易行，可以反复进行。视诊时有一些事项需要注意。

视诊最好在自然光下进行（也可以借助灯光），一般的灯光不易辨别黄疸和发绀，对皮肤的颜色和皮疹也不易看清楚。

视诊要全面、系统，以免遗漏体征，并作对比，同时应该视受检者的身体状况，有目的、有针对性进行，不要搞“大而全”。

用侧面光线来观察受检部位，能观察得更清楚，结果可能会更准确。

检测环境要温暖，体位和裸露部位应该根据视诊的需要来决定，同时，受检者应该积极主动地配合医生做一些必要的动作。

对特殊部位，如鼓膜、眼底等的检查，需要借助相关的仪器，如检耳镜、检眼镜等。

触诊

触诊，顾名思义，就是医生通过手去触摸受检者身体的一些部位，进而判断其是否正常的一种诊断方法。在临床上，触诊的适用范围较广，尤以腹部检查最为常用。

根据触诊部位、目的和手施加压力大小的不同，触诊可以分为如下3种。

感觉触诊法

医生将手掌置于受检者某一部位，依靠手掌的感觉来判断触摸部位的震动，进而得出一个诊断结果。如检查心脏震颤、肺部语音震颤、心脏搏动、神经以及阴囊等。

浅部触诊法

医生用一只手轻轻平放在受检部位，利用掌指关节和腕关节的协同动作，柔和地进行滑动触摸。这种检查方法多用于检查体表浅在病变，如关节、软组织，以及浅部的动脉、静脉等。

深部触诊法

医生用一只手或双手重叠，由浅入深，逐渐加压以达深部。此种检查方法多用于腹部检查，了解腹部是否有异常包块和脏器大小情况。此外，根据检查目的和手法的不同，深部触诊还可以分为：双手触诊法、深部滑行触诊法、冲击触诊法。

通过触诊可以发现视诊未发现的体征，同时也能证实视诊所见，当然，它也能发现某些疾病的症状，如阑尾炎、胆囊炎、全腹膜炎等疾病的症状。

触诊作为一种简单易行的检查手段，在检查过程中也有一些事项需要注意。

受检者要主动配合。在检查过程中，受检者应该积极配合医生做各种必要的检查动作，如平卧、屈膝、腹肌放松等动作。

受检者如果要去医院检查下腹部，应先排尿，以免充盈的膀胱影响医生在做深部触诊时的判断，而被误诊为腹腔肿块或包块。

叩诊

所谓叩诊，就是医生用手指、手掌、空拳，以及叩诊锤叩击受检者身体某部位，使之震动而产生声音，再根据震动和声音的特点来判断受检者受检部位的脏器有无异常情况的一种诊断方法。在临床上，叩诊适用的范围也较为广泛，尤其是在胸、腹部检查中会经常使用。

根据叩诊的手法与目的不同，叩诊可分为间接与直接叩诊法两种，其中以间接叩诊法使用最广。

间接叩诊法

检查者将左手中指第二指节作为板指紧贴于叩诊部位，但不能重压，其他手指稍微抬起，不要与体表接触，右手手指自然弯曲，以中指指端叩诊左手中指第二指骨的前端，叩击方向应与叩诊部位的体表垂直；叩诊时应以腕关节与指掌关节的运动为主，避免肘关节和肩关节参与运动；叩击动作要灵活、短促、富有弹性，叩击后右手应立即抬起，以免影响声音的振幅与频率；一个叩诊部位，每次只需连续叩击2~3下，不能持续不断，否则会极大影响叩诊音的分辨；如第一次叩击没有获得理想的效果，可进行第二次或第三次叩击。此外，根据叩诊声音的不同，间接叩诊又包括：轻叩诊法、中度叩诊法、重叩诊法3种。

直接叩诊法

医生用右手中间的3指（食指、中指、无名指并拢）掌面或指端直接拍击或叩击受检部位，通过拍击的反响和指下的震动感来判断受检部位是否有异常情况。

通过叩诊可以判断肺部、腹部有无病变及病变的性质，胸腔积气或积液含量的多少，肝脏、脾脏的界限，腹水的有无与量的多少，膀胱有无充盈等。

另外，根据被叩击部位因弹性、含气量、致密度以及与体表距离的不同，叩诊时产生的声音也大相径庭，临床上把它们分为清音、过清音、鼓音、浊音和实音。

为了确保叩诊的准确性，必须注意下列事项。

环境应安静。进行叩诊的地点应该很安静，同时受检者、医生也应保持安静，如果噪音太大，会影响医生作出正确的诊断结果，可能造成误诊。

受检者应根据受检部位的不同采取不同的体位，如腹部叩诊时应该仰卧，胸部叩诊时应该站立或仰卧。同时，应尽量放轻松。

叩诊方法应该正确。一般来说，正确的叩诊方法应该是：自上而下，从一侧再到另一侧，并比较两侧对比部位的异同，从而得出一个综合结果。

听诊

听诊，就是医生借助耳朵或听诊器听取受检者机体各部位发出的声音，进而根据声音的性质、音调的高低、音响的强弱，进而判断脏器功能是否正常。在临床上，听诊的适用范围也非常广泛，主要用于诊断心肺疾病。

根据手段的不同，听诊可分为直接听

诊（医生直接用耳朵听取受检者某一部位的声音）和间接听诊（医生借助听诊器听取受检者某一部位的声音）。现在很少用直接听诊，一是因为不卫生，二是因为不准确。最常用的是间接听诊。

听诊是诊断心、肺疾病的重要手段之一，它在临床上常用以听取正常、病理呼吸音，各种心音、杂音及心律失常。

听诊时应注意的事项如下。

听诊环境要安静和温暖，尽量避免各种噪音的出现。

不能隔衣听诊，以免听诊器同衣服摩擦而产生噪音。

受检者体位要正确。在接受听诊时，受检者应该坐下或仰卧在床上，同时尽量放松，不要紧张。

嗅诊

嗅诊，是医生以嗅觉判断发自受检者的异常气味与疾病之间关系的一种诊断方法。嗅诊往往能提供具有重要意义的诊断线索。其通常的做法是医生用手或扇子将受检者身体或排出废物所发出的气味扇向自己的鼻端，然后判断气味的性质，再作出相关的诊断。

体检前应做好哪些准备

为了确保健康检查的准确性，每位受检者在前去医院检查时，或在检查过程中，都应做好一些必要的准备。概括起来说，受检者应该做好下列准备。

搞好个人清洁卫生

一般来说，受检者（情况特殊者例外）前去医院做健康检查前，应该搞好个人卫生，如洗脸、漱口，并对鼻腔、外耳道进行清洁，这既是尊重医生的表现，也会让检查结果更为准确。比如，在检查耳、鼻、牙齿时，如果受检者这些部位不清洁，很可能导致误诊。

打扮、衣着得体

在去医院进行健康体检时，经常会看见一些受检者化着浓妆、穿着连衣裙、高筒袜，或紧身衣裤，这些穿着打扮都是不合适的。因为抹指甲油、涂口红、化彩妆，会影响医生对受检者进行准确的诊断，如受检者是否患有贫血、是否有呼吸系统疾病等，其体貌特征是医生重要的判断标准之一。所以，去医院做健康检查时，应该以“本色”前往；去医院进行体检时穿着不合适也是不行的，因为在体检的过程中，有很多项目是需要脱掉衣服才能进行的，穿得过于正式，或过于紧身，这既不方便穿、脱，也耽搁时间。所以，体检时应身着便装前往。

饮食要合理

一般来说，体检前一天受检者不能大吃大喝，更不能喝酒，也不要食用太咸或太甜的食物，以免影响第二天的化验结果。如果次日要抽血，晚上8时后一般不要进食，因为有些检查项目（如血脂检查、肝功能检查、粪便检查、尿液检查等）需要抽取空腹血液，以求结果的准确性。

带上病史资料

如果受检者患有慢性疾病或曾经患过重大疾病，在去医院进行健康检查时，应该带上以往的病史资料，以供医生参考。

病史是诊断疾病的重要依据之一和着手诊断的第一步，也是确保检查质量的重要手段之一，因而它的收集对医生来说非常重要。病史资料一般包括下面几部分。

常规项目

受检者的姓名、年龄、性别、籍贯、婚姻状况、职业、收入、文化状况，以及家庭住址等。

主诉

受检者将自己的身体状况或感受（不

舒服或不适）告诉医生。受检者在向医生诉说自己身体状况或感受时，不能漫无目的。而应将自己感受最深（最明显的不舒适症状）的情况告诉医生，以便在检查时更有针对性，收到事半功倍的效果。

个人史

包括出生地、社会经历、居住地、生活状况、生活习惯、个人喜好，以及居住时间（尤其是在地方病流行区和疫源区）。

现病史

在病史众多内容中，现病史是最重要的组成部分，它是受检者患病后整个过程的记录，即疾病是何时发作、如何发作的，及其发展、演变和现状。

既往

主要包括受检者以往的健康状况，过去曾患过的疾病，尤其是一些重大疾病。

婚姻史

包括未婚、已婚、离婚、丧偶，另一方的健康状况，以及对性的认识与要求、性生活次数与质量。

月经及生长发育史

主要包括初潮时的年龄，经期的周期和天数，以及每次月经时身体状况和经血状况。

其他

如职业病、工伤伤残的鉴定，以及有无药品过敏史等。

一般来说，医生或护士收集整理病史的方法主要有如下几种。

观察

观察是医生或护士获取有效病史的重要手段。对医生或护士来说，与受检者的初次见面就意味着观察的开始。受检者的外貌、体位、步态、个人卫生和精神状况等都会给医生或护士留下一个大概印象。

交谈

通过与受检者进行交谈是获取病史资料最主要的手段。受检者的姓名、年龄、性别、籍贯、婚姻状况、职业、收入、文化状况，以及受检者的生活习惯、爱好等内容，医生或护士都能通过同受检者的交谈中获得。

阅读

阅读即阅读受检者的个人史、既往史、现病史等内容，从而了解受检者相关的身体状况。

注意检查样本的提取

一些检查项目需要受检者自己提取检查样本，如便样、尿样等。受检者应该怎样来提取这些样本呢？具体来说，在提取便样时，应该使用干净的标本盒，不能将尿液或水混入样本中。如果大便有黏液或带血，应选取有黏液或带血液的部分，以便给医生提供准确的信息。同时，做粪便常规检查的受检者还应特别注意，在检查前3天，不要吃带血食品，如鸭血、鸡血、猪血等，以免造成误诊。在提取尿样时，受检者应提前在家中将外阴部位清洗干净，以免污染物掉进尿液中；使用医院指定的样品采集器，不能用不干净的采集器；提取的尿样应该在膀胱内停留4小时以上，因而体检前最好不要大量饮水，以免稀释尿液影响检测结果；提取的尿样应是中段尿液。另外，女性在月经期间不适宜做尿液检查，因为此间经血极易混入尿液中，这会影响检查结果的准确性。不论是提取尿样，抑或是便样，受检者都应在30分钟内将样本送到检测处，如果耽搁时间太久，会使样本中的某些化学成分受到破坏，从而影响检测结果的准确性。

带上必需的药品及食物

如果受检者一直在服用某些药品，但由于参加健康检查不得不暂停一些药品的服用，此种情况下，受检者应该带上自己服用的药品，体检完毕后应该及时服药，以免影响病情。此外，受检者还可以带上水和一些食品，如牛奶、饼干等，以便在体检完毕后食用。

去哪里体检最有保障

据统计资料表明，我国每年有近亿人要参加形式各异的健康检查，市场规模庞大。如此诱人的巨大市场，导致健康体检市场的竞争也愈来愈白热化。面对良莠不齐的各类医院、各种形式的医学研究所，以及各种不尽规范的健康体检站，这就需要我们每个人多一点医疗知识和体检常识，以选择最适合自己的体检场所。

选择体检场所

在当地或全国享有较高声誉和口碑的医院，如三级甲等医院或一些医科大学的附属医院。一般来说，这些医院开展的检查项目比较齐全，医疗条件较为优越，且收费比较透明，基本能满足各种体检要求。

有医疗执业资格、能独立对自己的医疗行为承担民事责任、医疗人员有从业资格证书、医生有多年从业资历的医学研究所或专业健康体检中心。一般来说，最好不要去那些所谓的免费健康体检机构进行体检，因为它们往往是借免费体检招揽顾客,借机推销保健产品和其他附加项目,会让受检者多掏腰包，更为重要的是，这些机构的体检结果的准确性也没有保证。

综合医疗水平较强、医生专业化水平较高，医疗设备较为精良、齐全的正规医院。一般来说，这些医院的科室较为齐全，医生的临床经验也较为丰富，再加之其较为精良、齐全的医疗设备，能为受检者提供较为准确的健康检查报告。

去专业化的职业病防治医院或相关部门指定的医院进行体检。这主要是针对职业病体检和特殊人群的体检来说的。一般来说，对特殊群体的检查，相关部门会指定专门医院。这些医院所提供的健康检查也是有保障的。

怎样选择适合自己的体检项目

医学专家根据人在不同年龄阶段的体质特点，对其健康体检的内容、时间间隔做了如下概述。

儿童阶段

儿童时期的健康检查，重点在于检查生长发育是否正常、有无先天性疾病、遗传病、营养是否过剩或营养不良、智力水平是否正常、有无性格缺陷、心理疾病，以及一些儿童常见疾病。

儿童检查的内容主要包括：身高、体重、视力、牙齿、坐高、头围、胸围、骨骼发育等。

儿童常规检查的主要体检项目包括：内科、外科、眼科、口腔科、耳鼻喉科、血液常规、肝功能两对半、胸透。一般来说，儿童不适宜做心电图、脑电图、X线检查，以及一些影像学检查。

儿童健康检查的间隔时间：一般来说，儿童健康检查的次数随年龄的增长而有所不同，婴儿期（0~1岁）1~3月检查一次；幼儿期（1~3岁）3~6月检查一次；学龄前期（3~7岁）6~12月检查一次，上小学后，应该每年检查一次。如果有特殊情况，其体检的次数应该有所变化。

青年阶段

青年时期是一个人精力、身体抵抗力最为强盛的阶段，即使如此，也十分有必要进行健康体检，因为有医学证据表明，中老年时期的很多疾病都源自青年时期，如糖尿病、高血脂、冠心病等。

青年阶段的健康体检，除了做一般检查外，如体重、身高、血压、视力、耳鼻喉等，还应重点检查以下项目。

血糖、血脂检查。这一阶段的生活状况，很可能引起代谢性疾病，因此需要增加代谢性疾病的检查，尤其是血糖检查，这可以有效预防糖尿病。此外，还应进行血脂检查，这可以有效预防一些肝脏疾病，如肝硬化、肝癌等。

血液常规检查。通过此项检查，能知晓血液中的红细胞、白细胞、血小板、血红蛋白的数量是否正常，进而有效预防贫血、白血病等疾病。

腰椎、颈椎检查。现在很多青年人都是伏案工作，缺少必要的运动，这就极易引起颈椎、腰椎疾病，因此青年人进行腰椎、颈椎检查是十分有必要的。

尿液常规检查。通过此项检查，可以发现是否患有肾结石、尿道感染、肾炎等疾病。

乙肝两对半检查。现在，我国带有乙肝病毒的人数已过亿，而且此种疾病有较强的传染性，再加之年轻人外出、应酬活动多，所以十分有必要进行乙肝两对半检查，以及时知晓是否对乙肝病毒具有免疫能力，是否需要注射乙肝疫苗，以及是否已感染乙肝病毒等。

胸透、B超检查。通过此类检查，可以了解心肺功能是否正常，以及肝、胆、脾、胰等的功能状况。

青年人的身体较为强健，抵抗力也较强，因而，如无特殊情况，可以每2年检查一次。

中年阶段

从某种程度上来说，人步入中年，其身体状况也进入了“多事之秋”，这也是人的工作和生活的压力最大的时候，再加之体力、精力也没有年轻时那样充沛，身体免疫力也没有年轻时那样强，这就极易诱发一些疾病。因而，中年人十分有必要做健康检查，以便早期发现各种疾病因子，防微杜渐。

中年人健康检查主要包括以下项目。

量体重。医学研究发现，肥胖现在已是威胁人类健康长寿的主要敌人，人类的很多疾病也是由它引起的，如高血压、糖尿病、血脂异常、痛风、结石、脂肪肝等。因此，通过测量体重，可以知晓自己的体重是否超标，以便及时调整饮食结构，以预防变得过于肥胖，从而降低患病的概率。

测血压。高血压是脑出血的元凶，所以预防脑出血的最好办法就是经常测自己的血压，及早发现高血压，以便及时治疗，尤其是那些肥胖的人更应该关注自己的血压，因为肥胖是导致高血压的关键因素。

查眼底。查眼底不仅可以发现很多眼部疾病，如原发性青光眼、白内障、视网膜的动脉硬化等，还可以发现人体很多重大疾病，如高血压、糖尿病、动脉硬化、白血病等。

生化18项。主要包括尿酸、血糖检查、血脂检查、肝功能检查、肾功能检查等。通过此类检查，可以知道是否存在痛风、高血压、动脉硬化、冠心病等潜在疾病，以及是否需要调整饮食结构。

腹部B超检查。通过此项检查，能了解肝、胆、脾、胰、肾脏、膀胱、前列腺（男性）、子宫附件（女性）等器官的功能状况，可以有效预防前列腺增生、子宫肌瘤等疾病。此外，腹部B超检查也是一些肿瘤早期诊断的手段之一。

心电图、心脏彩超检查。心电图检查能了解心律是否正常，心肌是否缺血，因而通过此项检查，能有效预防心脏病等疾病；心脏彩超检查能发现心脏大小是否正常，心脏瓣膜有无病变等。

血液流变学检查。通过此项检查，能了解血液黏稠程度，进而防止由于血黏稠度过高而引起的一些疾病。

肿瘤标志物检查。随着年龄的增加，发生肿瘤的危险性也越来越高，因而中年人必须检查PSA、AFP（甲胎蛋白）、CEA（癌胚抗原）等肿瘤标志物，尤其是AFP的检查，它对检测早期原发性肝癌，准确率高达80%~90%。

CT检查、X线检查。CT检查是预防脑梗死，尤其是腔隙性梗死最为有效的手段。通过X线检查，能及早发现有无肺癌、肺结核等疾病。

宫颈刮片检查（女性）。医学研究发现，女性在中年以后，患子宫肌瘤、卵巢肿瘤的风险大大增加，而这些疾病在早期几乎没有什么症状，只有到了临床期才会有较为明显的征象。所以，中年女性在做健康体检时应该做宫颈刮片检查，90%左右的癌变（主要是身体下部）都能通过此项检查予以发现。

中年人的健康检查时间间隔，如无特殊情况，每年一次较为适宜。

老年阶段

人到老年，身体的各项功能都在走“下坡路”，进行全身的“扫描”，是早发现、早诊断、早治疗各种疾病的最佳方法。一般来说，老年人健康检查除了量体重、测血压、心电图、查眼底等检查项目外，还应着重检查下列项目。

尿液常规检查。通过尿液常规检查可以及时监测糖尿病、冠心病、肾脏疾病等，同时，通过尿液常规检查，还能了解糖尿病、冠心病患者有无肾细动脉硬化，以及老年妇女是否患有慢性肾盂肾炎等疾病。

血脂测定。血脂过高，是高血压、冠心病、肾动脉硬化和周围动脉硬化等疾病的主要诱导因素，所以老年人十分有必要进行血脂测定，以预防上述疾病的发生。

大便隐血试验。此项检查，有助于及早发现胃癌、结肠癌，以及消化系统疾病等。

肛门检查。目前来说，肛门检查是早期发现直肠癌、前列腺肥大、前列腺癌最为有效的手段。

胸片检查。通过胸片检查，能早期知晓肺部的病变，如慢性支气管炎、肺结核等，更能早期发现肺部的肿瘤。对那些常年吸烟的老年人来说，尤其应重视此项检查。

妇科检查（女性）。老年妇女应多留意妇科检查，这是发现乳腺癌、子宫癌、宫颈糜烂等疾病最为有效的手段。

甲胎蛋白检查。此项检查是目前早期发现肝硬化、肝癌最为有效的手段，慢性肝病患者尤其应该注意甲胎蛋白检查。

老年人的健康检查间隔时间，一般来说，如无特殊情况6~12个月进行一次较为合适。同时，老年人应将自己每次体检的报告保存好，以便再次检查时供医生参考。

影响健康检查质量的因素

健康检查是综合性检查，涉及多种多样的检查项目，其中任何一项出现偏差，都可能影响到健康检查质量。具体来说，主要受以下几个方面因素的影响。

受检者本人

在进行健康检查时，每个受检者能否积极、主动地配合医生做好各项检查非常重要，如在检查肝功能、血脂等时，受检者应该在空腹状态下被采集血液样本，而若受检者吃了东西再去医院检查、抽血，毫无疑问，这样的检查结果肯定是不准确的。再如，在进行血液检查前，受检者应该停止服用激素类药物，如果继续服用的话，这也会影响检测结果，因为激素类药物会影响人体的血脂正常含量，并可引起血小板、红细胞数量减少以及肝脏氨基转移酶升高。由此可见，每位受检者在进行健康检查时，应该积极主动地配合医生，做好各方面的准备，以求检测结果的准确性。

仪器设备和检测人员技术水平

一些医院的体检中心或体检站，使用一些较为陈旧、过时的体检设备、仪器，这可能导致一些较小的疾病被漏诊，从而影响疾病的早期诊断；操作人员技术水平的高低也会影响到检查质量，如一个学外科的医生去操作磁共振、血液检查等项目，这肯定会影响到检查质量的。正所谓“术业有专攻”，只有专业的、高水平的检测人员去操作那些专业化的设备，才能更好地确保检查的质量。

样本采集、送检时间

如在做血液常规检查时，医生或护士在提取血样时，所用的针头过细或把血液从针管内推入样本采集瓶时用力过猛，抑或是运送过程中发生了剧烈摇动、晃动等，均会造成溶血。溶血会使细胞内含量高的物质进入血清，从而使以血清为检测样本的实测值偏离正常值。再如，在进行尿液常规检查、粪便常规检查时，提取的样本应该及时送往检测室，如果耽搁太久，也会影响检查结果的准确性。

体检流程管理是否有序

医生、护士对体检规则、具体诊断标准，以及相关的技术流程，是否真正掌握；体检环境是否良好，体检程序是否规范，各种后勤保障是否到位，以及医生业务水平的高低、医德医风是否高尚、严谨等，也会影响到检查结果的准确性。比如，一个不熟悉业务、工作态度不严谨的医生给受检者做检查，其结果是可想而知的。

药品

一般来说，对实验室检查结果影响较为明显的常用药品主要有以下几种。

利尿药

双氢克尿噻、速尿、利尿酸等利尿药有保钠排钾的作用，可使血液中的钾离子含量明显降低，从而对血液电解质（钠、钾）的化验结果有明显影响。

激素类药

用肾上腺皮质激素、可的松等激素类药后，再去验血时，就会显示血糖升高，可被误诊为是糖尿病的症状。同时，它还能引起低密度脂蛋白增高；雌激素类药会极大影响人体的血脂正常含量，如雌激素、避孕药等。如果受检者检查前服用了此类药品，会导致体内血液中血小板、红细胞数目减少，以及氨基转移酶升高。

抗菌药

如果受检者在检查前服用了青霉素、磺胺类抗生素等抗菌类药，会使血液中尿酸的浓度显著升高；服用磺胺类药后，受检者尿胆原含量会升高，导致检查结果呈阳性，这会给医生确诊受检者是否患有肝细胞性黄疸带来麻烦。

镇痛消炎药

很多镇痛消炎药会影响实验室检查结果，如哌替啶、吲哚美辛、吗啡、平痛新和消炎痛等药物，会使人体血液、尿液中的淀粉酶含量有显著升高，尤其是在刚服用3~4小时后，会使人体内的淀粉酶含量比正常值高出50%左右。如果受检者在此种状态下去进行血液常规检查或是尿液常规检查，极有可能被误诊为“胰腺炎”。

抗癌药

癌症这种疾病的特殊性，使得治疗它的很多种药物会对人体的造血系统产生不良反应，可导致人体血液中的红细胞、白细胞、血小板、血红蛋白的数量减少，肝脏功能出现紊乱，进而导致血脂异常，葡萄糖耐量检测降低。

其他

治疗麻痹症时如用了左旋多巴类药物时，会导致尿中酮体显色异常，而掩盖了原来正常反应，让医生难以正常判断；抗凝血药物肝素，会导致组织蛋白酶的分解、释放，进而引起血中三酰甘油降低。再如维生素C，由于它具有还原性，因而会对很多化验结果产生影响，如可使胆红素、天门冬氨酸氨基移转酶、肌酐尿酸等检测结果偏高，而使乳酸脱氢酶、三酰甘油等检测结果偏低。

正确解读健康检查结果

正确认识正常值或参考值

做完健康检查后，每位受检者都会拿到一个总检查报告单，其上附有检查项目的正常值或参考值。作为一个“外行”（非医学专业人士），该如何去认识、理解报告单上的正常值或参考值呢？

正常值或参考值，几乎没有一个具体的、绝对化的标准 所谓的正常值或参考值，几乎没有一个具体的、绝对化的标准，而有一定浮动范围的标准（因为不同个体之间可能存在一些差异），是医学界通过对若干正常人的统计，得出的绝大多数正常人（97%左右）的数据。如以反映肾功能的血肌酐为例，正常值或参考值范围是44~133微摩/升，这就是说正常人群血肌酐值绝大多数都分布在44~133微摩/升。如果你的血肌酐化验结果是150，则表示你的肾功能可能有问题；如果你的血肌酐值是60，则说明你的肾功能是正常的。

正常值或参考值因性别、年龄的不同而又有所差异 一男一女去检查身体，检查的都是同一部位，检查的数值也有很大的偏差，但报告单上却清楚地写着正常。为什么会这样呢?是医生弄错了吗?当然不是，因为男女身体的差异，其参考范围是大不一样的。如男女血尿酸的正常参考值之间的差距多达100微摩/升，男性的正常参考值为268~488微摩/升,女性的正常参考值为178~387微摩/升。由于年龄不同，其正常参考值的范围也是不同的，如果用同一个正常值或参考值去判断，往往就会得出错误的结论，从而影响临床诊断。如青少年儿童的碱性磷酸酶水平通常高于成年人，3岁以下儿童血液中的胆红素、血红蛋白水平、红细胞数量与成年人血液中的含量相差也很大。

医院与医院之间的正常值或参考值，存在一定的偏差是正常的 有些受检者可能有这样一种心理：希望通过对多家医院的检查结果进行综合分析、对比，判断自己是否健康，或者“检验”一下哪家医院的结果更为准确。但结果往往事与愿违，一些检查结果在这家医院是正常的，可到了另一家医院却变成不正常了。为什么会出现这种情况呢？虽然每家医院做同一种项目的检查，但由于每家医院采用的试剂、仪器、测定方法等可能存在不同，这就极有可能造成不同的检查结果。此外，由于受检者自身的原因（如是否按照体检须知做了相应准备），以及不同医院医务工作者业务水平的高低、医疗作风等因素，也可能造成在不同医院检查同一项目得出不同的诊断结果。因而，不应把各医院之间的正常值或参考值进行简单、机械的对照，从而得出一个所谓的“科学”结果，那是非常不科学的。

几乎每一个检查项目都可能是多种疾病的共同表现 严格地说，几乎每一个检查项目都不是简单的特指某一种疾病，也即受检者某一项检查的结果不在正常值或参考值范围之内，并不仅是指所检查对象存在疾病因子，而可能是多种疾病的共同表现。如进行血糖检查时，血糖过高，除了最常见的糖尿病可能导致血糖过高外，胰高血糖素疾病以及甲状腺功能亢进症等疾病都可能导致血糖升高；血糖过低，一般是由肝脏疾病引起，但过多服用胰岛素、降压药，以及检查前做过剧烈运动、营养不良等原因都可能导致受检者血糖过低。再如，做尿液常规检查时，尿中红细胞增多，主要是由急性和慢性肾小球肾炎、急性肾盂肾炎引起，但急性膀胱炎、泌尿系统结石等疾病也能引起尿液中红细胞数量增加。

既不盲目乐观，也不悲观失望 检查完毕后，各项检查化验值均在正常值或参考值范围之内，并不说明身体就完全是健康的。因为任何一种检查都可能存在假阳性或假阴性，其中既有人体状况动态变化的因素，也有检测设备和技术敏感性问题。这就可能导致一些误差，如一些恶性肿瘤，在其早期不用较为先进的仪器是很难将其准确检测出来的。如果某项检测结果不在正常值或参考值范围之内，受检者也不必悲观失望，一方面可以要求再检查一次，另一方面可以请求医生结合自己其他项目的检查结果以及临床症状，进行客观、综合的分析，进而得出准确结果。而且，换个角度看，即使身体某一部位存在问题，现在已被及时发现，你就可以及时治疗，这未必不是一件好事。

如何解读化验单上“阴性”、“阳性”，及一些符号的意义 每位去医院做过健康检查或看过病的人都知道，医生为我们检查完毕后，往往会给我们一个检查报告。每组检查报告后面或写有正常、异常，或写有阴性、阳性，再或是标有一些符号、字母，如“↑”，“↓”，“H”，“HIGH”，“L”，“LOW”，“<”，“>”等。

作为非医学专业人士的普通人来说，理解“正常”、“异常”，是没有问题的，它主要是说明受检部位的功能情况。而面对各种符号、字母，可能就会如坠雾里了。其实这些没有我们想象中得那么难理解，它们也是一些基本的医学检查术语。

在医学上，检验结果分为定量结果和定性结果这样两大类。所谓定量结果，是指检查报告的结果以一个具体的数值出现，在具体数值后面还会有箭头提示。“↓”表示低于参考范围下限，“↑”表示高于参考范围上限。一般来说，在每一组定性检查结果的后面，还附有正常值的参考范围，受检者在阅读时可参照正常值的参考范围确定检验结果正常与否；所谓定性，也即表明被检验物质的有或无，其结果通常以“阴性”和“阳性”形式报告。有些时候，“阴性”和“阳性”也用“－”和“＋”表示。需要注意的是，“＋”并不代表阳性结果的强弱，“－”也不代表阴性结果的强弱，“＋”和“－”仅是代表一个定性的概念。在一些情况中，“＋”的多少也反映一个半定量的结果。如在粪便常规检查中，化验单上会出现这样的结果：“白细胞＋＋＋”，这表示“＋”数量与经过显微镜放大观察到的白细胞数成正比。

在用先进的自动化检查仪器检查身体后，受检者得到的报告单上的数据后面往往会有“H”，“HIGH”，“L”，“LOW”，“<”，“>”等字符，这又是什么意思呢？这些字符的意思也非常简单，其中“H”，“HIGH”，“>”，表示受检部位的数值高于正常参考值；“L”，“LOW”，“<”，表示受检部位的数值低于正常参考值。

一般来说，无论是“阴性”也

好，“阳性”也罢，再或是“H”，“HIGH”，“L”，“LOW”，“<”，“>”等符号，都是仅供医生或专业人员参考的，并非确有临床意义。

化验单上的计量单位　一般来说，化验的项目不同，其计量单位也是大相径庭的。概括起来说，现行的计量单位包括质量浓度单位和法定计量单位。前一个是以前常使用的习惯单位；后一个是由国家推选的、以物质浓度为基础的国际单位制（又称SI）。

目前，这两种计量单位都在被各大医院使用，这也是很多人在去医院做健康检查时，会发现为什么有时同一检查项目会有两个不同数值和不同单位的原因。为了方便受检者对比检查结果，医学界推出了传统单位与国际单位制之间的换算公式：SI制参考值÷换算系数=传统单位参考值；传统单位参考值×换算系数= SI制参考值。

计量的单位主要分为毫克/分升和毫摩/升，在统计血液中三酰甘油、总胆固醇、血糖、尿素氮以及高密度脂蛋白、低密度脂蛋白含量等时，通常都是毫摩/升为计量单位。

此外，根据检查项目的不同，除了毫克/分升和毫摩/升外，还有下列这些计量单位：

检查耳朵时，通常以分贝（dB）作为计量单位。医学上把听力损失在90分贝以上的称为全聋；听力损失在60~90分贝的称为重度耳聋；听力损失在30~60分贝的称为中度耳聋；听力损失在10~30分贝的称为轻度耳聋。

检查血压时，通常有两种计量单位：千帕（kPa）和毫米汞柱（mmHg）。两者之间的换算为：1KPa=7.5 mmHg。1999年我国高血压联盟公布了高血压防治指南的新标准，其具体规定如下：

理想血压：收缩压<16.0千帕（120）毫米汞柱。舒张压<10.7千帕（80）毫米汞柱。

正常血压：收缩压<17.3千帕（130）毫米汞柱。舒张压<11.3千帕（85）毫米汞柱。

正常高值：收缩压17.3~18.5千帕（120~139）毫米汞柱。舒张压11.3~11.9千帕（80~89）毫米汞柱。

高血压：收缩压≥18.7千帕（140）毫米汞柱。舒张压≥12.0千帕（90）毫米汞柱。

1级高血压（轻度）：收缩压18.7~21.2千帕（140~159）毫米汞柱。舒张压12.0~13.2千帕（90~99）毫米汞柱。

2级高血压（中度）：收缩压21.3~23.9千帕（160~179）毫米汞柱。舒张压13.3~14.5千帕（100~109）毫米汞柱。

3级高血压（重度）：收缩压≥24.0千帕（180）毫米汞柱。舒张压≥14.7千帕（110）毫米汞柱。

单纯收缩期高血压：收缩压≥18.7千帕（140）毫米汞柱。舒张压<12.0千帕（90）毫米汞柱。

由上表可知，血压在17.3/11.3千帕（130/85毫米汞柱）以内就为正常，最为理想的血压是16.0/10.7千帕（120/80毫米汞柱）。如果血压低于8.0千帕（60毫米汞柱，在医学上被称为低血压，主要见于休克、心肌梗死等严重疾病。正常人血压呈明显的波动性，一天之中有两个高峰：上午8~10时；下午16~18时，夜间血压低于白天血压。

检查脉搏时，通常以次/分为计量单位，即1分钟内脉搏搏动的次数。脉搏的搏动次数受年龄、性别、运动和情绪的影响。一般来说，儿童的脉搏搏动次数要高于成年人，女性的脉搏搏动要高于成年人，老年人的脉搏搏动次数要低于青年、中年人。婴儿的脉搏搏动次数在110~130次/分均为正常。正常情况下，婴儿的脉搏会随着年龄的增加而降低，到6~7岁时会降为90次/分左右。成年男性正常脉搏搏动次数是60~80次/分；成年女性正常脉搏搏动次数是70~90次/分；老年人的正常脉搏次数应为55~65次/分。

检查心率、呼吸频率时，像检查脉搏一样，通常也以次/分为计量单位。所谓心率，即每分钟心跳的次数。正常成年人的心率是60~100次/分，老年人的心率是45~70次/分；正常人的呼吸频率是16~20次/分，婴儿的呼吸频率较快，大约为45次/分。

体温检查时，通常以摄氏度作为计量单位。人体正常体温并不是指某一具体体温度,而存在大约1℃左右的波动范围。人体各个部位、每日早晚及男女之间的体温也存在着差异。正常人口温为36.2~37.2℃，腋温较口温低0.5℃，肛温较口温高0.3~0.5℃。一天之中，清晨2~5时体温最低，傍晚5~7时最高，但一天之内温差应小于1℃。另外，小儿体温略高于成年人，老年人体温略低于成年人，女性体温一般较男性高0.3℃左右。如果体温在37.4~38℃之间，就属于低热；如体温在39℃以上，就属于高热，又称高烧。

健康检查须知

为确保健康检查结果的准确性，受检者都应该注意下列事项。

无论是进行何种健康检查，受检者都应该放松心情，不要过分紧张，并积极主动地配合医生或检测人员做好准备，从而顺利地完成各项身体检查。

注意饮食要求。进行健康检查，一些项目没有特别的饮食要求，如骨密度检查、性病检查、磁共振检查等，但有很多检查则需要受检者注意饮食，尤其是血液生化检查，如血液常规检查、血脂检查、血糖检查、肾功能检查都要求受检者在检查前10小时禁食、禁酒。此外，B超检查、肝功能检查也需要受检者禁食10小时左右。为什么这些检查要禁食呢？因为食物中的一些成分可能会影响检测结果的准确性，如一些高脂肪食物中的三酰甘油会直接导致人体血液中三酰甘油的含量比空腹时高。此外，胆红素、尿酸、尿素氮等在饭后血液中的浓度也会明显上升。当然，强调空腹采血，并不是说禁食的时间越长结果越准确，如果空腹的时间过久，会产生低血糖虚脱，这同样会影响检查的准确性。

不要隐瞒病史。在进行健康检查前，应该如实把自己以前的相关病史告诉医生，如果有诊断报告，也应一并带上。这有利于医生对自己的身体作出正确的诊断。

尽量避免过度劳累或剧烈运动。在进行体检前，受检者应该尽量避免干一些繁重的体力活或是参加剧烈的体育运动，如打篮球、踢足球、跑步等。因为人在剧烈运动后，体内的尿素氮、血肌酐、肌酸激酶、丙氨酸氨基转移酶等有明显提高，毫无疑问，这些因素会影响检测结果的准确性。

做一些特殊检查，应注意自己的穿着打扮。做磁共振、X线、CT 等影像学检查时，不要穿短袖衬衣、短裤等，最好穿棉布长袖衣服。尤其应注意的是衣服的纽扣一定不要是金属的；检查前，应摘下身上的金银首饰，也不要把手机、钢笔、钥匙等金属物品带进检测室。

身体处于特殊状态（主要指女性）时，最好不要去做检查。女性月经期间，不宜做健康检查，这既不方便，也会影响检测结果的准确性。一般来说，女性应该在月经期结束后一周就可以做各种健康检查了。需要注意的是，女性在做妇科检查时，应该排空大小便，这样检测结果会更准确。而在做膀胱、附件B超检查时，则不需要排空体内的尿液，与之相反，应该让膀胱积满尿液，如无尿，则需饮水至膀胱充盈。此外，女性在怀孕期间，不宜做X线检查，因为那样会伤害到胎儿。

不要忽略药物的影响。在进行检查前1~2天，受检者应该停止或减少某些药物，尤其是一些激素药的服用。因为这些药物不仅会影响检测过程中的化学反应，还可能会影响人体的物质代谢，如雌激素类药、避孕药，以及一些维生素（比如维生素C）等，都会使人体血液中某些物质的含量升高。

做心电图检查或测量血压时，受检者应该在检查前静坐10分钟左右，最好不要在饱餐、吃了大量冷饮等后立即进行检查，这会影响检查结果。

在医生或检测人员抽完静脉血后，受检者应该用棉签轻轻按压针头的刺穿点，以免充血形成血肿。

受检者在被检查的过程中，如感到身体不适或过于疼痛，应及时告诉操作医生、护士或检测人员，以免发生危险。

走出健康检查的种种误区

误区一：身体没有不舒服，做健康检查是白费 很多人认为，身体无明显病症，因此没有必要做健康检查。事实上，身体没有不舒服并不能代表自己的身体状况良好。因为人体的很多重大疾病在早期是没有任何症状的，等到感觉有明显症状时，疾病已进入了临床期，而此时再去检查，治疗所花费的时间与金钱是巨大的。由此可见，即使在身体健康时，也十分有必要坚持做健康检查，以便及早筛检出潜在的致病因子或身体其他异常情况，做到早发现、早治疗。

误区二：健康检查等于疾病检查 很多人认为，健康检查就等于疾病检查，只要做了健康检查，就没必要再做什么疾病检查了，这是错误的。不可否认，进行常规的健康检查可以提前发现人体很多潜在的疾病，如通过查眼底、测血压，可以发现受检者是否患有白内障、高血压等疾病；通过胸透、血液常规检查、血脂检查，可以发现受检者是否患有肺部疾病、是否贫血，以及是否患有糖尿病等。但是，健康检查毕竟只是一个初检，一些较为复杂、早期很少有症状的疾病，仅仅通过健康检查是不够的，还必须进行相关的、专门的疾病检查。比如，贫血是很多癌症的晚期症状之一，可有一些癌症却没有贫血的症状，所以对于这类特殊的疾病，即使通过血液常规检查，发现没有贫血，也不能说明你就没有患上某种癌症。若要想准确知道身体状况，还得去做相关的、专门的疾病检查。

误区三：身体不适时是健康检查的最佳时机 健康检查最主要的目的是起“预警作用”，即早期（人体处于健康状态或没有不舒服感觉时）发现人体内潜在的致病因子，从而做到早发现、早治疗。当身体处于不适状态时，已是某些疾病的临床期了，此时应该首先去医院就诊治疗，而不是进行健康检查的最佳时机。只有在病情稳定或完全康复后，进行健康检查才是最恰当的。

误区四：体检项目应该自己选 在去医院进行健康检查时，一些受检者认为医生为自己开出的检查项目太多，完全没有必要，于是就自己挑选了几项常规的、价格便宜的检查项目去检查。殊不知，这样做是完全不对的，因为你选的几个项目极有可能反映不出你整个身体的状况，这也就起不到健康检查的目的了。因而，一般来说，受检者最好不要自作主张去随意选择、改变一些体检项目。如果实在想调整或改变一些检查项目，也应该先征求医生的意见。最好的做法是：健康检查前，与医生进行交谈，把自己的身体状况、年龄、工作，以及有无家族病史等情况告诉医生，然后请他为自己制订一个个性化的健康检查方案。

误区五：青年人身强力壮不需要做健康检查 青年时代是人体生命力最旺盛、免疫力最强的时期，所以很多年轻人认为，健康检查对他们来说是没有必要的。其实，这种认识也是不妥的。原因是年轻人虽然精力旺盛、身体免疫力很强，但有很多疾病是抵抗不了的，再加之当代社会竞争日趋激烈，年轻人面临的心理压力也越来越大，这就极易引发各种重大身体疾病以及一些心理疾病，如过于压抑、悲观、彷徨、紧张等。一旦出现这种情况，仅靠身体强壮是不能抵抗病菌的，还必须去进行健康检查，及早发现重大疾病的潜在因子，将其消灭，以维持生理和心理的健康。

误区六：儿童不需要做健康检查 一些家长认为现在的医疗仪器会损害儿童的身体，或认为儿童太小，所以没有必要做健康检查。其实，这些想法有失偏颇，随着医疗科学技术的进步，现在的医疗仪器（一些特殊的仪器除外）对身体几乎没有什么损害，即使有，儿童的健康检查也很少涉及，如一些影像学检查。另外，孩子小，也有必要进行健康检查，因为小孩的健康检查主要偏重于身体发育、智力发展是否正常。试想，如果不去做这些相关检查，又怎么能知道他的身体、智力等的发育是否正常呢?

误区七：健康检查太麻烦，查出问题去看病会更麻烦 怕麻烦可能是很多人不去做健康检查的一大原因之一。其实，随着医疗科学技术的进步，当今的健康检查已不再是一件麻烦事，很多检查项目非常快速、简单，也没有任何痛苦，而且结果的准确性也比以前有了很大提高，所以嫌麻烦的人现在应该可以放心去医院做健康检查了。那种认为查出问题去看病会更麻烦的观点可以说是不正确的，要知道，讳疾忌医最终会使自己的身体受到更大的损伤。及早发现疾病因子，尽快接受专科医生的诊断和治疗，才是每个人呵护自身健康的最佳手段。

误区八：健康检查报告没必要保存 一些受检者认为，只要自己的健康报告结论是正常的，就没有必要保存健康检查报告，这种认识也是不对的。体检报告上的每一组数据，都是对身体某一部位状况的记录。医生在判断受检者身体某一部位的功能是否正常时，往往要参考上一次或几次的体检报告，通过对比从而得出诊断结果。所以，受检者，尤其是长期定期进行健康检查的人，更应该保存好自己每次的健康检查报告（能建立一个自己的健康档案最好），切不要随意丢弃。

注意健康警报

从人体外部器官或组织可以看到与之相关的其他身体部位的病症，捕捉到很多有关健康的信息。

头发

头发不仅能保护头皮，更能反映一个人身体的健康状况，所以通过头发发生的一些细微变化便可以察知身体的某些疾病。如果一个人一天头发脱落量达100

根左右（正常人头发脱落量一天大约为60根），则可能是内分泌系统功能失常的表现。如果男性前额发际脱发，则可能患有肾病；如果女性出现全发散发性脱落，则可能患有慢性肾炎。如果头发脆弱易断，则表明有患甲状腺疾病的可能。如果年轻人过早白发（遗传、精神因素除外），应该去医院及时检查是否患有严重肠病、重度贫血，以及动脉粥样硬化等疾病。头发色泽变浅、变淡，是维生素B_{12}偏低的信号。

眼睛

通过眼睛不仅看到外部世界，也可以看到身体的某些病症。眼睑变成白色，暗示循环系统可能亮了红灯，此时应该去医院检查一下是否贫血；眼白呈黄色，说明可能出现了黄疸的症状；眼白出现绿点，很可能是肠梗阻的表现；眼白出现血片，可能是动脉硬化，尤其是脑动脉硬化的早期表现；眼白出现红点，是糖尿病患者常有症状之一；瞳孔发白是老年性白内障发病的主要症状之一。眼底有渗出物及出血，可能是患有高血压、肾炎、贫血、糖尿病等疾病的症状之一；长期的眼圈发黑，则可能是肾亏兼有血淤征象的一种表现。

鼻子

鼻子也能反映人体的健康状况。鼻子常呈黑色、蓝色或棕色，则可能提示胰脏或肝脏有病症。鼻子发黑且无光泽，则提示胃肠可能有疾病，尤其可能患有胃溃疡。若鼻子两边发红，油腻光亮常脱皮，说明体内缺锌。鼻子变白，是贫血患者最主要的症状之一，出现此种症状，应该及时去医院查明病因。鼻前粉红，是鼻部结核病早期症状之一，青少年出现此种情况尤其应该注意，因为它是患结核病最主要的症状之一。

耳朵

正常的耳朵颜色为微黄而红润，同时对外界的感觉也较为敏锐，如果耳朵颜色发生改变，则很可能是一些疾病的前兆。耳郭呈红色或暗红色，则表明患有某种急性高热性疾病，若同时还伴有红肿疼痛，则是耳郭炎症的表现；耳郭呈白色或淡白，则可能是受到风寒侵蚀，或气血虚亏，或肾气虚亏等，也是慢性消化性疾病的症状之一；耳郭干枯、发黑，则是肾亏的表现；耳垂经常潮红，则提醒身体免疫功能下降，体质虚弱。

唇

嘴唇可以说是人体健康状况的“晴雨表”，很多疾病的早期症状都会在嘴唇上表现出来。唇色泛青，是血液不流畅，血淤气阻的表现，应提防中风、血管阻塞等疾病的发生；唇色发白，很有可能是贫血，或大肠虚寒，或胃虚寒的表现；唇色深红，常见于高热；上唇内黏膜呈紫色，则是冠心病的早期症状之一；嘴唇发紫，多见于慢性支气管炎，以及由肺部疾病引起的心脏病等疾病。

舌

正常人的舌头，舌苔呈薄净而滋润有津，颜色为薄白色。舌苔过白，多属寒证，但也可以见于热证。早期肺炎、急性支气管炎也可能会导致舌苔过白。此外，舌苔过白也是一些慢性炎症感染的前兆，如慢性肾盂炎、慢性盆腔炎等。体温过高时，可以使舌苔变黄。消化道功能紊乱时，也会出现舌苔发黄，如结肠炎、慢性胃炎、溃疡病等。此外，炎症感染时，也会导致舌苔发黄，如脑炎、急性阑尾炎、败血症以及大叶性肺炎等炎症疾病。

牙齿

牙齿作为人体咀嚼食物的主要工具之一，它的一些变化也能显示身体某个部位可能出现了问题。如在吞咽食物时牙齿疼痛，嘴巴也不易张开，且肿痛往往发生在一端，则提示你可能患有冠周炎。再如牙龈出血，可能表明身体缺乏维生素C或牙龈有慢性炎症和炎症性增生。此外，牙龈出血还可能是血液疾病、肿瘤等疾病的先兆。所以，出现经常性牙龈出血，应该及时到医院检查。

指甲

指甲明显向上拱起，并围绕指尖弯曲，则提示你可能患有某种慢性疾病；如果指甲呈黄绿色或黄色，生长缓慢，且厚而坚硬，则提示可能患有甲状腺疾病、淋巴疾病或慢性呼吸系统疾病；指甲萎缩或变薄，表明身体营养失调，或可能患有肢端动脉痉挛或麻风病等疾病；指甲长期呈灰白色，表示营养不良，或可能患有慢性呼吸系统疾病、消化系统或心血管系统疾病，如肺结核、慢性胃炎、萎缩性胃炎等。

了解和发现以上症状警讯，有助于我们未雨绸缪，但也不能据此认为只要身体某部位响起来了“警报”，就断然肯定自己患上某种疾病，更不能擅自用一些止痛药、消炎药、肠胃药等，这样做不仅会关闭身体警报系统，也会给医生诊断带来不便。最好的办法是：身体拉响健康警报后，就直接去医院做相关部位的体检，从而得出准确的结论。

自我监测的目的和内容

其实很简单，要想拥有一个健康的身体，就必须学会自我监测、自我保健、自我治疗，以及自我康复。而其中最重要的就是要学会对健康状况进行自我监测。

那什么又是自我监测呢？其目的和内容又是什么呢？所谓自我监测，即主动对自己的健康状况或是疾病动态进行监测、做好记录，并进行相应的评价，以便及时发现各种问题，使之及时得到纠正和治疗。自我监测的根本目的是为了维护、保证身体的健康。为此，平常一定要合理安排自己的起居饮食，不吸烟、少饮酒、不挑食，均衡摄入各种营养物质；不要过于劳累，积极参加体育锻炼和各种社交活动；不要给自己太大的精神压力，保持轻松、乐观、豁达的心态；保持睡眠充足，每天应保持8小时的睡眠时间。

一般来说，自我监测的具体内容包括如下几个方面。

五官的监测。通常情况下人体的某些重大疾病的早期症状会在五官上表现出来，如耳朵血管形态改变，常见于冠心病、高血压、支气管扩张等病症；眼白发蓝，则可能是慢性缺铁的征兆。

身体感觉能力的监测。人体出现感觉迟钝或麻木，往往预示着一些重大疾病，如手脚突然发麻或是感觉不到疼痛、冷热等，这往往是中风等疾病发作的前奏。

血压监测。血压监测看似很简单，实则对人体健康的影响极大，因为很多重大疾病都是由血压过高引起的。所以，平常（尤其是50岁以上的人）一定要做好血压监测。

运动能力监测。即监测自己的运动协调能力。正常情况下，人的各种运动姿势和大脑的想法能保持一致，如果出现运动障碍（大脑想的和手脚实际做出来的动作不一致），则应警惕大脑某些部位可能发生了病变。同时，对一些常见病和多发病也一定要做好相关的记录，以便今后不时之需。在平日的监测过程中，一旦发现异常变化或危险信号，就要立即进行相关的检查、治疗，从而最大限度地确保身体的健康。

自我保健的6个提示

世界卫生组织按照医学的发展历程，将其发展依次排列为：临床医学、预防医学、康复医学、保健医学、自我保健医学。因此，医学发展的最终目的是使每个人学会自我保健。所谓自我保健医学，即通过掌握健康知识，将各种可能致病的因素减少，以至消除，从而维护身体的健康。健康管理专家将之称为“养护健康”，并认为：“养护健康就是要根据不同身体的健康状态分别采取不同的措施，对于身体进行保健、维护、检测、预防、治疗、康复六位一体的综合科学系统工程，即‘维体’意识。”那在平常生活中该如何具体来进行自我保健呢？健康管理专家提出如下建议。

保持健康状态，并进行相关的功能强化 对于身体健康的人来说，平常应该尽量保持身体的健康状态，同时积极做好相关身体器官功能的强化，如加强体育锻炼，以进一步增强体质，增强身体的免疫力。

维护好身体各个器官、系统的功能平衡 一般来说，身体健康的人，其身体各个器官、系统的功能是平衡的，每个器官、系统都能正常行使自己的功能。因而要想使每个器官、系统的功能长期平衡下去，就要积极对其进行“养护”，一旦发现其有失衡的趋向，就应该立即对其调整纠正，比如，当消化系统出现异常后，就应该立即查明原因，以便对症治疗。

定期进行健康检查 一般来说，人体的很多疾病都有一个相对较长的发病过程，定期进行健康检查，就能发现亚健康和疾病前期状态，以便可以及时治疗。这对维护人体的健康是大有裨益的。

积极预防和干预各种可能致病的因素 积极预防和干预可以说是“养护”身体、维护健康的最好手段。等到疾病已表现出十分明显的临床症状后才去进行医治，这是很不明智的做法。因为这样做，一是可能会贻误病情（尤其是一些重大疾病），二是会浪费财力。所以，平常应该采取各种有效预防和干预措施，将各种可能致病的危险因素消灭在萌芽状态。

积极治疗 一旦患上某种疾病后，切不可有讳疾忌医的心态，而应积极进行治疗，以免病情加剧或恶化。现在，医疗科学技术有了很大进步，很多疾病，即使是一些重大恶性疾病，只要发现得早，治疗得及时，是能治愈的。

做好康复工作 大病初愈后，切不可过度工作、学习。因为身体刚好，免疫力都较差，此时应多休息，并进行适当的运动、补充营养，以及保持乐观、稳定的心态等，这会大大加速身体的完全康复。

健康标准的自我检测

一般来说，通过对照下面14条健康参考标准，即可知道我们身体的健康状况。一旦发现有不正常的地方，则应该及时到医院做进一步检查，以便及时治疗，进而确保身体的健康。

身高

我国成年男性平均为165厘米，女性为156厘米。若成年后身高低于120厘米，则说明其内分泌、营养等方面存在问题。此外，中老年人由于骨关节退行性改变可以比年轻时稍矮。

营养状况

正常人的皮肤弹性良好，指甲、毛发润泽，皮肤黏膜红润，皮下脂肪丰满而富有弹性，肌肉结实而丰满。如果皮肤黏膜干燥，指甲干枯，毛发稀疏，皮下脂肪削薄，肌肉松弛无力，则说明其营养状况不良。

体重

正常人的体重应该保持在一个相对稳定的状态，一个月内的体重变化不会超过2千克。如果一个人的体重经常（1个月内）变动，则说明身体健康状况不佳。

体温

正常人的体温应该在37℃左右，每日的体温变化不超1℃，超过1℃即为不正常。

色觉

正常人能分辨红、橙、黄、绿、青、蓝、紫等多种色彩，如果不能区别其中的一色或是多色，即为色觉不正常。

血压

正常人的血压在17.3/11.3千帕，如果一天中血压有3次超过18.7/12.0千帕，即为不正常。

脉搏

正常成人的脉搏在75次/分左右，一般不少于60次/分，不多于100次/分，如果超过这两个数即为不正常。

心率

正常成人的心率为60~100次/分，如果大于100次/分，或是小于60次/分，即为不正常。

呼吸

正常成人的呼吸在16~20次/分，呼吸次数与心脉跳动的比例为1:4，每分钟呼吸少于10次或多于20次为不正常。

进食

正常成人进食一般在1~1.5千克/天，如果连续7天的进食量超过平日的3倍或为平日的1/3，即为不正常。

大便

正常成人应该排便1~2次/天，如果连续3天以上没有排便，即为不正常。

小便

正常成人一天的排尿量应为1 500毫升左右，如果连续3天以上、每天排尿量在2 500毫升以上，或连续3天的排尿量均少于500毫升，即为不正常。

月经

正常女性的月经周期在28天左右，经期持续时间在7天左右，如果经期超前推后15天以上，或是经期持续时间少于5天，抑或经期持续时间超过10天，即为不正常。

夫妻生活

正常成年男女结婚后，没有采取避孕措施，女方3年内没有怀孕，则说明一方或是双方不正常。

24小时健康自测

一般来说，24小时健康自测主要包括如下内容。

起床时

如果经常出现盗汗（简单地说，睡眠中出汗即为“盗汗”）症状，一定要去查明原因，因为盗汗往往是发热的征兆；闻口气，如果起床后口气较臭，可能预示有胃病。

洗脸刷牙时

洗脸时如果发现脸色发黄，且感觉身体疲倦无力，可能提示你患有黄疸。刷牙时如果经常牙龈出血，说明你极有可能患有牙周病，因为健康的牙齿在刷牙时（刷牙姿势得当）是不会出血的；如果经常在刷牙时出现呕吐的感觉，则说明你可能患有慢性胃病。

工作时

如果总感到不明原因的口渴，则可能提示你患有糖尿病，因为无故口渴是糖尿病的典型症状之一；腰酸背痛，如果工作时总是感到腰酸背痛，且颇具疲劳感，则说明你内脏或脊椎可能存在问题；记忆力差、健忘，则是神经衰弱和动脉硬化的典型征兆之一；单纯头晕，若不是因为工作单调，请检查一下甲状腺。

回家上楼时

如果回家上楼时，常出现心跳加快，有时还伴有眩晕的感觉，则说明你的心脏功能较弱。除了心跳加快外，如果还出现胸口隐痛或憋闷的感觉，则说明你的心脏和脑部血管可能存在疾病因子，应该尽快去医院检查治疗。

修指甲时

如果指甲呈倒三角形，即指甲的前端增大，根部狭小，提示可能有麻痹性疾病。如果指甲上有点状或丝状白斑，多为慢性肝病、肝硬化、肾病的早期征象。如果指甲上有横向红色带，提示胃肠道可能有炎症或房室间隔缺损、心脏瓣膜脱垂等疾病存在。

洗头时

如果洗头时有大量头发脱落，则说明你的头发营养不足或可能患有内分泌疾病。

读书看报时

如果读书看报时眼睛疼痛，感觉字迹模糊不清，则可能患有青光眼；如果拿书或报纸的手经常抖动，可能患有甲状腺功能亢进，也可能是帕金森氏病的前期征兆。

睡觉时

如果经常因脚抽筋而惊醒，可能是缺钙的表现，也可能是动脉硬化的表现；如果睡觉时鼾声不断，且声音较大，则说明鼻子可能出现了问题。

通过24个小时的健康自测，一旦发现自已相关部位有疾病的迹象，就应该尽快去医院做相关检查，以便确诊是否需要接受相关治疗。

用运动指标做免费体检

运动可以说是每个人都需要的，它不仅可以促进人体血液循环，增进肌肉的力量，消耗体内的脂肪，还能增进神经系统的协调性，使反应能力增强，手脚敏捷。此外，运动还可以活动关节，使年老者的关节灵活，避免过早地发生功能性退变。除了上述益处外，运动还有一个重要的作用——能给我们做免费体检。因为每个人在运动的过程中和运动后出现的一些变化，能较为准确地反映他的健康状况。下面就简要介绍几条“运动指标”作为体检的标准，以便对照检查。

是否有较为强烈的运动欲望 通常情况下，健康的人精力充沛，精神状态良好，对各种运动有较为强烈的欲望，很想“一展身手”。如果身体健康状况不佳，则会对各种运动感到索然无味，甚至一想到运动就禁不住打哈欠，流眼泪。如果出现此种状况，毫无疑问，你的健康状况肯定是不太好的，最好能去医院进行相关的检查。

运动过程中是否有不适感 健康的人在运动的过程中会感到很舒畅，全身充满力量，吸气、呼气很顺畅（剧烈运动除外），如果在运动的过程中出现恶心、呕吐、头晕、头痛，乏力、提不起精神，即使做一些很简单的运动也会感到呼吸困难，这就说明你的健康状况较差，身体某些部位可能存在致病因子。

运动后的饭量如何 一般来说，运动具有开胃的作用，因而运动后，人的食欲会大增，但如果在运动后出现食欲不振、食量减少，甚至不想吃东西，这就暗示肠胃可能存在一些问题。一旦有此种情况出现，就应该及时去医院做肠胃检查。需要注意的是，在运动后出现食欲不振，也可能与运动方式（如长跑后就会出现食欲减退）、运动量（过于剧烈的运动也会导致运动后出现食欲不振）有关，所以不能一概而论。

运动后睡眠质量如何 人在运动后睡眠较好，不仅入睡快，睡得香，而且醒后精力充沛，如果在运动后入睡慢、且在夜间易醒，醒后感觉疲惫不堪，则说明健康状况欠佳，需要及时进行相关检查。

上面4条“运动指标”都是从主观的角度上来进行测定的，因而可能在不同的人身上会有一定的差异。同时，运动还涉及到方方面面的问题，如运动时的天气状况、运动者本身的身体状况、运动量的大小，以及运动方式等，这也会对“运动指标”的判断结果产生一定的影响。所以，不能仅凭这4条“运动指标”轻易作出判断。

中老年自我体质快速检验法

中老年自我体质快速检验法非常简单，一般只需12分钟即可，不需要花费一分钱。那究竟什么是中老年自我体质快速检验法，其具体内容有哪些，其依据是什么？所谓中老年自我体质快速检验法，即适合中老年朋友的，通过检验其在12分钟内所跑路程的长短，进而推断其体质状况的一种快速检验方法。

其具体内容为：40~49岁的人，在12分钟内，能慢跑2 500米以上者，说明其体质非常好；能慢跑2 200~2 400米者，说明其体质较好；能慢跑1 700~2 100米者，说明其体质一般；仅能慢跑1 300~1 600米者，说明其体质较差；慢跑不到1 200米者，说明其体质非常差。50~60岁的人，在12分钟内，能慢跑2 500米以上者，说明其体质非常好；能慢跑2 000~2 400米者，说明其体质较好；能慢跑1 600~1 900米者，说明其体质一般；慢跑1 200~1 500米者，说明其体质较差；慢跑不到1 200米者，说明其体质非常差。

此种自我体质检验法的依据就是，一个人的吸氧量越大，身体越健康。所以，12分钟内跑得越远，其吸氧量就会越大，体质越好；反之，在12分钟内跑的距离越短，其吸氧量就会越小，体质越差。需要注意的是，此种检查方法可能会受到天气情况、受检者自身身体状况的影响，因而可能在具体的个体上会存在一定的差异。

老年人的自我检查

一般来说，老年人的自我检查包括如下内容。

定期记录自己的体重变化 体重的变化，尤其是老年人体重的异常变化，往往是一个危险信号，如果体重持续上升，则要警惕高血压、心脏病，以及高血脂的发生，如果体重出现不明原因的持续下降，则要警惕恶性肿瘤和糖尿病的发生。由此可见，定期记录自己体重的变化，对老年人来说是非常有必要的，这也是观察健康情况的一个非常重要的指标。

学会测量记录体温、脉搏，以及呼吸次数 体温、脉搏，以及呼吸次数与一个人的健康状况密切相关，如果体温变化过大，或是脉搏跳动得过快或过慢，以及呼吸次数过快，均能反映身体某些部位可能出现了问题。尤为重要的是，如果老年人能每天测量记录体温、脉搏，以及呼吸次数，一旦其发生意外事件，其记录的数据就能为医生治病提供非常宝贵的资料。

每天测量血压 很多老年人都有程度不一的高血压，这严重威胁着他们的健康。因为高血压具有突发性，很多外界因素极易诱发它。老年人每天测量血压，就可以随时了解自己的血压状况，一旦血压有异常情况出现，则可及时采取相应措施，从而避免危险的发生。

留心身体出现的任何不适症状 很多重大疾病往往会在早期表现出来，如果老年人能留心身体出现的不适症状，则可以避免很多危险状况的发生。

眼底出现的某些变化，可能预示着糖尿病、高血压、动脉硬化、慢性肾病以及白血病等。

如果高血压患者突然出现头晕、头痛，则可能是血压升高的表现，需要立即服降压药。

如果身体的某些敏感部位，如颈部、腹部，或是女性的乳房等部位，出现了不明原因的肿块，则应该警惕恶性肿瘤的出现，及时到医院进行相关检查。

如果视力出现不明原因的下降，则要小心白内障的发生；如果上肢或下肢出现活动障碍，则应警惕脑血管疾病的发生。

如果皮肤颜色发黄，则可能是黄疸或肝炎的先兆。

要留心大小便的颜色、次数，以及每天排出量的多少，如黑色大便多为消化道出血（也有可能是摄入了大量猪血等含有铁血红素的食物），大便黏稠则表明肠道有炎症，大便带血则多见于上消化道溃疡出血、胃肠息肉、小肠出血、肿瘤、肛门疾病，以及一些血液疾病、急性传染药、寄生虫等。

鼻部集中了五脏的精气，鼻与脏器通过经脉相连，机体内的一些微小变化也能通过鼻子的颜色、形态和功能的改变而反映出来，如果鼻子常有棕色、蓝色或黑色现象，则很有可能是胰脏和脾脏出现了问题；如果鼻子苍白，则应该考虑是否患有贫血；如果鼻子嗅觉不灵，很有可能患有慢性筛窦炎。

总之，只要老年人平常能做好自己身体基本状况的相关记录，并留心身体出现的不适症状，往往就能发现那些潜在的致病因子，从而为早期治疗各种病症提供很好的帮助。

第二章

健康检查的项目

一般检查

一般检查是对受检者全身健康状况的概括性观察，是健康检查过程中的第一步，同时通过一般检查，能知晓人体某些器官的基本功能是否正常，还能对一些疾病起到很好的预警作用。其检查方法一般以视诊为主，同时还辅以嗅诊和触诊。

具体来说，一般检查的主要内容有：身高测量、体重测量、体温测量、四肢测量、腰围和臀围测量、胸围和呼吸差测量、用力肺活量测量，以及血压测量等。

身高测量

根据年龄的不同，其测量方法也有一定的差别。成年人通常采用身长计测量。测量时受检者应脱掉鞋，以立正姿势站于身长计平板上，双眼平视前方，头要抬平，脚跟、臀部、枕部3点紧靠标尺，身长计水平尺紧贴受检者头顶。儿童及青少年通常采用身高坐高计测量。测量时，受检者也应赤脚，以立正姿势，站在身高坐高计的底板上，双眼平视前方，躯干自然挺直，肩胛骨、骶骨部及脚跟与支柱相接触。无论是何种年龄的身高测量，其单位都是厘米（cm）。

体重测量

营养不足和营养过度都是营养状况不良的表现，体重是反映营养状况的重要标准之一。检查前应将体重计校正到零点，受检者在体重计踏板中心站稳，防止故意摇晃或用力施压，以千克（kg）为单位记录，精确到小数点后一位。计算成年人标准体重的公式为：体重（kg）=身高（cm）-105。当体重比标准体重少10%，为消瘦或体重不足；超过标准体重10%，为超重；超过标准体重20%，为肥胖。

体温测量

口测法。将消过毒的体温计置于舌下，紧闭口唇，以免冷空气进入口腔，影响口腔内的体温，测量5分钟后读数。正常值为36.3~37.2℃。口测法虽较可靠，但对婴幼儿及神志障碍者则不宜使用。

肛测法。受检者采取侧卧位，然后将肛表头部涂以润滑剂，徐徐插入肛门，深达肛表的一半为止，放置5分钟后读数。正常值为36.5~37.7℃。肛测法一般较口测法高0.3~0.5℃。适用于小儿及神志不清患者。

腋测法。测量前，受检者应先将腋窝汗液擦干（有汗会使腋温低），然后将体温计放在腋窝深处，用上臂将体温计夹紧，放置5分钟后读数，正常值为36~37℃。腋测法较安全、方便，不易发生交叉感染。

电子测量法。此种测量方法在SARS爆发期间曾得到广泛使用，它多用于公共场所，如车站、码头、机场、学校等地。

四肢测量

四肢测量是检查一个人身体发育状况

的重要手段之一，它主要是测量四肢的臂围。其内容包括肩宽、大腿围、小腿围，以及上臂紧张围。它们的计量单位都是厘米，且误差不能超过0.5厘米。

腰围、臀围测量

腰围主要是测量以肚脐为标点的周长度；臀围主要是测量以肚脐与大腿根之间的中点为标点的周长度。测量腰围时，受检者自然站立，两肩放松，双臂交叉抱于胸前。测试人员将带尺经脐上0.5~1厘米处（肥胖者可选择腰部最粗处）水平绕一周。带尺上与“0”点相交的数值即为测量值；测量臀围时，受检者自然站立，两肩放松，双臂交叉抱于胸前。测试人员立于受检者侧前方，将带尺沿臀大肌最突起处水平围绕一周。带尺围绕臀部的松紧度应适宜（使皮肤不产生明显凹陷）。带尺上与“0”点相交的数值即为测量值。它们都以厘米为计量单位，精确到小数点后1位。同时，受检者测量时，应将受检部位充分裸露，不能有意识地挺腹或收腹，以免影响测量的准确性。

胸围、呼吸差测量

测量胸围时，受检者保持自然站立姿势，两脚分开同肩宽。测试人员面对受检者，将卷尺上缘置于背部一侧的肩胛骨下角下缘，经腋窝转向胸前。测量男性和未发育的女性，卷尺下缘经乳头上缘至胸部中央。对已发育的女性，卷尺经乳头上方第四胸肋骨处，测量平静状态的胸围。受检者在被测量时，不要低头、挺胸、弯腰。测量误差不超过1厘米。

呼吸差测量方法同胸围测量方法一样。测量人员为受检者围好卷尺后，受检者按照测量人员要求先最大吸气，测量人员记下此时胸围最大值，接着受检者又尽量呼气，测量人员记下此时最小胸围值。最大胸围减去最小胸围，就是呼吸差。正常人约在5~7厘米，运动员较大，游泳运动员可达10厘米以上。

用力肺活量测量

用力肺活量，又称时间肺活量，它是受检者在深呼气至TLc（肺总量）位后以最大用力、最快速度所能呼出的全部气体总量。肺活量是一次呼吸的最大通气量，它在一定意义上可反映呼吸功能的潜在能力。一般来说，成年人的肺活量最大，儿童和老年人较小。健康状况愈好的人肺活量愈大。

用力肺活量分为1秒用力呼气容积和3秒用力呼气容积两种，其中前者的临床应用最广。所谓1秒用力呼气容积，是指受检者最大吸气到TLc位后，开始呼气第一秒钟内的呼出气量，它既是1秒内的容量测定，也是1秒内的流量测定，通常称为1秒率。所谓3秒用力呼气容积，是指受检者在最大吸气至TLc位后，3秒内所呼出的全部气体总量。测量时，受检者一般采取站立姿势，用肺量计的一端捂住嘴，深吸气至TLc位后，屏住呼吸1秒左右，然后迅速、用力呼出肺中所有气体，如此重复2次，便可得到受检者的肺活量（取2次中的最大值）。在临床上，检查肺活量通常采用的方法是1秒率，其正常值男性为：3.179±0.117升，女性为：2.314±0.048升。正常人1秒率均应大于80%，如果低于80%表明气道阻塞性通气障碍的存在，如慢性支气管炎、阻塞性肺气肿、哮喘等疾病。医学上还用低于80%及60%评判支气管哮喘发病的轻重程度。

血压测量

测量血压前30分钟，受检者不要做剧烈运动，也不能饮用含咖啡因的饮料，如茶、咖啡、可乐等，同时，尽量放松心情，不要出现紧张、焦虑、激动等情绪。

测量时，受检者的体位应该保持血压计的位置和自己的心脏位置平行，同时，衣袖必须宽松，不能勒紧手臂，最好脱掉厚重衣服，以免造成测量误差。测量过程中，受检者不要移动手臂和身体，测量的胳膊或手腕自然放松，不能用力，也不要与他人交谈。量血压时，一般会在受检者同一部位测量2~3次，每次间隔2~3分钟，记录差值小于0.7千帕的两次，最后取平均值。

正常人的理想血压是：收缩压<16.0千帕，舒张压<10.7千帕；正常人的正常血压是：收缩压<17.3千帕，舒张压<11.3千帕。

眼科检查

眼睛与身体各个器官密切相关，许多疾病的发生常会在眼中一些部位反映出来。通过眼科检查不仅对眼科疾病的诊断有重要意义，还能对某些全身性的疾病，特别是内科和神经科疾病作出诊断或提供线索。由此可见，眼科检查是每位进行健康检查的人应该选择的项目之一。

一般来说，眼科检查的项目主要包括：眼睑、泪囊、结膜、角膜、巩膜、瞳孔、虹膜、前房等检查。

眼睑检查

眼睑的检查一般在自然光条件下进行，采用触诊和望诊两种方法。通过此项检查，能知晓眼睑位置有无异常，如眼睑内翻、外翻、内眦畸形等，如果眼睑内翻，说明受检者患有沙眼；能观察皮肤有无异常，如眼睑水肿、皮疹、肿瘤、皮下出血等，如果受检者出现眼睑水肿，最常见的原因为贫血、肾炎、慢性肝病等所致，所以出现此种情况，受检者就应该进一步做相关检查；能发现眼睑闭合有无障碍，如果有闭合障碍，一方面可能是由甲状腺功能亢进所致（双侧都出现），另一方面可能是由面部神经麻痹所致（单侧出现）。

泪囊检查

泪囊检查主要是检查上下泪小点位置是否正常（是否恰好贴在眼球上），泪囊区有无红肿，压迫泪囊时有无分泌物自泪点溢出，泪腺区有无压痛及肿块，以及泪小点开口是否狭窄、阻塞等状况。如果在压迫泪囊时有黏液性分泌物自泪点溢出，则说明受检者患有慢性泪囊炎。

结膜检查

结膜检查可以在自然光条件下进行，也可以在焦点光线下进行。此检查的目的主要是观察眼结膜和穹隆结膜有无充血、水肿、乳头肥大、滤泡增生、瘢痕形成；有无溃疡、睑球粘连、新生血管及异物等。此外，该检查还可以发现受检者是否患有结膜炎、沙眼等疾病。

角膜检查

角膜检查时医生一般使用放大镜、聚光灯，如果要检查一些细微的病变则需要使用裂隙灯显微镜。此检查主要是检查角膜大小、透明度，表面是否光滑；角膜内有无新生血管及混浊、溃疡、异物，以及弯曲度和知觉是否正常，角膜后有无沉着物。角膜检查是检测受检者是否患有角膜炎最有效的手段。

巩膜检查

巩膜检查需要使用放大镜。它主要是观察受检者巩膜颜色，有无黄染、结节、充血及压痛。通过该检查能发现受检者是否患有沙眼等疾病，此外还可以提供黄疸、贫血等疾病的线索。

瞳孔检查

此检查主要是检查瞳孔的大小、形状、位置，两侧是否对称，对光反射是否灵敏（包括直接光反应、间接光反应和调节反应），有无闭锁、膜闭或残存的瞳孔膜等。

虹膜检查

此检查需要集合光线和放大镜。主要是观察其颜色有无增多或脱失、纹理是否清晰，有无新生血管、色素脱落、结节以及前后粘连，有无根部离断及缺损，有无震颤。

前房检查

此检查需要使用集合光线（详细的检查需要使用裂隙灯显微镜），其检查的目的是观察前房水是否变混浊，房水有无积血、积脓或异物等。

眼球外形和运动检查

此检查一般在自然光条件下进行，其目的是观察眼球运动方向是否一致，有无眼球震颤、斜视。眼球大小、有无突出和内陷等。如果出现双侧眼球突出，则说明受检者很可能患有甲状腺功能亢进；如果出现单侧眼球突出，则说明受检者颅内可能有肿瘤。

晶状体检查

此项检查方法较多，最常用的主要有检眼镜彻照法、集光检查法和裂隙灯显微镜检查法。其检查目的是观察晶状体有无混浊、脱位，位置是否正常，表面有无色素沉着等。

眼底检查

其检查内容包括玻璃体、视网膜、视神经乳头和脉络膜的检查。此检查必须使用检眼镜在暗室内进行。先通过检查小瞳孔以了解视神经乳头情况，情况特殊时还应检查眼压，以了解受检者有无青光眼症状，然后再进行扩瞳，做进一步检查。需要注意的是，如果受检者已是青光眼患者则不能再做扩瞳。人体的很多疾病，如白血病、糖尿病、慢性肾炎、高血压动脉硬化等都会引起人体眼底改变，所以眼底检查是判断人体疾病严重程度的一个重要指标。因而，老年人尤其应该每年或半年检查一次眼底。

眼压测定

眼压测定有指测法和眼压计测量法两种。所谓指测法，即医生用两手食指尖置于受检者睑板上缘的皮肤面，两指交替轻压眼球，借指尖感觉眼球的张力，确定其软硬度。“Tn”表示眼压正常，“T+1”表示眼压轻度增高，“T+2”表示眼压中等度增高，“T+3”表示眼压极高，眼球坚硬如石；反之，如眼球稍软于正常，记录为“T−1”，“T−2”为中等度软，“T−3”为极软。眼压计测量法，即医生用眼压计测量受检者的眼压。它有两种方法，其一为压陷式，如Schiotz眼压计；其二为压平式，如Goldmann压平眼压计，另外还有非接触性的气动眼压计。其中Schiotz眼压计的使用范围最广。正常人的正常眼压为1.333~2.793千帕。眼压增高，说明受检者可能患有青光眼；眼压降低，说明受检者眼球可能萎缩或脱水。

视力检查

视力检查，包括远视力检查法和近视力检查法两种方法。远视力检查常用国际标准视力表进行检查，除国际标准视力表外，常用的远视力检查表还有Snellen“E”字视力表、Londolr“C”视力表以及对数视力表。远视力检查表上的符号较大。检查时，检查距离为5米。近视力表上的符号较小，检查时，检查距离为30厘米。

无论是远视力检查，还是近视力检查，只要受检者能看清1.0那行符号均为正常视力。结合远视力检查和近视力检查，可以初步诊断受检者是否有老花、散光、近视、远视等症状，以及器质病变（如青光眼、白内障、眼底病变等）。

色觉检查

在正常情况下，人的色觉在明亮情况下能准确识别出红、橙、黄、绿、青、蓝、紫7种颜色。如果受检者在自然光条件下，面对色盲检查图的数个版面，都不能完全正确地识别出图上的数字或符号，为色弱；如果完全不能识别出图上的数字或符号，则为色盲。色盲作为一种眼科疾病，分为先天性和后天性两种。先天性，也即遗传性，通常情况下男多于女。后天性，主要是由患眼底疾病造成的。因而，如果受检者不是先天性遗传色盲，出现色觉异常时应该去医院眼科检查。

口腔科检查

口腔科检查的项目主要有：口唇检查、口腔黏膜检查、牙齿及牙龈检查、舌面检查、颌面部检查。

口唇检查

一般来说，健康人的口唇是红润而富有光泽的，但若出现下列症状，则预示着出现了疾病因子。

口唇苍白而无血色，很有可能是贫血或发绀性血氧供应不足。

口角出现红斑、疱疹、糜烂症状，则是缺乏维生素B_2的表现，此种情况下，受检者应该口服维生素C、维生素B_2或复合维生素B等，同时去医院口腔科检查就诊。

如果出现口角歪斜症状，则说明患有面部神经麻痹。

口腔黏膜检查

一般来说，正常人的口腔黏膜较有光泽，且呈粉红色。如果受检者口腔黏膜上出现淤斑或大小不一的出血点，则说明受检者体内缺乏维生素C或患有某种出血性疾病；如果受检者的口腔黏膜上出现斑片状蓝黑色斑纹，则说明受检者肾上腺皮质功能减退。

牙齿及牙龈检查

其主要检查牙齿的数目、排列、颜色、龋洞、缺失、松动、咬合、接触关系和修复物，以及有无髓腔穿孔、牙结石、口臭等现象。其检查的方法主要有视诊、叩诊、扪诊、探诊。

视诊

医生直接借助自然光或其他灯光，直接观察受检者牙齿颜色是否正常、有无光泽，牙齿数目是否完整、排列是否整齐，以及上下牙的咬合关系是否正常；牙龈有无漏洞、出血、溢脓和溃疡。此种检查方法在临床上使用最广。

叩诊

医生用检查仪器，垂直或侧方向轻轻敲打受检者牙齿的咬合面或牙齿的边缘。然后根据受检者有无叩痛感或叩痛感的程度来诊断受检者牙齿或牙龈的健康状况。

扪诊

用镊子夹住棉球按压患处，检查患牙有无触痛、松动及咬合创伤。

探诊

用探针检查受检者牙齿的咬合面窝沟、邻面，以及修复边缘是否有龋齿发生。在进行此操作时，受检者应该尽量保持静止状态，以免探针伤害到自己。

舌面检查

舌面检查主要包括舌苔、舌质和舌色的检查。正常人的舌苔呈薄白色，舌质柔软、湿润、无震颤，舌色呈淡红色。如果受检者舌面光滑，舌背乳头萎缩，舌体变小，舌色呈红色或粉红色，这就是所谓的光滑舌（又称“镜面舌”）。出现此种情况，说明受检者可能患有慢性萎缩性胃炎，或是缺铁性贫血。

颌面部检查

一般来说，颌面部检查主要是进行影

像学检查，如口腔颌面部常规CT检查、腮腺CT检查、颈部CT检查等。通过这些检查，能有效诊断一些肿瘤病症以及口腔疾病。

口腔作为人体一个重要的组成部分，对外界或药品的刺激非常敏感，因而一旦口腔出现了病症，最好不要私自乱用药，而应及时到医院检查就诊。

耳鼻喉科检查

具体来说，耳鼻喉科检查主要包括：外耳检查、咽鼓管检查、听力检查、前庭检查；嗅觉检查、外鼻与鼻腔检查、鼻功能检查、鼻内镜检查；口咽检查、喉部检查等。

外耳检查

外耳检查是耳部检查最基本、最简单的检查项目，通过此检查能发现外耳道有无畸形、肿胀、皲裂、溃疡，以及有无狭窄、皮屑、耳垢栓塞等。

咽鼓管检查

人体的咽鼓管与鼓室是连为一体的，它的正常与否直接关系到一个人的听力。检查咽鼓管的方法较多，当前使用最多的是耳道滴药法、捏鼻鼓气法、外耳道内侧压法。

听力检查

所谓听力检查，即检查耳朵的听觉能力。临床上以八度音为音调单位作为医生判断受检者对音调感受能力的客观标准。一般来说，听力损失10~30分贝为轻度耳聋；听力损失30~60分贝为中度耳聋；听力损失60~90分贝为重度耳聋；听力损失90分贝以上为全聋。

前庭检查

耳前庭是人体最为敏感的部位之一，这里包括眼、中枢、躯体肌肉和关节的很多深部感觉与反射，只要其中的任何一部位发生病变，都可能影响身体的健康。因而，对此部位进行检查是非常重要和必需的。前庭检查的方法也较多，临床上使用最广的是旋转试验法和自发性眼震检查两种方法。

嗅觉检查

鼻子是人体感知外界气味刺激的器官，它的正常与否直接关系到每个人能否感觉到周围生活环境的状况。嗅觉检查临床上最常用的就是用不同气味的液体，如醋、汽油、酒精作为检查试剂，并以水作为对照剂，将它们分别装于不同颜色的小瓶中，让受检者逐一闻之，并说出它们的名称。如果受检者能迅速、准确地说出所问小瓶的试剂名称，则说明其嗅觉正常；如果不能，则说明其嗅觉存在问题。

外鼻及鼻腔检查

此检查主要是检查受检者有无鼻畸形，鼻翼塌陷，鼻骨有无畸形、移位等；鼻腔检查包括鼻腔检查和鼻前庭检查，通过对这两个部位的检查，能发现鼻腔内有无肿胀、肿块、肿瘤、溃疡、糜烂、鼻毛脱落、息肉、血管曲张以及鼻黏膜肥厚等。

鼻功能检查

鼻作为人体重要的器官之一，除了嗅觉功能以外，它还具有呼吸功能、黏液纤毛消除功能等。正因为如此，在健康检查时需要对鼻子的上述功能进行检查，以便了解鼻的功能是否正常。鼻通气板测量法与鼻气道阻力测试，是检查鼻子呼吸功能的常用方法。放射性同位素法和糖精法是检查鼻黏液纤毛消除功能的常用方法。

鼻内镜检查

鼻内镜检查分为软管鼻内镜和硬管内镜检查两种方式，它们除了能检查鼻腔和鼻窦各种疾病外，还能用于鼻腔止血，以及一些肿瘤的切除。

口咽检查

临床上，视诊和触诊是口咽检查最常用的方法。

进行视诊检查时，受检者如果带有假牙应该取出，然后自然端坐，面对医生，张口呼吸。医生再将压舌板轻轻放入受检者口腔，然后向前方将受检者的舌头压住2/3。应该注意的是，若医生用力太大或过猛，可引起受检者舌的本能反抗，诱发恶心、呕吐。在这一前提下，医生可以按顺序逐一检查受检者的口腔、软腭、悬雍垂以及腭扁桃体和舌扁桃体，看它们是否有溃疡、充血、肿胀、发炎以及是否有肿瘤和新生物。

触诊作为口咽部检查常用方法之一，对口咽部肿块的诊断非常重要。其检查方式是：受检者端坐后，医生站于受检者右侧，右手戴上专用检查手套或指套，然后将右手沿受检者右侧口角伸入受检者咽部，进行触摸检查。通过此种检查方法，能有效知晓肿块范围的大小、活动程度和硬度，从而作出正确的判断。

喉部检查

喉部检查包括喉的外部检查和喉的内部检查两部分。通过喉的外部检查，能知晓喉的外部大小、形状是否正常，两侧是否对称。通过喉的外部检查，也能了解喉部有无肿胀、畸形以及颈部有无肿大的淋巴结或皮下气肿等。间接喉镜检查和直接喉镜检查是喉内部检查的两种常用方法。通过此两种喉镜检查，能诊断受检者喉部是否有肿块、肿瘤、出血、溃疡和新生物等。

需要注意的是，受检者在进行耳鼻喉科检查时，为了确保检查结果的准确性，受检者应主动告知医生有无头晕、耳鸣、声音嘶哑、视物旋转等症状史；有无扁桃体肿大、颈部包块；有无局部或整个头痛、嗅觉障碍和经常性出鼻血等，以便医生做出准确判断。

儿科检查

小儿处于生长发育的基础期和关键期，他们在这一时期能否健康发育、成长将直接影响到其后来生活，乃至一生的身体状况。儿科检查不仅能及时矫正小儿的一些不良习惯和不正常的发育方式，还能预防、避免一些重大疾病的发生，从而确保其健康成长。

小儿的体格和生理特点与成年人有较大差别，因而在检查内容、方法，以及顺序上与成年人检查有所不同，所以在临床检查时有下列事项需要注意。

检查前医生应准备听诊器等物品，以免造成误诊、错诊。

设法取得小儿的配合。医生在为受检小儿进行检查时，应该设法取得他们的配合，以便检查能够顺利进行。

检查时的体位根据年龄而定。新生儿可躺在暖箱内或红外线辐射保温床上,婴幼儿可由父母抱着或坐在父母膝盖上，稍大一点的可让其躺在诊察台上。

检查顺序可灵活掌握，不必完全按记录顺序进行。一般情况下，应将易受哭闹影响的检查项目在小儿保持安静时进行，如心脏听诊、腹部触诊、脉搏、血压，以及呼吸次数测量等，而对一些不受小儿哭闹影响的项目，如体重、骨骼、淋巴结等则可随时检查；对小儿刺激过大，可能引起他们剧烈反抗的检查项目，如眼科检查、口腔科检查、咽部检查等，应在最后进行。

检查过程中应注意保暖，室温较低时仅裸露需要检查的部位，且应尽量缩短裸露时间，随时注意给小儿穿衣、盖被，以免着凉感冒。

检查手法尽量轻柔和迅速，手和检查器具要温暖，以减少对小儿的刺激，避免引起他们的反抗。

及时收起检查器具。医生在给小儿检查完毕后，应该及时将检查器具，如叩诊锤、镊子、压舌板等，及时拿走，以免小儿拿去玩耍时伤害到自己。

对小儿进行健康检查，应该从与他刚一见面的时候开始，尤其是在未引起他注意时的观察所见尤为可靠。一般来说，应观察其体位、站立姿势或步态、面部表情、眼神、对外界的反应、活动情况以及声音大小等。根据这些即可大致判断小儿的精神、神志、发育、营养等状况。接下来，便可以开始具体的检查了。

一般测量

一般测量主要包括检查小儿的体重、身高、体温、呼吸、血压、脉搏、头围、胸围，以及腹围等。

体重。在称量小儿体重时，根据小儿年龄的不同，其采用的方式也大相径庭，婴儿一般在磅秤称盘中测量，年龄较大的小儿可用台秤进行称量。

身高。测量小儿身高时，3岁以下的小儿应用量床测量；3岁以上的小儿应站立测量身高。

体温。测量小儿的体温可采用下列3种方法：（1）腋测法。此法简单易行，容易得到小儿的配合。测腋温时，测量时间不应少于5分钟。（2）肛测法。此种方法也较为简单，相比腋表测量法它所用时间较短，只需要3分钟。但此法容易让小儿受到刺激，因此在测量过程中应该注意小儿的安全，同时做好消毒工作。（3）半导体体温计。此种方法对小儿来说是最安全、最快速的体温检测方法，仅耗时30秒。正常小儿腋温为36~37℃，肛温为36.5~37.5℃。小儿体温的变化除与小儿的年龄、活动量和外界温度有关外，还与检查所用的体温计有一定关系。年龄越小，体温就越高些，但一般不超高38℃。

呼吸。测量小儿的呼吸频率时，应该在其安静的状态下进行，因为激动、哭闹等会影响测量结果。小儿的年龄越小，其呼吸频率越快。新生儿的呼吸频率为40~45次/分；1岁以下为30~40次/分；2~3岁为25~30次/分；4~7岁为20~25次/分；8~14岁为18~20次/分。

血压。小儿血压可用简易的潮红法测量：小儿取仰卧位，将血压计袖带缚于前臂腕部，紧握袖带远端的手，使之发白，然后迅速将袖带充气到10千帕以上，移去局部握压，缓慢放气，当受压处皮肤由白转红时，血压计上读数为收缩压近似值。亦可用监听式超声多普勒诊断仪测量。

脉搏。测量小儿脉搏应在小儿安静状态下进行，计数至少60秒。除计数脉搏频率外还应注意节律，如节律不规则，计数应延长至2分钟。婴儿也可触诊颞动脉。新生儿为120~140次/分，1岁以下为110~130次/分，2~3岁为100~120次/分，4~7岁为80~100次/分，8~14岁为70~90次/分。

头围。用左手拇指将软尺零点固定于小儿头部右侧齐眉弓上缘，软尺从头部右侧经枕骨粗隆最高处，紧贴皮肤绕一圈，左右对称而回至零点进行读数。

胸围。根据年龄的不同，测量小儿胸围采用的方式有所区别，3岁以下小儿取卧位或立位，3岁以上取立位。医生用左手拇指将软尺零点固定于小儿右乳头下缘，然后右手拉软尺使其绕经后背（以两肩胛下角下缘为准）经左侧回至零点进行测量，取平静呼、吸气时的中间数。

腹围。取卧位，测量婴儿时将软尺零点固定在剑突与脐连线中点，经同水平位绕背1周回至零点；测量儿童时可平脐经水平位绕背1周进行读数。

皮肤和皮下组织

在对小儿进行此项检查时，最好在自然光状态下望诊。观察小儿皮肤有无淤点、皮疹、黄疸、苍白、色素沉着、脱屑，以及其皮肤的弹性、湿润度、皮下脂肪充实度及末梢毛细血管充盈情况。

淋巴结

主要采取触诊的方式，检查小儿腹股沟、腋窝、耳后、枕部、颅部等处的浅层表淋巴结，应注意其大小、数目、硬度、活动度，以及有无粘连和压痛。正常情况下，在小儿的腹股沟、腋窝、耳后、枕部、颅部等处，可以摸到黄豆粒大小，单个质软、无粘连、无压痛、可移动的淋巴结。

头部

小儿头部的检查主要包括对头颅、眼、耳、鼻、口腔的检查。

头。主要观察大小、形状有无畸形，注意头发的疏密度、色泽和分布（如枕秃）。正确测量前囟的大小（应测量额、顶骨形成的菱形对边中点连线）和前囟门是否关闭，触诊颅缝，检查有无颅骨软化和颅骨缺损。此外根据年龄的不同，还应注意小儿有无产瘤、血肿等情况。

眼。观察有无斜视、眼球突出、眼睑下垂、眼距增宽、眼睑红肿、结膜充血、异常分泌物、结膜干燥斑、巩膜黄染、疱疹性结膜炎、角膜混浊或溃疡、鼻泪管堵塞现象。同时，还应观察小儿瞳孔大小、形状、是否对称，并检查直接对光反射（小儿眼球是否能随光或玩具转动）。

耳。观察外耳道有无流脓，提拉双侧耳郭、耳前后区，是否引起小儿啼哭；注意耳郭内部有无皮肤结节、损伤和先天畸形（如小耳、低耳拉和耳前瘘管等）。轻压耳后乳突区，观察小儿是否感觉到压痛感。必要时医生还应该用检耳镜检查鼓膜。

鼻。观察鼻的外形是否正常，有无塌陷或特别凸出的情况，注意有无鼻翼扇动、流涕、血痂以及脓性或血性分泌物。

口腔。口腔检查一般采取先外后内的方式，先应观察小儿口唇颜色是否发白、发绀、口角有无糜烂，颊黏膜有无溃疡、充血等，牙齿的数目是否和其年龄相称以及有无龋齿，牙龈有无发炎。正常情况下，小儿的舌质呈淡红色，有一层白白的舌苔。检查小儿咽部时，应该将其头部固定，以免发生危险，同时动作要准确迅速，利用吞咽反射的短暂时间，观察小儿咽后壁、软腭、舌腭弓和腭垂，注意有无充血、疱疹、溃疡、滤泡、伪膜，同时注意观察扁桃体大小，有无假膜、充血和渗出物等。

颈部

观察颈部外形有无畸形如短颈、斜颈等，注意有无颈部强直、角弓反张或肌无力。触摸甲状腺有无肿大、颈静脉充盈及搏动，气管位置是否居中。

胸部

胸廓。观察胸部外形和左右胸廓是否对称。注意儿童期可能发生的畸形，如鸡胸、漏斗胸、勒膈沟，以及勒缘外翻等。观察有无心前区膨隆或勒间隙增宽、变窄、凹凸。触诊胸壁有无包块和压痛等。

心脏。一般来说，对小儿心脏的检查主要采用望诊、触诊、叩诊和听诊4种方式。望诊主要是观察心前区有无隆起以及心尖搏动的部位、强度和范围大小（搏动范围一般不超过2~3厘米），较胖的婴儿不易观察到心尖搏动。触诊主要是触摸心尖搏动位置，婴幼儿大都在第四五肋间乳线内，另有少数婴儿的心尖搏动位置在乳线外。触诊还能检查心尖搏动时有无震颤及其发生的时间和位置，尤其应注意触摸小儿的胸骨左缘，因为先天性心脏病的震颤多位于此部。听诊时，应注意小儿心跳频率较快，应仔细区分第一、二心音。还应注意节律，是否有早搏现象，其频率如何。听诊重点位置应在胸骨左缘，因为先天性心脏病的杂音多在此区最为明显。需要注意的是，在进行此项检查时，医生所使用的听诊器要尽量小些，同时应在小儿保持安静的状态下进行。叩诊的目的是叩心界的大小，叩诊时应注意：医生用力要轻，若用力太重会引起小儿的反抗，也会导致声音的变化不易听清。正常小儿心界如下表。

年龄	左界	右界
＜1岁	左乳线外1~2厘米	沿右胸骨旁线
2~5岁	左乳线外1厘米	右胸骨旁线与右胸骨线之间
5~12岁	左乳线上或乳线内 0.5~1厘米	接近右胸骨线
＞12岁	左乳线内0.5厘米	右胸骨线

肺脏。肺脏的检查方式，同心脏的检查方式一样，也是采用望诊、触诊、叩诊和听诊4种方式。望诊主要是观察胸廓活动度和对称性，注意呼吸频率、节律和深度的改变，以及有无呼吸困难等。触诊主要是在小儿啼哭的状态下检查其语颤的改变，也即判断两侧语颤强度是否相等。叩诊，一般采用直接叩诊法，因为小儿胸比较薄，用力应该较轻。小儿的正常叩诊音为清音。如出现浊音、实音和过清音为异常叩诊音。听诊应特别注意腋下、双侧肺底和肩胛间区，因为早期肺炎易在这些部位听到湿啰音。听诊也应该在小儿保持安静的状态下进行。

腹部

腹部检查也采用望诊、触诊、叩诊和听诊4种方式。

望诊主要是观察小儿腹部皮肤及外形。注意有无脐部出血、炎症、分泌物，以及有无腹壁静脉扩张、胃肠蠕动波等。

触诊主要是观察肝脾大小、质地、有无包块，以及双侧的肾脏。通过观察小儿面部表情判断有无压痛。正常情况下，小儿肝脏可在肋缘下1~2厘米触及，柔软而无压痛，6~7岁后，一般就不能触摸到了。

叩诊主要是观察肝脏上下界、肝脏浊音界，以及检查肝脏叩击痛。

听诊主要是检查肠鸣音强度、音调，以及频率（正常为3~5次/分）。听诊主动脉杂音的位置应在剑突与脐之间连线的中点上。

脊柱和四肢

此检查主要是观察脊柱的形态，注意有无畸形，有无佝偻病的体征，躯干四肢比例是否协调，指压胫前和脚背检查有无凹陷性水肿等。

肛门及外生殖器

此检查应注意有无畸形（如尿道下裂、假两性畸形等），以及有无肛门感染、出血、红肿及直肠有无结节、息肉，有无触痛等。男婴应该检查有无包皮、隐睾等。

神经系统

神经系统的检查较为复杂，可以根据小儿的年龄有选择地做一些检查，如脑膜刺激征，神经反射（包括浅反射和深反射）等。但在一般情况下，通过观察小儿的面部表情、精神状态、眼神、语言能力，以及对外界的反应和行为动作等，对其中枢神经系统疾病的检查有很大的帮助。

内科检查

内科检查主要是指对身体状况以及重要器官的检查，主要包括浅表淋巴结检查、血压检查、脉搏检查、呼吸检查、心脏检查、肺脏检查、腹部检查、相关的内科影像学检查以及核医学检查等。内科检查的最大好处是可以有效预防或提前知晓人体一些重大疾病的发生，如结核、肿瘤、高血压、心脏病、支气管炎等。此外，内科检查也是诊断、治疗一些疾病的有效手段。

在进行内科检查前，有下列事项需要受检者注意。

检查前1小时最好不要做剧烈运动，以免影响心脏、血压、脉搏的检查。

检查时积极主动地配合医生做好各项活动，不能擅自离开检查室或任意中断检查过程。

主动将自己的病史、家族史、个人史、不适症状等方面的情况告诉医生，以方便医生选择正确的检查方式。

衣着得体。检查时，女士最好不要穿连衣裙，男士最好不要打领带、穿西服，而应穿便装前往医院。

受检者在了解上述事项后，便可开始内科检查了。

一般检查

该项检查对全身状态的概括性观察，其检查方法以视诊为主，有时配合触诊。在健康检查中，一般检查包含的内容有：面容表情、发育体型、营养状况、语调语态、皮肤毛发等。

血压检查

测量血压一般采用水银柱式血压计。测量时，受检者取坐位，精神放松，血压计应平放于心脏水平。袖带要平整缚于右上臂，下缘在肘窝上2.5厘米处，不可过紧或过松，使气带中心正好位于肱动脉部位，然后将听诊器膜式听头放在肱动脉部位，但不与袖带或皮管接触，轻按使听诊器和皮肤全面接触，不能压得太重，否则影响声音。测得的数字有两个，记录时用“/”或“~”分开，左面的叫收缩压，也即人们常说的高压；右面的叫舒张压，也即人们常说的低压，两个数字之间的差值叫脉压差。

脉搏

脉搏，也即人体手腕处静脉在1分钟内的跳动次数。检查脉搏时，医生采用直接触摸法。其快慢与性别、年龄、运动和情绪等因素密切相关。婴幼儿的脉搏次数最高，每分钟最高可达130次左右，随着其年龄的增加，脉搏会变慢，7岁时约为90次/分。成年男性的脉搏为60~80次/分；成年女性的脉搏为70~90次/分；老年人为50~65次/分。

呼吸

正常人静息状态下的呼吸频率为16~20次/分，婴儿的呼吸频率较快，约为44次/分，随着年龄的增加而逐渐变缓。呼吸过慢，一般是由服用镇静剂过量或颅内高压所致；呼吸过快，常见于发热、贫血、疼痛、心力衰竭以及甲状腺功能亢进等。

心脏检查

心脏检查主要采用望、触、听、叩4种方式。检查时，受检者可以平卧在床上或采取站立的姿势，同时保持静止状态不能左右摇摆，以免影响心脏的正常位置、望诊主要是检查受检者有无呼吸困难、水肿，以及观察心尖搏动的位置，范围、强度、频度、节律有无异常等。正常人的心尖搏动位置在身体左侧第五肋间隙锁骨中线内侧0.5~1.0厘米处，其搏动范围直径为2.0~2.5厘米。不是所有人的心尖搏动都可以看见，有极少数人的心尖搏动是看不见的。触诊主要是观察心前区搏动的位置、强弱以及范围。叩诊主要是观察受检者心脏浊音界的大小、位置。听诊主要是检查受检者心率、心律、心音、杂音，以及附加心音等。心率，即每分钟心跳的次数。正常人的心率为60~100次/分，女性稍快于男性，老年人的心率较慢，3岁以下的儿童心率在100次/分以上。成人心率大于100次/分，婴儿大于150次/分，为心动过速。心率小于60次/分，属心动过缓。心律，即心脏跳动的节律。正常的心律是窦性心律，一般是规则的，少部分年轻人的心律可以随呼吸改变，但临床意义不大。心音的检查有利于心血管疾病的发现和诊断。

肺脏检查

肺部检查也采用望、触、听、叩4种方式。望诊主要是观察受检者的呼吸频率、节律和深度。触诊主要是检查受检者呼吸动度力、语言振颤。正常人胸围两侧的呼吸动度相等。正常情况下，语颤的强弱与性别、年龄、发育状况，以及受检者的体态姿势有关。正常情况下，成人强于儿童，男性强于女性，瘦者强于胖者。语颤增强主要见于肺组织有大空洞且接近胸壁或是肺泡内遭炎症感染（如肺梗死）；语颤减弱或消失主要见于胸腔积液或气胸、胸壁皮下水肿或胸壁水肿、肺泡内含气过多（如肺气肿），以及支气管阻塞等。听诊主要是通过受检者呼吸音的变化，有无胸膜摩擦音、干湿啰音，以及哮鸣音等，进而判断受检者有无肺部、气管、支气管病变。叩诊主要是检查受检者肺部清音区有无实音、浊音、鼓音，以及过清音等，进而判断受检者肺、胸、膈等有无病变。

腹部检查

人体腹部内有较多脏器，它们与血液、消化、泌尿、内分泌、心血管有非常紧密的联系，因而腹部检查是非常重要的。其检查方式主要是运用望、触两种方式。望诊主要是观察受检者腹部有无静脉显露，腹部外形是凹陷还是凸起，能否看到肠或胃的蠕动波形和轮廓，有无压痛感和包块等等，从而发现腹部脏器疾病的一些相关线索。

肝脏检查

此检查主要采用触诊方式。检查时，受检者最好处于空腹状态，保持仰卧姿势，两腿屈曲，尽量使腹部肌肉放松，行腹式呼吸，以便医生检查。正常情况下肝脏质软，慢性肝炎时质韧，肝硬化肝脏质硬，此外通过有无压痛，也能初步知晓肝脏是否发生了某些病变。

脾脏检查

此检查也主要采用触诊方式。检查时，受检者保持仰卧姿势，两腿屈曲，尽量使腹部肌肉放松，行腹式呼吸，以便医生检查。触及脾脏时不仅要注意脾脏的大小，表面是否光滑，还应注意其厚薄、硬度，以及有无压痛感等。此项检查最常见的异常现象是脾肿大、贫血、肝病、血液疾病以及某些寄生虫病。

肾脏检查

此检查所采用的方式，以及受检者的体位同脾脏检查一样。触摸检查的重点是观察受检者肾脏的表面状态、活动度、大小、形状硬度，以预防肾肿瘤等疾病的发生。

相关内科影像学检查

影像学的检查较为复杂，也更为专业，后面将有详述。它主要包括B超检查、X线检查、CT扫描检查、磁共振检查等。

外科检查

外科检查是健康检查的重要内容之

一，通过此项检查能知晓人体发育是否正常，以及预防、知晓一些重大疾病的发生，同时对一些疾病的诊断也起着非常重要的作用。

此科检查方法较为简单，也不需要受检者做一些特别的准备，正常情况下即可进行。外科检查主要包括对姿势与步态、浅表淋巴结、四肢、脊柱、胸廓、甲状腺、乳房（多指女性）、肛门和外生殖器等的检查。

姿势与步态检查

正常人的躯干端正、挺直，肢体动作灵活，四肢配合协调，步履稳健。如果受检者步态出现下列情况，则说明其身体某一部位出现了病症：慌张步态，行走时身体前倾，小步急速前进，有难以止步之势，这主要是由震颤性麻痹所引起；醉酒步态，行走时重心失衡，步态混乱不稳，如同喝醉酒一样，这可能是由酒精中毒或小脑患有某种疾病所致；鸭步态，走路时身体左右摇摆，无法把握好身体的平衡性，可能是由于双侧先天性髋关节脱位、进行性营养不良，或佝偻病所致。

浅表淋巴结检查

人体内的淋巴结有600~700个，它们分散在全身各处淋巴回流的通路上，如颈、腋下、腹股沟、肘、肠系膜及肺门等处，其主要功能是过滤淋巴液和参与免疫反应的功能，进而确保人体的健康。在正常情况下，淋巴结较小，表面光滑，质地柔软，与邻近组织无粘连，亦无压痛感。检查浅表淋巴结时，医生一般会采取直接触诊的方式，检查受检者颌下淋巴结、颈部淋巴结、锁骨上窝淋巴结、腋窝淋巴结、腹股沟处淋巴结等处淋巴结的大小、数目、质地、移动度，以及其表面是否光滑，有无压痛感、波动和溃疡等。如果受检者出现局部淋巴结肿大，其原因可能是受检者体内有炎症（如牙龈炎会引起颌下淋巴结肿大，下肢炎症会导致腹股沟淋巴结肿大）、结核或恶性肿瘤淋巴结转移（如胃癌、食管癌转移至左侧锁骨上窝淋巴结，乳腺癌转移至同侧腋下淋巴结）；如果受检者出现全身淋巴结肿大，其原因可能是患了急性或慢性淋巴结炎、各种淋巴瘤，以及传染性单核细胞增多症和各种白血病。

四肢检查

四肢检查主要包括一般检查和功能检查，以检查有无萎缩，如瘫痪、脊髓损伤、周围神经损伤、多发性神经根炎等，这些都会引起单侧或双侧的肌肉萎缩。一般检查采用望诊的方式，检查四肢有无畸形，手指、脚趾有无残缺不全，有无扁平足、鸡眼、膝内翻、肘外翻，以及骨骼和肌肉的发育状况等。功能检查则是具体地检查上下肢活动。上肢活动主要检查手指活动、腕关节活动、肘关节活动、肩关节活动和上肢联合运动。下肢活动检查主要是检查髋关节活动、膝关节活动、踝关节、足趾活动和下肢联合运动。

肢体各关节功能的正常位置为：肩关节，外展45°~75°，前屈30°~45°，外旋15°~20°，前臂中立位；肘关节，屈曲近90°，前臂中立位；手功能位，掌指关节屈60°，指向关节屈25°~45°；腕关节，背屈35°~45°，手略向尺侧偏；髋关节外展15°~25°，屈膝15°~20°，足趾向前不旋转；膝关节，屈曲15°~20°，小儿伸直位；踝关节，脚与小腿成90°，无内翻或外翻。

脊柱检查

脊柱检查主要包括一般检查、功能检查、脊柱弯曲度检查和脊柱活动度检查，其目的是检查脊柱弯曲度是否正常，有无前凸、后凸、侧凸，脊柱有无叩击痛、压痛等。

一般检查。一般检查包括视诊和触诊两种方式。视诊时，受检者背向医生站立，以便医生检查其脊柱发育是否正常，有无驼背，棘突排列是否整齐、腰椎有无过度前凸或后凸等。触诊时，受检者应保持前弯腰30° 的姿势，以便医生检查棘突、棘突间隙。进行此项检查时，受检者应注意是否感觉到压痛或叩击痛。正常人感觉不到压痛或叩击痛，如果受检者感觉到了压痛或叩击痛，则可能是由骨折、脊柱结核，以及椎间盘突出等症状引起的。

功能检查。功能检查时，受检者采用立位，做脊柱前弯、后伸以及侧弯活动，以检查其颈椎、腰椎的活动功能是否正常。

脊柱弯曲度检查。健康成年人脊柱存在4个生理性弯曲：颈椎前凸、胸椎后凸、腰椎明显前凸、骶椎后凸。脊柱弯曲度检查正是为了检查这4个弯曲度是否正常。如果受检者出现脊柱前凸，则说明受检者可能出现了妊娠（女性）现象，或是腹腔内出现了巨大肿瘤、大量腹腔液，有时髋关节结核及先天性髋关节的脱位也会导致脊柱前凸。如果受检者出现脊柱后凸，即出现驼背，根据年龄的不同其原因也大相径庭，幼儿出现脊柱后凸，主要是佝偻病引起；青少年出现脊柱后凸主要是由胸椎结核引起；中年人出现脊柱前凸极有可能是强直性脊柱炎所致；老年人出现脊柱后凸，是由于骨质退行性病变，进而导致胸椎椎体压缩而引起的。如果受检者出现脊柱侧凸，尤其应该留意。因为人体出现脊柱侧凸可分为两种情况，一种是器质性侧凸，它主要是由肩部畸形、慢性胸膜肥厚，以及佝偻病等引起，此种病症通过改变体位是不能治愈的，必须进行手术治疗；另一种是姿势性侧凸，它主要是由坐立姿势不端正或不正确所引起，此外坐骨神经痛和脊髓灰质炎也会引起脊柱侧凸。如果脊柱侧凸出现较早，可以通过物理疗法（主要是变换体位）将其矫正。

脊柱活动度检查。正常人的脊柱活动自如，没有任何疼痛感。进行此项检查时，受检者要做前屈、后伸、侧弯等动作，如果出现疼痛感或某些动作不能进行，则说明受检者可能患有脊柱骨折、颈椎病、颈肌韧带劳损、椎间盘突出，或是脊柱结核、肿瘤等。

胸廓检查

正常人的胸廓由12个胸椎、12对肋骨、1个胸骨共同构成。进行此项检查时，主要采取视诊，受检者需脱去外衣，以便医生观察胸廓前后径和左右径的比例，上腹角的大小以及肋骨的倾斜度等。正常人的胸廓近似圆锥形，上窄下尖，左右两侧对称；成人前后径比横径短，老人和小孩的前后径小于或等于横径。以下是胸廓检查最常见的异常症状：

桶状胸。胸廓的前后径增大，几乎和横径相等，上腹角中等度大，下位肋骨中等度倾斜，使得胸廓呈圆桶形。桶状胸常见于老年支气管哮喘、慢性肺气肿患者，少数矮胖体型的人也易出现此种症状。

偏平胸。左右径明显大于前后径，呈扁平状状态，肋骨的倾斜度变大，肋下缘较低、腹上角呈锐角或直角。颈部细长，锁骨上下窝凹陷。偏平胸常见于慢性消耗性疾病，如肺结核，一些体型较瘦的人也会出现这种症状，最常见的人群是体质虚弱的儿童。

鸡胸（佝偻胸）。顾名思义，此种症状胸廓前后径明显大于左右径，胸骨向前凸出，主要是由佝偻病所致，多见于儿童。

漏斗胸。前胸部的中央，特别是胸骨

下部呈显著的凹凸漏斗形状。常见于佝偻病、胸骨下部长期受压者。

胸廓局部凸起。肋骨骨折时，可见骨折部位局部凸起，当医生用手掌在胸部前后挤压按摩时，受检者会感到骨折部位有剧痛感，并可以听见骨擦音。

甲状腺检查

甲状腺是人体内最大的内分泌腺，分左右两叶。成人甲状腺的平均重量为20~40克。它分泌的甲状腺素能增强机体代谢功能，促进小肠对糖的吸收，参与脂肪代谢的调节。此外，还可以促进组织器官，特别是脑、骨的发育成熟。正常人的甲状腺在视诊时一般看不见，但处于青春发育期的青少年的甲状腺较为明显，尤其是女孩子甲状腺检查的最大好处是，可以发现、检查受检者是否患有甲状腺功能亢进、单纯性甲状腺肿、甲状腺瘤，以及甲状腺癌，以便决定是否需要进一步检查。

甲状腺检查主要采用触诊的方式，检查时受检者取坐位，医生用右手拇指与食指触甲状腺处，让患者做吞咽动作，如随吞咽运动而上下移动者为甲状腺。检查时应注意其大小、硬度、表面是否光滑、有无结节、压痛、两侧是否对称、有无细震颤等。甲状腺肿大是最常见的异常情况，它可分为3度：Ⅰ度不能看出肿大但能触及；Ⅱ度能看到肿大又能触及，但在胸锁乳突肌以内；Ⅲ度超过胸锁乳突肌。它还分为3种类型，其一是弥漫型，受检者甲状腺均匀肿大，但没有结节；其二是结节型，在受检者甲状腺上可以摸到一个或数个结节；其三是混合型，在受检者弥漫肿大的甲状腺上，能摸到一个或数个结节。

乳房检查

正常情况下，儿童和成年男性的乳头位置大约在锁骨中线第4肋间隙。女性的乳房在经历青春期后会逐渐长大成半球状，乳头也逐渐长大成圆柱状。哺乳期间以及过后，会向前凸起或下垂，乳晕扩大，色素加深。有时，乳房表面还伴有浅表静脉曲张。乳房检查主要采取视诊和触诊两种方式。

进行视诊时，受检者取坐位，敞开上衣，双臂下垂，使双侧乳房充分显露，以便医生检查观察乳房的大小，位置是否对称，乳房皮肤有无红肿、水肿、色素、溃疡、出血、静脉扩张、橘皮样变，乳头有无凹凸不平、糜烂外翻，乳房有无偏斜、抬高或内缩。正常女性的乳房两侧、大小是基本对称的，乳头也大约在同一水平位置。如果受检者出现一侧乳房大，一侧乳房小，可能是由发育不完全所致，也有可能是乳房内出现了肿块或发生了炎症；如果受检者乳房出现红肿，并伴有疼痛感和烧灼感，多半是由急性乳腺炎引起；如果受检者乳房皮肤呈“橘皮样变”，多为癌细胞侵入乳房浅表淋巴管引起癌性栓塞，这是乳腺癌的前期征兆，出现此种症状，受检者应该高度重视，并进一步做详细检查。此外，一些乳腺炎症有时也会导致乳房皮肤出现“橘皮样变”；如果乳头时常分泌血性分泌物，很可能乳房发生了癌变，出现此种情况，受检者也应进一步做详细检查；如果受检者乳头处出现黄绿色或黄色溢液，多见于乳房囊性增生；如果受检者单侧乳房出现浅表静脉扩张，多是晚期乳腺癌或乳腺瘤的征象。此外，妊娠、哺乳或颈根部静脉受压（例如患有胸骨后甲状腺肿时）也可引起乳房浅表静脉扩张，但后者常是双侧性的。此外，初产妇哺乳期间因婴儿的吸吮或咬破而出现乳头糜烂和破裂是正常的，但非哺乳期妇女出现乳头糜烂或脱屑，并伴有乳晕周围湿疹，则可能是湿疹样癌的征兆，即外阴佩吉特病的表现。

进行触诊时，受检者常取平卧姿势（也可采取坐姿），以枕物垫高后背，使乳房平展。医生则以手心掌面在乳房上依内上、外上（包括尾部）、外下、内下、中央（乳头、乳晕）顺序轻按乳房，以了解乳腺组织增生情况，如有无硬节、肿块，以及肿块的数目、大小、质地、边界、活动度和有无压痛感，腋窝和锁骨上窝淋巴结有无肿大等。健康女性的乳房有一种弹力，其内部充满颗粒感。青年女性的乳房随年龄的增长会逐渐有结节感，但不会有压痛感。如果受检者乳房突然变硬且无弹性，则说明其乳房皮下组织很可能有炎症或肿瘤。

需要注意的是，进行乳房检查，尤其应该注意女性乳房中包块的大小、外形、部位、硬度、有无压痛感，以及其活动度。一般来说，易引起女性乳房中出现包块的病症主要有慢性肿瘤、乳管堵塞、乳腺癌，以及囊性增生等。女性乳房中的肿块分为良性和恶性两种，其中良性肿块形体较小、表面较为光滑、分布均匀、质地较为柔软，活动度较大且无粘连，它们对人体无害；恶性肿块的形状不规则、边界不清、质地坚硬、压痛感不明显、表面凹凸不平，以及活动度较小，它们对人体的危害相当大，而且往往是致命的。

肛门和外生殖器检查

肛门和外生殖器是外科检查的一部分，不应省略。肛门检查主要是观察受检者肛门周围有无血、脓、粪便、黏液、肿块及瘘管外口等，以便判断病变性质。如肛门周围有无内痔、外痔、息肉脱出及湿疹等。外生殖器的检查因性别的不同而有所差异。男性外生殖器检查主要是对阴茎、阴囊、睾丸、附睾等的检查。检查方法用视诊和触诊，以观察其有无病变，如包皮过长，有无粘连、炎症、前列腺肿大等。女性外生殖器检查主要是对外阴部位进行检查，检查方法是视诊，以观察其有无病变。

妇科检查

妇科检查，简单地说就是对女性生殖器的检查，由于女性的生殖器官位于盆腔里面，因此医学上又把妇科检查叫做盆腔检查。妇科检查是每一位成年已婚妇女应进行的一种基本检查。女性从出生到发育成熟，再到生命力衰退，其生殖系统和内分泌系统会发生很大的变化。在这一过程中，难免会出现一些妇科疾病，如阴道炎、宫颈糜烂、白带增多等，而及时进行妇科检查则能有效预防很多妇科疾病的发生。

妇科检查的部位非常特殊，受检者应该注意下列事项。

为方便检查，衣着得体。受检者前往医院进行检查时，应该衣着得体，最好不要穿得太多，也不要穿过于紧身的衣裤，而应尽量穿宽松的便装，长度适中的裙子是最好的选择。

避开经期。经期不适宜进行妇科检查，因为这会影响检查结果的准确性，最佳的检查日期是月经结束到排卵日之前的这段时间。

检查前24小时最好不要洗澡，如果一定要洗的话，应该使用淋浴且不能清洗阴道内部，因为这样会把一些能诊断疾病的分泌物洗掉，从而影响检查结果。

放松心情。进行妇科检查时，受检者应该放松心情，积极配合医生。克服羞涩、保守的观念，以及紧张、恐惧、抗拒的心理。因为检查时若身体过于紧张，会导致直腹肌硬直，这会干扰医生的判断，从而影响其作出准确判断。

停止使用阴道药物。在检查前一天，受检者应该停止使用任何治疗阴道疾病的药物，因为它们会影响化验样本，干扰医生的判断力。

停止房事。检查前一天，受检者应该避免房事，因为男性的精液和安全套上的杀精剂会混入第2天的化验样本中，这同样不利于医生作出准确诊断。

除小便失禁患者外，检查前应自解小便，必要时先导尿。如果直肠内有大便充盈，应先将其排掉，再进行检查。

及时送检。对一些需要由受检者本人送往检查室的检查样本，受检者应该及时将其送往检查室，不要耽搁，以免影响检查效果。

妇科检查的主要项目有外阴、阴道、宫颈，以及附件等检查。其检查的方式有双合诊、三合诊和肛腹诊。

外阴检查

此检查项目主要采用视诊和触诊。正常女性的外阴阴毛呈倒三角形状，大阴唇色素沉着，小阴唇颜色微红，会阴部位无炎症、肿块、溃疡、赘生物及色素减退，尿道口周围黏膜呈淡粉色，无赘生物。必要时医生会嘱受检者向下屏气，观察有无阴道前后壁膨出、湿疣子宫脱垂或小便失禁等。最常见的外阴异常症状如下所述。

外阴损伤。外阴部位出现血肿或皮下淤血。主要是由骑跨式跌伤所致，如骑自行车意外摔跤，上下车时不小心碰撞到阴部，或是外阴部位遭到外力打击等等。

外阴瘙痒。外阴出现局部红肿、瘙痒，并伴有烧灼感，主要是由炎症引起或穿了不洁净的内裤所致。

尖锐湿疣。发病时，外阴瘙痒，分泌物增加。先是外阴部位的皮肤、黏膜变得粗糙不平，随后可在小阴唇的内侧、大小阴唇之间的唇间沟、会阴，以及肛门四周出现大小不等的菜花状颗粒或鸡冠花状的灰白色肿物。一般来说，此种疾病是由不洁的性行为所致。

外阴肿瘤。外阴肿瘤分为良性肿瘤和恶性肿瘤两种。外阴良性肿瘤较少见，主要有单纯性乳头瘤、脂肪瘤、纤维瘤、汗腺瘤等。它们主要存在于阴唇和阴阜，很少恶变。外阴恶性肿瘤，大部分为鳞癌。外阴鳞状上皮癌是最常见的外阴恶性肿瘤，多发于阴唇、阴蒂和会阴处。常见症状是小便困难、疼痛，外阴部分有溃疡、瘙痒、血性分泌物，外阴出现肿块或结节。

外阴白斑。又称“慢性外阴营养不良”。常见症状：外阴出现瘙痒，抓破以后伴有局部疼痛，并兼有外阴皮肤和黏膜变白、变粗，夹杂有界限清晰的白色斑块。外阴湿热、代谢紊乱、某种营养素缺乏，以及神经性因素都可能是发病原因。

阴道检查

此项检查采用视诊，主要是检查阴道内分泌物的数量、颜色、性质、有无异味；阴道有无畸形、隔膜、出血、肿块、溃疡；阴道前后、侧壁黏膜颜色，以及皱襞的多少。正常阴道分泌物呈蛋清样或白色糊状，无腥臭味，阴道壁黏膜呈淡粉色，有皱襞，无溃疡、赘生物、囊肿等。最常见的阴道异常症状是阴道炎。阴道炎是由于病原微生物（包括真菌、滴虫、淋病双球菌等微生物）感染而引起的阴道炎症。根据年龄和感染源的不同，它分为真菌性阴道炎、滴虫性阴道炎、淋病性阴道炎、念珠菌性阴道炎、老年性阴道炎等。无论是哪种阴道炎，尿频、尿急、尿痛、白带增多，外阴有不同程度的瘙痒、灼热或疼痛感，急性期还伴有发热，是其共同表现症状。一般来说，根据白带的颜色和形状，可以初步判定阴道炎的类型。

真菌性阴道炎。真菌性阴道炎是一种常见的阴道炎，由真菌感染所致，临床表现主要为白带呈白色稠糊豆渣样，或有白色片状物和屑粒状；外阴瘙痒、灼痛，阴道黏膜充血，表面可有不易剥离的白色片状薄膜。

滴虫性阴道炎。滴虫性阴道炎是由阴道毛滴虫引起的，临床表现主要为白带增多，分泌物呈乳白色或黄绿色，呈泡沫状，有时呈脓性、较稀薄，有腥臭，病变严重时尚可混有血液；外阴瘙痒，以阴道口及外阴处尤为显著，伴有烧灼感及性交痛。

淋病性阴道炎。淋病性阴道炎是由淋球菌感染引起的。临床表现主要为白带呈脓性，有时下腹部伴有疼痛感，小便不畅，亦伴有疼痛。

老年性阴道炎。此种阴道炎症在绝经妇女中最常见，因为女性绝经后，卵巢功能衰退，雌激素缺乏，使阴道分泌物减少，壁皱褶减少、上皮变薄、弹性差，进而导致局部抵抗力降低，所以易受病菌感染从而引起阴道炎。临床表现主要为白带呈黄水样，感染严重时分泌物可转变为脓性并有臭味，偶有点滴出血症状，此时应进一步检查以排除肿瘤的可能。

宫颈检查

此项检查采用视诊，主要是观察宫颈外口形状、宫颈的大小、颜色，有无息肉、外翻、糜烂、腺囊肿、肿块或肥大。正常宫颈周边隆起，中间有孔。未产妇呈圆形，已产妇呈“一”字形，质韧，肉红色，表面光滑。如果受检者想彻底检查还可以进行宫颈刮片病理检查。最常见的宫颈异常症状主要有宫颈糜烂、宫颈肥大、宫颈炎、宫颈息肉，以及宫颈癌。

宫颈糜烂。宫颈糜烂是妇科常见病，多由急慢性宫颈炎转变而来，常见于已婚、体虚的妇女。其病因大多是由于性生活或分娩时损伤宫颈，使细菌侵入而患病。也有因为体质虚弱，经期细菌感染而造成。

宫颈肥大。宫颈肥大是宫颈慢性炎症的一种病理表现。在慢性炎症的刺激下，宫颈开始出现充血、水肿和间质增生，从而导致宫颈呈不同程度的肥大。此外，如果在宫颈腺体的深部出现黏液潴留，形成大小不等的囊肿，也会使宫颈变得肥大。宫颈肥大有时可比正常宫颈增大2~4倍，宫颈表面可以是光滑的，也可有糜烂。一般来说，轻度的宫颈肥大不需要治疗，但如果出现了糜烂，则需要治疗；如果是中重度的肥大，则需要进行手术治疗。

宫颈炎。宫颈炎是育龄妇女的常见病，有急性和慢性两种，临床上以慢性宫颈炎多见。慢性宫颈炎主要是由流产、分娩或手术损伤宫颈后所致。病原体主要为链球菌、大肠埃希菌、葡萄球菌、淋病双球菌、结核杆菌等。临床症状主要为：白带增多，分泌物呈乳白色黏液状，有时呈淡黄色脓性。随着年龄的增长，宫颈逐步萎缩，有些宫颈炎有自愈的倾向。若炎症沿宫骶韧带扩散到盆腔，可能出现腰骶部疼痛、下腹坠痛等症状，如有宫颈息肉时，可能会出现性交出血。急性宫颈炎一般是由致病菌直接感染宫颈引起的。有时子宫内膜或阴道的炎症也会诱发急性宫颈炎，如滴虫性阴道炎、真菌性阴道炎，或者其他非特异性细菌感染。最常见的致病菌是厌氧性链球菌、溶血性链球菌、大肠埃希菌、葡萄球菌等。白带增多是急性宫颈炎的主要症状，其性状因病原体不同而有所差别，如滴虫为黄色稀薄脓性、泡沫样白带，并伴有外阴瘙痒。

附件检查

所谓附件，是女性生殖器内卵巢及

输卵管的合称。此项检查主要采用视诊方式，以观察卵巢、输卵管有无压痛、结节、有无粘连，从中推测出有无炎症、肿瘤，进而确定是否需进一步检查。正常卵巢可适度扩张、活动，触之略有酸胀感。正常输卵管不能触及。最常见的附件异常症状主要是附件炎，即输卵管和卵巢的炎症。

附件炎是致病微生物侵入生殖器后引起输卵管、卵巢感染的常见疾病。分为急性和慢性两种，以慢性居多。急性附件炎的主要症状是，发热、寒战、下腹剧痛等。慢性附件炎的症状是，有程度不同的腹痛，或小腹坠胀和牵扯感，时轻时重，伴有白带增多、腰疼、月经不调等症状。引起附件炎的原因主要是分娩或流产后由于抵抗力下降，病原体感染了输卵管、卵巢，继而整个盆腔引起炎症，或是不注意经期卫生，经期性交或不洁性交，抑或是未经严格消毒而进行的宫腔操作而引起的手术感染等原因。

皮肤科检查

皮肤科检查，即对身体皮肤进行检查。人体上大约有近百种疾病，如体癣、湿疹、银屑病、神经性皮炎、过敏性皮炎、肺结核、黄疸、系统性红斑狼疮等疾病发生和发展过程中的一些症状都可以从皮肤上表现出来，所以受检者进行皮肤检查是非常有必要的。

皮肤科的检查项目主要有皮肤弹性检查、皮肤颜色检查、皮疹检查、体癣检查、皮肤肿胀检查、感觉检查，以及毛发指甲检查等。

皮肤弹性检查

皮肤弹性检查，也即检查皮肤的紧张松弛度，它与受检者年龄、营养状态、皮下脂肪及组织间隙所含体液量有密切关系。儿童及青年皮肤紧张而富有弹性；中年以后，皮肤的弹性渐趋减弱，老年人因皮肤组织的萎缩，皮下脂肪的减少，皮肤弹性明显减弱，甚至形成有蒂的悬吊而下垂的现象，这些都是正常的生理现象。对皮肤弹性的检查采用触诊和视诊，取手背或前臂内侧部位的皮肤，用手指将皮肤捏起，然后放下让其恢复原状。正常人的皮肤会在松手后迅速恢复原状，如果受检者皮肤弹性减弱，恢复原状的时间较慢，则说明其可能严重脱水或患有长期消耗性疾病。另外，先天性皮肤弹力纤维缺陷亦可使皮肤重度松弛。

皮肤颜色检查

皮肤颜色与人种、色素量、年龄、毛细血管的分布、血液充盈度、皮下脂肪的厚薄、日晒程度以及部位的不同等因素有关。不同的疾病在皮肤上呈现的颜色也各不相同。

苍白。如果受检者皮肤苍白，可能说明其贫血，因为贫血者体内血红蛋白不足，其皮肤会呈现出苍白色。末梢血管痉挛，如寒冷、高血压、惊恐、休克、虚脱，主动脉瓣关闭不全等，也会导致皮肤颜色为苍白色。

潮红。受检者皮肤潮红，一种是生理性，即身体热量增加时，如运动后、热水浴后、情绪激动等；另一种是一些疾病所致，如大叶性肺炎、某些热性疾病（如猩红热）、一氧化碳中毒及阿托品过量等。皮肤持久性发红多由真性红细胞增多症或库欣综合征引起。此外，当血管舒张神经作用亢进时，如饮酒、害羞、晒太阳后等，出现皮肤潮红是正常的。

黄疸。黄疸主要是因为血液中胆红素浓度超过正常所致。如果受检者巩膜、结膜等处出现黄疸现象，如绿黄色、橘黄色、黑黄色等，则说明其可能患有肝胆疾病或溶血性疾病。需要注意的是假性黄疸现象，如果受检者在检查前食用了过多的南瓜、橘子汁、胡萝卜素等，也会造成皮肤黄疸现象的出现，但其发黄部位多在掌心、脚底，而不是巩膜、结膜等处。

发绀。所谓发绀，即受检者的皮肤黏膜呈现紫蓝色。下列症状均可引起发绀：血液氧化不足（呼吸功能障碍如肺气肿、大叶性肺炎）、血液循环功能不全、还原血红蛋白（先天性心脏病、真性红细胞增多症）和变形血红蛋白增多。发绀的常见部位是唇、舌、耳郭和距离心脏较远的部位（手足末梢）等。

色素沉着。由于体内黑素增多，以致部分或全身皮肤色泽加深，称为色素沉着。正常人的身体暴露部分及乳头、腋窝、生殖器、关节、肛门周围等处的皮肤颜色都比较深。如果受检者体内黑素的增加造成这些部位或其他部位色素沉着，可能是原发性慢性肾上腺皮质功能减退的早期症状之一。此外，色素沉着还见于黑热病、中晚期肝硬化、肝癌、肢端肥大症、疟疾等疾病。

色素脱失。正常皮肤原有的色素消失形成脱色斑片叫色素脱失，主要是由于体内酪氨酸酶缺乏，导致酪氨酸不能转化为多巴而形成黑素。常见的有白化症、白斑及白癜风。如果受检者出现白化症（临床上出现的症状是皮肤、毛发或虹膜的色素缺乏），大多是由隐性遗传疾病所致；如果受检者出现白斑（表现症状是口腔或外生殖器黏膜出现浅白色斑片），这可能是前期癌变的信号。白癜风是一种后天性色素脱失的皮肤病，一般不引起生理功能改变。

皮疹检查

皮疹多为皮肤病、传染病、药物以及其他一些物质的过敏性反应所致，同时也是很多疾病的表现。所以通过仔细观察皮肤形态的变化，就能获得许多关于机体健康的情况或疾病的信息，为疾病的早期诊断提供有力的证据。在检查皮肤皮疹时，应留心其出现和消失的时间、部位、形状、大小、颜色、数目等。常见的皮疹主要有以下几种。

斑疹。主要是皮肤局部颜色的改变，初期颜色为红色，消退后转为棕黄或褐色，一般呈圆形，大小不一，直径为1~2厘米，多见于伤寒斑疹、麻疹等疾病。

淤点或淤斑。主要是指皮肤、黏膜出现点状出血症状，颜色暗紫。用力压之会褪色。常见于流行性脑脊髓膜炎、流行性出血热及钩端螺旋体病症等。

玫瑰疹。主要发生于躯干和四肢近端屈侧，直径为1厘米左右的玫瑰色椭圆形斑疹，发生初期颜色较鲜艳，几天后颜色变浅，3周左右后可以自行消退。它的出现对副伤寒、伤寒的诊断有重要的参考价值。

丘疹。除局部颜色改变外，还表现为高出皮肤而无空腔的界限性隆起，从针头到豌豆状大小不一，呈圆形或椭圆形。大多数丘疹是由皮肤炎症引起，少数是因代谢紊乱所致。此外，丘疹在急性传染病诊断上具有重要参考意义，如对麻疹、猩红热、流行性脑脊髓膜炎等病症。

荨麻疹。荨麻疹主要是由真皮浅层局限性、暂时性水肿所致。多从耳后皮肤开始，一日内蔓延到脸部、颈部、胸部，次日迅速蔓延到躯干及四肢。其性状特征为疹子较为细小，颜色起初为大小不一的淡红色丘疹，后逐渐变暗，并伴有烧灼感。荨麻疹来得快，去得也快，持续时间在1~2周，消退后也不会在皮肤上留下瘢痕。

体癣检查

根据体癣的病因及形态，可以将其分

为汗斑、叠瓦癣、圆癣以及股癣4种，其中前两种主要是因为足癣、甲癣污染了衣物，进而感染了人体其他部位，后两种主要是由不同癣菌引起。

感觉检查

所谓感觉检查，即检查皮肤的感觉（冷、热、痛、触觉）功能是否正常。如果受检者对来自外界的刺激，如冷、热、痛等，毫无感觉或感觉迟钝，则说明其神经系统可能出现了问题，出现这种情况，应该进一步做深入检查。

皮肤肿胀检查

皮肤肿胀又称水肿，主要是由人体血管外组织间隙积聚了大量体液所致。引起皮肤水肿的原因较多，根据其性质状态，可分为3种。

局部性水肿和全身性水肿。当体液积聚于局部组织间隙时，会出现局限性水肿；当身体内各部分的组织间隙有体液积聚时，会出现全身性水肿。局部炎症、肢体静脉血栓及血栓性静脉炎等会导致人体出现局部性水肿；肾肝疾病、结缔组织疾病、血清疾病、内分泌障碍疾病等都可能导致人体出现全身性水肿。

炎症与非炎症水肿。炎症和非炎症水肿较为容易区分，炎症水肿多为炎症感染所致，并伴有疼痛、灼热、压痛，以及局部潮红等现象，而非炎症水肿则没有上述症状。

凹陷性水肿和非凹陷性水肿。前者主要是皮下结缔组织间隙渗入了大量体液所致，用力按之，皮肤不易恢复原状，如心源性水肿、营养不良水肿等。非凹陷性水肿主要是由慢性淋巴回流受到阻碍所致，如黏液性水肿、血管神经性水肿等。

毛发及指（趾）甲检查

毛发不仅能保护头皮，还能反映出人体的健康状况，所以认真检查毛发的一些细微变化便可以察知人体的一些潜在疾病。正常人的头发有光泽，分布也较为均匀。如果受检者出现了弥漫性脱发或局限性脱发，则应引起注意，一般来说，脂溢性皮炎、头癣、湿疹及斑秃都会导致局限性脱发；黏液性水肿或服用了某些抗癌药，会导致弥漫性脱发出现。此外，当人体肾上腺皮质功能亢进时，会导致毛发增多，女性甚至会出现男性的某些性征，如长胡须；当垂体前叶功能出现衰退时，不仅会掉头发，还会出现眉毛、腋毛脱落等现象。

指甲（趾）的化学成分和毛发相似，主要是由含硫丰富的蛋白质角质构成。它最大的作用是保护娇嫩的甲床免受外界的侵害。像头发一样，人体的很多病症在指甲（趾）上也会表现出来，因而通过检查它的形状、颜色、营养状况、色泽、肥厚，以及有无裂隙、反甲等，能知晓人体是否患有某些疾病。如果受检者指甲呈杵状膨大，即指甲中部明显地向上拱起，并围绕指尖弯曲，则说明受检者可能患有某些慢性疾病，如慢性溃疡性结肠炎、肝硬化、阻塞性肺气肿，以及结核病等；如果受检者指甲平坦而中间成匙状或凹陷，则说明其可能患有缺铁性贫血，或患有寄生虫病、甲状腺功能障碍、风湿热等；如果受检者指甲变薄、萎缩，一方面可能是由指甲本身和附近局部营养不良所致，还有可能是受检者患有麻风病、脊髓空洞症或指端动脉痉挛等疾病所致。

神经科检查

精神检查

这是神经检查的第一步。通过医生与受检者面对面的交谈、询问、观察，进而了解受检者的情感、记忆、思维、计算能力及意志等精神状态是否正常。在进行此项检查时，受检者一定要积极主动地配合医生的询问，把自己的既往史（主要是有关神经方面的病史）、病史、遗传及遗传倾向的家族史等，详细告诉医生。

感觉检查

此项检查主要采用触诊，医生通过刺激受检者身体某些部位的感受器，让其回答感觉部位和感觉程度，进而判断受检者神经系统功能是否完整。进行此项检查需要注意的一个前提条件是：必须在受检者的意识清醒的条件下才能进行。感觉检查一般分为浅感觉检查、深感觉检查和复合感觉检查3种。

浅感觉检查。浅感觉检查，即对受检者浅表神经系统功能进行检查。此项检查应配合受检者的叙说（讲述不舒服的部位）进行，检查受检者的痛觉、触觉等。最后，医生绘出受检者的感觉障碍图，作为进一步诊断的依据。

深感觉检查。深感觉检查，即对受检者肌腱、关节等的感觉检查。此项检查主要是检查受检者的位置觉和震动觉。如果受检者位置觉和震动觉出现障碍，则说明其大脑皮质顶叶、脊髓后索等可能发生了病变。

复合感觉检查。复合感觉检查，即对受检者感觉皮质的综合分析能力的检查，主要包括定位觉和实体觉的检查。如果受检者左侧顶叶病变可引起右侧肢体及躯干复合感觉的丧失。

反射检查

反射是机体对刺激的一种自动反应。如用叩诊锤轻叩膝盖下的肌腱，下肢就产生反射。这个反射叫膝腱反射（这是一种深腱反射）。反射检查，主要是检查受检者某些神经器官的反射功能是否正常，包括浅反射、深反射和病理反射。

浅反射。检查受检者的腹壁反射、跖反射、提睾反射状况。进行腹壁反射检查时，受检者平卧在床上，医生用棉签柄或其他检查仪器，沿腹股沟上方、脐水平、肋沿下方，自内向外轻轻划过腹壁。如果受检者腹壁反射较弱或完全消失，则说明其锥体束可能受到了损害。

深反射。所谓深反射，即医生用检查仪器叩击受检者肌腱引起相应肌肉产生收缩的反射状况，包括踝反射检查、膝反射检查、肱三头肌反射检查和肱二头肌反射检查。

病理反射。病理检查，主要是指人体受到损害时出现的一些异常反射状况，如巴宾斯基症、查多克症、霍夫曼症等。出现这些异常反射状况，说明受检者可能患有脊髓型颈椎疾病，应进一步做详细检查。

运动检查

运动检查又称共济运动检查，即检查小脑维持躯体的平衡和自主运动的准确性、协调性和流畅性。需要注意的是，人体平衡与共济运动除与小脑有关外，还有深感觉参与，因而进行运动检查时应睁、闭眼各做一次。运动检查通常沿用以下方法。

指鼻试验。受检者用食指尖来回触碰自己的鼻尖，先慢后快；在医生的要求下，受检者平举上肢，伸直食指，用其指尖反复点触自己的鼻尖（先慢后快），在先睁眼，在后闭目情况下进行。如果受检者表现为动作笨拙、摆动、动作过度、不准不稳等症状，则说明其共济失调，小脑半球可能出现了病变。

跟膝胫试验。受检者取仰卧姿势，按顺序依次做：一侧下肢伸直举起，然后将脚跟放在对侧膝盖上，再使脚跟沿胫骨前缘向下移动。共济失调时表现动作缓慢摇摆，脚跟放不到膝盖上，并不能沿胫骨直线下滑。

闭目直立试验。两侧脚跟及脚尖靠拢站立，双手向前平伸，先睁眼后闭眼，观察有无晃动和站立不稳。共济失调时则摇摆不稳或站立不住。

自主神经检查

自主神经检查分为一般检查和皮肤划纹检查，其中一般检查又包括下列检查。

检查受检者的皮肤、毛发和指甲。皮肤、黏膜的颜色是否正常，有无发白、发红等异常现象；手指有无苍白、发绀、水肿或溃疡，指甲是否变脆、粗糙或增厚变形、有无光泽；毛发有无过度的增生和脱落、分布是否均匀；脉搏、血压是否正常等。

检查受检者的排汗与腺体分泌状况。全身排汗情况，有无局部性多汗、少汗、无汗，排汗与周围环境条件是否相符。

皮肤划纹检查，主要是通过观察局部毛细血管舒缩反应以了解自主神经功能。包括白色划纹反应和红色划纹反应两项检查。白色划纹反应，用钝头竹签轻而快地划过受检者皮肤，出现白色划纹，持续1~5分钟，5分钟不消为阳性，提示交感神经亢进；红色划纹反应，用钝头竹签稍加压力，以中等速度划过受检者皮肤，局部出现红色划纹，正常持续8~30分钟，如果受检者被划处无明显隆起、水肿和红晕增宽，则说明其自主神经系统功能正常；如果受检者被划处红晕持续时间过长，基底逐渐变宽或皮肤隆起、水肿，则说明其可能患有荨麻疹。

此外，对一些患有自主神经功能障碍或怀疑自己的自主神经不稳定的受检者来说，在进行自主神经一般检查的同时，还应选择立卧试验、眼心反射等检查。

特殊检查

神经科的特殊检查较为复杂，它主要包括CT扫描、磁共振检查、颈颅多普勒检查、脑电图检查等。对于这些检查项目，受检者不必一一进行，而应根据自己的身体状况选择一些适合自己的项目。

普通X线检查

X线，又称X射线或X光，是一种电磁波，与普通光线一样沿直线进行。X线具有其独特的性质，如穿透性、荧光作用、感光作用、电离作用和生物效应等。医学上正是应用它的这些特性，来进行疾病的诊断和治疗。

如何检查

受检者在前往医院进行普通X线检查时，需要特别注意一些事项，衣着以便装为佳，同时最好不要携带金属物品，如小刀、钥匙等。检查时，根据X线检查方式的需要，一些受检者需要服用或注射造影剂，然后再进行检查。在检查过程中，受检者需要静止站立在X线机前（必要时还会脱掉上衣），不要与人谈话，也不要左右摇摆。

主要适用范围

普通X线检查的适应范围主要包括胸部、腹部和脊椎三大部位。

胸部X线检查

其包括肺部透视、心脏透视、心脏远距摄影、心血管造影。检查的目的是观察受检者肺叶有无透亮或阴影、有无钙化点、肋膈角形态、心脏大小、主动脉弓形态、支气管纹理有无增粗紊乱等等，进而判断受检者是否患有心脏病、肺气肿、肺炎、胸膜疾病、纵隔疾病等。

腹部X线检查

腹部X线检查也是常规X线检查中的重要组成部分，包括X线腹部平片、静脉尿路造影、逆行肾盂造影、肾血管造影等。通过这些检查，以观察受检者有无肾结石、胆囊结石等。其中腹部平片除了可以确定受检者是否有胃肠道堵塞及梗阻部位外，还能诊断消化道穿孔等疾病。需要注意的是，如果受检者出现腹痛、大便带血、黏液便等，应该做钡灌肠造影检查；如果受检者出现上腹部疼痛、嗳气、反酸等症状时，应该做胃肠钡餐造影检查。

脊椎X线检查

脊椎的健康与否，不仅关系到一个人的形象，更关系其生命健康。通过脊椎X线检查，能检查受检者有无椎间盘突出、骨质增生、脊椎炎等疾病。此外，关节照片可以了解受检者有无骨折、脱位、风湿性关节炎、痛风、骨质疏松等疾病。

常见异常现象及相应处理方案

肺透明度增加。当受检者肺部含气量增加时，在进行X线拍片或透视检查时，会出现肺叶透明度变大，这往往是肺气肿的征兆。出现此种情况，受检者需要进一步做深入检查，确诊后应及时住院治疗。

肺纹理增多。肺纹理是指胸部影像检查时能看见的从肺门向肺叶外围延伸的放射条状阴影。它主要由肺动脉、肺静脉、支气管及淋巴管组成。X线胸片上肺纹理增多，是胸部进行X线检查最易出现的症状。不同原因导致的肺纹理增多，其隐伏的疾病也是大相径庭的。淋巴性肺纹理增多，常见于尘肺、癌性淋巴管炎等；支气管性肺纹理增多，常见于慢性支气管炎、支气管扩张等；血管性肺纹理增多主要见于风心病、先心病等；生理性肺纹理增多，主要见于老年人和肥胖者。

需要注意的是，X线成像是一个较为复杂的过程。它不仅与人体组织之间的密度和厚度有关，而且取决于拍片时的X线穿透力、X线剂量、X线投射角度和距离、胶片的感光效应、洗片药液的质量和时间，以及温度等等。在拍片、洗片过程中，任何一个环节的变化均可影响X线片的质量，造成肺纹理增多的现象。另外，受检者检查时的呼吸状态、阅片医生经验丰富与否等，都可能误将正常胸片报告为肺纹理增多。因而，受检者如果出现纹理增多症状，不应该慌张，而应结合自己的身体状况再做进一步检查，才能得出正确的结论。

胸腔积液。如果受检者出现了胸腔积液现象，应该引起高度关注，因为癌症、肾脏综合征、心力衰竭等疾病都会引起胸腔积液。由于X线检查只能判断胸腔有无积液存在，而不能判断积液的性质，所以，一旦受检者出现胸腔存在积液的状况，应该做胸腔抽液来进一步确诊。

十二指肠变形。如果受检者在做腹部X线检查时，出现十二指肠变形的症状，则说明其十二指肠可能发生了溃疡病变。出现此种情况，受检者需要及时进行治疗。

CT检查

CT检查是X线检查的一种特殊检查形式，它是在计算机的协助下，通过重建X线对人体扫描产生的信息而获得图像信息的方法。CT检查不仅能使X线检查难以显示的器官及其细微的病变“原形毕露”，而且所得图像更为逼真、准确，从而大大提高了人体很多疾病，尤其是一些肿瘤疾病的早期诊出率和诊断准确率。

如何检查

在进行CT检查前，受检者的准备较为简单，仅在检查前禁食即可，同时受检者也不能随身携带金属物品。检查时，受检者应放松心情，尽量保持不动，以便医生准确观察及形成稳定的图像。

需要注意的是，受检者在进行CT检查

时，为了选择最合理的扫描范围和最佳的扫描方式应该先做一些X线或B超扫描，如在头部扫描前，应先做体层照片和X线头颅平片；胸部检查前，应照体层照片和胸部平片；腹部检查前不能做其他造影检查，以免体内残存的造影剂影响CT检查的图像质量，进而导致误诊。

主要适用范围

一般来说，CT检查的适应范围主要包括头、胸、腹3大部分。

头部CT。临床上，脑梗死和脑出血是很难区分的，再加之两者治疗手段是大相径庭的，因而准确区分脑梗死和脑出血就显得尤为重要，而头部CT就能准确区分脑梗死和脑出血。此外，头部CT还能发现脑出血、脑萎缩（能区分出是局部萎缩还是弥漫性萎缩）、脑肿瘤，以及咽喉部位的一些恶性病变等。

胸部CT。胸部CT是发现人体肺部有无恶性病变最有效的手段之一，如受检者有无肺主动脉肿瘤、肺癌等。当然，它也能对受检者有无气管炎、支气管炎、肺结核、心脏和大血管病变、纵隔病变等做出有效诊断。

腹部CT。腹部内有很多人体重要器官，如肝、胆、胰腺、脾脏，以及肾脏等。进行腹部CT能发现上述部位的很多病变，如脂肪肝、肝硬化、肝囊肿、肝癌、胆囊炎、胆结石、胆囊肿瘤、胰腺炎、胰腺癌，以及脾淋巴瘤、肾结石、肾肿瘤等疾病。

此外，根据受检者身体状况的需要，还可以进行脊柱和骨关节CT扫描，这对受检者是否有椎间盘突出、脱落，以及有无骨肿瘤等病症，能进行较为准确的诊断。

常见异常现象及相应处理方案

胸腺瘤。在胸部大血管与前纵隔心处或主动脉前方，出现卵圆形或圆形的分叶或光滑的肿块，这就是胸腺瘤。如果它的整个边缘，尤其是在胸膜边缘处呈现为模糊不清的形态，受检者应该高度重视，警惕恶变的发生。出现此种情况，应该使用血管造影增强的方式，进一步检查、确诊。

支气管肿瘤。这主要是由于支气管囊肿内含有黏稠的分泌物所致，出现此种情况也应做增强扫描，以便准确查明原因，进而对症治疗。

纵隔淋巴结增大。通常情况下，纵隔淋巴结增大可能是由肿瘤转移、肉芽肿、非特异性、结核性炎症所致。因而，出现此种情况，需要做增强扫描，以准确查明病因。

黄疸。出现黄疸后，应该及时确定是否为梗阻性黄疸、梗阻的平面和梗阻的病因。梗阻性黄疸在临床上主要表现为胆道系统扩张，如胆囊增大、肝总管和胆总管扩张和肝内胆管扩张等。一般来说，引起梗阻的病因很多，如肿瘤、炎症和结石等都会引起黄疸梗阻。因而对梗阻病因的判定必须结合梗阻的部位、有无肿块或结石及其他一些征象，再结合其他相关资料，才可能做出准确判断，找出病因。

核医学检查

核医学检查，又简称ECT检查、同位素测定检查，它是利用放射性核素发出的各种射线，来诊断和治疗一些重大疾病的医学手段。虽然核医学产生的历史并不长，但如今却得到了越来越广泛的使用，在诊断治疗甲状腺疾病、冠心病、血管瘤，以及一些肿瘤疾病方面，其优良的效果是很多同类诊断治疗手段无法比拟的。

注意事项

核医学检查作为一种特殊的检查手

段，有一些事项需要受检者注意。

受检者应该积极地配合医生的各项要求，如按时服用各种检查药剂，体检过程中保持稳定的姿态等等，从而确保检查结果的准确性。

做甲状腺显像时，受检者应该除去颈上佩戴的一些首饰物品，如项链、玉佩等。在被注射检查药剂30分钟后，才能去检查室。

做全身骨骼显像时，受检者需排空体内的尿液，同时去掉身上的金属物品，如手表、戒指、皮带等。在被注射药物后，应多次饮水。

做吸碘$^{-131}$试验时，受检者应保持空腹，服药2小时后进行第一次检查，检查完毕后方可进食，第二次检查时也不可进食。

做双肾GFR测定时，受检者也需在检查前排空尿液，注射药物后多饮水。

做核素肿瘤显像时，受检者也需保持空腹，并排空尿液。

如何检查

根据诊断手段的不同，核医学检查可以分为体内和体外两种方式进行。

体外诊断，主要是指核素显像检查，在体外进行。它利用放射性核素标记的显像剂根据受检者受检部位分布的不同来做出诊断的。进行此项检查时，受检者需要先被注射显像剂，再用专门的仪器来采集放射性核素发射出的射线，然后拍出脏器的横切面、纵切面或其他任何角度的切面，以便发现脏器内的一些细小病变。除了可以进行动态显像和静态显像外，还能进行全身扫描。

体内诊断，又称同位素测定或放射免疫分析技术，在体内进行，它最常用的是吸碘$^{-131}$甲状腺功能测定。当人体健康状况出现问题时，体内的一些微量成分会发生细小变化，我们利用体内诊断就能测得这些微小的病理变化，从而提前诊断出某些疾病。

主要适用范围

一般来说，核医学检查的适用范围主要包括甲状腺功能测定，心脏、肝脏、肾以及骨骼的检查。

甲状腺功能测定。对人体甲状腺功能及疾病的诊断，是核医学检查最主要的功能之一。人体出现的各种甲状腺疾病，如甲状腺功能亢进、甲状腺肿瘤、甲状腺癌等等，都可以利用核素显像和同位素测定两种方式来进行准确诊断和治疗。

心脏核医学检查。冠心病是人类的危险“杀手”之一，尤其是晚期冠心病对人生命危害更为严重。利用核医学检查可以大大降低冠心病的病死率，因为它能诊断出早期冠心病。

肾功能核医学检查。肾是人体的重要的脏器之一，它的很多疾病发生初期几乎没有明显症状，这也给其诊断带来了一定的麻烦，而利用核医学检查，能较为准确地发现它的一些细小病变，如肾炎、肾结石等。

肝脏核医学检查。通常情况下，对肝脏功能及疾病的检查采用X线或CT检查即可，但是对于肝脏血管上的一些细小病变，如血管肿瘤、癌变等，则需要利用分辨率更高的核医学检查来做出较为准确的诊断。

骨骼核医学检查。骨骼核医学检查主要是指检查人体骨骼上的一些肿瘤是否发生恶变，或是检查其已发生恶变的肿瘤疾病是否发生了转移。此外，骨炎、代谢性骨病、劳累性骨折、股骨头无菌性坏死等都应该做骨显像检查。

常见异常现象及相应处理方案

冠状动脉粥样硬化。在进行核医学检查时，出现冠状动脉粥样硬化，并伴有胸闷和心前区疼痛等心绞痛症状，这往往是冠心病的早期征兆，出现此种情况，受检者应该进一步做病理检查，以便确诊、治疗。

对碘$^{-131}$吸收率偏高。在进行吸碘$^{-131}$检测中，如果受检者对碘$^{-131}$的吸收率明显偏高，则说明其患有甲状腺功能亢进症。出现此种情况，受检者需要进一步做病理检查，以便准确查明原因。此外，如果受检者在检查前食用了大量含碘的食物，也可能引起碘的吸收率偏高。

对碘$^{-131}$吸收率偏低。在进行吸碘$^{-131}$检测中，如果受检者对碘$^{-131}$的吸收率明显偏低，则说明其甲状腺功能减退。出现此种情况，应该及时到内分泌科进行治疗。

颈部甲状腺处有肿块。如果受检者颈部甲状腺出现肿块，尤其是冷结节状肿块时，应该引起高度重视，这往往是甲状腺癌的征兆。出现此种情况，受检者应该马上做进一步病理检查，确定肿块的性质。

B超检查

B超检查又称超声波检查，它是灰度调节型超声扫描的简称。其工作原理是利用超声扫描回声的强度而获得扫描部位的二维影像。作为一种医学检查手段，B超检查的优点就在于操作方法简便，价格便宜，可以反复检查，且对人体没有任何伤害，尤为特别的是它所获得二维影像接近于人体脏器真实解剖结构图。

注意事项

积极主动配合医生做好各项准备工作，而不能抵制或违背医生正确、必需的要求，如检查唾液腺时，为了便于检查仪器与受检部位密切结合，如果受检者鬓角处毛发过长，就必须剃去，这种情况下，受检者就不能以剃去后难看为由而拒绝。

检查盆腔脏器，如前列腺、膀胱、子宫、子宫附件等时，受检者应该在检查前1小时饮大量水，直至膀胱中度充盈，且不能将其排出体外，同时，为了避免体内残留大便对检查结果造成影响，受检者应该在检查前排空体内大便。

检查腹部脏器，如肝脏、肾脏、胰腺、脾脏等时，受检者应该禁食8小时以上（适当的饮水是可以的），同时，受检者在检查前一天也不要大量食用容易在体内产生气体的豆制品、糖类等食品，如土豆、蚕豆、牛奶等，以免其产生的气体影响超声波成图质量，进而影响医生的诊断结果。

受检者如果在做B超检查的同时还需要做胃肠、胆道X线造影检查时，B超检查应在X线造影检查前进行，或在造影检查3天后方可进行，否则会影响检查结果的准确性。

如何检查

在检查前，受检者必须遵守上述注意事项。检查时，受检者仅需脱掉上衣，平躺在床上即可。

主要适用范围

根据B超自身的特性，其检查主要适用范围在甲状腺、乳腺、心脏、腹部，以及盆腔器官这五大部位。

甲状腺B超。人体的甲状腺易发生各种炎症、肿瘤等。除了X线、CT能发现和鉴别甲状腺炎、甲状腺肿大、甲状腺腺瘤，以及结节性甲状腺肿等病症外，甲状腺B超也能有效发现和鉴别各种甲状腺疾病。尤为突出的是，甲状腺B超还具有操作方便、反复使用对人体无害，以及分辨情况较好等优点，因而现在越来越多的受检者都较喜欢选用B超来检查甲状腺的功能状况。

乳腺B超。它能发现和诊断各种乳腺炎症、乳腺肿瘤、乳腺囊性增生症，以及乳腺瘤和乳腺癌。

心脏B超。它不仅能较为详细地检测心血管的结构、形态和心脏功能，还能有效鉴别、诊断各种心血管疾病，如心脏病、心包病、心脏瓣膜病、肺心病、心脏肿瘤，以及冠心病等病症。

盆腔B超。它能有效发现和诊断前列腺炎、前列腺肿大，前列腺癌、妊娠状况、宫外孕、子宫肌瘤、子宫发育不良、附件炎症，以及子宫、卵巢肿瘤、附件肿瘤等。

腹部B超。它能有效鉴别和诊断各种胆囊炎、胆结石、肾结石、脂肪肝、肝硬化、肝肿瘤、肝囊肿、肾囊肿、胰腺囊肿，以及各种胰腺炎、脾大等病症。

近几年来，除了传统的二维超声波、多普勒超声外，又出现了彩色B超，如脑血管经颅多普勒、心脏彩超、腹部彩超等，它们对检查脏器的成像更为形象、鲜明、逼真、准确。

常见异常现象及相应处理方案

肾脏部位有颗粒状物质。受检者如果出现此种状况，并伴有疼痛和血尿，其疼痛呈阵发性，一般持续数分钟，亦可长达数小时，并有恶心呕吐、面色苍白、大汗淋漓，偶尔还呈虚脱状态。这基本可以断定受检者患有胆结石，应该及时服药或住院治疗。

胆囊肿大，胆囊下方肠管积气、扩张等反射性肠郁积症；右膈抬高，右胸积液、盘状肺不张。这是急性胆囊炎的症状，出现此种状况，应该及时就医。

膀胱颈的肌肉紧张，并伴有尿流无力、感觉膀胱内仍潴留尿液未排尽、开始排尿时有困难、频尿、尿急、夜里多次醒来小便及尿流间断等症状，这是前列腺肿大较为典型的病症。受检者如有此种情况出现，应该及时治疗。

磁共振检查

磁共振（MRI）成像技术是利用人体内氢原子核在磁场内共振产生的信号而通过计算机重建图像的医学影像技术，也是继CT后医学影像学的又一重大进步。磁共振成像技术相比CT检查，它能使某些CT检查显示不出的微小病变显影，此外，磁共振还具有无骨性伪影、无放射性损害，以及对软组织具有较好分辨能力的优点。所以，磁共振检查能较早地发现一些重大疾病的征兆，能较为准确地鉴别血管结构、血管、淋巴结之间的微小病变，同时，它还能有效诊断各种心脏病及对心脏功能进行检测。相比于CT检查，磁共振检查的唯一不足是它的检查费用偏高。

注意事项

检查时应带上自己曾经做过的其他检查材料，如B超、X线、CT的报告等，以便医生进行对比检查。

磁共振机器及磁共振检查室内有非常强大的磁场，因此，受检者在进入磁共振检查室之前，应去除身上携带的金属等磁性物品，如手表、手机、金属皮带、金属项链、磁卡、耳环，以及硬币、钥匙等物品，以免检查时影响磁场的均匀性，造成图像的干扰，形成伪影，不利于病灶的显示。

下列人员不能进行磁共振检查：装有心脏起搏器、神经刺激器、内置泵、电子耳蜗、人工金属瓣膜者；手术后体内残留有金属物品，如弹片、金属支架，以及假关节等受检者，都不能进行磁共振检查。因为其体内的金属物品在检查室内强大磁场的吸引下，往往会发生变形或运动，这可能会危及受检者的生命安全。另外，孕妇、重病患者，以及患有幽闭恐惧症者也不能进行磁共振检查。如受检者体内有金属避孕环或活动的金属假牙者，一定要取出后才可进行检查。

磁共振检查需要受检者在检查过程中，尽量长时间保持静止或某一个姿势不动，对于幼儿或神志不清楚者，在检查前应该给他们服用一定量的镇静剂，以确保检查质量的准确性。

做胸部磁共振检查时，受检者应放松心情，保持均匀呼吸状态，同时避免吞咽动作或咳嗽。

如进行上腹部磁共振检查，受检者需要禁食，同时还要憋尿，以便得到准确的检查图像。

如何检查

一般来说，受检者检查前需要更换衣服，不需要服用或注射任何显影剂，静卧在检查仪器上，保持一种姿势不动，同时放松心情。整个过程耗时30分钟左右。

主要适用范围

由于磁共振本身具有无骨性伪影、无放射性损害、具有较高的软组织分辨能力，以及不需要任何显影剂做对比等，所以它适用于人体很多部位的检查，尤其适用于颅脑、关节、脊髓、心脏、血管。当然，对实质性脏器，如肝、胆、脾、胰等，磁共振也能取得较为理想的检查结果。磁共振主要有以下几种类型。

脑部磁共振。能对受检者是否患有脑血管畸形、脑肿瘤、脑干病变、小脑杏仁体畸形、脑梗死、脑出血等病症进行有效诊断。

关节磁共振。能对受检者是否有韧带损伤、半月板损伤、关节脱落，及滑膜病变和软骨病变进行有效诊断。

脊髓、脊椎磁共振。能对受检者是否有椎间盘病变（如椎间盘突出、退变、炎症等）、骨髓炎、脊髓空洞症、股骨头坏死、脊柱结核、骨转移、骨髓瘤等病症进行有效诊断。

心脏磁共振。能对受检者是否有心脏病、心肌梗死、心包病、心脏瓣膜病、冠心病、动脉病及心脏肿瘤等病症进行有效诊断。

大血管磁共振。能对受检者是否有主动脉瘤、动脉硬化、主动脉夹层等病症进行有效诊断。

实质性脏器（肝、胆、脾、胰）磁共振。能对受检者是否有脂肪肝、肝硬化、肝肿瘤、胆管肿瘤、脾肿大、胰腺炎、胰腺肿瘤等病症进行有效诊断。

常见异常现象及相应处理方案

受检部位出现脊髓灰质内空洞和胶质增生，并伴有手部肌肉萎缩，下肢出现上运动神经元性瘫痪等症状，这是脊髓空洞症的病理表现。出现此种情况，受检者应及时住院治疗。

腰痛坐骨神经痛，开始常在双侧骶髂关节，血沉快，发展到后来可见小关节突模糊或融合。这往往是强直性脊柱炎的早期症状，受检者若有此种症状，应该及时做进一步检查，以便确诊、治疗。

腰痛及下肢放射痛，症状以单侧为多，有时会转向对侧即双侧均有症状，症状往往经过短暂休息后有所缓解，时轻时重，但往往缓解间隔期逐渐变短而疼痛则加剧。这通常是腰椎间盘突出的征兆。受检者若有此种症状，需进一步做病理检查，以便确诊、治疗。

内镜检查

内镜检查是一个较为宽泛的含义，它一般包括胃镜、支气管镜、胆道镜、腹腔镜、结肠镜、超声内镜、膀胱镜，以及内镜下逆行胰胆管造影等。其图像具有直观、准确的特点，再加之其常常深入肺、胃肠道内进行检查，因而对这些脏器黏膜的观察是X线、B超、磁共振等检查所无法比拟的。同时，内镜检查对人体很多病变的形态、范围、性质，也能进行较为准确的诊断。尤为突出的是，它还可以对人体一些病变部位进行进一步的病理检查，这无疑大大提高了其诊断结果的准确性。此外，内镜还可以对人体的一些病变进行有效的治疗，如内镜取异物、息肉摘除，以及内镜下止血等。

一般来说，最常见、使用最广的内镜检查主要是支气管镜、胃镜和结肠镜等的检查。

注意事项

受检者应积极主动配合医生做好各项准备工作，认真听取医生介绍检查的过程，解除思想顾虑，放松心情。如果在检查的过程中，有疼痛感或不适的地方，一定要及时告诉检查医生。检查数天后，如仍有不适、疼痛、便血等异常情况发生，应立即去医院急诊。

身体健康状况极差，体质十分虚弱者；肺功能严重损害者；严重心脏病、心功能不全或频发心绞痛、明显心律紊乱者；严重高血压者，以及有主动脉瘤，哮喘急性发作的人都不适宜做支气管镜检查。

严重肺病、心脏病者；急性咽喉炎者；食管化学性烧伤者，以及精神不正常者，均不适宜做胃镜检查。

为了准确检查受检者胃的功能状况及是否发生了病变，受检者还需注意下列事项。

为防止肝炎等疾病的传染，在做胃镜检查前，受检者应该做肝功和乙肝表面抗原检查。

如果受检者做过钡餐检查，应该在此检查4天后才能进行胃镜检查。

受检者在检查前一天晚上8时过后应该禁食，停止服药、吸烟，最好也不要饮用各种饮料，可适当喝一些水。

如果受检者是幽门梗阻患者，应该在检查前一天晚上进行洗胃，彻底洗清胃内停留的物质。不能在检查当天洗胃，因洗胃后能使胃黏膜颜色改变，这容易导致误诊。

检查前，受检者需排空体内尿液。进入检查室后，解开领口、裤带，取下假牙和眼镜，然后按医生的要求，平卧于检查台上。

当医生把纤维胃镜插入受检者体内后，受检者应该保持静止状态，不能随意扭动头部，以免胃镜伤害到内脏。当然，受检者也不能用牙齿去咬镜身，以免损害镜身的塑料管。

检查后1~2天，受检者咽部可能会有疼痛感，或在吞咽口水、食物时有异物感，这属正常现象，受检者可以用一些消毒漱口水或含片来减轻症状。如果3天后仍没有消失，应到医院检查就诊。

受检者在刚做完胃镜检查后，一定要注意饮食，应尽量吃一些软质或流质食物，如牛奶、稀粥等，而不要食用较为粗糙或过于硬的食物，以免损伤胃黏膜而造成出血。

患有严重心脑血管疾病或身体衰弱者、肠穿孔者、曾做过肠道放射治疗并发生肠道放射性坏死者、腹腔内广泛粘连者、细菌性痢疾活动者、下消化道急性炎症、肛周脓肿、肛裂者等，均不宜做结肠镜检查。如果一定要做，也应在各种炎症好转后方可进行。

此外，做结肠镜检查前，受检者还应做好下列准备。

肠腔的干净与否直接关系到结肠镜检查的准确性，所以受检者在检查前应该做好肠道准备，检查前2天，停服铁制剂药品，开始进食半流质或少渣饮食，如鱼、蛋、牛奶、粥、面条等食品。

检查前一天晚上服用洗肠剂或用洗肠的方法清洁肠道，如饮用一些蓖麻油，同时多饮水。

检查前2小时配合医生做清洁灌肠，检查前1小时不要做剧烈运动，应在安静状态下好好休息，检查后3天内也不要做剧烈活动。

如何检查

内镜检查的过程中受检者可能会有一些不舒服的感觉，为了尽量减少这些感觉以求得检查结果的准确性，受检者应该自觉遵守上述注意事项。受检者一般采取卧姿，一些检查还需要屈膝。

主要适用范围

内镜检查作为一种特殊的检查项目，并不是所有的人在任何条件下都可以进行。一般来说，每种内镜检查都有它适宜的人群。下文中列出的是需要做支气管镜、胃镜和结肠镜检查的人群。

支气管镜检查。有原因不明的咳血或痰中带血者；肺不张、胸腔有不明积液者；有原因不明的持续性咳嗽，又很难用气管炎或吸烟来解释者；在身体某一部位反复发生肺炎或肺炎吸收缓慢者；支气管阻塞，表现为肺不张、阻塞性肺炎，或局限性干、湿啰音，局限性肺气肿，或哮鸣音者；X线胸片检查时发现有性质不明的肿块或肺内结节者；痰细胞学检查中发现肿瘤细胞，但肺内未找到病变者等。

胃镜检查。凡有上腹部不适者，如疼痛、嗳酸嗳气、饱胀、吞咽困难，或心窝有烧灼感等；怀疑有胃病，经过X线或B超检查仍不能确诊者；有胃切除史、胃炎、胃溃疡、反流性食管炎者；X线检查胃部有肿块、溃疡，或其他性质不明的病变患者；慢性、原因不明的胃出血或胃急性出血者；上消化道出血引发的呕血、黑便者；怀疑患有胃癌病症者等。

结肠镜检查。原因不明的腹痛、腹泻、腹部有包块者；经常便秘或大便带血者；X线钡剂灌肠检查结果有异常，且不能定性者；有原因不明的低位肠梗阻者；乙状结肠镜检查未发现病变或病变性质未明者；结肠切除术后，需要检查吻合口情况者；需要进行某些结肠手术或激光治疗者，以及对某些肠道疾病的追踪观察、肠道手术后需要回访的患者等。

常见异常现象及相应处理方案

黑便与呕血，并伴有饥饿不适、饱胀嗳气或餐后定时的慢性中上腹疼痛，这是胃溃疡的典型表现。受检者若有此种症状，应该及时入院治疗。此外，有时出现黑便或呕血也是胃出血的临床表现症状之一。

胃黏膜充血、水肿，黏液增多、出血、糜烂及退行性改变，这是胃炎的典型症状。受检者若出现此种症状，应该进一步做病理检查，区分是什么原因引起的胃炎，或区分是浅表性、萎缩性，抑或是肥厚性胃炎，以便对症治疗。

右半肠黏膜充血、水肿、血管较为紊乱，偶尔还伴有炎性息肉，这很有可能是慢性结肠炎的症状，受检者如出现此种情况，应该及时入院治疗，以免其累及全结肠。

结肠黏膜表面上分布有针尖状溃疡，溃疡间黏膜正常，很少有炎症反应，个别情况还出现火山口状溃疡，这是阿米巴性结肠炎的典型症状。受检者若出现此种状况，应该及时入院治疗。

肺部有水肿、淤血、阴影，并伴有高热，呼吸急促、持久干咳、单边胸痛，深呼吸和咳嗽时也有胸痛等症状，这往往是肺炎的表现。受检者若有此种症状，应该及时入院治疗。

心电图检查

心电图检查，就是利用心电图机来探测、记录人体心脏收缩和舒张时产生的具有周期性的曲线生物电流的变化状况，它对很多心血管疾病的诊断具有非常重要的作用，如心律失常、心肌梗死、心肌炎、心肌缺血、各种心脏病、心包积液等。此外，心电图还能检查一些药品（如奎尼丁、洋地黄等）对心脏的影响，观察手术时心脏的活动状况，以及反映血液中钙、钾等离子的状况等。

注意事项

在医学上，心电图检查通常分为常规心电图检查和动态心电图检查，它们需要受检者注意的事项是不相同的。

常规心电图检查需注意的事项

受检者应该注意衣着服饰，最好穿较为宽松的便装。男士不要穿西装、大衣或紧身衣，女士不要穿连衣裙，以免给检查带来不便。

检查前受检者不能暴饮暴食，吸烟喝酒，也不能喝冷饮。吃六七分饱即可，如果想喝水，可适量喝一些温开水。

检查前2小时受检者不能剧烈运动，检查前30分钟最好能处于平静状态下（需要注意的是，对于某些特殊的心电图检查，受检者则需要在检查前做一些运动，如平板心电图检查）。

检查时受检者应平躺在床上，尽量放松心情，保持正常的呼吸频率，不要随意移动体位或与人讲话，以免影响检查结果。

陪伴者不要进入检查室，以免影响受检者，进而影响检查结果的准确性。

受检者如在检查的过程中有不适感觉，如出冷汗、心脏疼痛等，应该及时告诉医生。

动态心电图检查需要注意的事项

有严重高血压、左心室肥大、进行性心绞痛、充血性心力衰竭等病症的受检者不适宜进行此项检查。

进餐前后1小时，不适宜立即进行此项检查。

若受检者以前做过心电图，在下次做心电图时应该随身带上以往的报告和记录，并交给检查医生，以便其对照、诊断。

如果受检者正在服用钾盐、钙类及抗心律失常等药品，应该在检查前告诉医生。

如果受检者胸前区有太多的胸毛，应该在检查前自行将其剃去，以免影响检查结果的准确性。

受检者应该注意衣着服饰，最好穿较为宽松的便装。男士不要穿西装、大衣或紧身衣，女士不要穿连衣裙，以免给检查带来不便。

严禁私自触摸或打开各种检查仪器，同时也应在检查前关闭随身携带的手机。

受检者如在检查的过程中有不适感觉，如心跳加速、出冷汗、心脏疼痛等，应该及时告诉医生。

如何检查

无论是常规心电图，抑或是动态心电图，其检查方法都较为简单。检查时，受检者平躺于床上，医生随后把金属电极板分别放在受检者的两手、两脚和胸上，最后用导线将这些金属板与新电极相连，检查便由此开始。

主要适用范围

根据心电图检查手段的不同，其主要适用范围也有所区别。

常规心电图检查。由于其只能检查心脏活动时的电流变化，而不能检查出心脏病变的根源及心脏瓣膜的损害状况，所以它多适宜于一些心脏急症的诊断，如心肌梗死、心肌炎、心脏增大、心律失常，以及电解质紊乱和某些药物对心脏的影响等。此外，普通心电图也常用于手术麻醉等心电监护，以及对病危患者的监护。

平板心电图检查。所谓平板心电图检查，是指先让受检者做一定的运动（如平板运动、蹬梯等）后，再来做心电图检查。这主要适用于有心悸、心翳和心前区疼痛等不适症状，而常规心电图检查又未见异常者。此外，平板心电图检查也是检查受检者冠状动脉功能状况，了解其心脏储备功能，预防早期冠心病、潜在心律失常和冠状动脉硬化的有效手段。

运动心电图检查。所谓运动心电图检查，也即用心电机连续24小时或以上记录受检者心脏电流活动状况，及与日常活动、症状之间关系的检查方法。此种检查方法不仅检查受检者在活动状态下心脏出现的一些症状和变化，更能检查受检者在睡眠状态下心脏出现的某些症状和变化，且不会影响受检者的正常生活。此种检查方式主要适用于各种心肌缺血、心律失常、非典型性心绞痛、心悸、晕厥，及心前区疼痛等不适症状，同时它也能了解心脏的储备功能。

常见异常现象及相应处理方案

心率过速。受检者若出现心率过速，其原因可有二：其一是生理性原因，如检查时情绪激动、体力活动过于激烈，或是检查前饮过酒、喝过茶和咖啡等，均会导致心律过速。其二是病理原因，如心肌炎、发热、心脏神经症、贫血，或是受肾上腺素类、阿托品类等药品刺激，也会导致心率过速；如是病理原因所致，受检者应该及时入院治疗。

心率过缓。受检者若出现心率过缓，并伴有头晕、心悸、胸闷、心力衰竭等症状时，应引起高度重视，这往往是心脏病、心肌炎等病症的征兆，应该及时到医院做进一步检查、治疗。

心绞痛。通常情况下，心绞痛是由发作性心肌缺血，冠状动脉狭窄引起的，此外，冠状动脉粥样硬化、冠状动脉痉挛，以及心肌氧供需平衡障碍等病症也会导致心绞痛的发生。因而，受检者如有此种症状，应该进一步进行相关病理检查，以便对症治疗。

动脉粥样硬化或血管痉挛。心电图呈T波低平、倒置及ST段下移，并伴有动脉粥样硬化或血管痉挛，这是冠心病的典型症状。受检者若出现此种情况，应该及时入院治疗。

心悸。引起心悸的原因分为生理性和病理性两种，前者如精神过度紧张，或大量吸烟、饮酒，或服用某些药物如麻黄素、氨茶碱、肾上腺类药物、苯丙胺、阿托品等均会引起心悸；后者如心室肥大、高血压性心脏病等也会引起心悸。受检者出现此种状况，应进一步做相关病理检查，以便得到准确的检查结果。

脑电图检查

人体大脑内存在极其微弱的生物电，利用放置在头皮上的电极能将大脑内的生物电活动引出来并经脑电图机放大几百万倍后记录在专门的纸上，从而得出有一定频率、波幅、波形和位相的曲线图形，即为脑电图。

注意事项

检查前一天，受检者应该停止服用易刺激神经系统的药品和饮料，如镇静剂、兴奋剂、咖啡、酒及浓茶等。

由于脑电图机的一些电极线要与受检者的头发接触以引出脑部微电流，因此受检者检查头一天应将头洗干净，且不能涂抹任何油性物质，如摩丝、发油等，以免影响检查结果。

受检者应主动配合医生的要求做好各种准备活动，躺在检查床上后，应尽量保持不动，尤其不要随意翻身或摇头，以免弄掉头上的电极线，从而影响检查结果。

受检者不能随意或私自拆掉身上的电极板或电极线，这既危险，又会影响检查结果的准确性。

如果受检者在检查过程中有不适感，应及时告诉医生。

如何检查

检查时，受检者平躺于检查室的床上，同时放松心情，医生将会在其头上安放多个电极线，并将电极线的另一端与脑电图机相连。随后脑电图将会记录下受检者脑部活动状况曲线图形，以便医生作为诊断的根据。一般来说，受检者在整个过程中不会有不适或疼痛感。当然，这项检查也不会给大脑带来丝毫损害。

主要适用范围

脑电图检查通常对脑部疾病的诊断、鉴别，及定位有一定的帮助。

能对精神障碍、抽搐等疾病进行有效诊断、鉴别。脑电图检查能对受检者有无精神障碍疾病，如偏执、交往障碍、抑郁、情绪波动、躯体症状、过于敏感等，进行有效的诊断和鉴别。此外，它还能鉴别受检者是否有耳聋、眼盲等病症。

能诊断一些意识障碍性疾病，如无故或间歇性昏迷、嗜睡等病症。

能诊断、鉴别颅内占位性病变，如脑肿瘤、脑炎、脑脓肿、脑转移癌和脑血肿等。此外，脑电图还能有效鉴别各种癫痫疾病。

能诊断和鉴别各种颅脑外伤症状，如脑震荡、脑挫伤、颅内血肿等。

能诊断和鉴别各种脑血管病症，如脑出血、脑血栓、脑动脉硬化、脑血管病性痴呆、脑动脉盗血综合征、帕金森氏病、短暂性脑缺血发作、脑栓塞、高血压、脑病和蛛网膜下腔出血等。

常见异常现象及相应处理方案

头痛、呕吐、视乳头水肿，并伴有癫痫发作，这往往是颅腔内性病变，如脑肿瘤、脑脓肿和脑血肿的表现。受检者若有此种情况，应该进一步做详细检查，以便及时入院治疗。

脑动脉管腔狭窄，血流减少或完全阻塞，脑部血液循环出现障碍，这是缺血性脑血管病的症状。受检者如出现此种情况，也应进一步做相关病理检查，以便及时入院治疗。

颅内压增高、神志不清，这可能是由长期高血压、先天性脑血管畸形等，导致血管破裂，血液溢出，压迫脑组织，使脑部血液循环受阻。受检者若有此种症状，应该及时入院做进一步检查、治疗，以免造成严重后果。

神志不清、四肢抽搐、牙关紧闭、口吐白沫，这是癫痫的典型症状，一般是由脑部疾病引起。此外，有一些癫痫是由家族遗传所致。

血液常规检查

血液常规检查又称血液细胞计数，即计算血液中3种细胞（红细胞、白细胞、血小板）的数目，再加上红细胞的大小、红细胞在血液容积中的百分比，各种白细胞的数量以及血红蛋白的浓度等方面的检查。

通过血液常规检查，可以了解血液中红细胞、白细胞、血小板，以及血红蛋白的相关状况，进而检测血液凝固功能是否正常，提前预防、知晓贫血、细菌性感染、白血病、败血症以及其他血液疾病。

如何检查

进行血液常规检查时，医生（或护士）会在受检者的上臂（左右均可）系上一根橡胶管，让手肘以下的静脉充血膨胀起来，从手肘或手背上找出一条较为明显的静脉。用酒精棉消毒完毕后，插入一针管，抽取少量血液。抽完血液、松开橡胶管后，受检者用药棉轻轻按住抽血处。整个过程几乎没有什么疼痛感。

血液常规检查参考值及意义

检查项目	正常参考值
白细胞	（4~10）×10^{9}/升
淋巴细胞百分比	20%~40%
粒细胞百分比	50%~70%
淋巴细胞浓度数	（0.8~4.0）×10^{9}/升
粒细胞浓度数	（2.0~7.0）×10^{9}/升
红细胞	男：（4.0~5.5）×10^{12}/升 女：（3.5~5.0）×10^{12}/升
血红蛋白浓度	男：（120~160）克/升 女：（110~150）克/升
红细胞压积	男：0.42~0.49 女：0.37~0.44
平均红细胞体积	（80~98）×10^{-15}/升
平均红细胞血红蛋白量	（26~32）×10^{-12}/克
平均红细胞血红蛋白浓度	320~360克/升
红细胞体积分布宽度标准偏差	（40~53）×10^{-15}升
血小板	（100~300）×10^{9}/升
平均血小板体积	（8.6~12.6）×10^{-15}升
血小板体积分布宽度	（9.8~17.2）×10^{-15}升

常见异常现象及相应处理方案

白细胞数量过少

白细胞数量过少，一般来说主要是由病毒感染引起的，如感冒、传染性肝炎等，如果嗜中性粒细胞数量少而且经常生病，表示身体虚弱、抵抗力不强，应该去医院就诊。

白细胞数量过多

白细胞在血液中数量过多，一般来说主要是由急性感染、发炎，或压力过大引起的，出现此种情况应及时就诊。

贫血

贫血，主要是由缺铁、失血、血红蛋白浓度过低，以及红细胞数量过少等原因引起的。出现此种情况最好不要盲目补充铁质，应到医院检查究竟是什么原因导致贫血，然后再对症下药。

红细胞过小

红细胞过小，一般是由于体内缺乏铁质、地中海贫血或慢性疾病等引起的。如有此种情况，应到内科进行检查、就诊。

红细胞过大

红细胞过大，一般是由于体内缺乏叶酸、维生素B_{12}，或过度饮酒等导致的。如有此种情况，也应到内科进行检查、就诊。

红细胞数量过多

红细胞数量过多，一般是由体内大量脱水，或慢性阻塞性疾病引起，出现此种情况，应及时补充水分，若仍不见好转，应到医院血液科进行进一步检查、就诊。

血小板过少

血小板过少，很多情况下可能是误判，但也可能是骨髓造血功能出现了异常，所以出现此种情况，切不可大意。如医生重检过后，仍是血小板过少，最好到血液科进行详细检查。

尿液常规检查

尿液常规检查，又称一般尿液检查。包括一般性状检查、化学检查和显微镜检查3个方面。具体来说，就是先用肉眼观察尿液的颜色，再用一条试纸（医疗专用）检查尿蛋白、尿糖、尿胆红素、尿胆原、尿隐血、尿酮体、尿亚硝酸盐、尿白细胞、尿密度、酸碱度（pH值）、葡萄糖等的化学反应是否正常，最后用高倍显微镜检查尿液沉渣中细菌、红细胞、白细胞、结晶或其他微生物等物质的存在与数目。

通过尿液常规检查，可以检测出泌尿系统、肾脏与体内相关器官是否有肾功能不良、泌尿道感染，以及是否患有糖尿病、前列腺、肿瘤、结核、甲状腺功能亢进、胆道阻塞等疾病。

如何检查

一般来说，为了减少对尿液的污染，以求得准确的检查结果，受检者在提取尿液前，应该冲洗一下龟头或阴道口。

进行常规尿液检查时，医生或护士会先给检查者一个尿液收集容器，然后受检者就去洗手间提取尿液。在提取尿液时应注意：一定要提取中段尿液，也就是不能提取前、后段尿液，尿量应该在12~15毫升，并在10分钟内把自己的尿液交给检测人员，以免影响检查效果。

拿到受检者的尿样样本后，检测人员就会把一条检测试纸浸入尿液中，数分钟后，再分别对比颜色的变化。5分钟后，检测人员会在显微镜下观察尿液沉渣，先用低倍镜寻找目标，然后用高倍镜察看沉渣中各种物质的形状和数量，最后得出检测结果。

尿液常规检查正常参考值

正常人的新鲜尿液应该呈微黄、透明，清晨的第一次尿液经过一整夜的浓缩，颜色较黄。尿液常规检查正常参考值如下。

检查项目	正常参考值
尿糖	阴性
尿蛋白	阴性
尿密度	1.002~1.030
酸碱度	5~6
尿胆原	弱阴性
尿酮体	阴性
胆红素	阴性
尿亚硝酸盐	阴性
红细胞	阴性，0~2
白细胞	阴性

常见异常现象及相应处理方案

糖尿。出现糖尿，表明血糖过高。出现此种情况，应该进行检查空腹血糖，以确定血糖是否过高。

蛋白尿。蛋白尿分为两种情况：一种是生理性蛋白尿（又称暂时性蛋白尿），另一种是病理性蛋白尿（又称持续性蛋白尿）。前者主要是由于剧烈运动、受寒、进食过多蛋白质，或站立过久等原因引起；后一种主要是由肾脏炎症、肾病综合征、高热、妊娠毒血症等原因引起。因此，出现蛋白尿，应及时到医院检查、就诊，确定是什么原因导致出现蛋白尿，以便对症下药。

血尿。出现血尿，一般是由尿路结石、高血压等原因引起。出现此种情况，应做腹部X线检查、肛门检查，必要时应到泌尿科进行就诊。

脓尿。出现脓尿，主要是由尿路感染引起，如果有尿路感染症状，比如尿频、尿急、小便时腰酸背痛等症状，应该去泌尿科就诊。如果没有上述症状，可以去医院做尿液细菌培养来确定症状原因。

尿中红细胞过多。尿中红细胞增多，主要是由急性和慢性肾小球肾炎、急性肾盂肾炎、急性膀胱炎、泌尿系统结石等症状引起，出现此种情况，应该去泌尿科及时就诊。

尿中白细胞过多。尿中白细胞增多，主要是由于泌尿系统有化脓性炎症，如肾小球肾炎、肾盂肾炎、肾脓肿、膀胱尿道炎、前列腺炎等引起，出现此种情况也应该去泌尿科及时就诊。

尿中上皮细胞过多。尿中上皮细胞增多，可能是由于肾盂肾炎、肾小球肾炎、尿路炎症如膀胱炎、输尿管炎症等引起，也可能是来自尿道或女性阴道口的分泌物污染了尿样，出现此种情况应重新提取尿样，如果仍旧出现上皮细胞增多应到泌尿科进行详细检查。

粪便常规检查

粪便常规检查，又称粪便一般性状检查，就是用肉眼观察、化学试剂检查和显微镜观察粪便。肉眼观察包括对粪便的形状、硬度、颜色、黏液进行观察；化学试剂检查主要检测粪便中的潜在出血与脂肪；显微镜观察主要是检测粪便中的白细胞、红细胞、寄生虫、寄生卵的存在与数目。粪便常规检查，是检查消化道疾病的常用检查。

通过粪便常规检查，可初步了解消化系统有无炎症、出血、寄生虫感染、肿瘤等，以及间接判断胃肠、胰腺、肝胆的功能状况。

如何检查

如果要检查粪便是否存在潜在出血，检查前3天不要服用大量的阿司匹林、维生素C，以及非类固醇抗炎止痛药；在饮食上不要食用动物血、家禽肉、鱼肉、胡萝卜、香蕉、葡萄、苹果等，以免发生阴性反映，影响检测结果。

受检者在提取便样时，应先将体内尿液排尽，再把粪便解到清洁、干净的便盒中，然后用医生或护士指定的器物挖取花生粒大小的样本，装进医生或护士指定的容器中。在拴紧容器盖子时速度要慢，以免粪便溢出来或过多空气释放出来。

粪便常规检查正常参考值

检查项目	正常参考值
排便量	成人每天排便1次，100~300克重
颜色	成人粪便呈黄褐色或棕色
性状	圆柱状
硬度	软硬适中，水分可以高达75%
气味	虽有臭味，但无恶臭
黏液	没有
红细胞	没有
白细胞	没有
阿米巴	没有，必须在收集粪便后1小时内检测才可能准确
寄生虫	没有，必须在收集粪便后1小时内检测才可能准确
寄生虫卵	没有
消化能力	正常
潜在出血	阴性

切忌不能直接从马桶里挖取粪便去检查，一方面是因为粪便中的血液会溶解在水中，另一方面是因为马桶里含有消毒剂，这会影响检测结果的准确性。

常见异常现象及相应处理方案

血便。出现血便，一般是由大肠出血、痔疮、肿瘤等原因引起，出现此种情况应到消化科做肛门指检、直肠检查或大肠镜检查。

黑便。出现黑便，一般是由消化道出血、吃含铁食物过多等原因引起，出现此种情况应到消化科进行粪便隐血检查。

带血粪便。出现带血粪便，一般是由消化道出血，或检查前吃过某些药品、食物，再或是过度运动等原因所致，出现此种情况应到消化科做直肠检查、大肠镜检查或胃镜检查。

粪便带黏液、脓血。出现粪便带黏液、脓血，一般是由细菌性或阿米巴性痢疾、溃疡性结肠炎、结肠等原因引起，出现此种境况应到消化科做肛门指检、直肠镜检查、大肠镜检查。

稀水样粪便。出现稀水样粪便，主要是由于肠蠕动亢进，或病菌感染所致，如腹泻等症状，出现此种情况应该去及时就诊或做结肠镜检查。

陶土状粪便。出现陶土状粪便，一般是由胆汁缺乏，或体内失水过多等原因所致，出现此种情况应该去及时就诊或做肠镜检查，同时多补充水分，多吃新鲜蔬菜和水果。

血糖检查

血糖检查，即检查血液中的葡萄糖含量的多少。血糖检查是人体常规检查之一，通过检查人体内的血糖，可以预防、知晓受检者是否患有糖尿病、甲状腺功能亢进症，以及其他内分泌疾病等。

注意事项

检查之前，不可做剧烈运动及喝酒，并且尽量让情绪稳定，以避免影响检查结果。

患有急性疾病、心理压力过大或怀孕时，一般不适宜进行血糖检查。

若平时服用类固醇、兴奋剂、烟碱酸、利尿剂，以及其他一些激素药品应该在检查前停止服用，并告诉医生，以免影响检测结果的准确性。

如果要检查餐后血糖，应该在饭后2小时后抽血；如果要检查空腹血糖，应该禁食8小时以上，在被检查前除了白开水外，不可吃任何食物，也不能喝其他任何饮料。

抽取的血样应该尽快检验，否则血糖值会偏低。

如何检查

检查时，医生或护士会在受检者右手臂或左手臂上的静脉中提取血样。没有糖尿病史的人只需测量空腹血糖，怀疑或已确定有糖尿病的受检者，则需加做饭后血糖检查，方可采用葡萄糖耐量试验检查。检查方法是先测出空腹时的血糖值，再喝入葡萄糖溶液，每隔半小时测定一次血糖值，总计测定5次（含空腹）。

血糖检查正常参考值

检查项目	正常参考值
空腹血糖正常值	3.9~6.1毫摩/升
饭后30分钟至90小时血糖正常值	10毫摩/升
饭后2小时血糖正常值	7.8~8.9毫摩/升

人们每天三顿饭后，各有2小时血糖升高（共6小时），其余18小时都在空腹血糖水平。

空腹血糖测量的参考值如下。

血糖值	问题
7.3~7.8毫摩/升	轻度偏高
8.4~10.1毫摩/升	中度偏高
10.1毫摩/升以上	重度偏高
3.4~3.9毫摩/升	轻度偏低
2.2~2.8毫摩/升	中度偏低
1.7毫摩/升以下	重度偏低

常见异常现象及相应处理方案

血糖过高。出现血糖过高，一般是由糖尿病、内分泌疾病（如巨人症、胰高血糖素疾病，以及甲状腺功能亢进等疾病）、服用药物（如在检查前服用了利尿剂、避孕药等），以及饱食、食用过多高糖饮食等原因引起。出现此种情况，应该在不同的时间再做空腹血糖检查，也可以检验糖化血红蛋白，看最近两三个月的平均血糖是否过高。

血糖过低。出现血糖过低，一般是由剧烈运动、服用降压药、营养不良、胰岛素过多、肝脏疾病等原因引起。如果出现低血糖症状，如脸色苍白、冒冷汗、心跳加速、恶心、呕吐、想睡等，应马上吃一些甜食，这些症状会很快得到改善；如果不见改善，应该去内分泌科就诊。

血脂检查

血脂检查，主要是对血液中所含脂类的数量进行定量测定的检查。它主要包括7个检查项目：（1）总胆固醇（Tch或TC）和胆固醇酯（chE）数量测定；（2）三酰甘油（TG）数量测定；（3）脂蛋白组分和亚组分数量测定；其又可以再分为高密度脂蛋白胆固醇（HDL-C）、低密度脂蛋白胆固醇（LDL-C）和极低密度脂蛋白（VLDL）3类；（4）磷脂（PL）测定；（5）非脂化脂肪酸测定；（6）微量的类固醇激素和脂溶性维生素测定；（7）载脂蛋白测定。

通过检查血浆中的血脂，可以预防或知晓是否患有肥胖症、动脉硬化、高血脂、冠心病、糖尿病、肾病综合征，以及其他一些心血管疾病。

注意事项

应在身体健康或身体功能较为稳定的时候前去检查。

受检者应禁食、空腹12小时以上，但可以喝少量开水。

取血前1~2周应保持正常饮食习惯，避免暴饮暴食。

取血前不要饮酒，也不要做剧烈运动。

取血前1~2天应停止服用影响血脂的药品，如血脂调节药、降血压药、避孕药等。

除卧床者外，一律应坐位5分钟后取血。

如何检查

进行检查时，医生或护士会直接在受检者右臂或左臂静脉血管中提取血样，然后再在显微镜下进行观察，最后统计其中胆固醇和三酰甘油等的数量，得出诊断结果。

血脂检查正常参考值

检查项目	正常参考值
总胆固醇（TC）	3.0~5.7毫摩/升
三酰甘油（TG）	0.5~1.7毫摩/升
高密度脂蛋白胆固醇（HDL-C）	1.0~1.8毫摩/升
低密度脂蛋白胆固醇（LDL-C）	1.0~4.4毫摩/升

常见异常现象及相应处理方案

总胆固醇过高。总胆固醇过高，通常是由高脂血症、糖尿病、甲状腺功能减退、肾病综合征、胆总管阻塞，以及长期食用高脂食品、精神紧张等原因引起。出现此种情况，一方面要调节饮食和生活习惯，尽量减轻压力，同时也要及时到医院就诊。

总胆固醇过低。总胆固醇过低，多数情况是由肝脏疾病（如肝硬化）、贫血，以及甲状腺功能亢进或营养不良引起。出现此种情况，在加强营养的同时，应到医院就诊。

三酰甘油过高。三酰甘油过高，一般来说是由动脉粥样硬化症、冠心病、肥胖症、脂肪肝、酗酒、高脂饮食等原因引起。出现此种情况，应该停止饮酒，日常饮食以清淡为主，同时去医院就诊。

三酰甘油过低。三酰甘油过低，通常是由肾上腺功能减弱以及肝功能疾病引起。出现此种情况，应该马上去医院就诊。

高密度脂蛋白胆固醇过低。高密度脂蛋白胆固醇过低，一般来说是由糖尿病、肝损害和动脉粥样硬化等原因引起。出现此种情况，应及时到医院就诊。

低密度脂蛋白胆固醇过高。低密度脂蛋白胆固醇过高，多半是由冠心病和动脉粥样硬化引起，所以出现此种情况，应该及时到医院就诊。

肾功能检查

肾功能检查，一般来说，是指检查肾小球的过滤作用，它主要包括尿素氮和血肌酐这两项检查。通过检查肾功能，可以尽量避免肾衰竭、尿毒症、糖尿病，以及闭塞性尿路等一系列疾病。

如何检查

进行肾功能检查，无需空腹，受检者可以进食。医生或护士会在受检者手背静脉中直接提取适量血样，然后进行检测，随后便可得出检测结果。

尿素氮、血肌酐检查正常参考值见下表。

检查项目	正常参考值	说明
血肌酐	男 79.6~132.6微摩/升 女 70.7~106.1微摩/升	随年龄、性别、测定时间而变动，同时血肌酐值和肌肉量成正比，所以一般男性会比女性高一点
尿素氮	3.2~7.1毫摩/升	成年男性比成年女性稍微高一点，女性尿素氮的正常参考值在月经前会有所上升，在怀孕后期则有所降低。出生后5~6个月的婴儿期的值最低，但在1~6岁时会接近成人值；50岁以后，尿素氮会随着年龄而增加

常见异常现象及相应处理方案

尿素氮过高。尿素氮过高，主要是由脱水、水肿、闭塞性尿路疾病、感染症、糖尿病、甲状腺功能亢进症，胃肠出血等疾病引起。此外，摄入过多的蛋白质、腹泻、呕吐、发热之后，尿素氮也会增高。因此，出现此种情况，应及时补充水分，减少蛋白质的摄入量，并到医院进行相关检查。

尿素氮过低。尿素氮过低，一般来说主要是由肝衰竭、低蛋白食物摄取过多、怀孕等原因引起。所以，出现此种情况，应加强高蛋白质食物的摄入，并及时到医院进行相关检查。

血肌酐过高。出现血肌酐过高，通常是由肾脏疾病，如尿毒症、急慢性肾炎、前列腺肥大、肾结石、肾盂肾炎等疾病引起。所以，出现血肌酐过高，应尽快到医院进行相关检查治疗。

血肌酐过低。出现血肌酐过低，主要是由肌肉萎缩、白血病、贫血等原因引起。所以，出现此种情况，应该加强锻炼，同时到医院检查就诊。

尿酸检查

尿酸检查，又称血尿酸检查，就是检查血清中尿酸的浓度或含量。如果体内尿素产生过剩或过高，所导致的最典型病症就是痛风。因此，通过尿酸检查，就能有效预防痛风、肾功能不全、尿毒症、高尿酸血症等疾病。

注意事项

受检者应该在检查前禁食8小时以上，尤其不能在抽血前大量摄入荤菜或高嘌呤食物和饮酒，因为它们会使体内的尿酸升高。

受检者在检测前3天左右，应该停止服用一些影响尿素排泄的药物，如利尿剂、降压药、阿司匹林等。

受检者在抽血前应该尽量避免剧烈运动，如奔跑、打球等，这会导致血液中尿酸升高。

如何检查

检查时，医生或护士会在受检者手臂静脉中直接提取适量血样，然后进行检测，很快就能得出检测结果。

尿酸检查正常参考值

成年男性的参考值：268~488毫摩/升

成年女性的参考值：178~387毫摩/升

幼儿的尿酸值较成人低，但随着年龄的增长，会在成年后达到正常水平。

常见异常现象及相应处理方案

尿酸过高。尿酸过高，可能是由两方面的原因导致的：一是饮食不当所致，如酗酒、大量摄入高嘌呤食物；另一方面可能是由痛风、肾功能疾病、高尿酸血症、尿毒症，以及糖尿病等疾病引起。所以，出现尿酸过高应谨慎对待，最好能及时去医院进行相关检查，同时，在饮食上应多喝水，不饮酒，少吃高嘌呤食物。

尿酸过低。尿酸过低，一般来说，主要是由肿瘤、酒精性肝功能障碍，以及原发性胆汁性肝硬化等疾病引起。所以，出现尿酸过低，应高度警惕，并及时到医院检查就诊，以免贻误病情。

血清胆红素检查

所谓血清胆红素检查，简单地说就是对血液中胆红素的代谢状况进行测试，它也是肝功能检查项目之一。胆红素代谢状况测试最大的意义在于能判断受检者有无黄疸、黄疸的程度，尤为重要的是，通过血清胆红素检查还能推断受检者患黄疸疾病的原因。

临床上引起黄疸的病因较多，如服用某些药物、地中海贫血等血液疾病、各种肝胆疾病，以及胆道胰腺疾病等。因而准确地辨别引起黄疸的病因，就显得尤为重要，而血清胆红素检查正有这一功能。

如何检查

一般来说，进行血清胆红素检查，受检者需禁食8小时以上。检查时，医生直接在受检者身上抽取适量静脉血即可。

血清胆红素正常参考值

人体内的胆红素绝大部分来自红细胞裂解而释放出的血红蛋白，包括间接胆红素和直接胆红素，而这两者又称总胆红素。胆红素在血液中没有与其他物质相结合的部分，被称为间接胆红素，它占总胆红素含量的85%左右。间接胆红素被肝细胞摄取、代谢后，被称为直接胆红素，它约占总胆红素的15%左右。它们各自的正常参考值如下。

检查项目	正常参考值
总胆红素（TB）（TBIL）	1.71~17.1微摩/升
直接胆红素（CB）（DBIL）	0~6.8 微摩/升
间接胆红素（UCB）（DBIL）	1.7~10.2微摩/升

常见异常现象及相应处理方案

胆红素升高。通常情况下，受检者胆红素升高，可能是由两个原因引起的，其一是生理性原因，也即受检者在检查前口服了一些激素类药物，如避孕药、雌激素类药，或是由月经、妊娠反应所致；其二是病理性原因所致，如胆管或胆总管阻塞（结石、肿瘤等）、各种病毒性肝炎、胆管炎、胆肿瘤、胆汁性肝硬化、脂肪肝、溶血性疾病、各种黄疸疾病，以及中毒性肝炎等病症。出现此种情况，受检者在排除生理性原因外，应该及时做进一步检查，以查明原因，及时治疗。

胆红素降低。一般来说，胆红素降低是由生理性原因所致，如当人体内有过多肾上腺皮质激素时，就会导致胆红素降低，因而如果受检者出现短暂性胆红素降低，大可不必慌张。如果出现持续性的胆红素降低，受检者就应该引起注意，这可能是冠心病的早期征兆。

血清蛋白检查

人体内血清蛋白包括白蛋白（A）、球蛋白（G）、总蛋白（TP），以及白蛋白/球蛋白（A/G）4种蛋白。所谓血清蛋白检查，也即检查血液中蛋白的含量。由于血液中绝大部分的总蛋白和全部白蛋白都是在肝脏内合成的，因而通过此项检查，能检查肝脏的功能状况。此外，血清蛋白检查也对其他一些重大疾病（如营养不良、慢性消耗性疾病、肾病综合征等）的诊断具有重要的参考意义。

如何检查

检查前，受检者不需要特别注意什么事项。医生直接抽取受检者适量的静脉血，然后进行化验。抽取血液时，几乎没有疼痛感。

血清蛋白检查正常参考值

一般来说，正常人的血清蛋白参考值如下。

检查项目	正常参考值
总蛋白（TP）	60~80克 / 升
白蛋白（A）	40~55克 / 升
球蛋白（G）	20~30克 / 升
白蛋白/球蛋白（A/G）	1.5：1~2.5：1

常见异常现象及相应处理方案

总蛋白和白蛋白增高。受检者若出现总蛋白和白蛋白增高，通常是由生理性原因所致，如肾上腺功能减退、体内急性大量失水等。出现此种情况，受检者首先不要慌张或焦急，只要及时补充水分或注射一些肾上腺药品，总蛋白和白蛋白便会很快恢复正常。

总蛋白和白蛋白降低。此种情况多为病理性原因所致，如严重营养不良、肝脏功能受到损害，以及一些肝脏疾病等。此外，有时受检者体能消耗过多，蛋白丢失过多也会导致总蛋白和白蛋白降低。出现此种情况，受检者应该及时到医院就诊。

血清总蛋白和球蛋白增高。受检者若出现此种情况，则说明其可能患有慢性肝脏疾病（如肝炎、脂肪肝、肝硬化等），或自身免疫病，抑或是慢性炎症。正确的处理方法是，再做进一步相关病理检查，确诊后及时入院治疗。

球蛋白降低。此种情况多见于生理性

减少、先天性低γ球蛋白血症，或免疫功能抑制等。在排除生理性减少因素外，受检者应该进一步做相关检查，以便及时治疗。

A／G倒置。此种情况多见于严重肝功能损伤，但不能据此就断定是肝功能受到了严重损伤，因为其他疾病也有可能会导致此种情况的出现。正确做法是应该再做进一步的检查，以便确诊，进而及时住院治疗。

乙肝两对半检查

乙肝两对半，又叫乙肝5项。具体来说，它包括：表面抗原（HBsAg）、表面抗体（HBsAb），e抗原（HBeAg）、e抗体（HBeAb）和核心抗原（HBcAg）、核心抗体（HBcAb）5项。临床上，由于核心抗原（HBcAg）不容易被检测出，所以一般情况下只检测表面抗原抗体、e抗原抗体和核心抗体，这也正是乙肝两对半检查得名的缘由。乙肝两对半检查的最大好处在于，能较为准确地判断受检者是否感染了乙肝病毒或感染的严重程度，因而其无论是在健康检查上，还是在乙肝的临床治疗上，都使用得非常广泛。

如何检查

乙肝两对半检查，受检者应禁食8小时以上，除此之外，不必再刻意忌讳什么。检查时，医生会在受检者手臂上直接抽取适量静脉血，然后进行化验。抽血过程几乎没有疼痛感。

乙肝两对半检查正常参考值

表面抗原（HBsAg）、表面抗体（HBsAb）、e抗原（HBeAg）、e抗体（HBeAb）、核心抗体（HBcAg），5项检查均呈阴性，则说明受检者过去和现在未感染过乙肝病毒。

常见异常现象及相应处理方案

表面抗原（HBsAg）呈阳性，表面抗体（HBsAb）、e抗体（HBeAb）、e抗原（HBeAg）、核心抗体（HBcAg）4项呈阴性，这是急性乙肝病毒感染潜伏期后期的典型症状。受检者若出现此种情况，应该及时到医院治疗。

表面抗原（HBsAg）、核心抗体（HBcAg）呈阳性，表面抗体（HBsAb）、e抗体（HBeAb）、e抗原（HBeAg）呈阴性，这是急慢性乙肝的典型症状。受检者出现此种情况，应该及时住院治疗，以免病情加重。

表面抗原（HBsAg）和e抗体（HBeAb）呈阳性，表面抗体（HBsAb）、e抗原（HBeAg）和核心抗体（HBcAg）呈阴性，这是乙肝早期症状，且传染性较强。受检者若出现此种情况，应该与家人分开使用餐具，同时入院治疗。

表面抗体（HBsAb）呈阴性，表面抗原（HBsAg）、e抗体（HBeAb）、e抗原（HBeAg）、核心抗体（HBcAg）4项呈阳性，这也是急、慢性乙肝的症状，并有一定传染性。受检者若出现此种情况，应该及时入院治疗。

表面抗原（HBsAg）、e抗体（HBeAb）、核心抗体（HBcAg）同时呈阳性，表面抗体（HBsAb）和e抗原（HBeAg）同时呈阴性，这就是所谓“小三阳”的典型症状，此时乙肝病毒自身的复制性、传染性较弱。受检者若出现此种状况，且肝功能正常，可不用入院治疗，但应该定时到医院复查，以免病情复发。如果受检者出现“小三阳”，且肝功能不正常，则需要服用相关药物治疗。

表面抗原（HBsAg）、e抗原（HBeAg）和核心抗体（HBcAg）同时呈阳性，表面抗体（HBsAb）和e抗体（HBeAb）同时呈阴性，这是典型的“大三阳”症状（急、慢性肝炎），此时病毒复制活跃，传染性较强。

受检者若出现此种情况，应该与家人分开使用餐具，并立即入院治疗。

表面抗原（HBsAg）、表面抗体（HBsAb）、e抗体（HBeAb）、核心抗体（HBcAg）4项呈阳性，e抗原（HBeAg）1项呈阴性，这是乙肝进入恢复期，并开始产生免疫力的标志。受检者若出现此种情况，应该继续坚持服药治疗，以达到痊愈的目的。

核心抗体（HBcAg）呈阳性，表面抗原（HBsAg）、表面抗体（HBsAb）、e抗原（HBeAg）和e抗体（HBeAb）4项呈阴性，这是以往乙肝病毒感染的痕迹或急性乙肝病毒感染窗口期。受检者若有此种情况，应引起高度注意，定期到医院检查，以免感染乙肝病毒。一旦感染，需立即入院治疗。

e抗体（HBeAb）和核心抗体（HBcAg）呈阳性，表面抗原（HBsAg）、表面抗体（HBsAb）、e抗原（HBeAg）呈阴性，这是曾经感染过乙肝病毒，或乙肝进入恢复阶段的标志。受检者出现此种情况，应该定期到医院进行复查，以了解恢复的状况。

表面抗体（HBsAb）和核心抗体（HBcAg）呈阳性，表面抗原（HBsAg）、e抗原（HBeAg）、e抗体（HBeAb）呈阴性，这是乙肝恢复，有免疫力的标志。受检者出现此种情况，不必再进行药物治疗，注重营养和加强锻炼即可。

常见病防治篇

第一章
心脏和循环系统疾病

高血压

长期血压偏高是常见的病理现象，治疗非常重要，因为它会诱发中风。

每个人的血压达到峰值的时间不一，我们的血压在一天时间里有不同的波动，睡眠的时候最低，醒来时血压逐渐上升，到早上开始工作的时候血压通常会上升得比较高。当我们感到有压力、紧张、兴奋或者做完运动后，血压会上升到峰值。

虽然每个人的血压值不同，但在一定范围内的血压值都是能够接受的，医生通常认为16.0/10.6千帕（120/80毫米汞柱）的血压值为正常值。上述血压值中的第一个数值代表心脏收缩时的血压，第二个数值则代表心脏舒张时的血压。

医生通常认为普通人血压值高于20.0/12.6千帕（150/95毫米汞柱），高血压患者17.3/10.6千帕（130/80毫米汞柱）时为高血压。但是，血压值并不稳定，所以连续测量3次之后，血压值均偏高才能确诊为高血压。

一些人则会因为要去看医生而血压迅速上升，即“白大褂恐惧症”。要想获得血压的准确值，这些患者需要佩戴一个特殊的小仪器，24小时检测血压。

症状

高血压有以下3种类型：

原发性高血压——在高血压患者中，十有八九都是这种类型的高血压，病理原因不明确，危险系数很高。

继发性高血压——高血压患者中，大约有10%的人会患由高血压引发的其他疾病，比如肾病、罕见的内分泌紊乱、心脏瓣膜问题或者由于药物诱发的其他疾病。

恶性高血压——这种类型的高血压会上升到非常危险的程度，发作时通常需要立即送往医院。

风险因素

高血压是家族遗传病，但是医生认为另一些因素也能够引发高血压，这些因素与患心脏病的因素非常相似。

年龄增长（当你的年龄增长时，动脉硬化，会诱发高血压）。

体重增加。

过量饮酒。

吸烟。

饮食过咸。

诊断

如果经过多次检测，患者的血压值一直偏高，医生会进行一些额外的检查，这些检查包括检查尿液中的蛋白质指数（这个指数能够表明肾脏的损坏程度）或者葡萄糖指数（这个指数能表明患者是否患有糖尿病）。同时医生还会抽血，经过化验室检测，可以检查肾功能是否健全。医生还可能使用眼底镜来检查眼睛，因为高血压还能破坏非常敏感的视网膜。还有一些检查能检测出潜在的功能紊乱，包括胸透、心电图。

治疗

通常并不提倡药物疗法，医生也会建议通过改变生活方式来控制血压。生活方式的改变包括减肥（如果超重）、减少饮酒量、减少盐分的吸收、进行有规律的运动，最重要的是要戒烟。

某些医生会建议患者使用功能反馈疗法，通过功能反馈疗法能够随意地达到放松的状态。专业的器械能够将心率、肌肉张力以及心理紧张程度通过信息反馈给患者；患者会不断地收到这些信息，直到找到放松的方式。这样，患者就能学会控制自己的身体反应，从而控制血压。

如果尝试了这些方法，都以失败告终，那么建议采用药物治疗，药物治疗需要长期坚持。市面上有许多治疗高血压的药物，较为普通的几种为：

噻嗪类利尿剂。

β受体阻滞剂。

血管紧张素转化酶抑制剂。

钙通道阻滞剂。

α受体阻滞剂。

虽然血管紧张素转化酶抑制剂对于患有糖尿病的高血压患者非常有效，但是大多医生都选用噻嗪类利尿剂或者β受体阻滞剂进行首轮治疗。很多治疗高血压的药物都会产生不良反应，会让患者厌倦服药。

患者要时刻记住，按时吃药能够大大降低心脏病以及中风的发病率，对于糖尿病患者来说这一点尤为重要，因为他们更易受高血压的影响。

高血压患者同时服用两种或两种以上的药非常正常，可以试着搭配几种药一起服用，找出最有效的搭配方法，长期服用。

动脉硬化症

动脉硬化症是指胆固醇和脂肪呈条纹状遍布于动脉壁上引起动脉狭窄，条纹进一步发展成为动脉粥样斑，动脉粥样斑大到一定程度就可引起血流阻塞。

症状

动脉硬化本身通常无症状但却可诱发如下问题。

胸痛——冠状动脉狭窄或阻塞易引发心肌梗死或心绞痛，通常在过劳时发作，休息时缓解。

腿部疼痛——主动脉阻塞可引起腿部疼痛，盆腔或肢体动脉阻塞也有此症状。

腹部疼痛——供应小肠的血管受阻可引起餐后慢性疼痛（肠痛）或腹泻呕吐。

中风症状——包括面部肌肉无力、肢体瘫痪、吞咽或言语困难、头痛、呕吐。

背部剧痛——这是由于血液从肿胀的主动脉壁中渗漏出来（主动脉瘤）。

病因

动脉粥样斑的成分是含脂肪（液体）的物质，外覆纤维组织。它多位于血压较高的部位，如血管分叉处或血管狭窄处。

已知的动脉硬化诱因包括如下几种。

年龄增长——在中年以前动脉硬化通常并不引起症状，但最初的病变在儿童期就可能发生。

男性——中年男性的发病率是同龄女性的3~4倍。但在妇女绝经期后，这一差距开始逐渐缩小。

高血压——对于中年男性来说，收缩压升高2.6千帕以上，心血管疾病的病死率就会提高到60%。

吸烟——这是动脉疾病和心肌缺血的一个主要诱因；吸得越多，发病率越高。

高血脂——高血脂会增加发病率。

遗传异常——患有家族性高脂血症的患者有可能在青年时期就发生动脉硬化。

肥胖——腰部脂肪增多同心肌缺血的高发有关。

糖尿病——这可能与胆固醇水平升高有关。

饮食——饮食中少有含纤维素的物质（大麦、燕麦、小扁豆、水果和蔬菜中富含纤维素），而多含肉类，则易致心肌缺血高发。

成长环境——早期生长环境较差也会增高心肌缺血的发病率。

缺乏锻炼——坚持按时锻炼可以预防心肌缺血。

饮酒过度——适度饮酒可以预防心肌缺血，但是过度嗜酒会引起血压升高，增加患心肌缺血和中风的危险。

诊断

中年人血压升高，腿部用力时感觉绞痛或阵发性疼痛则暗示有动脉硬化发生。临床检查显示脉搏不正常，心脏附近的大动脉听诊音不正常，血流不畅的区域皮肤发凉。

必要时作下列检查：

心电图（ECG）。

超声波检查。

超声心动图。

多普勒超声心动图。

放射性核素研究。

磁共振。

血管造影术（血管的X线检查）。

治疗

要注意控制血压和血糖水平，如有必要可交替服用抗高血压药和胰岛素。若患者血脂水平持续过高可服用降血脂药如他汀类。

此外，如探知某处血管有阻塞块可用如下方法治疗。

血管修复术——适合动脉未完全受到堵塞的患者。手术中，将一根细导管伸入心脏，导管顶部附带的小圆球能够膨胀、收缩数次以挤压斑块，从而扩张动脉血管。这种手术是针对门诊患者的，手术时患者需要局部麻醉。

动脉内膜切除术——手术切除因动脉粥样硬化而阻塞的动脉内层。

为受阻的动脉进行搭桥手术

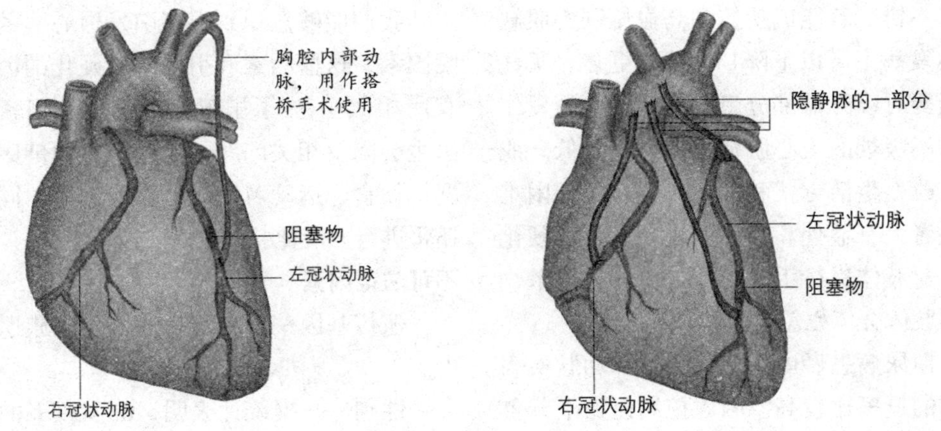

在第一种手术中，医生搭建了一根动脉——胸腔内部动脉，将胸腔壁与受阻的动脉相连，使胸肌恢复运动，血流畅通。

第二种手术中，医生使用了腿部内侧的一条血管——隐静脉，将其分割成几份，用在受阻的其他血管，搭建新的血管。

搭桥手术（在医学中的意思是“导管外科手术中用于使血液或其他体液绕过某一阻塞或病变器官的替换管”）——如果动脉血管完全堵塞或者变得非常狭窄，则需要搭建新的血管使血液循环流畅，这种做法称之为搭桥手术。绕道手术有两种选择，医生可以使用胸腔中已有的动脉，也可以将患者腿部的血管移植到心脏中。有时，患者有2条、3条或者4条血管都有阻塞，这种情况下，手术称为双重、三重或者四重搭建。绕道手术需要患者全身麻醉，手术需要3~5小时，现在这样的手术较常见。

预防

改变生活方式是预防和治疗动脉硬化的重要方法。生活方式的改变包括如下几个方面。

饮食中应富含水果、蔬菜和鱼油，动物脂肪含量要低。

锻炼。

减肥。

戒烟。

适度饮酒。

预后

通过治疗，大多数动脉硬化患者的预后都不错。若能成功控制高血压则心肌缺血的发病率可以下降14%甚至更多。某些降脂药可以降低部分患者心肌梗死的发作率。不吸烟的人心肌缺血发病率较低。戒烟、改变生活方式和锻炼对腿部行走困难的患者大有益处。患有严重动脉粥样硬化者要对肢体进行手术治疗如血管重建术，否则肢体会坏死需要截肢。

糖尿病患者由于循环受损和动脉疾病截肢的概率比较高。因此控制血糖十分重要。糖尿病患者最重要的是坚持定期就诊进行检查，以防止机体长期处于病态。

冠心病

冠心病与冠状动脉硬化息息相关，在西方国家中这两者都是导致死亡的主要疾病。当动脉硬化发生在冠状动脉时，我们称之为冠状动脉粥样硬化性心脏病或者冠心病。和动脉硬化一样，我们需要了解引发心脏病的各种危险因素，从而将危险降到最低。冠心病也是在不知不觉中形成，首次表露的症状可能是胸闷、气短。越早进行心脏检查越好，对心脏进行一次彻底的检查非常重要。

冠状动脉发生一处或两处动脉硬化斑块的阻塞，连接着冠状动脉的其他组织得不到血液的供应，心肌就会因为缺乏氧气而坏死。

症状

冠心病发作与心绞痛相似，但更为严重，疼痛持续的时间比较长，即使是休息或者使用硝酸盐类药物喷雾或者药片都不能缓解病痛。症状主要表现为气短、流汗、恶心、呕吐以及昏厥。心绞痛患者如果胸口疼痛的时间长达20~30分钟，则为冠心病发作，需要立即就医。

风险因素

我们能够意识到很多引发冠心病的风险因素，这些因素和引发动脉硬化的因素有所相似。为了了解潜在的危险因素，医生会问及相关问题，比如患者的健康状况、饮食、运动习惯、是否吸烟等，同时还将进行血液化验。

不可防范因素

遗传基因——心脏病通常有家族遗传史。

性别——据统计表明，65岁以下的女性患冠心病的概率低于男性，这主要是因为雌激素的分泌能够有效地帮助女性防范冠心病。绝经后女性和男性患冠心病的概率基本相等。

种族——一些种族患冠心病的概率偏高。

年龄——总的来说，年长的人患有冠心病的情况较为普遍。

糖尿病——糖尿病患者患冠心病和中风的概率较高，合理地控制糖分的摄入可以降低患冠心病的概率，但防范其他危险因素也同样重要。

可防范因素

吸烟——导致死亡的冠状动脉疾病中有30%~40%是由吸烟引起的。烟瘾越重，患冠心病的概率就越高，不要有侥幸心理。即使是一天吸一根烟也能增加患冠心病的几率，戒烟后这种概率很快就可以降低。

高血压——高血压患者患冠心病的概率比正常的人要高出3倍，如果你能够将血压控制好，这种危险因素能够大大地降低，但是危险系数仍高于血压正常的人。

高胆固醇——现在科学已经证明，高胆固醇和冠心病之间存在着很大的关系。

肥胖——超重的人心脏非常不健康，他们患有冠心病的概率比体重正常的人要高出3倍。

运动——有规律的体育运动能够减少患冠心病的概率。

治疗

冠心病发作后要立即就医。

到达医院后，立即进行心电图测试以及血液检查。

护理人员或医生会让你服用阿司匹林以防止阻塞进一步恶化。

用氧气面罩为患者供氧也能够减少对心脏的伤害。

吗啡或者其他药性较强的麻醉药可以用来减轻病痛。

医生会使用药物来清除堵塞血管的斑块或者进行绕道手术。

恢复后的第一步是对心脏好好保健，使其能够应付日常生活。所以在医院休养的一周时间里，患者不能仅仅躺在床上休养，要在理疗师或者护士的帮助下做一些锻炼。要明确冠心病的危险因素并改变错误的生活方式，防止冠心病再次发作。

很多人在冠心病发作之后都能完全康复，这要依靠有良好组织性的康复治疗。积极的思想对于康复来说也非常重要，在经历如此可怕的冠心病发作之后，难免会产生消沉的想法——很多人就是担心冠心病再次发作而感到紧张。研究表明，积极的态度能够加速康复，恢复正常的生活状态。

心绞痛

心绞痛的根源是心肌疼痛。血液流经心脏再到冠状动脉，动脉硬化所产生的脂肪斑块会阻塞血管（我们称之为冠心病）。在人体处于静息状态时，心脏的血液是足够营养自身的，但当人体运动时（心跳能够从每分钟约75次增加到约190次）心肌就得不到充分的血液供应，从而伤及心脏。这就是为什么心绞痛在运动时最为严重的原因。当停止运动或者休息时，能够得到缓解。心绞痛单纯从体征来看很难诊断，因为它与其他疾病如消化不良的症状极为相似。

症状

心绞痛的病情可以控制在较轻的程度，也可能变得非常严重。心绞痛导致的疼痛非常剧烈，特别是胸腔的中心部位，也可以扩散到脖颈或者手臂，通常为左边的手臂，同时也会感到气短并流汗。

诊断

最初的检查可以采用运动式的心电图检测——患者可以在踏车上运动（或者练

习自行车上运动），身体与机器相连，这种机器能够记录心电反应。运动应缓慢开始，逐渐增加强度，直到患者感到疼痛，此时心电图就会发生改变。

更进一步的检测是冠状动脉造影术，检查时患者要平躺在手术台上，医生会在患者的腹股沟动脉插入一根细管，向其中注入一种特殊的染料使它能随血液流进心脏，这有助于拍摄X线照片。通过X线照片，可以清楚地看到任何受阻的动脉。

治疗

通过药物治疗，心绞痛可以得到很好的控制，较普遍的治疗心绞痛的药物如下所述。

硝酸盐类药物——这类药物有速效喷雾以及药片的形式，患者在心绞痛发作时将药片含在舌头下，能够起到减轻病痛的作用。每日服用药效持久的药片能够降低患者对速效喷雾的依赖。

β受体阻滞剂——这种类型的药物能够减少心脏的工作量，减轻病痛并且逐渐减慢心绞痛病情恶化的速度。

钙通道阻滞剂——这种类型的药物能够减少心脏的工作量，减缓病痛。

最有效的疗法是每日服用小剂量的阿司匹林，防止动脉硬化斑块在心脏动脉中形成。

手术治疗

一旦动脉硬化斑块堵塞冠状动脉或者使其变窄，通常可能使用两种介入方式——血管修复术和搭桥手术——恢复血液流通，使其顺畅地流入心脏。介入方式的选择取决于动脉阻塞的程度，不管是任何一种手术，都存在一定的风险。

心律不齐

当心律超出了正常范围时或心跳变得极不规律就称之为心律不齐。对于健康人，心跳总保持一定的规律以保证获得最大的效率和最佳表现。机体通过可传遍整个心脏的电活动来控制心跳，它使所有的心肌一齐收缩，正常的心跳是每分钟60~90次。

症状

不同类型的心绞痛有不同症状，包括：

心悸，心跳不规则。

心跳过速。

胸部不适或疼痛。

呼吸困难。

眩晕、昏厥。

病因

当正常心肌的收缩被突然打断时，就会出现异常心律。以下几条诱因可增加心律不齐的概率。

心脏内置的起搏器无法触发心电系统。

异常的电刺激引起心肌活动，增加额外收缩。

负责电冲动传导的结构受损。

疾病引起的心律失常

有些疾病可能会引起心律不齐，比如：高血压、心脏缺血性疾病、充血性心力衰竭、心肌疾病、饮酒过度、肺栓塞、甲状腺功能亢进。约有1/3患有心律不齐或心房纤颤的患者并无明显病因。

诊断

诊断通常要诊查腕脉和听诊心脏，某些人需要做心电图才能确诊。也有部分患者的心律不齐是间歇性的，对于这种患者可以用便携式的动态心电图进行24小时监测。医生也可以要求患者做血液检查和拍摄X线胸片。

治疗

心律不齐根据其类型不同治疗方法也

各不相同，治疗方法主要包括如下几种。

药物治疗——治疗心动过速最常见的方法就是药物治疗。例如，用于持续治疗心房纤颤的药物有地高辛，它可以减慢心率，其他药品如维拉帕米、β受体阻滞剂等也有一定疗效。

心律转变法——在麻醉下对患者胸部进行电击，它能使患有重度室上性心动过速患者的心律恢复正常。

房室交界处的射频消融——可以破坏掉异常的电传导通路。

起搏器——如果患者心率低于60次/分，且出现一时性黑矇则需要人工起搏器。

预防

坚持锻炼、戒烟和保持健康饮食将有助于防止心脏疾病发作，进而将心律不齐控制在一定程度上。

预后

心律不齐会降低心脏的工作效率，心脏能力衰减会导致心肌缺血、泵血失败、低血压等一系列症状。心房扑动的病死率是正常人的2倍。

中风概率

泵血失败会使血液长期滞留于动脉，使血栓易于形成。这些血栓又可被血管传送到远处器官中，并对其产生损伤，例如，中风就是由于脑部血供突然中断而引起的。

中风的平均发病率为5%，其发病率受患者年龄、高血压、心衰、糖尿病和心肌缺血等因素的影响而增高。年龄低于60岁且无上述疾病者的中风发病率也很低。

心力衰竭

心力衰竭并不表示心脏停止工作；它是指心脏不能够高效地将血液送到身体的各个部位，从而导致身体各个部位不能够获取含氧量足够的血液。这种病情在80多岁的人群中较为常见，在不发达国家，这种病例在逐年增加。心力衰竭会对人体产生各种不同程度的影响，一些人没有明显的症状，而有的人会由于心力衰竭而对行动造成影响，从而形成伤残。

心脏分为左右两个部分，心力衰竭会使心脏的一部分或者两部分同时受到影响。如果心脏左半部分发生了心力衰竭，那么左心室就失去了将含有氧气的血液泵出到主动脉血管的功能，因此血液会无法运输到身体各部位，堆积在肺部，导致肺水肿。心脏右半部分发生心力衰竭后，血液则堆积在身体的各个组织，腿部、踝以及足部是最为明显的部位。最初，心力衰竭只能影响心脏的一个部分，随着时间的推移，心脏的两个部分都会发生衰竭。

症状

很多患有心力衰竭的患者并没有表露明显的症状，特别是在初期阶段。后期出现的主要症状如下所述。

肌力变弱，易疲劳。

食欲不振。

手脚发冷。

踝关节肿胀。

呼吸困难（心脏左半部分衰竭时尤为严重）、气短、平躺和运动时呼吸则尤为困难。

病因

任何能够影响心脏供血能力的心脏紊乱都会引发心力衰竭，70%~80%的病例都是由心脏病发作造成对心肌的损坏而导致的。高血压是另一个较为常见的病因：心脏长期在压力较大的情况下运输血液，最终会因为负担过重而伤及心肌组织。其他导致心力衰竭的病因包括瓣膜关闭不全或狭窄。贫血症、肥胖症、甲状腺功能亢进等也有可能引发心力衰竭，但较少见。

诊断

医生诊断病情时会向你询问有关症状，并且进行彻底的检查，他会进行如下几个检查。

心电图——这个检查用来测试心电反应能力。

胸透——这个检查用来检测心脏体积大小，并且观察肺部是否出现水肿。

超声心动图——这个检查能够观察心脏内部的结构以及功能运作。

治疗

应鼓励心脏病患者经常到医院就医。如果条件允许对任何可能形成心力衰竭的诱因，如贫血，都应给予治疗。

治疗药物主要包括如下几种。

利尿剂——使尿量增多以降低血压、缓解水肿和呼吸困难。

β受体阻滞剂——有助于心跳变得平缓，但必须要在监控下使用。

血管紧张素转换酶抑制剂——有助于慢性心衰和心肌梗死患者缓解症状降低病死率，首次剂量需在监控下服用。

血管紧张素转换酶II受体拮抗剂——同血管紧张素转换酶抑制剂相似，但引起的不良反应更小。

地高辛——通常会引起恶心，且给药剂量很难确定。主要用于在心房搏动超过正常范围时以稳定心跳

许多患者需同时联用几种药物。

在家护理

一旦确诊了心力衰竭后，患者应对自己的生活方式稍做改变，这样有利于病情的恢复。缓和的运动对病情有好处，但是一定要防止过于剧烈的运动。吸烟是绝对禁止的，避免过于肥胖以免对心脏造成不必要的负担，防止进食过咸的食品。

心包炎

心包炎是指包裹心脏的心包发炎。有时发炎的心包会增厚，以致压缩心脏，这种心包炎称为缩窄性心包炎。有些患者可能是因积聚液体而胀大起来，称为心包积液。

症状

病毒性心包炎病情发展十分迅速，症状可以在几小时内出现。

急性症状

位于胸骨后的胸部中央区疼痛，疼痛可蔓延至双肩及颈部。此疼痛的特点是深呼吸、平卧和吞咽时疼痛加重，坐立时疼痛会得到缓解。

低热。

心包积液，心包内蓄积大量液体妨碍了心脏泵血的功效。渗出液会使患者感到胸骨后有压力感。它也可导致心衰，同呼吸困难和踝部肿胀也有明显的联系。

慢性症状

在少数病例中，心包炎过后心包长期有炎症反应，这是受病毒或细菌性肺结核或类风湿关节炎影响所致。心包会变肥厚结疤并将心脏缩紧。患者会感到不适。长期出现这种情况就称为缩窄性心包炎，其症状包括：

疲劳。

踝部肿胀。

心房纤颤（心跳快而不规律）。

病因

心包炎可引起胸部疼痛。心包里含有一些液体以润滑心包膜，使它们在心脏收缩时可以自由移动。这些心包膜同时也起到了限制心脏大小和作为屏障保护心脏不被感染的作用。

心包炎有急性的也有慢性的，有时还伴有心脏壁上的心肌感染，称之为心肌炎。

急性心包炎最常见的病因如下。

某种病毒感染所致。

心肌梗死。

被细菌感染的血液通过血流感染心包或直接从肺部感染（相对少见）。

比较少见的病因如下。

某些自身免疫功能混乱的疾病，如类风湿关节炎。

癌症——最典型的是肺部或乳腺的肿瘤细胞扩散到心包。

胸部受损伤。

肾衰。

诊断

疑似急性心包炎的患者应进行下列检查。①急性心包炎的心脏症状就是有心包摩擦音出现，当被感染的心包移动时用听诊器可以听到典型的沙沙声。②记录心电活动的心电图（ECG）显示有某种改变发生。③胸部X线片检查有病变发生，如有可能应再做超声心动图。在超声心动图检查中使用超声来观察器官的结构和移动。在此病中，检查目的是为评估心包的厚度以查找是否有过多的体液包绕心脏。

另外还可以做血液检查，以检出发生自身免疫病的痕迹。

渗出液检查

通常在临床体检中很难查出心包渗出液，但有时使用听诊器却可以感觉到心音变得比平时弱。

若真有渗出液存在则用心电图检查会出现特征性变。连续拍摄胸片可发现心脏在几天或几小时内快速增大。心电图技术可用来确诊有无渗出液，还可用于确诊缩窄性心包炎。

治疗

心包炎需住院治疗。可使用阿司匹林或作用更强的非甾体类抗炎药以缓解疼痛。有时使用皮质类固醇以缓解症状。在某些病例中需针对疾病的形成原因进行治疗。例如，细菌引起的心包炎就需要使用抗生素以治疗，必要时可对心脏周围的液体进行引流。

若真有渗出液存在，可通过从胸壁下探针将积液引流。可选择将渗出液完全引出或只抽取一小部分样品供诊断用。若渗出液被引流后又重新生成聚集则需重复引流，或移除一小片心包组织便于液体连续排出。

对于缩窄性心包炎，可手术切除大部心包以使心脏恢复正常的功能。

预防

心包炎是无法预防的，但尽早确诊却可避免并发症，防止疼痛对人造成生命威胁。

预后

病毒性心包炎通常在数天或数周后就有可能痊愈，但有些人却可在数月后复发。

有几种类型心包炎的病情比较严重，在少数病例中，会危及患者生命安全，急性细菌性心包炎和缩窄性心包炎都在此列。

心肌病

心肌病是一组影响心肌的、罕见的慢性病症的统称。其中最常见的就是扩张型心肌病，占发病总人数的4/5强，而肥厚型心肌病和限制型心肌病则相对少见。

症状

扩张型心肌病。扩张型心肌病患者有一个或多个心房室增大（扩张），心脏收缩效率低下。此病可发作于任何年龄的患者，但多见于45岁以上的男性。早期症状只是患者体力下降，而随病情的发展可引发下列症状。

呼吸困难和与心衰有关的水肿、肿胀。

胸痛。

僧帽瓣疾病。有时，肥厚的心肌使位

于左心房和左心室之间的僧帽瓣变形。这样当左心室收缩时僧帽瓣无法完全关闭，使血液倒灌回左心房，导致患者呼吸困难和心力衰竭。

肥厚型心肌病。在此种类型中，心脏壁变肥厚并发生变形，心跳变得无力，从而很难满足机体对氧的需求，特别是在运动时。许多心肌细胞肥大或变形。儿童和青少年罹患此疾可发生下列症状。

晕厥。

用力时感觉胸痛。

心悸。

呼吸困难。

大多数肥厚型心肌病患者都只有轻微症状，但偶见患者发生心律失常而猝死。

限制型心肌病。在限制型心肌病中，由于某种原发的病症，心脏壁部心肌被其他异常组织侵入，结果心肌变得僵硬，无法正常收缩。引起的主要问题就是心脏不能供应身体增长的需求，特别是在运动时加重。症状包括呼吸急促、劳累和血液循环中有血栓形成。

病因

扩张型心肌病似无明显诱因，但可能与家族遗传有关。至少有25%的患者有家族史。对于疑似患者，下列诱因可诱发扩张型心肌病发作。

饮酒过度。

某些化疗药物的使用。

病毒特别是柯萨奇病毒的感染。

获得性免疫缺陷综合征（AIDS）患者也可偶发此症。肥厚型心肌病是一种遗传性病症。有些病例是自然发生的但通常伴有家族史。患病者的后代有50%的概率染上此病。

限制型心肌病的病因包括如下。

淀粉样变性病——异常蛋白（淀粉样物）在各器官中沉积。

血色素沉着症——一种遗传性疾病，大量多余的铁淤积在体内组织中。

肉样瘤病——一种原因不明的慢性疾病。小血管和结缔组织在身体各部分形成一个个肉芽肿。

诊断

心肌病必须与其他病因引起的心脏疾病相区别，比如冠状动脉疾病、高血压、先天性畸形、心脏瓣膜病或心包炎等引起的心脏疾病。通常询问病史和临床检查即可确诊。检查项目包括如下几种。

胸部X线片。

心电图。

超声心动图——使用超声波显示心脏跳动时心脏的结构，提示产生的不规律变化。

心肌组织活检。

治疗

对扩张型心肌病的治疗主要以缓解心衰症状为目的，治疗方法主要包括如下几种。

使用β受体阻滞剂和血管紧张素转换酶抑制剂。

使用利尿剂以减轻液体潴留。

使用抗凝血剂以降低扩张的房室发生血栓的危险。

若心脏传导受影响可安装起搏器，它通过将电极插入到心肌中以提供电刺激。

对肥厚型心肌病治疗方法包括使用乙胺碘呋酮、β受体阻滞剂比如普萘洛尔或钙通道阻滞剂如维拉帕米以防止因心律失常所致的晕厥，缓解呼吸困难，在必要时安装起搏器。如果可能应针对限制型心肌病进行对因治疗。某些扩张型心肌病对皮质类固醇激素敏感。

手术治疗

有很多通过手术治疗心肌病的病例，特别是当药物治疗无效时。

重度扩张型心肌病是心脏移植最常见

的指征。但由于供体短缺，导致在手术中不得不缩减心室壁的尺寸或使用骨骼肌来包绕心脏给予电刺激以产生心跳。

通过外科手术可修补或替换受损的心脏瓣膜或移除过于肥厚的心肌。

预防

幸存的心肌病患者应提高对早期疾病的认识，对那些没有症状但仍属易感者的家族成员也要进行治疗，有心肌病家族史的患者应避免从事体育训练和重体力劳动。一旦确诊，心肌病患者必须避免消耗体力的运动和饮酒。对于限制型心肌病的预防主要依靠对其形成原因的预防和治疗。例如，血色素沉着病的患者进行定期放血就可以减少体内淤积的铁。

预后

有25%的扩张型心肌病患者病情发展较稳定或有所改善。心脏移植术后5年存活率为70%。

在出生时很难查出肥厚型心肌病，但在10岁左右却可发作，在青春期发展速度加快出现些微病变。它引起的症状较少，但可使少数患者发生猝死。儿童和青少年中曾复发昏厥且有两名以上的兄弟姐妹也罹患此疾者，其发生猝死的概率很高。有家族遗传史者的长期预后同疾病之间的关系目前尚不清楚。

重度限制型心肌病患者的前景很不乐观——许多人在确诊后1~2年内死亡。

静脉曲张

静脉曲张是一种较常见的家族遗传病，是指下肢浅静脉扭曲扩张。静脉曲张时，浅静脉或深静脉的静脉瓣发生病变，使血液能够从深静脉向浅静脉逆流，从而使小静脉淤血。站立会恶化病情，但不会引发静脉曲张。

女性更易患静脉曲张，如果体重较大就会对下肢浅静脉血管产生压力，从而导致静脉曲张。

症状

静脉曲张患者会有疼痛感，偶尔会流血，严重的静脉曲张会导致脚踝处的皮肤发生改变，最初引起皮疹，渐渐地出现棕色的色素沉着，最后则破裂发生溃疡，难以治愈。

治疗

静脉曲张使腿部外表不雅观，而且患者时常感到疼痛，病情严重的可能会导致溃疡，可以进行手术治疗。一些人做静脉曲张手术便是为了改变不雅的外观。

有以下4种基本的治疗方法。

症状较轻的患者穿有弹性的袜子可改善病情。

发生疼痛的静脉可实施硬化剂注入疗法，但该疗法会产生不良反应。

结扎浅静脉，防止血液流向表面静脉。

最后的方法是完全切除静脉。在静脉的上端和下端各做一个切口，切除曲张的静脉。

预防

防止站立过久。

运动或散步使腿部血液循环顺畅。

如果可能，将腿抬高。

如果你超重，需要减肥。

第二章
消化系统疾病

胃食管反流病

胃食管反流病是胃内的胃酸、胆汁和食物的持续性反流，它可引起食管末端的炎症反应。典型症状多发生于饭后、弯腰、举物、负荷过重或平卧时。症状的严重程度与反应的严重程度无关。

症状

心口灼热——胸骨后有灼热感或疼痛感，通常开始于上腹部逐渐向喉部延伸，有时病情极为严重则发生心绞痛。

口腔中出现酸液。

比较少见的症状有：呕吐；牙釉质被酸破坏而引起牙痛；喉部炎症引起声音嘶哑；由于吸入胃内容物引起肺炎复发或喘息。

病因

当机体不能正常防止反流时就会发生胃食管反流病，其病因如下。

患者本身异常体弱。

腹内压异常增高。

反流机制。抑制胃内容物反流进入食管的主要机制是食管末端有一个特殊的环形肌（下食管括约肌），它关闭了进胃的入口。其他消除反流的机制包括食管壁的波状收缩和横膈肌的收聚运动。这些机制迫使食物向胃内涌入。由于饮食因素、药物因素或怀孕使括约肌张力下降，饭后某些胃内容物就可能返回食管发生胃食管反流病。

诱因：肥胖；怀孕——腹内压升高时释放的激素导致括约肌松弛；某些药物比如钙通道阻滞剂（用于治疗心脏病）和β_2受体抑制剂（用于哮喘）；吸烟；饮用咖啡、茶或酒精饮料；食用油炸食物或脂肪类食物。

食管裂孔疝。胃食管反流病患者有可能出现食管裂孔疝。胃的一部分通过食管穿越横膈肌的开口进入胸腔。

这一般不会引起症状，且大多数食管裂孔疝患者也不伴有胃食管反流病，但是大多数食管炎患者都会罹患食管裂孔疝。

诊断

若患者比较年轻则只要通过典型的症状就可以确诊胃食管反流病：饭后或改变姿势（比如弯腰或平卧）时有烧心的感觉。45岁以上第一次出现症状的人，以及那些出现其他较少见症状比如胃肠道出血

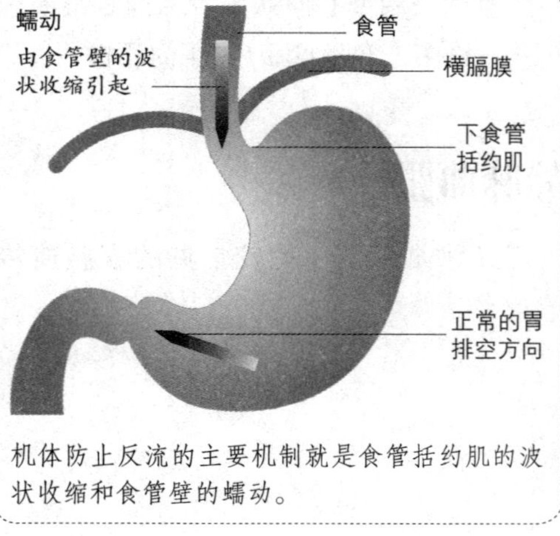

机体防止反流的主要机制就是食管括约肌的波状收缩和食管壁的蠕动。

或吞咽困难的人需进行进一步检查，特别是要排除癌症的可能性。常见的检查包括如下几种。

检查

内镜检查法——将观察工具从患者的喉部插入，以便于直接观察食管和胃的内膜。活组织检查能从胃和食管壁中取样以进行显微镜检查。

X线钡餐检查——吞咽一种X线无法穿透的物质，然后进行一系列的X线检查。若真的发生反流就可以观察到。

治疗

下列治疗方法在治疗胃食管反流病中取得了良好的疗效。

减肥。

避免暴饮暴食。

避免食用洋葱、辛辣的调料或富含脂肪的食物、茶、咖啡、果汁和柑橘类的水果。

避免穿紧身衣。

夜晚枕头高度不低于15厘米。

减少对酒精的摄取。

戒烟。

调整治疗药物，避免药物对食管括约肌产生影响。

药物治疗

抗酸药可以中和胃酸，能够有效地缓解症状。当与一种称为藻酸盐（一种海藻）的物质联合应用时，能起到防止反流的屏障作用。还可使用抑制胃内胃酸分泌的药物。这类药物分为下面两大类。

H_2受体阻滞剂——比如雷尼替丁或西米替丁，对于短期、间歇性发病非常有效。

质子泵抑制剂——比如奥美拉唑。这类药用于严重的顽固性疾病。

由于治疗停止后易复发，所以胃食管反流病通常需要持续治疗。

手术治疗

手术治疗用于除肥胖以外其他原因引起的顽固性疾病。手术部位主要是食管末端附近的胃上部。

预后

胃食管反流病是一种典型的反复发作的慢性病。约2/3的患者需持续服药或间断性服药数年以控制症状。胃食管反流病的主要长期并发症为食管末端出现瘢痕和继发性狭窄（限制），多见于60岁以上的患者，可引起长时间的吞咽困难。

少数病例中，长期患食管炎会导致食管发生癌前病变，但通过药物治疗这些情况是可以改变的。

食管癌

这是世界上常见的8种癌症中的一种，在伊朗食管癌的发生率较高，这是因为他们食用的面粉中含有硅酸盐成分。引发食管癌的主要因素是吸烟以及喝酒。

症状

食管癌的主要症状是食物难以下咽，起初是固体的食物难以下咽，渐渐地，下咽流质食物也会疼痛。通常是癌细胞发生了扩散才会出现疼痛的现象。

病因

可能与吸烟太多和酗酒有关。

成年人的乳糜泻未得到治疗。

贲门弛缓不能。

诊断

医生在询问和检查后，会建议患者做内镜检查或者X线造影检查来确定是否患有癌症。

治疗

治疗食管癌的唯一方法便是手术，但是这种癌症的扩散能力很强，确诊后即使是手术，也不一定能达到预期的效果。化学疗法和放射疗法能够控制病情的发展，其他的一些治疗方法可以使食管处于扩张状态，只有这样患者才能进食。

胃及十二指肠溃疡

胃及十二指肠溃疡交替发生于胃壁和十二指肠壁。大多数溃疡是由于胃内分泌的胃酸和胃蛋白酶不平衡产生的腐蚀性作用引起的，因此也称之为消化性溃疡。十二指肠溃疡的发病率大概是胃溃疡的3倍，年龄为20~45岁的人容易受十二指肠溃疡的影响；而年龄大于50岁的人则容易患胃溃疡。

症状

一般来说不会有什么症状，但有时也会引起下述症状。

反复出现上腹部疼痛。

消化不良。

缺乏食欲，消瘦。

呕血和便血，大便中包含部分被消化的血液，其颜色为黑色或柏油色。

出血——当溃疡穿透血管时就会发生出血；有时这是溃疡的第一个症状。

背痛——可能是十二指肠溃疡扩散到胰腺引起的。

剧烈的腹痛、休克和虚脱——当溃疡引起肠壁穿孔时发生。特别是肠内容物引起的急性腹膜炎或脓肿。

将数小时前进食的食物呕吐出来。

病因

大部分消化性溃疡都是因为受幽门螺杆菌感染而引起的，人们生活在不卫生的环境下特别容易发生这样的感染，其他可能引发消化性溃疡的因素还包括如下几种。

长期服用阿司匹林或者非甾体类抗炎药。

过量饮酒或者摄入过量的咖啡因。

吸烟。

精神压力也是导致消化不良的因素之一，因为压力过大会促进胃酸的分泌。基因也是因素之一，因为这些疾病在家族遗传病例中也较为常见。

诊断

医生在听取患者对症状的描述后，会建议做进一步检查。检查包括血液检查，检测患者的身体里是否含有抵抗细菌的抗体。医生同时还会建议患者做内镜检查，获取溃疡的切片样本，切片样本会送往实验室进行分析，检测幽门螺杆菌含量的指数，看是否有患胃癌的可能性。如果内镜检查还不够准确，那么可以进行尿液检查，来检测幽门螺杆菌含量的指数。

治疗

意识到幽门螺杆菌是导致溃疡的主要原因后，我们就有了直接的治疗方法。要消除幽门螺杆菌需要服用两种抗生素药和质子泵抑制剂，持续服用7天，并且配合6个星期的酸拮抗剂药物帮助恢复受损的部位。如果幽门螺杆菌存在，大约90%的溃疡通过第1个疗程的治疗都能康复。第2疗程的治疗通常能够治愈溃疡。

由于服用阿司匹林或者非甾体类抗炎药等药物引起的溃疡在停止服用药物后通常能够痊愈。但是，对于患有骨关节炎的人来说，服用抗生素类药物也非常重要。医生会让患者服用抗生素药来防止胃和

受消化性溃疡影响的区域

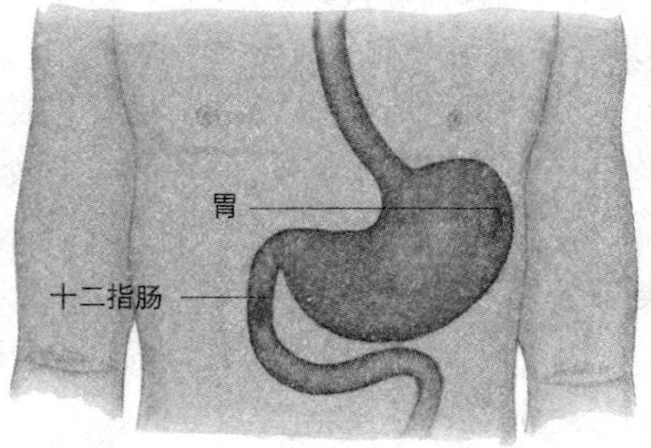

消化性溃疡通常发生在十二指肠，也有可能发生在胃部。

十二指肠发生溃疡。最近，一种环氧化酶2抑制剂被用做抗炎药使用，因为它对胃肠道的影响非常小。

为了防止溃疡复发，医生会建议患者改变生活习惯，比如减少高压力的工作，戒烟或者少喝酒。

胃癌

胃癌是第二大癌症，仅次于肺癌。胃癌在日本和中国较为普遍，主要是饮食原因所致，胃癌发病的速度极快，因此通常的治疗只能减缓癌症的扩散速度而不是治愈。在日本有大规模的健康普查，因此这种疾病在早期就能被诊断出来，治愈率高达90%。

胃癌通常发生在胃壁膜，很快会在身体其他器官扩散，大多数患有胃癌的人年龄都在50岁以上，男性患胃癌的概率是女性的2倍。

症状

上腹部疼痛。

食欲不振，体重减轻。

胃部肿胀。

呕吐。

胃出血及呕血。

贫血。

风险因素

引发胃癌的危险因素有很多，比如由于长期受幽门螺杆菌的影响引起的慢性胃炎（胃壁膜感染）。此外，还包括下列因素。

吸烟。

食物中缺乏膳食纤维。

食物中含盐量过高（腌制和熏过的食物）。

饮酒过量。

饮食中含有高纤维对消化系统非常有益，能够降低患胃癌的可能性。消化性溃疡并不会引发胃癌，但是医生很难分辨消化性溃疡和胃癌早期的症状。

诊断

在听取患者对症状的描述后，医生会检查患者的上腹，之后，医生会建议做内镜检查来检查患者体内的情况。通过内镜检查可以获得切片样本，切片样本会被送往实验室做进一步分析。也许患者还需要做X线造影检查，这个检查能让医生清楚看到胃部结构以及各种异常现象。

胃就像一个大“袋子”，有很多房室会受癌细胞侵袭，且症状不明显。即使症状显现，也是轻微且没有任何异常。就因为这样，当医生发现是胃癌的时候，它已经向身体其他部位扩散了。

治疗

如果在早期检测到癌症，可以通过手术进行肿瘤切除——大约20%的癌症病例可以接受这样的手术。该手术包括摘除部分或者全部的胃以及胃周围的淋巴结，因为淋巴结是癌细胞最容易扩散的部位。当癌细胞扩散到其他器官时，手术可以缓解病情。患者通常需要通过化疗和放射性治疗来控制肿瘤的生长或者延缓疾病恶化，有时也能减轻患者剧痛的感觉。

胰腺炎

胰腺的炎症并不常见，可能是突然出现感染（急性胰腺炎）所致，也可能逐渐形成（慢性胰腺炎）的。一旦胰腺发生炎症，它会直接将一种消化酶分泌到腹腔，而不是小肠，这种酶有非常强烈的化学成分，会腐蚀胰腺周边的组织，导致患者出现周身疼痛、发热或者呕吐，严重的甚至可以致命——患者中有1/5的人会死于胰腺炎，但是大多数患者经过治疗以后都能得到康复。

症状

上腹剧痛，患者移动时疼痛更为剧烈。

发热。

恶心、呕吐。

腹部表面的皮肤有青肿现象。

急性胰腺炎发作时，症状突发，非常严重。慢性胰腺炎的症状则逐渐表露，通常患者在患病晚期才能意识到。

病因

急性胰腺炎通常都是由于结石、饮酒过量、服用药物（比如利尿剂等药物）所导致，由病毒所导致的可能性极小，大多数病例原因不明，慢性胰腺炎会使胰脏的功能慢慢减退，通常是因为饮酒过量导致。

诊断

医生会通过患者对症状的描述检查胰腺，或者提取血液样本进行检查。有时，患者需要接受腹部超声波检查和CT扫描，以及检测血液中的糖分。

治疗

治疗胰腺炎主要是为了缓解病痛以及其他的症状，患者可以接受静脉注射，也可以服用抗生素类药物来防止感染。一旦急性胰腺炎得到治疗，引起胰腺炎的根本原因也就找到了，假如是结石引起的胰腺炎，那么就需要切除胆囊，并且戒酒。

胰腺炎复发对胰腺的破坏很大，最终会影响消化功能（难以消化食物）或者分泌激素的功能（导致糖尿病）。患者需要补充体内的酶，如果引发糖尿病的话，还要注射胰岛素治疗。

胰腺癌

胰腺癌是比较少见的癌症，症状直到晚期才能显现。现在并不清楚引发胰腺癌的具体原因，但是初步推断与患者的饮食相关，特别是饮食中含有高脂、低纤维的食物。吸烟也是导致胰腺癌的原因之一。

症状

腹部疼痛。

体重减轻。

皮肤呈黄色，眼部呈黄色（黄疸现象），这是由于引发癌症后，胰腺分泌胆汁的导管受到阻塞，胆汁不能流出。

诊断

医生对胰腺癌疑似患者进行检查可发现黄疸、肝肿大、胆囊膨胀。这时提示肿瘤阻塞了肝脏中排出的胆汁，但胆结石也可能引发相似症状。可行的检查方法包括如下几种。

血化验肝功能。

超声检查——可探测是否有肿瘤，还能引导探针收集组织样本供活组织检查用。

CT（计算机断层扫描）或MRI（磁共振成像）——这些都是可以得出腹内情况的计算机化图片。

内镜检查——通过它可直接观察到小肠内部。

内镜逆行性胰胆管造影——一个易弯折的导管经喉入胃进到小肠中，然后将放射线无法穿透的介质物注入总胆管中以检测发生阻塞的情况。

腹腔镜——腹腔镜可以通过腹壁的切口进入腹内，且可以利用它取样进行活组织检查。

病因

胰腺癌的确切病因尚不清楚，但却有几种确知的诱因。

吸烟使发病的危险加倍。

慢性胰腺炎。

糖尿病患者，特别是自身肥胖者。

接触工业污染物和DDT（一种杀虫剂）。

多年前做过胃部分切除术也会增加日

后发生疾病的危险。

预后

胰腺癌患者预后较差，因为确诊时80%患者的病灶已蔓延到淋巴结。胰腺癌的术后存活率仅有2%，而无法切除肿瘤的患者，从确诊之日起平均存活时间只有9周，若肿瘤可以切除，这一数字还可提高约10%。

治疗

胰腺癌的治疗与患者的年龄、身体状况、肿瘤的大小以及是否扩散到其他器官有关。

手术

若肿瘤体积较小只限于胰腺，可通过手术切除全部或部分胰腺来治疗。病灶区域的部分胃和小肠、胆管、胆囊、脾和淋巴结也可以切除。

对于无法切除的肿瘤，治疗目的只是缓解症状而非治愈。若肿瘤阻塞了总胆管，可以使用金属支架搭建旁路以保证通路的开放。还可以在进行内镜逆行性胰胆管造影时插入支架以缓解皮肤的瘙痒和黄疸。

药物治疗

在某些病例中放疗或化疗可能会杀死癌细胞使肿瘤收缩，但通常情况下它们也仅能起到缓解作用而非治愈。另外使用强效止痛药比如吗啡口服长效制剂或注射阻滞疼痛传导的药物，也可作为治疗的一部分。

肝硬化

肝硬化是正常肝组织结构的破坏，特征是形成放射状无功能瘢痕组织围绕有功能的肝组织。在大多数亚洲国家，慢性肝炎是肝硬化的主要原因。

症状

伴随着皮肤表层的损伤出现黄疸、瘙痒以及血色素沉着。

缺乏凝血因子会导致原发性淤伤。

上身出现蜘蛛痣（静脉扩张引起皮肤出现的小红斑），以及眼睑部脂肪沉积。

腹部肿胀（腹水），并伴有典型的静脉扩张。

腹痛、食欲差、恶心、呕吐（若食管静脉破裂还会出血）。

男性由于激素紊乱可能会发生女性化。由于威尔森症的影响，角膜上将出现棕色环（凯-弗环）。

肝硬化的临床特征就是门静脉高压和肝细胞死亡。门静脉高压可引起脾肿大、食管静脉曲张以及腹腔内腹水聚积。开始时肝可能会增大，但是随着病情的发展又渐渐缩小。肝功能衰竭最终导致血中蛋白和凝血因子水平降低，体内废弃物的排泄效率降低。

诊断

血液学检查——全血细胞计数检查可以发现贫血（由于出血引起），血红细胞体积增大，凝血异常。

微生物检查——检查是否有乙型肝炎病毒、丙型肝炎病毒或丁型肝炎病毒。

免疫学检查——出现免疫球蛋白和抗体可以预示有自身免疫病发生。

影像学诊断——超声、CT扫描或MRI都可显示有异常。

生化检查——白蛋白（血中的一种蛋白）水平降低。

肝药酶和胆红素（血红素的退化产物）水平升高——血清中的铁和铜元素可能引起血色素沉着（铁升高）或威尔森症（铜升高）。

病因

严格来说肝硬化并不是一种疾病，而是由于肝损坏形成的症状。肝的受损细胞可以再生，以维持未受损时的基本结构。若由于疾病或酒精中毒引起肝细胞持续受损，则组织会结痂愈合，引起肝结构受损。当瘢痕组织多于正常肝组织就会发生肝硬化。肝内血供发生变化，使器官功能降低。

虽然肝硬化主要是由于酒精中毒引起的，但它与其他病理过程也有关系。

慢性肝炎——乙肝和丙肝。

自身免疫病——原发性胆汁性肝硬化、狼疮样肝炎。

血色素沉着症——一种遗传性疾病，身体吸收了太多的铁。

威尔森症——一种影响铜代谢的疾病。

小静脉闭塞症——多发于饮用含有毒性生物碱的药茶者。

肝静脉受阻塞。

受某些药物影响。

囊肿性纤维化。

糖原过多症。

长期心力衰竭者（心源性肝硬化）。

治疗

肝硬化必须针对疾病的成因进行对因治疗。

使用药物α-干扰素可以控制慢性乙型或丙型肝炎病毒，它可有效地降低病毒的活动。

使用免疫抑制剂皮质类固醇激素强的松，咪唑硫嘌呤可治疗自身免疫性肝炎。

由于肝血压增高，引起食管中扩张的静脉出血，可使用药物奥曲肽、血管加压素和心得安。

胆管中的胆结石引起胆汁郁积性肝病，可行移除结石的手术，术中可使用胆酸制剂。

血色素沉着是由于体内蓄积了大量的铁所致的疾病，可导致肝脏损伤，需要反复放血或使用螯合剂进行治疗，螯合剂能与铁相结合，安全地将其排出体外。

若想有效治疗由酒精中毒引起的肝硬化，患者需要戒酒。必要时可使用物理疗法帮助患者戒酒，还可补充所需的维生素。

预防

假如有酗酒的习惯，则需预防肝硬化的发生。若能尽早意识到这一问题并进行治疗，有可能将其治愈或将疾病控制在某一阶段。但是，有些疾病，比如原发性胆汁性肝硬化和一些遗传因素却是无法预防的。

文身是传播肝炎病毒的一个常见途径。所以喜欢这种装饰的人应格外注意。

并发症和预后

由于肝功下降无法破坏和清除各种毒素，还会引起其他的并发症。预后主要与起病原因有关，但大多数都能得到令人满意的治疗。

移植手术

肝移植手术对象主要是那些据评估无法生存一年以上，或生活质量极差而无法耐受的患者。在某些情况下并不推荐进行移植手术。这些人包括原发或继发性肝癌患者、长期酗酒者、获得性免疫缺陷征患者、乙型肝炎患者或有典型精神疾病者。

肝炎

肝炎是由酒精、药物（毒性反应或过量）或病毒感染引起的肝脏弥散性炎症。病毒引起的肝炎类型很多。传统意义上的病毒性肝炎是对肝炎病毒感染引起的一系列疾病的总称。目前它至少有6种已知分类：甲型、乙型、丙型、丁型、戊型、己型。其中临床症状最具典型特征的是甲、乙、丙三型。

症状

急性肝炎无论是否由病毒引起都有相似的临床表现，患者会出现轻微的流感样症状，比如恶心、呕吐、食欲差，有时还会感到全身不适。其他症状包括如下几种。

发热。

疲劳。

腹痛。

腹泻。

由于病毒损坏了肝细胞，通常会发生黄疸（皮肤呈黄色）和小便赤黄。

诊断

在肝炎的急性期会产生IgM（G免疫球蛋白）抗体，但接下来它又被保护性的IgG抗体所取代。因此检查IgM可以诊断肝炎活动期，若检查中发现IgG则提示此人曾经患过甲型肝炎现在正处于恢复中。

乙型肝炎抗原

由于自身对疾病的免疫性以及曾使用过有效的疫苗等原因，乙型肝炎至少有三个表现特殊的抗原抗体标志物可被用来识别疾病是否处于活动期。

表面抗原——HBsAg——通常是感染的第一证据，到了恢复期就慢慢消失。恢复期后出现抗-HBs抗体并持续终生，提示曾经被感染过。持续性出现HBsAg而缺乏抗-HBs会导致慢性肝炎或处于肝炎病毒携带状态。HBsAg是乙型肝炎的诊断标志。

核心抗原——HBeAg——可从被感染的肝细胞中发现，而不是血中。抗-HBc在疾病发作时出现，继而逐渐消失。它有时可作为近期感染的指征。

HbeAg只有在HBsAg阳性的情况下才能被发现，提示感染的风险较大且很可能成为慢性疾病。

疫苗

丙型肝炎的多个亚型呈地域性分布，且随着时间的推移病毒也更加个体化。抗-HCV并不对身体起保护作用，因而可以用来诊断疾病活动期。

现已开发出针对甲型肝炎和乙型肝炎的疫苗，它们可单独给药，也可联合应用以激活机体的免疫能力。但是想要开发出针对有多样性抗原的丙型肝炎疫苗却仍是任重道远。

治疗

同甲型肝炎和乙型肝炎病毒接受后立即进行被动免疫（注射免疫球蛋白以预防感染）可以降低发病的危险。使用自动免疫接种技术可以预防急性肝炎及与此有关的其他慢性疾病。

丙型肝炎的唯一治疗手段就是使用干扰素（抗病毒的蛋白物质），但它作用有限且不乏较严重的不良反应。

预后

肝炎持续6个月以上者被定义为慢性，其病情轻则只有轻度的炎症反应，重则发生肝硬化——由纤维瘢痕组织来替代受损肝细胞的一种疾病。1/3的慢性肝炎是由急性肝炎发展而成，但大多数患者起病隐匿并不出现典型症状，只出现一些身体不适，比如疲劳、缺乏食欲和全身不适，不经过任何明显的急性期而直接发病。许多患者并不知道自己患有慢性肝炎且这种状况经常可持续数年，甚至数十年。但是，越来越多的证据显示这些患者最终会发展成肝硬化和原发性肝癌。

胆结石

胆囊是一个梨形的囊腔，用来贮藏和浓缩胆汁；它位于肝右叶下。胆结石形成于胆囊内，由大量胆固醇、胆色素和钙以各种不同的比例结合而成。结石可能是单发的，也可能是多发的，它可能大如胆囊，也可能小如沙粒。在发达国家，80%的患者的胆结石是以胆固醇为主要成分的。

只有约20%的胆结石患者最终会出现症状。大多数人只有在进行其他检查时才会发现这一问题。

症状

急性胆囊炎——胆囊的急性炎症可能会引起右肋区轻微或剧烈的疼痛，且有可能放射到后背和肩胛。还可能出现呕吐、发热和轻度的黄疸。90%以上急性胆囊炎患者检查都会发现胆囊中有结石。严重的并发症包括胆囊穿孔、脓肿和腹膜炎（腹腔周围的黏膜发生炎症）。

胆绞痛——胆绞痛是胆结石最常见的症状。当结石阻碍了胆汁从胆囊中流出或妨碍其通过胆总管时就会发生胆绞痛。患者会感到右肋区间歇性疼痛。疼痛的程度可能是轻微的，也可能是剧烈的，可以持续几小时，且多发于饭后。

慢性胆囊炎——胆结石可以增加发作慢性胆囊炎（胆囊的慢性炎症）的概率。胆囊会结痂而无法正常收缩。患者的右肋区会出现慢性的疼痛。

胆总管中的结石——引发上腹中央和右部的疼痛，发热和黄疸伴尿赤以及浅色粪便。

胆管炎——胆结石的一个严重并发症就是胆管发炎。患者病情较重，常伴高热。

胰腺炎——胰腺发炎是胆结石的一个并发症之一。其症状包括上腹部和后背疼痛，通常伴有恶心、呕吐。

病因

饮食中摄入太多的胆固醇时，胆汁和胆固醇就会形成胆固醇性结石，从而导致胆囊难以有效地排出胆汁。

诱因包括：

女性——青年女性胆结石的发病率要高于男性。

饮食——节食可降低胆囊的活动，而快速减肥时大量分解脂肪又会增加胆固醇的排泄；饮食中含有大量的动物脂肪也会增加发病的概率。

药物因素——服用降低血中胆固醇含量的药物会使大量的胆固醇进入到胆汁中。

怀孕、避孕药和激素替代疗法都可能会增加疾病的危险。

肥胖。

糖尿病。

色素石

当胆囊中胆红素过多时浸泡其中的结石就会形成色素石，多发于胆囊切除术后的胆总管中，并伴发胆道感染，或其他血红细胞分解过度的血液疾病，比如镰状细胞性贫血。

诊断

通过对患者进行检查并询问病史通常就可以发现结石。检查时若发现胆囊肿大或胆囊刺激痛提示有胆囊疾病发生，且很有可能出现胆结石。

其他检查包括：

超声检查——检查胆囊中的胆结石。

闪烁扫描——使用同位素跟踪的方法检查胆囊中的胆结石。

内镜逆行胰胆管造影——将一种X线无法穿透的颜料直接注入到胆管中以确诊胆总管中是否有结石，必要时还可通过内镜移除结石。

静脉胆囊造影——注入一种X线无法穿透的介质便于在X线下将结石的轮廓显出来。

腹部X线检查——X线下可以看到钙化的结石。

治疗

胆囊内的结石若不引发症状，可以不用治疗。对有症状的胆结石患者通常是通过切除胆囊来治疗（胆囊切除术）。腹腔镜检查（微创）或开腹手术都是可供选择的常用疗法。使用内镜可以将胆总管中的结石切除。若太大了无法全部移除，可以使用药物冲击或用体外冲击波碎石器将结石先行击碎。若无法进行手术，可以使用口服胆酸制剂的方法来治疗结石，但这只适用于患者症状较轻、结石体积较小且未钙化的情况。5%的患者有可能会复发结石。

急性胆囊炎患者需要使用抗生素，之后也可以进行胆囊切除术。对于急性胆囊炎患者可以使用抗生素及减少胆管压力的方法治疗。

慢性胆囊炎的治疗并不理想，切除胆囊有时也起不到缓解症状的作用。

预后

约10%的患者在确认后5年内从无症状发展到有症状。若结石位于胆管中，20%无症状者会形成并发症，比如胆囊炎或黄疸。

阑尾炎

阑尾位于大肠第一部分末端的盲肠处，阑尾发生炎症后如果不给予治疗，会危及生命。有时引发阑尾炎的原因不明。

症状

恶心、呕吐。

痢疾。

轻微发热。

食欲不振。

起初，疼痛限于脐周，之后，右腹部会感到轻微的缓解。

病因

阑尾腔内压升高使其内部黏膜受损，正常寄居于肠道的细菌因而有机可乘开始攻击阑尾壁，引起感染。后来分泌的黏液进入腔内又进一步引起内压升高，最终血供被彻底阻断，产生坏疽，阑尾壁破裂。

常见病因

有证据表明，最初的病因是由于耶尔森氏菌感染而形成黏膜溃疡所致。最常见的阻塞物是卡在阑尾中的粪石。

其他病因

肠道寄生虫。

肿瘤。

病毒感染引起腺组织肿胀。

诊断

诊断主要基于患者的病史及其临床表现，急性阑尾炎的典型症状出现得非常快，通常不超过24小时。若症状持续48小时以上，则不太可能是阑尾炎。

阑尾炎并无特定的诊断方法，只有在无法确诊时才使用其他检验方法辅助诊断。

可选的诊断方法

实验室检查和影像学检查并不能确诊阑尾炎，但却有助于排除其他可引起疼痛的疾病。

腹腔镜检查——使用装配有摄像仪器的工具对腹腔进行检查。

超声波检查法（使用超声波成像）有时也会有所帮助，特别是无法确诊或疑似有其他妇科疾病时。

有经验的医生都擅长于根据病史和临床表现来诊断阑尾炎，但是15%的急性阑尾炎患者接受手术时很难发现病因。

治疗

急性阑尾炎唯一安全的治疗方法就是手术切除阑尾，通常这是一种开腹手术，但是现在腹腔镜（微创）手术也变得越来越常见。

快速康复

正常情况下恢复是比较迅速的。通过在术前和术中静脉注入抗生素可大大降低术中发生感染的概率。脓液必须吸出。若体积较大或影响了盲肠和小肠，则必须切除整块脓肿并行回肠造口术（术中将小肠牵引至皮肤开口处，肠内排泄物可排到可移动的口袋中）。

阑尾的位置

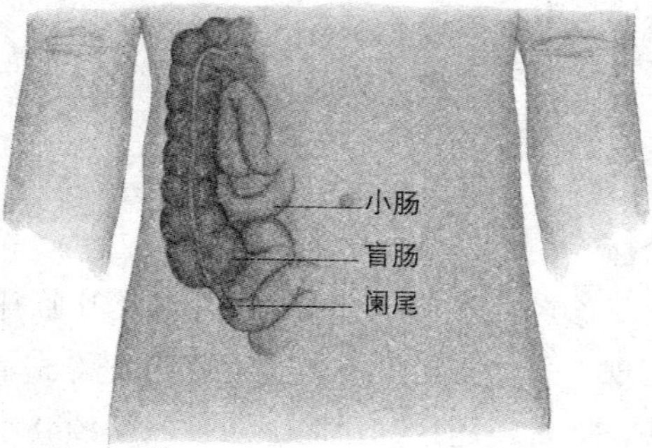

阑尾是消化系统中一个退化的器官。

预防措施

手术期间，腹部和肠道必须做仔细检查以排除任何其他疾病。一个很少出现但却有可能出现的病因就是Meckel憩室（小肠上的囊性突起）炎症。即使并不出现炎症反应，切除这种囊状物也会预防日后发病。

预后

急性阑尾炎的进展很快。一旦漏诊会导致被感染的阑尾破裂，肠内容物进入腹部引发腹膜炎。

后果

当突然发生破裂时，炎症反应向四处扩散感染腹腔（穿孔），这会威胁到患者的生命。

在病情发展较慢的情况下，附近的网膜（特殊的骨膜）会将穿孔部位包裹起来形成脓肿，这种情况较少见。

结肠直肠癌

结肠直肠癌是比较常见的癌症，但是到现在为止，关于结肠和直肠为什么这么容易受癌细胞的攻击还没有确切的解释。40岁以下的人很少患结肠直肠癌，但是随着年龄的增长发病率有所升高，特别是60岁以上的患者较为常见。大多数跟大肠有关的癌症都发生在结肠的末端（乙状结肠处）或者直肠，所以结肠直肠的检查极为重要。虽然结肠直肠癌可以成为家族遗传病，但是90%的患者发病并不是家族遗传。

症状

腹痛。

排泄习惯改变。

大便出血或较软。

食欲不振。

直肠感到不适，排泄后感觉不畅。

病因

医学研究对引发结肠直肠癌的原因做了定义，原因包括如下几种。

饮食——经常摄入动物脂肪而且食物中缺乏高纤维物质容易引发结肠直肠癌。

溃疡性结肠炎——患有这种肠道感染性疾病的人更容易患上结肠直肠癌。

大肠息肉遗传病——这种遗传病会引起大肠内部生长出息肉。这种息肉会引发癌症，此病患者需要经常做切片检查，检查大肠的健康状况。

基因——DNA中的基因改变引发结肠直肠癌这一理论现在已经得到证实。正常的器官组织转变成癌细胞要经过一系列的过程，其中一些演变便是由遗传引起，所以有家族病史的人比较容易患上此病。医学专家现在正在寻找到底哪个基因变化引发结肠直肠癌的可能性最大。阿司匹林和其他一些抗消炎的药物能够防止结肠直肠癌的发生。

诊断

在症状显现前，结肠直肠癌就可以通过扫描发现。如果出现症状后就医，医生可能会对患者进行腹部检查，通常会戴上手套后为患者检查直肠。医生还会询问通便的状况，在血液化验后，还要进行大便化验。

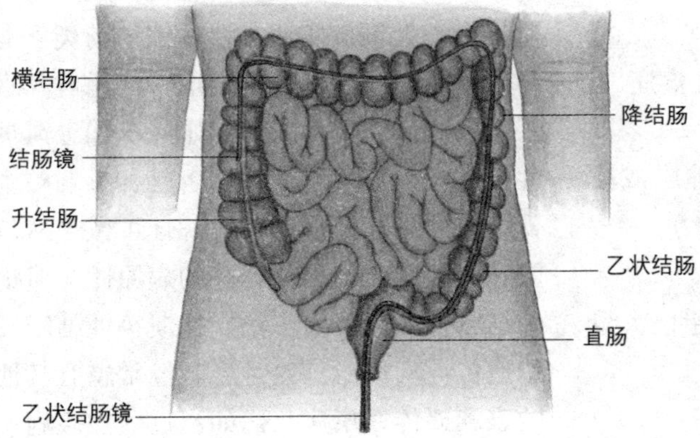

结肠的结构

结肠是吸收食物的水分并且将吸收后的食物形成排泄物的器官。结肠分为4部分：升结肠（腹部右部）、横结肠（横穿至左边）、降结肠（朝身体下方）以及乙状结肠（与直肠相连）。医生可以通过一根管子——乙状结肠镜或者结肠镜来检查结肠。

医生通常会建议患者到医院进行一系列检查，比如乙状结肠镜检查（这种检查是指用一根管子插入直肠来检查乙状结肠），X线检查或者结肠镜检查（结肠镜检查是运用一种灵活的内镜来检查整个结肠）。通过以上几种检查，可以准确地检查出结肠中是否有肿瘤。

进行内镜检查时，医生会提取组织切片用来化验以确定是否存在癌细胞。如果确定癌细胞存在，医生通常会对患者进行CT扫描，观察癌细胞生长的速度以及是否扩散到身体其他器官。

治疗

如果结肠直肠癌得到确诊，那么唯一的治疗方法就是将长有肿瘤的部位切除。大肠中受感染的地方切除（手术称之为结肠切除术）后，医生会将两端重新进行连接。大多数情况下，医生会将切除后的两端进行连接，有时医生也会将切除的一段连接到腹腔壁，建立一个暂时的通便管，这称为结肠造口术。不是所有的结肠造口术都是长久的手术，大多数造口术都是在做第2次连接手术前暂时使用的。

如果癌细胞在大肠壁上，约有90%的患者能够在5年后恢复。如果癌细胞已经扩散到淋巴结，特别是肝脏部位的淋巴结，生存的概率就大大降低了。

最近几年，化疗对于早期发现的病例比较有效，但是最好的治疗方法仍然是手术。越早进行手术，存活的机会就越大，研究表明，耽误癌症治疗的主要原因是患者犹豫是否应该就医。如果有类似的病情，请不要拖延时间，赶快就医。

预防

对高风险人群进行定期筛查。

在癌变前将息肉切除。

低脂肪、高纤维饮食。

雌激素替代疗法（HRT）——可降低女性结直肠癌的发病率。

非甾体类抗炎药——可减少遗传性腺瘤性息肉病患者的息肉数量，降低结直肠癌的病死率。

溃疡性结肠炎

溃疡性结肠炎是一种发生于肠黏膜内侧的非传染性疾病。它多发于直肠，且会蔓延到大肠，并影响部分或全部结肠。在一些比较严重的病例中会形成炎性息肉。

症状

溃疡性结肠炎急性发作时有如下的症状如下。

频繁发生出血性腹泻。

发热。

身体不适，食欲差、消瘦。

腹部绞痛。

腹部左侧肠道发生溃疡裂口处疼痛。

直肠疼痛、出血和黏膜病变。

里急后重（持续且急迫的排尿或排便，却只能排出少量的血液和黏液）。

贫血——由于出血所致。

水肿（组织肿胀）——由于蛋白大量流失所致。

口腔溃疡。

心动过速。

有些人还可能出现：

皮疹。

眼部炎症。

关节疾病。

肝、肾和胆囊疾病。

形成血栓。

在急性发作期会出现一些威胁患者生命的并发症。

毒素引起扩张——大肠扩张，肠壁被拉伸而变薄。

大肠穿孔——腹部变得僵硬，且患者会感到极为疼痛，有可能发生重症休克。

大量出血。

病因

虽然引起溃疡性结肠炎的真正原因还未弄清，但却有很多与此相关的理论，包括：环境因素，有观点认为溃疡性结肠炎是由于遗传原因所致或是对某些特定的饮食或微生物产生反应而引起的疾病；家族遗传史，大量事实证实溃疡性结肠炎可能与遗传因素有关，有10%~15%的患者其直系亲属（例如父母或兄弟姐妹）罹患溃疡性结肠炎或克罗恩病。后者是种影响整个胃肠道的炎症性疾病，其病灶可位于从口腔到肛门的任何部位，它的病原体与溃疡性结肠炎相似。另一个支持溃疡性结肠炎是遗传性疾病的迹象是患者经常患有其他的家族遗传性疾病，比如：过敏性疾病，比如哮喘或湿疹；自身免疫病，如系统性红斑狼疮或慢性肝炎。

与病毒之间的联系，从溃疡性结肠炎患者身上提取的组织中可以分离出病毒，预示着二者之间可能有某些关联，但还缺乏切实的证据。

吸烟所带来的影响，溃疡性结肠炎在不吸烟者或已戒烟者中的发病率反而更高，这种现象的原因尚未完全弄清。

诊断

溃疡性结肠炎并无特殊的体征，除了腹部可能会感觉到轻微的胀痛和压痛。

检查

对粪便进行实验室检查以排除感染。

做腹部X线检查。

钡餐——X线无法穿过硫酸钡，可以用作肠道X线检查的对照物。

直肠检查——可能会检查到出血。

结肠镜检查。

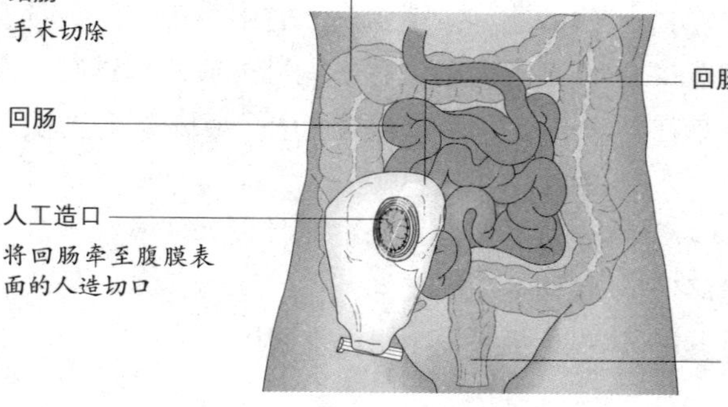

重症溃疡性结肠炎患者有可能需要切除整个结肠，在腹部表面造口（人工造口），将回肠末端的切口引向此处，使粪便由此排入外接的袋子中。

超声或CT检查。

化验血流以检查贫血和肝功能。

在诊断溃疡性结肠炎前应先排除下列疾病。

由细菌、病毒、寄生虫或原生动物如阿米巴引起的感染性结肠炎。

使用某些抗生素后造成的假膜性结肠炎。

克罗恩病，有时两者之间根本无法区别。

憩室炎——肠道下部肠壁虚弱处的肠袋形成炎症反应。

结肠和直肠肿瘤。

治疗

药物治疗是最主要的治疗手段，可以通过口腔和直肠给药。

5-氨基水杨酸衍生物。

皮质类固醇激素类药物（用于危重病例中，大剂量应用以挽救生命）。

某些病例中由于使用了硫唑嘌呤，可以适当地减少激素的用量。对于病情极为严重者可使用环孢霉素。由于压力以及某些抗生素和抗炎类固醇药（NASIDs）的影响部分患者的病情经常出现反复，则需要使用柳氮磺胺吡啶或5-氨基水杨酸制剂进行维持治疗。

对于病情较重的溃疡性结肠炎患者，必要时可切除部分或全部结肠（这一过程称为结肠切除术），或者大部分直肠和结肠。若患者对某些疗法不敏感或治疗带来难以接受的不良反应也可接受手术治疗。术后，某些患者可能永远需要回肠造口将回肠牵引至腹壁，并造一人造开口允许大肠内容物由此排泄至袋子中。

另一个可供选择的方案是施行回肠结肠吻合术来避免回肠造口术。手术过程中将小肠的一个憩室缝合到直肠上，作为一个液体粪便的贮存器。这些粪便可以一天数次地照常通行。

痔疮

痔疮实际上是肛管的静脉曲张。其表现为肛管壁组织的异常肿大，有的甚至会从肛门中突出。痔疮最早出现的常见症状为排便时出现鲜红的血液。通常症状较轻，但也可能加重并持续数月。

症状

其他少见的症状包括肛门瘙痒、不适及疼痛，特别是当痔疮发生炎症时，直肠也会有沉重感，并伴有肛门部发生黏液样改变。

痔疮的等级

一级——痔核位于肛门内，但排便时会出血。

二级——排便时痔核会伸出肛门，排便结束后又重新返回。

三级——除非用手推回，否则痔核总在肛门外。

四级——始终位于肛门外。

病因

慢性便秘是痔疮最常见的诱因，这通常与饮食中缺乏纤维有关，长期剧烈活动会使腹内压增高，且肛门区域的血管充血。

其他诱因包括：

怀孕和分娩。

排尿困难——因为许多男性可能会发生前列腺肥大。

肥胖症。

从事抬举重物或长期久坐的工作。

严重腹泻。

诊断

最重要的是一旦发生行动时出血应立即就医以查清出血原因。

医生应先检查患者的腹部、腹股沟和

生殖器，而后再使用直肠镜和乙状结肠镜等金属器械观察肛管和下段肠道的内膜。

若无法确诊可使用内镜切除一小片组织在显微镜下进行活组织检查，还需做血液检查是否贫血，因为痔疮导致持续性出血引起血液中铁的大量流失，从而出现贫血。

治疗

许多症状较轻的患者可以进行自我治疗，治疗时需要注意饮食并使用轻泻剂，便后用温水清洗肛门周围，并用棉布轻轻擦干有助于减轻刺激感。

可以涂抹药膏、使用栓剂以及激素类软膏以缓解瘙痒和疼痛，若发生剧痛则可进行局部麻醉治疗。但只能使用几天，因为它会刺激肛门的皮肤。

若症状持续出现，则需手术治疗。手术目的为彻底去除痔疮或将引起疾病的栓块切除，最终使其萎缩。可选的方法比较多，包括硬化疗法（将硬化剂直接注射于痔核内使痔核硬化萎缩或使痔栓坏死脱落）和凝固疗法（使用各种手段）以及使用手术刀或激光刀进行手术治疗。

大量脱垂患者伴有皮垂，可能需要行痔切除术。术后使用非甾体类抗炎药可以缓解不适。

预防

建议患者做到如下几点以降低痔疮的发病率。

经常食用含有新鲜水果、蔬菜以及全麦谷类的高纤维饮食。

补充足够的液体。

将体重控制在正常范围中。

避免长期用力。

不要延迟肠道排空。

第三章
呼吸系统疾病

感冒

感冒是世界上最普通的感染性疾病，它由总称鼻病毒的一组病毒引起，同时出现大量的上呼吸道症状。

症状

感冒病毒的潜伏周期为1~4天，症状多发生于固定部位，比如咽部。48小时后症状开始有较大变化，此时出现明显的诊断指征。这些症状是由于发炎和鼻黏膜肿胀引起的。如果没有更复杂的发展，症状会持续2~4天，包括：

流鼻涕。

打喷嚏。

鼻塞。

流泪。

鼻窦充血引起面部疼痛。

喉咙肿痛，发干，咳嗽。

发热——少见于儿童，罕见于成人。

脓性鼻分泌物（疾病后期）。

疲劳。

病因

伤风和感冒发热（有些感冒常伴发热）绝大多数是由如下各组病毒感染引发的。

鼻病毒。

腺病毒。

冠状病毒。

副流感病毒。

艾柯病毒。

呼吸道合胞体病毒。

柯萨奇病毒A。

甲、乙型流感病毒。

主要传染途径为鼻与口腔的传染，但有时也可通过肌肤相互接触而传染。比如手指不小心接触到了携带病毒的鼻分泌物，当它再与健康人的口、鼻接触，健康人就可能被传染。因此患者咳嗽、打喷嚏或同他人直接接触都易导致疾病传染。

通过患感冒而得到的免疫期通常较短。这是因为感冒病毒通常并不进入血液循环，因而机体很难建立免疫应答来抵抗感冒。

诊断

临床诊断是必需的。感冒经常引起上呼吸道感染，例如，鼻、眼（鼻泪管）、咽和胸部的不适。导致喉咙发炎（张开嘴可以看到咽部）、咳嗽（气管炎）或者支气管炎的相关症状。

众所周知，鼻分泌物本来就包含各种类型的鼻病毒，所以实验室检查并不是确诊所必需的。

大多数的感冒都会自己痊愈。也有些病例会由于两种细菌感染而变得复杂，导致鼻窦炎、中耳炎（中耳部感染）以及下呼吸道感染。

治疗

治疗仅以缓解症状为目的，没有对感冒病毒敏感的抗生素。常用的治疗手段有服用止痛药（例如阿司匹林）、鼻塞患者使用雾化吸入剂、喝热水缓解咳嗽等。止咳糖浆之类的药物收效甚微。患者应戒烟，以免过度刺激黏膜。

至今尚无特效疗法和免疫学方法对感冒有效。因此最近的研究重点多放在如何研制出能够缩短病程、限制疾病传播的药品上，但还未有切实成果。也有某些抗病毒药在临床上使用，但它们大多价格昂贵，而且即使不用药，感冒也不过持续4天左右。

高危人群

某些特定的个体得流感后出现并发症的风险很大。并发症包括：支气管炎、侵犯气管的细菌感染和肺炎。流感流行期间肺炎导致的死亡很常见。

因流感而出现并发症的高危人群包括下述几种。

早产儿和低体重的新生儿和幼儿。

老年人。

吸烟者。

哮喘患者。

糖尿病或艾滋病引起的免疫力低下患者。

营养不良及健康状况不佳的患者。

高危人群如果出现了流感并发症，则不能在家里接受治疗，必须在症状发生时尽快就医。

流行性感冒

流行性感冒（俗称流感）是由接触高传染性病毒引起的呼吸道疾病。尽管它的某些症状与感冒相似，但二者之间还是容易区分的。

感冒的特征是起病较缓，仅限于流鼻涕、喉咙痛和低热等症状，通常持续3~5天。而流感则恰恰相反，起病较急，症状较重，在经过1~4天的潜伏期后，患者经常感到头痛、背痛、肌肉痛和寒战，或伴有鼻塞、气管炎（喉咙发干）、声音嘶哑、没有食欲、腹泻、呕吐、失眠等症状。

不同类型的流感病毒引起的流感可以根据不同症状来区分。例如，除上呼吸道症状外，有时也伴有消化道症状，包括腹痛、腹泻、呕吐等（肠胃感冒）。

症状

高热。

食欲不振。

喉咙发炎。

全身酸痛。

烦躁不安，身体虚弱。

急性期症状一般持续3~4天。病程越长，愈后所需恢复时间也越长。

病因

流感病毒分为甲、乙、丙三型。这三型病毒逐年发生抗原变化，不断产生新的病毒株。

人与人之间传染途径主要有咳嗽、打喷嚏或与潜伏期病毒携带者直接发生皮肤接触等。

诊断

通常临床诊断时只要问一下患者的病史及现状就可以了。

流感可以是个体偶发，也可以发展为群体流行病。如果一批患者均呈相似症状就可以推断有流感爆发。

通过对患者血清的检查可以确定病毒种群类型，但这仅在流感爆发时才有意义。

治疗

卧床休息。

补充足够多的水分。

口服扑热息痛或阿司匹林以退热。

抗生素对流感本身无效，但常被用来治疗细菌引起的继发感染。如流感嗜血杆菌、肺炎链球菌都对特定的抗生素敏感。

也有一些抗病毒药在临床上使用，如金刚烷胺，但这仅用于身体虚弱或危重患者。在流感爆发时很少有这种需要重症监护的患者。

哮喘

症状

深夜、清晨和运动后，气喘和咳嗽较为严重。

胸闷。

气急。

恐慌和焦虑。

呼气困难。

哮喘是指气管间歇性缩窄导致的呼吸困难。病情较轻的患者会遭受偶发性的气喘和气急，然而有些患者则可能每日都要经受会致残或危及生命的哮喘发作。在过去的20年里，哮喘得到了广泛的认识，得到诊断的病例数目也增加了2倍——有可能是因为人们将轻微病症也归类为哮喘。

哮喘在任何年龄段都可能发作，但普遍认为儿童时期更易患哮喘。哮喘通常与过敏症相关，引发过敏性哮喘的刺激物有——尘螨、花粉、真菌以及动物的毛发，还有一些食物过敏也能引发哮喘。人在儿童时期所患过敏性哮喘通常会发展成湿疹或过敏性鼻炎。

诊断

一些患者患有偶发性气喘，然而有些患者会由于受刺激物的刺激产生频繁且严重的哮喘反应。对于医生来说，要诊断哮喘并不容易，最明显的征兆就是在运动时和运动后气急或者深夜咳嗽。

如果医生怀疑患者患有哮喘，则需要做进一步检查。诊断哮喘的检查包括肺量计检查和肺活量检查，这些检查监测呼吸的频率和深度；此外还需要接受对不同物质过敏性反应的检测，以确定可能会引起哮喘的刺激物；有时候，还需要接受血液检查，以检测血液中的氧含量。

治疗

到目前为止，还没有发现治愈哮喘的方法，但是可以通过药物治疗和避开诱发因素来防治哮喘，很多患有哮喘的患者都能正常地生活。另外，许多儿童时期的哮喘症状会随着年龄的增长而减弱，到20岁后症状就会消失。

医生常常会检查患者的症状。根据病情的严重情况，医生会要求患者每天早、晚对自己肺活量峰值进行自我评估，对着峰值流量计呼气，监测每分钟呼出的气体总量。将这些得出的数值绘制成一个图表，以帮助患者了解自己是否准确地服药，以及哮喘是否得到有效的控制。

几乎所有的哮喘药物都以喷雾的形式摄入，能使肺部直接吸收，药效持久。“间隔装置”能够使肺部更有效地吸收药物。

现有两种主要的吸入器——一种能缓解哮喘，另一种能防止哮喘发生：

缓解型吸入器——这种吸入器通常为蓝色，内含药物为支气管扩张剂；这种药物能够使气管得到放松并且扩张气管，能

哮喘的起因

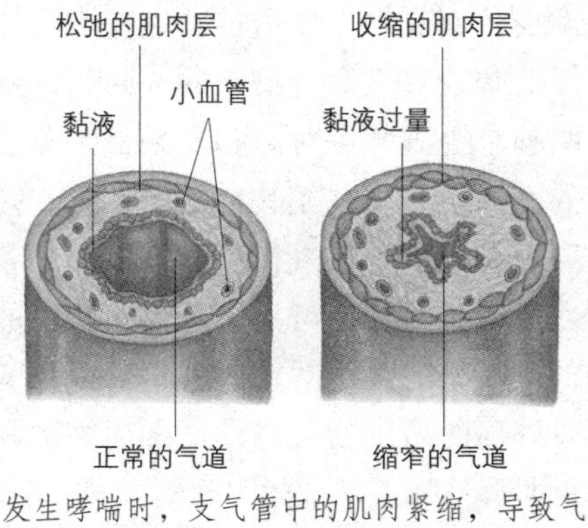

发生哮喘时，支气管中的肌肉紧缩，导致气管缩窄，同时保护气管的黏液分泌过量，最终导致气管壁发炎。

暂时缓解病情。

预防型吸入器——这种吸入器中的药物通常是低剂量皮质类固醇，呈棕色。按规定的时间每天服用2次，能够对肺部起到良好的保护作用，减少发炎和黏液过多的情况。

皮质类固醇也可以用做药物服用以缓解长期严重哮喘患者的严重病情。

预防

患有哮喘的人应该按时服药，防止哮喘发作。

要防范刺激物如烟雾、受污染的空气或者冷空气。

对宠物皮毛过敏者最好不要养宠物。

吸烟会使病情恶化，所以最好不要吸烟。

应该经常锻炼，因为锻炼能提高肺活量，使呼吸顺畅。

只要带上装好药物的吸入器，哮喘患者也可以适当运动，如有疑问，可以咨询医生。 游泳对于哮喘患者来说是非常好的运动，练习瑜伽、学习放松的技巧也可以控制紧张的情绪，这样就能减少哮喘的发生。

肺炎

肺炎是由严重的胸腔感染导致肺部的肺泡发炎，而氧气需要透过肺泡壁进入血液，因此肺炎对生命有潜在的威胁，特别是当两肺都受到感染时。肺炎是最常见的致命的医源性感染，尤其威胁老年人。多数情况下，用抗生素进行治疗可以使患者完全恢复健康。肺炎可见于任何年龄段的人群，最常见的是年龄很大和年龄很小的患者。致病的微生物可以是病毒、细菌和真菌。大多数肺炎是细菌引起的。

症状

肺炎会逐渐发展，尤其是病毒性肺炎。细菌性肺炎一般发展迅速，数小时内病情就可能变化很大。肺炎症状如下。

咳嗽咳痰，液体中可见血丝。

高热。

呼吸急促，甚至休息时也如此。

吸气时胸痛。

精神极度兴奋或混乱。

病因

多数肺炎都是由细菌感染引起的，极少数是由于病毒感染引起。

肺炎链球菌——它常常伴随副流感病毒（该病毒可引起感冒）感染引起继发性肺炎。

肺炎支原体——多见于青年患者。

流感嗜血杆菌——多见于已患有肺部疾病如慢性支气管炎或肺气肿的患者。

肺炎衣原体——引起一种少见的肺炎，这种肺火被称为鹦鹉热，这是由于同已被感染的鸟类接触而患病。

金黄色葡萄球菌——引起重度肺炎，多为病毒感染后的继发感染。

嗜肺军团杆菌——引起一种罕见的肺炎，这种肺炎被称为军团病，是一种可威胁患者生命的疾病，它通过空调系统和淋浴喷头来传播。

卡氏肺囊虫肺炎多发于免疫系统比较弱的患者，最常见的就是HIV携带者（病毒可引起AIDS）。

肺结核。

诊断

医生会根据病史和胸部检查，来诊断患者是否得了肺炎。患者需要做X线和血液检查，也可以进行痰检来查明病因。

治疗

身体素质好的肺炎患者可以在家里接受抗生素治疗，可以用止痛药减轻发热的程度并控制疼痛，要多喝水。

儿童、老年人以及肺炎病情迅速恶化

的成人需要即刻送往医院接受静脉注射和抗生素治疗。有时，患者需要使用氧气面罩吸氧。肺炎患者也可以使用换气扇，保持空间内有足量的氧气。患者康复后即可停止使用。

预后

通常患者数周就会恢复，儿童会非常迅速地完全康复。肺炎有很多并发症，比如胸膜会红肿发炎形成胸膜炎，严重的还会形成败血症。对于年老或者免疫力低下的患者，感染会深入肺深处从而导致肺衰竭。

预防

推荐接种卡介苗（BCG）对肺结核进行免疫。

免疫抑制的患者需进行肺功能检查。

应避免烟、酒过度。

体弱者应接种流感疫苗。

与动物接触时要多加小心。

肺癌

肺癌是癌症中最常见的致死原因，最易侵犯年龄在50~70岁的人群。肺癌在很大程度上可以预防。

肺癌发展缓慢，数年才可见临床症状。有些肺癌直到晚期才出现症状，结果使肺癌发展到很严重的程度时才得到确诊，而此时可用的治疗手段已经非常有限。

症状

慢性的持续性咳嗽，有时痰中可见血丝。

呼吸急促。

不明原因的体重下降。

胸痛。

气喘。

支气管炎或肺炎。

有些肺癌一直等到高度恶化后才会出现症状。

病因

吸烟——吸烟的时间过长，数量过多会使发病的危险增加，戒烟之后发病率也随之下降。被动吸烟者吸入了他人喷出的烟雾，发病率会增加15%左右。

污染——少数肺癌是由于大气污染，工业粉尘比如石棉、砷、铬、氧化镁、煤、沥青以及燃烧产物等引起的。

继发性癌变——身体其他部位比如乳腺或前列腺发生肿瘤通常会继发引起肺部肿瘤，其症状与原发肿瘤相似。

诊断

如果医生怀疑患者得了肺癌，他会要求患者做X线检查，通过肺部的不正常阴影来确诊。医生可能会把患者的痰样送去分析，从而检测其中是否含有癌细胞。医生也可能会要求患者做支气管镜检查。

治疗

手术——如果癌症还没有扩散到其他器官，那么临床常用手术清除肿瘤，去除受侵犯一侧的全肺或被侵犯的那部分区域的肺组织。

化疗——化疗药物对肿瘤的杀伤作用非常强，通常作为手术后的补充疗法来帮助清除肿瘤。

放射疗法——这种疗法可以减缓肿瘤的生长速度，但是并不能彻底地破坏它们，常被用来对付较小的肿瘤如转移性肝肿瘤——指癌细胞已经从肺扩散到了大脑、骨骼和肝脏。患者在接受放射疗法后还需进行化疗。

预防

彻底戒烟会降低患肺癌的风险。研究显示，已戒烟的人群患肺癌的概率只比不吸烟者稍高一点。

预后

癌症早期就得到诊断的患者预后较好。这类患者可以保全整个肺部。但是总体来讲，肺癌患者预后很差，只有5%的患者在治疗后可以再存活5年以上。对于那些肿瘤已经扩散的患者，积极治疗通常只能控制症状以及提高生活质量，但是无法延长生命。

结核病

结核病是一种传染性疾病，它通常影响肺部，也可影响身体的其他器官。

症状

肺结核一般是在常规普查时才被检出，但它可引起如下症状：

长期身体不适。

食欲不振及身体消瘦。

发热，盗汗。

咳嗽——通常在早晨加剧。

咳痰且痰中带血。

胸痛。

气喘。

病因

结核病是由结核分支杆菌（结核菌）引起的。大多数患者是因为接触了被感染个体传出的飞沫而被感染。初次感染肺结核的病灶部位通常为肺部及其周围腺体。初期损伤随着瘢痕的形成而愈合，但结核菌却可能在体内存活。通常它们处于潜伏状态。一旦身体对疾病的抵抗力下降，可在数月或数年后复发，引起初次感染后结核病。

成人罹患结核多为疾病再活化的结果，原发性或再次感染性结核比较少。疾病诱因包括：

年龄较大。

酒精过度与药物滥用。

糖尿病。

接受免疫抑制剂治疗。

诊断

诊断通常以临床表现为基础，但是要确诊则需要做下列检查。

X线检查——在X线下可以看到肺部和骨骼形成的结核损伤。

实验室检查——使用显微镜对痰液、被感染的组织、尿液或脑脊液进行检查。

培养——可以在实验室内对细菌进行培养。使用聚合酶链反应技术可以很快得出结果。

结核菌素皮试。于注射48~72小时后检查前臂注射处的反应。若反应比较明显，可以看到红色结节，证明对结核病有免疫能力或结核菌处于活动状态。若没有反应，则证明个体对结核病的免疫能力低下或没有结核菌感染。患有免疫抑制疾病的患者可以出现假阳性的结果。

预后

许多感染了结核病的人可能永远也不会出现症状。结核菌处于活跃期的患者若能得到相应的治疗，一般会得到良好的反应。药物会引起少数患者出现药疹和发热。如果发生这种不良反应，应该改变治疗方案用其他的药物替代引起过敏的药物。

治疗与预防

大多数结核患者在家中就可以接受治疗，除非患者不能按时服用药物，或有其他问题。

为避免结核病对药物产生耐药性，应联合用药。大多数的治疗方案都联合使用利福平、异烟肼、吡嗪酰胺和乙胺丁醇，此外，链霉素、氧氟沙星和阿齐霉素也有疗效。

对结核病患者应及时治疗以防止感染蔓延。同结核病患者亲密接触的人应该进行排查，对于高危人群则应给予药物进行预防治疗。

同初次感染结核的儿童接触后也要做检查，因为该儿童很可能是近期才获得感染，接触获得感染应给予治疗。

第四章 运动系统疾病

骨质疏松症

骨质疏松症是一种骨组织中钙流失的常见疾病。这意味着骨很脆弱并且易于折断。人一生中骨头因老化而失去功能，然后重新成骨，这个过程促进了骨的生长和修复。刚进入成人期的人群形成新骨的速度比骨老化的速度快，进入中年期后，骨老化的过程加速而重建过程速度减慢，于是骨开始变得疏松，不再坚固。

约5%的人患有骨质疏松症，并且其对于女性的威胁是男性的4倍。这可能是由于女性的雌激素水平在更年期后下降引起的。这种情况通常会导致严重的骨质疏松症。很多人直到骨折才意识到自己患有骨质疏松症。骨折比较常见的发生部位是手腕和臀部。其他的骨质疏松性骨折如粉碎性骨折、脊柱压缩性骨折以及股骨骨折都是老年女性致残的主要原因，甚至会威胁生命。

风险因素

因年龄问题导致的骨质疏松症具有个体差异。一般情况下病情总是在15~20年内逐渐发展形成。绝经后骨质疏松症的发展只需要10年左右，尤其是那些较早绝经的女性。

体重过低。

吸烟。

饮酒过量。

长期进行皮质类固醇药物治疗。

缺少锻炼。

甲状腺活动频繁。

骨质疏松症家族史。

风湿性关节炎。

慢性肾衰。

诊断

医生在用X线给患者做检查时，可能只发现了骨质疏松症的征兆。患者可以通过做骨扫描来检测骨密度的水平，这些数据通常从股骨和腕骨中得到，用以明确诊断。

治疗

理疗医生建议患者通过锻炼来帮助重建骨骼。如果骨折是由骨质疏松症引起的，那么患者将接受如下治疗。

激素替代疗法，它可以缓解女性患者的病情。

钙片和一种特殊药物结合使用，可以促进骨骼吸收更多的钙。

维生素D补充剂也有一定的效果，但是必须在血液检查的监控下使用。

预防

日常活动对骨质疏松症的预防和治疗很重要。它们包括：定期进行负重训练、跑步、打网球、有氧运动。

预后

骨质疏松症引起的骨折会带来疼痛、功能障碍等不便，甚至会威胁人的生命。一旦有某个部位因骨质疏松症而发生骨折，那其他部位很容易继发骨折。如果髋骨骨折后，20%的患者会在1年内死亡，50%的患者丧失独立行走的能力，25%的患者需要专门机构照料。

关节炎

关节炎是一种无菌性炎症症状。炎症导致疼痛并且会引发一处或多处关节的僵硬。关节炎可能是急性的，比较典型的症状是急剧的、严重但是短期的疼痛；也可能是慢性的、持续存在的疼痛。关节炎可能会引起其他疾病，比如克罗恩病或者银屑病。治疗主要依据病情的严重程度和关节炎的类型来进行。通常是依靠止痛药来缓解疾病导致的不舒服的感觉，而且至今没有药物可以使之痊愈。

关节炎有以下几种类型，每种类型都有自己的特征。

骨关节炎——骨末端的软骨被磨损而且被骨刺状的结构取代，影响负重关节，比如膝关节、臀部和手的关节。多发生在超过60岁的人群中，女性的发病率是男性的2倍。

风湿性关节炎——导致（关节）滑膜肿胀。关节肿胀僵硬，最终变形。最常见于年龄在40~60岁的人群，女性的发病率是男性的4倍。

痛风——由关节中的尿酸结晶沉积而引起，最容易发生在大脚趾的根部。男性罹患此病的概率是女性的20倍。

假痛风——和痛风类似，假痛风也和关节中的沉积结晶有关。女性比较多见。

银屑病性关节炎——银屑病可以诱发一种关节炎，体征类似于风湿性关节炎。

强直性脊椎关节炎——会侵犯关节，可能伴有肠炎如克罗恩病以及溃疡性肠炎。男性罹患此病的概率是女性的4倍。

化脓性关节炎——由关节感染引发。很多细菌都可以成为感染源。受累关节发热、肿胀、疼痛、难以运动。此病容易发生在小孩和老年人身上。

暂时性滑膜炎——多见于儿童，暂时性滑膜炎导致髋部不适，跛行数月后即可自行恢复。但是也有可能是儿童股骨头缺血性坏死病造成的，这就需要及时就医。

治疗

医生总会开药性强的药物为患者减少疼痛，但是事实上患者也可以考虑一些自助性的措施。

尝试脊椎指压疗法或者针灸疗法，尤其是电针灸疗法。

尝试不太剧烈的运动比如瑜伽、太极和气功。这些对关节炎患者能起到积极的作用。

痛风

痛风性关节炎是一种结晶导致的关节炎，极其常见，它是由过量的人体排泄物——尿酸导致的关节炎症，患者中男性多于女性。它是一种会引起疼痛和致残的慢性关节炎，而且，这个难题至今没有被攻破。而且不幸的是，由于患者和医生得到有效治疗信息的速度比较慢，很多痛风性关节炎患者不得不长期忍受着疾病的折磨。

症状

痛风会导致关节非常疼痛，可能发生在任何关节上，但是原因至今未明。它通常侵犯大脚趾关节的根部。出现此类关节炎关节会发热、红肿，摸起来很软。有时痛风会侵犯耳垂以及关节周围的皮肤，特别是指关节或者足跟后缘。

病因

体内尿酸过多会导致痛风。尿酸过量的原因是由于肾的尿酸代谢能力下降，或是由于摄入了过多的含有嘌呤的食物所致，嘌呤会在体内被代谢成尿酸。某些肉类、海味、干豌豆以及大豆里都含有嘌呤。饮酒也是引起体内尿酸水平增加以及导致痛风的重要诱因。

血中尿酸水平增加，在关节处沉积，最终形成针状结晶，诱发急性痛风。尿酸也可能在皮下聚集成袋状（称为痛风石）也可能会沉积在泌尿道形成肾结石。

尽管痛风一般多见家族史，但是多数突然发生的痛风并没有直接的明显诱因。临床多见肥胖的痛风患者，他们常有高脂饮食或者大量饮酒的习惯。心脏病或者高血压患者也常患痛风。痛风的发病率会随着年龄的增长而增加，临床常见30~50岁的人群患病。

其他情况如肾病、甲状腺功能减退以及利尿药物的使用都可能诱发痛风。

诊断

从体征上诊断此病并不难，但是如何区分痛风性关节炎和其他类型的关节炎就不是那么容易了。血液检查可以查明关节中是否存在尿酸结晶，可以此确诊。但痛风患者体内的尿酸水平并不总那么高，而非痛风患者血中尿酸水平指数可能也很高，这就增加了确诊的难度。

治疗

幸运的是，非固醇类抗炎药物的使用可以迅速缓解痛风，并且大多数患者只要接受这一治疗就可以。

对于再次受到痛风侵犯或者出现了痛风石的患者，医生会开一种促进肾代谢的药物，阻止尿酸在体内的沉积。初次进行这种治疗要小心，否则可能诱发急性痛风。

预防

单纯的尿酸水平升高并不能作为需要进行药物治疗的指征，因为绝大多数尿酸增高的人可能终其一生都不会有症状出现。有些人可能会断断续续地发病，但只要依照下面的预防建议，服用大剂量的非类固醇抗炎药物就可以了，不需要终生进行药物治疗。

应避免高嘌呤饮食；注意不要脱水，特别是天气炎热时；不要做不熟练且高强度的训练；对于利尿药和小剂量的阿司匹林应慎用。

药物预防的目的主要是预防那些易被引发的长期性并发症，比如关节炎和慢性肾病的少见并发症。伴有尿酸升高的年轻人、明显患有慢性痛风的患者、经常有急性痛风发作的患者和肾病患者都易罹患这些并发症。

别嘌醇是一种最常用的预防药，它安全、有效、维持时间长，某些患者使用后可能会出现皮疹，停药后自然消失。

使用黄嘌呤氧化酶抑制剂，防止它将黄嘌呤转化为尿酸。其他预防药物包括丙磺舒和苯磺唑酮，它们加速了肾脏对尿酸的排泄。

骨髓炎

骨髓炎是一个用来描述所有骨骼感染性疾病的术语。它可能是急性也可能是慢性的，儿童罹患骨髓炎者多发于长骨，而成人则多发于脊椎、髋骨和足部骨骼。

症状

根据感染位置不同、个体年龄差异以及传播至骨组织的方式不同，其症状也不相同。

骨骼本身有痛感。

被感染的骨骼上方出现红、肿、热。

运动受限。

疲劳且全身不适。

体温升高。

骨髓炎可能突然起病，特别是儿童，也可能缓缓发作而无任何明显症状。起初症状是由于损伤或软组织感染引起的。但若未对骨髓炎做出诊断任其发展则会发生骨坏死而变成慢性感染。慢性骨髓炎的第一个迹象就是有并发症出现，比如出现疮口、流脓、伤口破裂或难以治愈的骨折。

病因

细菌可以通过软组织直接感染骨骼，也可以通过血液传播。感染途径包括如下几个。

局部感染，比如被感染的伤口发炎或脓肿。

由远处病灶传播而致感染，比如感染泌尿道的细菌可引起脊椎的骨髓炎。

分枝杆菌，如引起肺结核的结核杆菌。

静脉滞留物（如要长期进行肾透析的患者）或人造移植物感染。

向静脉内输入药物——使用被感染的针头和注射器会将细菌引入血液中。

特殊群体，比如免疫系统受抑制的个体，糖尿病患者和镰状细胞贫血病患者都属易发骨髓炎的高危群体。

诊断

骨髓炎的早期诊断是十分重要的，因为及时给予抗生素治疗可以防止骨坏死和慢性骨髓炎的发生。初步诊断通常是对被感染的骨骼做X线检查，但若发现有明显异常则表示疾病已发展了一段时间。

超声、CT和放射核素扫描都可以发现疾病的早期改变，但要确诊则需综合各种检查结果。

治疗

骨髓炎通常需要使用大剂量的抗生素来治疗，以便于药物能渗透入骨，治疗时间为4~6周。若能根据引起感染的细菌种类来选择对其敏感的抗生素当然理想，由于在取样结束后要立刻给予抗生素治疗，所以此时只能依靠经验疗法，当结果出来后再进行调整。初期可在医院里静脉给予抗生素，但最终需要在家里继续注射或口服抗生素来结束治疗。

在某些病例中，特别是局部蔓延性感染或骨脓肿，需要进行外科手术以移除坏死的组织，或利用手术方法进行取样以便于确诊。患者要注意休息和避免患处骨骼移动。若移除骨骼面积较大，则有必要进行骨移植。慢性骨髓炎的治疗非常困难，所以对任何诱发因素，如血管疾病、潜在的骨骼疾病和营养不良等都需要及早先给予纠正。

预防

骨髓炎的预防主要是对下列情况下的伤口和创口进行适当的护理。

跌打损伤。

外科术后创口。

糖尿病足部溃疡。

在处理伤口的同时如有需要可以同时联合应用抗生素。

尽早、完全地对感染进行治疗可以防止感染蔓延到骨，特别是对于下列易感人群尤为重要。

儿童。

老年人。

身体免疫力低下者，如镰状细胞贫血症和糖尿病患者。

脾切除者。

体内有异物或其他移植物的患者尤易感染骨髓炎。因而，医生对这类患者应提高警惕，注意他们出现的任何可能与感染有关的症状。

预后

根据患者年龄、健康状况的不同，骨髓炎患者的预后情况也不相同，但可以肯定的，是尽早确诊、积极治疗会使病情得到很大改善。

背痛

人们很容易背痛，尤其是下背部，因为这里的椎骨承受了身体的大部分重量。

低位椎骨或称腰椎是身体的重要结构。它们使身体灵活运动（包括转向、扭转和弯曲的动作），使身体可以站立、行走以及抬举物体。腰椎功能的稳定保证了身体日常运动的正常进行。此部位的疼痛和关节僵硬将严重影响身体的正常功能，影响患者的工作能力及生活质量。

症状

下背部的疼痛可能是剧烈的急性痛，也可能是持久的钝痛。下背痛有时也称为腰痛。背部疼痛沿着大腿向下传递，形成坐骨神经痛。提起或举起重物时用力不当，会导致背部肌肉损伤而产生疼痛。但是更常见的导致背痛的原因其实是韧带、关节、关节盘以及较软的骨组织的长期磨损。

诊断

大多数类型的背痛都可以通过问诊辅以检查而得到诊断；如果疼痛严重并且治疗无果，或者有严重的腿疼，那么患者需要做成像检查;如果出现软组织痛，比如腰椎间盘痛或者神经痛，那么需要进行CT扫描或者磁共振协助确诊。骨扫描可用以评估骨活动情况；肌电图有助于了解神经和肌肉损伤情况。

治疗

多数患者的背痛可在几天内得到缓解。人们普遍认为卧床或者躺在硬物表面能够治疗背痛，但事实上这并不完全正确。休息只会使背部变僵硬，延长愈合过程，最好持续做舒缓的锻炼，结合止痛药物以缓解症状。

尽管很多人咨询了脊椎指压疗法医生、整骨疗法专家，但是，对付反复发作的背痛，最好的方法仍然是物理疗法。对某些患者来说局部麻醉结合皮质类固醇注射疗法也会奏效。外科医生会用手术除去导致严重神经痛及腿痛的椎间盘。

预防

背痛是主要的致残原因，并且治疗方法有限，所以，预防至关重要。

捡东西时身体绝对不要过度前屈。可以弯曲膝盖，运用你的大腿肌。注意保持背部挺直。

坐的时间不可太长。坐姿使背部肌肉处于紧张状态，不好的坐姿会加剧这种紧张。如果需要坐很长时间，那么保持背部挺直。驾驶员可以将靠垫放在腰部来支持背部肌肉。理疗医生可能会用特殊的器械给腰部提供良好支持。

减去多余体重。下背部骨骼承受着身体的大部分重量，所以低体重相当于低压力。

选择坚固的、支持性好的床垫。过于柔软的床垫常会导致背部疾病。

尝试常规的拉伸和伸展运动，比如瑜伽。

肩周炎

肩周炎是肩关节周围的一种慢性肌腱及滑液炎症。许多患者发病无明显原因，创伤可以导致此病。如果患者长时间不活动肩膀（如中风后），关节就会变得僵硬，持久疼痛，关节活动受到严重限制，并且活动后病情加重。这种情况多见于40岁以上的人群，女性患者多于男性，糖尿病患者易患肩周炎。

肩膀处的球窝关节因为活动范围很大，所以易于受伤。发生在肩关节的任何外伤和损坏都可以导致肩周炎。

肩周炎患者肩关节周围的关节囊炎症导致了关节的活动空间减少。关节活动受

肩周炎的注射疗法

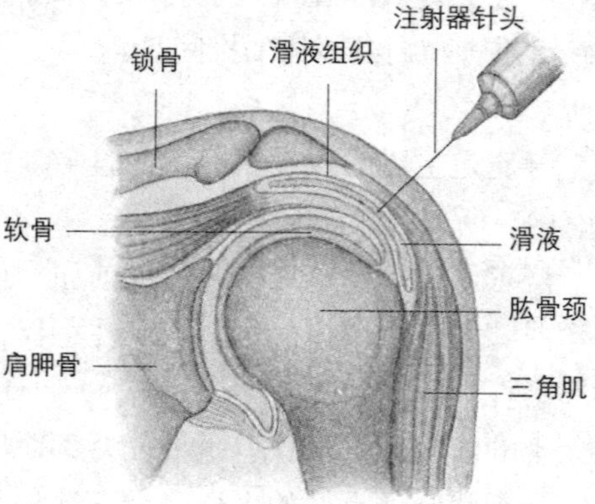

限制的程度越来越重，关节处无论静止还是运动时都会出现严重疼痛。

症状

起初疼痛较轻，后逐渐加重；关节活动困难，并且睡觉时可能无法用受累关节躺卧。之后疼痛可能会减轻但是关节日渐僵硬。

治疗

包括物理疗法和相关操作的治疗可以帮助缓解关节的僵硬程度，帮助提高关节的运动能力，由整骨疗法专家或者脊椎指压疗法专家实施。非固醇类抗炎药物可以用来解除疼痛和减轻炎症。医生会往患者的关节内注射皮质类固醇，它会迅速见效，帮患者完全地解决问题。但是，对于严重的患者，注射疗法只能暂时缓解病情，仍然需要进一步的处理。

多数的肩周炎可以在3个月内得到缓解，但是关节僵硬会持续很长时间。

第五章
神经系统疾病

头痛

头痛是十分常见的——调查显示每年有80%的人出现过头痛的症状。虽然它不会造成什么伤害，但却长期困扰着人类。

病因

引起头痛的病因很多。例如，任何一种病毒感染都可能引起头痛。

紧张性头痛。这是最常见的一种头痛，多是由头皮和颈部肌肉痉挛引起的。疼痛程度由轻度到中度不等，且头部两侧都有疼痛感。患者经常感觉头部有被绷紧的绷带按压的感觉。可以持续数天且白天加重。

从集性头痛。多见于男性。疼痛较为严重且通常为单侧疼痛。可以持续20~60分钟，夜间有可能使患者痛醒数次。头痛有一定的季节性。眼睛红肿流泪，并伴有鼻塞感。

慢性每日头痛。每月发作时间超过两周。还可发生紧张性疼痛和偏头痛。这可能与服用过多的安眠药片有关。

偏头痛。发作可持续4~72小时。事先会有先兆出现，症状从中度到重度不等。光亮、噪音或简单的日常活动都有可能使疼痛加重。

重症疾病

患有持续性头痛的患者可能会有比较严重的病因，比如脑出血或肿瘤。这些重症疾病可能会出现如下征兆。

呕吐且头痛无法缓解。

神经错乱（包括抽搐）。

其他的症状也可以帮助诊断病因。

儿童持续性头痛。

颞部有触痛感。这是颞动脉炎的特征（耳上部脑侧面血管发生炎症反应）。

诊断

为了能对头痛作出准确的诊断，医生应多了解一些与头痛有关的细节。比如发病的时间、确切的位置、发作的强烈程度、持续时间以及对患者的大体印象。

治疗

最常用的治疗药物包括阿司匹林、扑热息痛和布洛芬。某些包含可待因的治疗药物一般比较昂贵，且有一定不良反应，若使用过度有可能引发慢性每日头痛。良好的生活习惯包括：饮食、有规律地用餐、有规律地睡眠、减压。

使用正常的止痛药比如扑热息痛很难控制头痛，特别是那种疼痛部位经常变化的头痛。医生可以使用某些特殊的药物，比如：多潘立酮——可以减轻恶心的感觉；阿米替林——一种抗抑郁药，多用于紧张性头痛；丙戊酸钠——一种抗癫痫药，也用于紧张性头痛。

头痛患者可以试用其他辅助治疗法，比如整骨疗法、针刺疗法、芳香疗法、推拿和顺势疗法等。

预防

若偏头痛发作频繁、对治疗不敏感或干扰了患者的正常生活，应定期服药以减少发作的次数。多用心得安、阿替洛尔和苯噻啶等药物。有一半的患者用药后效果明显。钙通道阻滞剂维拉帕米可以减少丛集性头痛的发作次数。

预后

慢性头痛患者的预后难以预料。好的方面是它对治疗敏感，而差的方面则是它易于复发。例如，偏头痛患者的一生中疾病发作的时间约有20年。女性在某一生理阶段比如青春期、怀孕期间和绝经期比较容易发生头痛。

偏头痛

这种严重的头痛会使人异常虚弱。每年，全世界有成千上万的人忍受着偏头痛的折磨。

偏头痛的高发人群通常在30岁之前，小到3岁的孩子都有可能患上偏头痛。40岁之后的人患病率就比较小，而且随着年龄增长，发病的频率也会减少，症状也会减轻。

偏头痛患者通常会有其他症状，如视觉模糊等。偏头痛的原因尚无法确定，但很可能是由大脑血管扩张引起的。发病前，大脑中的小静脉收缩导致血流量减少；发病时，这些小静脉又再次扩张，但这其中的原因还不清楚。

症状

医生通常认为偏头痛分为典型的偏头痛和普通的偏头痛。

典型的偏头痛通常只影响大脑一侧。大多数患者在头痛发作前有征兆，比如觉得有灯光闪烁、眼冒金星或者眼前出现Z字。大约20%的偏头痛患者都为典型性偏头痛患者。

对于普通的偏头痛来说，唯一的症状便是大脑一侧疼痛。

病因

下列是一些可以导致偏头痛的因素。

压力。

巧克力、咖啡、奶酪一类的食物。

红酒。

不吃饭。

避孕药。

月经。

性生活。

治疗

预防和治疗偏头痛首先要避免已知的诱发因素。写日记记录下自己的饮食和其他可能引发疾病的因素有助于帮你找到病因。在很多情况下，只要稍稍改变一下饮食习惯就可避免疾病复发。

偏头痛发作时，用于大脑血管的止痛药和偏头痛药都能有效止痛。医生可能会推荐抑制恶心呕吐的止吐药，或者用于长期预防治疗的处方药。

中风

中风是大脑由于供血受阻而受到损伤，从而引起大脑缺氧，这是发达国家人们死亡或终生残疾的主要病因。70岁左右的人患中风的情况比较普遍，中风的发病率随着年龄的增长而有所增加。中风发作前没有任何预兆，根据大脑受影响部位的不同，产生的后果也有所不同，但是后果都非常严重。在医生的帮助下，大多数中风患者都可以痊愈，只有1/3左右的患者可能会留下残疾。

症状

失去知觉。

身体一侧的行动迟缓。

视力模糊或者其中一眼出现失明。

身体的一侧出现麻痹的情况。

做细微动作时失去控制，或者颤抖。

言语障碍。

共济失调，眩晕。

病因

脑梗塞——这是中风最常见的一种病情，是由于大脑中的血管受阻引起的。血管受阻是大脑血管本身产生的斑块（血栓）或者身体其他部位的血管斑块随着血液流动而堆积在大脑血管中引起的，因而需要该血管供应血的大脑组织会衰竭，功能会受影响。

中风的主要潜在原因是动脉血管粥样硬化——在血管黏膜处形成脂肪斑块（血栓），促成大脑血管中硬块的形成。脑梗塞是其次的常见病因，主要包括功能的紊乱，如镰状细胞贫血。发生这种疾病后，血液形成硬块的速度非常快，同时还会导致心律失常或者心脏瓣膜功能紊乱。

脑出血——这种情况的中风只是大脑血管破裂，导致血液从血管中流出，渗到大脑其他组织。这种情况会导致潜在的大脑血管衰竭，如果有高血压或曾经用手术或药物治疗移除过血管斑块的人脑出血的情况会恶化。

风险因素

生活方式的改变能够减少患有动脉粥样硬化以及中风的可能性。有很多产生中风的危险因素我们都可以控制。

高血压——高血压增加了患动脉粥样硬化的可能性，它对大脑的血管产生极大的压力。

吸烟——其他很多疾病的危险因素也都包括吸烟，吸烟会导致血管变窄，促成血管斑块的生成。

高血胆固醇——这种病情可能是遗传或者是摄入高脂肪所导致，能够引发动脉粥样硬化。

高酒精摄入量——适量饮酒对血液循环有好处，但研究表明经常过量饮酒会增加中风的可能性。

缺乏运动——有规律的运动能够减少动脉粥样硬化形成的可能性，维持健康的血压值。

糖尿病——这种疾病会增加患动脉粥样硬化的可能性。所以患糖尿病的人要密切关注自己的血压水平。

肥胖——肥胖与循环系统的一系列问题存在着很大的关系。

诊断

中风的发作没有明显预兆，即使是经历过多次脑血管意外或者小中风的患者也很难察觉到预兆。有任何中风症状的患者都需要立即就医，医生会根据患者的一些明显症状做判断或者在经过仔细的体检后查看身体是否有功能异常。精确的检查有CT和磁共振成像检查。

治疗

发现脑梗塞后要尽量控制损伤不再扩大，减少长期影响。虽然服用药物能够降低血压或者控制感染，但将中风完全治愈的特效方法基本不存在。

长期的药物治疗脑梗塞的方法包括长期服用低剂量的阿司匹林，防止血栓进一步形成。一旦患者的病情得到稳定，那么治疗的主要内容便是在康复中心进行，确保患者能够重回到正常的生活中。

康复治疗在中风后马上就可以进行，运用物理疗法可以使身体行动自如。要尽快使患者恢复行动，因为这样才有机会让神经细胞开始运动，恢复原有的功能。专业的介入式疗法还包括水疗法和语言疗法。

一旦患者能够出院，就要展开主导性的治疗，帮助患者适应生活，比如抓扶手、坐电梯，使患者重获更多的自由。如果有必要，语言疗法和物理疗法在患者出院后仍然需要跟进，从而达到治疗的最佳效果。

预后

中风时受损的身体功能在发作后的6个月内会逐渐恢复。但是行动不便的问题可能持续一段时间。一些人会因中风发作而严重致残，这就需要护士长期全面的护理。

癫痫症

癫痫发作是由于大脑的部分神经细胞产生难以控制的电信号。如果只发作了1次癫痫，这并不意味着就患有癫痫症。医生认为癫痫发作2次或2次以上才能确诊为癫痫症。癫痫是很常见的疾病，发达国家中大约有2%的人受癫痫的影响。大多数患有癫痫的人都能过正常的生活，除了一些活动可能需要禁止，比如跳水等。

病因

癫痫具有家族遗传性，其病因仍然不为人所了解。大多数癫痫病患者的第1次发作都是在儿童时期，且很多患者在青春期时期症状会消失。如果患者第1次癫痫发作是出现在青少年时期，那么他（她）就需要做进一步的检查。

其他引发癫痫的原因包括：

脑损伤或脑手术。

脑瘤。

药物和酒精。

阿尔茨海默病（早老性痴呆病）。

中风。

高热——如果儿童发高热，可能会引发癫痫，称为热性惊厥，这是很常见的反应，在儿童成年后不会出现癫痫的症状。

很多事情都能引发癫痫病的发作，比如闪光灯、过度的压力以及缺乏睡眠。

诊断

癫痫可以通过检查脑电波而确诊，称为脑电图。有时也会进行大脑扫描的检查，这种检查可以发现大脑的任何引发癫痫的异常，比如脑瘤。

治疗

一旦诊断明确，患者应立即使用抗惊厥药治疗。虽然可以使用的抗惊厥药很多，包括卡马西平和丙戊酸钠，但并没有一种药物对所有类型的癫痫都有效。所以药物的使用要根据癫痫的类型、患者的年龄以及是否有其他限制性因素如怀孕等来确定。

开始时要给予小剂量的药物，然后逐步增加用量直到能控制住为止。若使用的剂量过大则有可能出现意外的不良反应，如嗜睡和体毛增生。有时需要重复进行测试以准确发现体内的药物水平，因为相同剂量的药物在不同个体之间所起的作用不同。

现今只有在极少的情况才有使用手术治疗的必要。比如药物治疗失败，脑部有明显的引起刺激的病灶。

癫痫患者驾车对于其他驾驶人员来说非常危险，所以很多国家规定癫痫病患者需要经过3年的康复时间后，才能驾车。一些以驾驶为生的司机，比如货车和公共汽车司机，如患有癫痫，则不能再从事驾驶的职业。任何患有癫痫的人都需要在做危险运动前咨询医生，这些运动包括登山、潜水等。

预后

大多数经历过癫痫发作的患者在两年内都有可能再次发作。多见于首次发作数周之后。估算复发的严重程度及其是否会影响患者的生活和工作以选择相应的治疗方案。1/3的癫痫患者通过药物治疗后发作完全被控制住，另有1/3的患者通过使用药物可使发病的频率降低。病情已被控制住的患者可以停止治疗，但停药需按部就班地缓慢进行，因为随着体内药物水平的降低，癫痫有复发的可能。

脑膜炎

脑膜炎即脑膜发生炎症，它通常由感染所致。病毒性脑膜炎是较为常见、危害较小的一种脑膜炎，它易发于青少年人群；而细菌性脑膜炎则比较严重，易发于儿童。这种危及生命的疾病，早期症状类似于普通伤风流感。但是，儿童一旦得病，病情则快速恶化，并且出现此类疾病的典型症状。

症状

如果是由于病毒而感染的脑膜炎，症状发展得比较慢。细菌性脑膜炎的症状则发展得很快。脑膜炎的症状如下。

发热。

头痛。

颈部变硬。

厌光（恐光症）。

有时皮肤会出现皮疹。

儿童和婴儿可能出现的症状：

昏昏欲睡、精神不振。

懒散。

高声哭喊。

病因

脑膜炎是由不同病毒和细菌感染所导致的，能引起脑膜炎的细菌有以下几种。

脑膜炎球菌属。

肺炎球菌属。

流感嗜血杆菌属。

链球菌属。

葡萄球菌属。

有时还可能有其他病因：

极小的婴儿可能从肚脐引入细菌，罹患由大肠埃希菌引起的感染。

其他病因包括病毒和真菌感染。

诊断

医生通常根据对患者的检查和症状的观察，作出一个临时性的诊断。治疗过程中再做进一步的调查，其中包括腰椎穿刺术。手术中，从患者腰椎脊柱中抽取骨髓液作为样本，在显微镜下观察，寻找感染的迹象。有时，要做脑部扫描。

治疗

病毒性脑膜炎要用止痛剂来缓解疼痛和减轻发热，一般不需要其他特殊治疗。全面康复需要1~2周。

对于疑似细菌性脑膜炎，必须做快速的静脉抗生素皮试，时间就是生命。有时，要用皮质类固醇来治疗。细菌性脑膜炎比滤过性毒菌引发的脑膜炎康复起来要慢得多，康复时间也因人而异。即使经过最好的治疗，细菌性脑膜炎的病死率大约也有15%。

预后

虽然大多数病毒性或细菌性脑膜炎的患者都能完全康复，但是仍有一些细菌性脑膜炎的患者会留下一些后遗症，包括失聪、记忆力减弱等。

预防

很多人都担心周围人脑膜炎的爆发会影响自己的孩子，但其实细菌性脑膜炎很难传染给他人。即使和患者待在一起数小时，感染的可能性也非常小。服用2天抗生素类药物就能有效地防止受到细菌性脑膜炎的感染。

许多国家的孩子都需要接种B型流感嗜血杆菌多糖疫苗，这种细菌正是引发脑膜炎的主要原因。现在已经有针对C型脑膜炎的疫苗，这种疫苗的接种是儿童疫苗接种的项目之一。

椎间盘突出症

脊椎下部与骶骨相连的5节椎骨构成了脊椎的根部。每节都由一个椎体和一个半圆形的背拱组成。穿过拱部而形成的通道称为椎管，里面有脊髓和神经根通过。每两节椎骨被椎间盘分隔开，椎间盘分为内外两层，外层为纤维软骨盘，内层为柔软的胶样物质（髓核），随着人的年龄增长，它逐渐变薄、变硬。

椎间盘疾病可以引起下背部剧痛，但有时也并不引起症状或只引起微小的症状，只是偶然做X线检查才被发现。

症状有：急性椎间盘突出症状，突然感觉到后背痛（腰痛），经常会以为好像后背有什么东西被抽走了；疼痛出现的时间多半是在做了后背弯曲的动作之后。

咳嗽或打喷嚏会使疼痛加剧。

脊椎移动受限。

坐时突感不适。

站立时身体倾斜，使脊椎离开疼痛侧。

慢性椎间盘突出症状：劳动使下背部疼痛加剧是最典型的症状，有时伴有清晨感觉发僵。可能还有椎间盘突出的病史。

病因

引起椎间盘退行性变的确切原因目前尚未查清，但可能与那些引起骨关节炎的病因有关。遗传因素、脊椎损伤、肥胖、饮食和生活方式、姿势不当、床垫下陷以及搬举重物的姿势不正确都有可能引起某种腰部疾病。

诊断

诊断主要依靠后背痛的典型病史，以及有可能发生的坐骨神经痛。身体检查会发现脊柱移动受限，有时还伴生理反射变化，比如膝、踝反射，以及神经损坏的体征和肌肉无力。若患者以背着地卧倒，检查者笔直地举起患者的一条腿会发现这一活动因疼痛而受限。这是神经根受膨出的椎间盘压迫的典型表现。

对于急性椎间盘疾病X线检查经常没有用处，因为椎间盘一般不会露出，但两椎骨之间的空隙会变狭窄。

对于慢性椎间盘疾病椎骨间的空隙扭曲变窄，X线下显示变形的严重程度同患者症状的轻重并无联系，反之亦然。

治疗

急性椎间盘损伤：最初的一两天可能需要卧床休息，但要尽快使患者移动，因为长期卧床会迁延病程。抗炎药可以缓解疼痛，短期使用安定有助于缓解肌肉痉挛。

物理治疗可帮助缓解疼痛、改善患者的姿势并恢复其活动能力。进行自助性的系统训练对身体很有好处。硬膜外注射皮质类固醇也会有一定的帮助。

这些治疗对大多数患者都有疗效，但极少数患者（1%以下）因疼痛加剧或出现神经损坏的体征而需要进行手术治疗。最常用的就是利用显微外科的方法移除椎间盘突出的部分。

慢性椎间盘损伤：止痛药、消炎药、物理疗法以及对后背进行护理都可以缓解疼痛,有时也可用手术的方法。对于肥胖患者减肥是很重要的。按摩、针灸或其他形式的辅助疗法，以及经皮神经电刺激疗法也有一定疗效。

预后

急性椎间盘突出通常可以完全恢复，但这可能需要1年的时间。硬膜外注射会产生一些不良反应，而且它只能使病情得到短期的改善，并不能避免手术。

手术切除部分椎间盘（椎间盘切除术）的短期效果较好，但从长期角度看，其疗效同非手术治疗相比只是稍好一点点。

慢性背痛引起的最大问题就是无法行

动。治疗时几乎不可能彻底解决疼痛，但是却有很多方法可以缓解病情，医生对患处采取积极治疗是很重要的。

多发性硬化症

大脑和脊髓中的大多数神经细胞都由于髓鞘的存在而与外界绝缘，而髓鞘能加速信号在神经中的传播。多发性硬化症会破坏髓鞘，这是由免疫系统的异常运作导致的，导火线也许是病菌感染，与遗传因素也有关系。患病后神经细胞不能正常地运作，通过服用类固醇和β干扰素能够降低病情发作的严重性和持久性，但是至今为止没有长期有效的治疗方法。

症状

虚弱、肢体麻痹。

失去协调能力。

尿频，有时失禁。

视力模糊。

病因

迄今为止，尚未查出多发性硬化症的确切病因。一些研究人员相信，这是一种自身免疫病，组织是被自身的免疫系统毁坏的。有一半病例中的多发性硬化症损伤与免疫系统的细胞有关。

诊断

在多发性硬化症发病之初医生很难做出诊断。症状通常为阵发性的，许多症状在几周之内就会消失。因此确诊须慎重，必须在两次或两次以上不同时间的检查中发现中枢神经系统至少有两处出现斑状损伤。

对多发性硬化症做出诊断，需参考下列检验结果。

腰椎穿刺——脑脊液（被封闭在脑部和脊髓中的液体）能反映出血清检查无法检出的免疫系统异常。

电生理学检查——多发性硬化症患者的视力和脑干的反应明显减慢。

脊髓或脑部的磁共振成像检查可以找到病灶部位。

可进行膀胱镜（进入膀胱中）检查、排尿动力学检查（记录膀胱的压力），肾及膀胱的超声检查，对出现泌尿道症状的患者做出评估。

因为没有一种检查方法可以得到肯定的结果，所以确诊可能要花费数月甚至几年的时间。医生应常对患者进行随诊直到得出可靠的结论。

治疗

物理疗法、定向康复治疗和社会心理咨询都可以帮助患者治疗多发性硬化症。尽可能地让患者能够生活自理，医生会对其行为能力做出评估，如是否能独立地上卫生间、洗澡，还要定期检查这些功能以保证患者获得最大得益。虽然多发性硬化症无法治愈，但使用类固醇类药物却可以使复发的患者迅速进入恢复期，并相对延长两次复发之间的间隔。

下列药物对治疗某些症状有特效。

卡马西平片可治疗三叉神经痛。

氯苯氨丁酸、替扎尼定可以用来解痉（使用腰椎穿刺针将氯苯氨丁酸注射到患者脑脊液中）。

使用抗胆碱能药物可以治疗膀胱功能障碍。

使用泻药治疗便秘。

β受体阻滞剂、氯硝西泮或异烟肼可以治疗震颤。

短期使用甲强龙并口服激素类药物抑制疾病的活动。

使用金刚烷胺（也用于帕金森症）治疗疲劳。

富含亚油酸（在谷物和大豆油中发现的一种化学物质）的食物对患者可能有些益处。

预后

多发性硬化症是一种无法预测的疾病。其典型表现可能在数周内复发，持续数月或数年后而缓解。少数病例从发病之初病情就不断恶化，无法预知随着疾病的发展是否会出现机体功能障碍。其结果有可能得到部分恢复，也可能还继续缓慢进展，或者二者兼而有之。

运动神经元病

运动神经元病是一种较为少见的慢性病，它会影响大脑神经和控制行动的脊髓——运动神经元，也称肌萎缩性侧索硬化症，这种疾病通常在40岁以上的人群中发生，男性发病者较为常见。

症状

起初，患有运动神经元疾病的人可能不会意识到任何异常，症状发展得很慢。随着时间的推移，患者开始变得迟钝、握力变弱或者肌肉僵硬。 病情进一步恶化后，吞咽的肌肉和语言功能都会受到影响。疾病会引发严重的残疾，但患者的感知能力和智力并不会受到影响。

病因

约90%的运动神经元病患者无家族遗传史，称之为散发型运动神经元病，病因不详。而在剩余的10%中，则认为存在某些遗传因素（家族型运动神经元病）。1993年研究人员锁定了一个称为SOD1的突变基因，约1/15的家族型运动神经元病与之有关，它的突变导致了一种缺陷蛋白的产生。在健康人中，这种蛋白通过清除自由基之类的物质而保护运动神经元。

诊断

患者也许需要多次就医，才能确诊患有运动神经元病，因为症状不明显，通常医生会误诊为其他疾病。

确诊前患者需要进行大量的检查，这些检查包括磁共振检查和腰椎穿刺（提取脑脊液样本检查是否受到感染）。检测肌肉电子活动情况的脊液电图可以检查出为肌肉提供支持的神经是否受到损伤。

治疗

运动神经元病的治疗目的主要是缓解症状。

当患者出现吞咽困难后，其饮食结构应予以改变，对于某些病情极为严重的患者，可使用鼻胃管或行胃造口术给予流质食物。

使用便携式吸引器和抗胆碱能药以治疗过度流涎。

使用奎宁作为肌肉松弛剂以解除肌肉痉挛。

发声受影响的患者需接受语言治疗，某些患者可能还需接受帮助以便于沟通。

患肌肉痉挛性麻痹的人需接受缓解肌肉痉挛和僵硬的药物治疗。

物理治疗对呼吸衰弱患者有所帮助。

使用药物治疗抑郁症。

若患者日常行动不便可接受专业治疗，还可使用轮椅和轮椅升降机等辅助器械。

四肢无力者需要使用夹板和颈托或更高级的控制系统。

预后

运动神经元病是很难预防的。运动神经元的退化导致了上位和下位运动神经元的功能障碍不断加重。从出现症状起，大多数运动神经元病患者的平均预期存活时间约为5年。约10%的患者其存活时间可超过10年。若发病早期就使延髓（大脑中枢负责呼吸的部位）受到影响，则预后会更差。

阿尔茨海默病

阿尔茨海默病属于痴呆病中的一种，

是由于脑部疾病逐渐发展而引起的慢性精神失常。多见于老年人，特别是80岁以上者，但偶尔也见于年轻人。

症状

记忆力短暂，是指患者对几分钟前刚发生的事还能记清，但是长期记忆力会退化，特别是对近期发生的事情容易遗忘。阿尔茨海默病的患者能大体回想起去年的事，但对于前一阵子发生的事可能会忘得一干二净。

学习新知识以及利用学过的知识的能力受限。

语言能力丧失。

即使肌肉的功能仍然正常也难以做复杂的肌肉活动。

认知物体的能力下降。

情绪波动很快。

个性改变。

迷路，即使是在家的附近也会出现迷路的现象。

诊断

阿尔茨海默病并无直接的诊断方法，通常是排除其他可引起痴呆的潜在诱因而确诊。检验包括血、尿检查，心电图和脑电图。扫描可以发现大脑萎缩，为诊断提供线索。精神状态的检查也很重要。

病因

许多患者受基因影响有易于发生阿尔茨海默病的倾向，但他们中的大多数还是要在其他诱因的诱导下才有可能发病。只有15%的患者有家族性病史，所以并无证据表明阿尔茨海默病与遗传有直接关系。

治疗

现在没有任何药物可以找回已经丧失的记忆力。当患者的精神状态和身体状态都有所下降时需要接受大量的支持治疗。对于痴呆病情较严重的患者，可使用药物以控制焦虑、不安、妄想和幻觉。

预后

阿尔茨海默病的症状会逐渐发展，患者会慢慢地开始健忘，精神恍惚。随着病情的恶化，到病情最严重时，患者的个性会发生改变，不能认出家人和朋友。

虽然药物能够缓解阿尔茨海默病的症状，减缓病情的发展，但是大多数阿尔茨海默病的患者确诊后只能再存活10年左右。

帕金森病

帕金森病是一种常见的神经系统疾病，主要影响老年人，诱发这种疾病的主要原因是大脑区域部分控制运动的神经细胞退化受影响的大脑区域不再产生足够的多巴胺，多巴胺是一种化学神经递质，它和另一种神经递质乙酰胆碱共同作用，调整和控制人体肌肉。这种化学物质的失衡就是造成典型的帕金森病的主要原因。

症状

身体一侧的手、臂、腿会不自主地颤动，而做事时这种颤动会停止，随着时间的推移，两侧身体都会出现颤动的现象。

肌肉僵硬。

难以做出动作。

走路弯腰、拖沓。

面无表情。

口齿不清。

抑郁。

病因

导致基底神经节处的神经细胞逐渐退化的原因不为人知，而基底神经节是帕金森病直接影响的大脑区域。能够确定的是这种疾病具有家族遗传性，且男性受影响的可能性大于女性。震颤性麻痹的症状与帕金森病的一些症状极为相似——这种疾病可能由特定的药物或者头部损伤引起。

破坏发生的部位

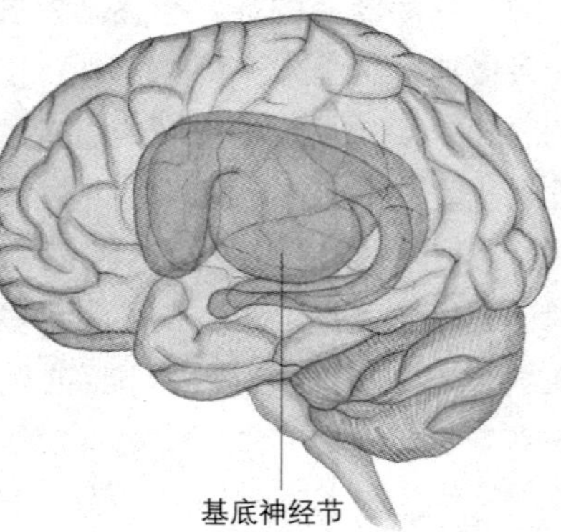

受帕金森病影响的大脑区域为基底神经节，正是大脑的这个部位控制着人们的行动能力。

诊断

因为帕金森病的症状发展得较慢，医生需要一定的时间，通过了解和对患者进行体检来确诊。要确诊病情，还需要长期地对肌肉进行观察，血液化验能够排除其他疾病，还有其他的一些检查如脑扫描可以判断症状是否由中风和脑瘤引起。

医生还会询问患者服药的记录或者是否受到过病毒感染，从而确定疾病是否为震颤性麻痹。

治疗

帕金森病通常通过药物治疗，最常见的药物为左旋多巴，它能够转换大脑中的多巴胺或者储存多巴胺的成分。如果服用过量的左旋多巴会产生不良反应，所以每个患者服用的剂量都不同。一些患者过量使用这种药物导致难以控制的不良反应，这时就需要另一种药物治疗疾病。另一种治疗帕金森病的药为抗胆碱药，能够促进乙酰胆碱的作用，从而提高多巴胺的含量。制订适合个人的用药剂量需要一段时间，可能产生不良反应，包括口干和视力模糊等。这种疾病还可能会影响较年轻的人，因此可以考虑动手术治疗。治疗是为了破坏大脑控制震颤的组织。其他实验性的治疗包括脑细胞移植以及大脑电刺激。

预后

1817年，詹姆斯帕金森第一次将这种疾病描述为“震颤性瘫痪”，这个病名准确地描绘了典型的帕金森症状——震颤和僵硬，病情逐渐发展。这种疾病使行动能力逐渐减弱，最终患者对日常简单的工作都难以完成。大多数帕金森患者会患上抑

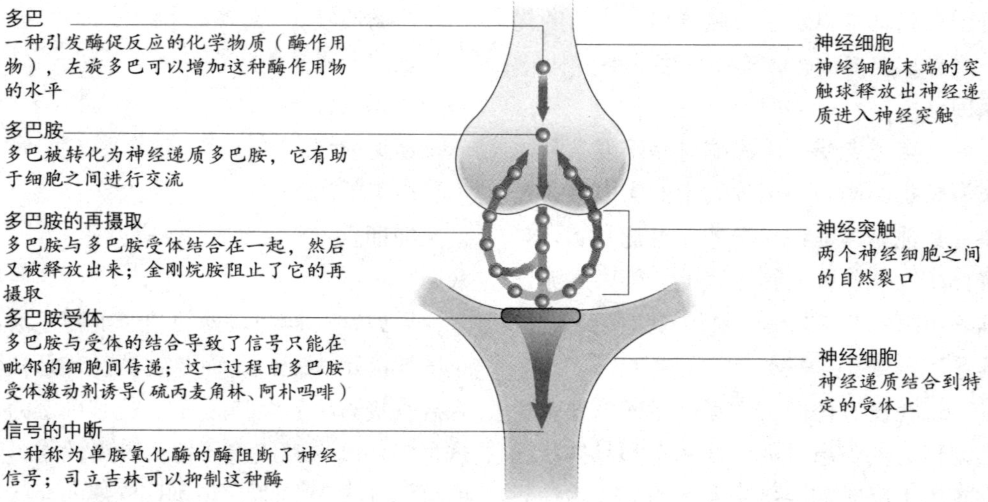

帕金森病影响与运动有关的神经细胞，神经递质多巴胺帮助信号穿过神经接合处（神经突触）。不同的药物能帮助系统的不同部分进行恢复。

郁症和痴呆。

抑郁症

悲哀是所有人都会在某种程度上经历的正常情感。当这种感觉加剧并开始干扰日常活动时，这种心理状态就是抑郁。这是最常见的心理健康疾病之一，受其影响的女性人数为男性人数的2倍。通常在几天或者几周内抑郁会自动解除，但是有时候则需要专业的帮助指导和支持。重度抑郁的人可能要被送进医院，以保护他们免于自残。

症状

兴趣和感情的缺失。

缺乏能量。

应对能力丧失。

持续的情绪低落。

清晨很早醒来。

性欲低落。

食欲不振。

缺乏自信。

有负罪感。

焦虑。

病态的全神贯注。

自残的想法。

病因

导致抑郁的原因是多种多样的。有证据表明，有些人因为遗传基因比其他人更易患抑郁症。然后因受到某件或者一系列刺激性事件的诱发而发病。常见的诱因有：

失去亲人。

人际交往受阻或者人际关系破裂。

健康状况不佳。

长期扮演照顾他人的角色。

经济拮据。

与工作相关的问题。

无法解决的纠纷。

抑郁症有时候是由于一系列问题的累积，形成一个人无法承受的重担而发作的；有时候则是由于生理因素，如甲状腺激素问题（甲状腺功能减退）、生育后或绝经期前后的激素紊乱诱发的；有时候则是由生活方式的问题如过量摄入酒精或者滥用药物引起的。但是，抑郁症也有可能在没有明显可辨的危险因素或者没有任何刺激性事件的情况下突然发作，也叫内生性抑郁。

治疗

如果经常觉得抑郁，那么最好是向医生咨询。而对于自杀未遂的人来说，首要的也应该是寻求医生帮助。

与医生交谈有助于患者理清自己的思路。让一个保持中立态度的人来聆听自己的问题而不加以评判，也能达到治疗效果。

医生可能会建议患者找个顾问或者心理学家做个测试。两者的测试方法存在大量的重叠交叉。区别是顾问主要会针对患者的感受并帮助患者理解它们，而心理学家则着重于改变消极的思维方式，并将之引导到积极的方向。

各种支持都是有帮助的。直系亲属和朋友能每天为患者提供必要的支持、鼓励和帮助。但是，并不是每个人都如此幸运，能在这种时刻拥有这么一群帮助他、支持他的亲友团。

医生可能会开一个疗程的抗抑郁剂，与心理治疗结合使用。种类各异的抗抑郁剂可以改变大脑中化学物质的平衡。医生会选择一种适合患者的药物。虽然患者可能会立即感受到一些改善，如说睡眠的改善，但是大部分抗抑郁剂都需要至少2个星期来改善精神状态。同时，也会出现一些小的不良反应。如果认为这些不良反应给自己造成了麻烦，则应该跟医生联系，他会帮患者找到更适合的药物。

一旦抗抑郁剂开始起作用，情况将会得到持续改善，患者会逐渐提高应对日常生活的能力。很多医生建议抗抑郁剂要连续服用至少4~6个月。什么时候停止服用药物取决于反应的良好程度以及其他一系列因素。如果最初诱发抑郁的诱因没有被解决，或者一段时间的咨询证明紧张的情绪和压力依然存在，那么请继续服用药物。

抗抑郁剂并不会使人失去感受一系列天然情感的能力，也不会让人上瘾。人们经常会把它们跟镇静剂混淆，而实际上镇静剂能使人上瘾并且对抑郁症没有任何疗效。

除了找医生开适当的药物治疗外，很多情况下，注意生活方式和日常工作有助于提高抑郁症各种治疗方式的疗效。很重要的一点是，每天要进行大量的锻炼（最好是户外的）并且选择健康的饮食。使每天都充满有趣的、愉快的活动很重要，但是要确保这种活动不能太多太快。

预后

绝大多数情况下，抑郁症可能无需任何治疗或者通过一些支持性治疗如咨询和服药就能解决了。但有些人在以后的生活中还会继续遭受间歇性抑郁的折磨，并且需要长期接受专家的治疗。

第六章 健康检查基本知识

糖尿病

糖尿病是高血糖综合征的一种通俗说法。由于缺少胰岛素或者不具备降低血糖的能力，糖尿病会使人体内的血糖浓度日渐升高。目前，糖尿病已经成为一种非常普遍的疾病，全世界约有3 000万人受它的影响，并且在发展中国家的发病率不断升高。在过去，糖尿病患者从外表上看相当虚弱，但是现在随着改良胰岛素的出现和其他药物对这种疾病的控制，糖尿病患者也能够拥有相对正常和健康的生活。

胰岛素是由一些特殊细胞分泌出来的，这些细胞位于胰脏中称之为朗罕氏岛的小块上。胰岛素使身体中的每个细胞能够从血液中获得血糖，同时能利用肝脏暂时存贮过量的血糖。所有的糖分都将被最终转换为身体的主要能量之一——葡萄糖。

糖尿病分为两种类型，也就是通常说的1型糖尿病和2型糖尿病。

1型糖尿病——在这种类型的糖尿病中，胰脏停止分泌胰岛素或者只分泌极少的胰岛素。 这种情况一般发生在儿童和青年人身上。 大约5%的人群患有1型糖尿病，这些患者通常十分瘦弱，并可能出现多尿、易渴和体重下降等病状。

2型糖尿病——当胰脏分泌正常量或者过多的胰岛素，但身体对此毫无感觉或者有所抵抗时，2型糖尿病就会随之发生。2型糖尿病更加普遍，各个种族群体中的老年人都容易受到它的影响。（但是目前医生在发达国家的儿童中也发现了这种类型的糖尿病）。与1型糖尿病患者相比，2型糖尿病患者一般超重，但其他症状是相同的，例如多尿并且感到口渴。 除了这些，大多数患者会出现全身疲倦乏力、昏昏欲睡的症状。

症状

1型和2型糖尿病的主要症状列明于下，其中I型糖尿病的病情发展得较快。

口干舌燥。

多尿。

瞌睡。

视力模糊不清。

由于多次起夜，睡眠质量差。

诊断

首先医生会询问患者的症状，并且可能进行一些身体检查。 通常情况下，医生会要求患者提供一份尿样进行化验。 如果检测出尿样中有葡萄糖成分，主治医生需要患者再提供一份血样，这份血样会被送到实验室去确定葡萄糖的含量。一般来说，医生会做2次连续的化验来确定该次诊断， 这些化验也同样用于调整进一步的治疗。

治疗

所有治疗手段的目的是将葡萄糖浓度保持在一个正常的范围内，避免过高或是过低。改变饮食习惯并终身保持是非常必要的，如果有需要，还可以和胰岛素注射或者药物治疗结合起来。

饮食——糖尿病患者的食谱也是普通人的健康食谱，饮食中应该含有大量的水果和蔬菜，而降低对脂肪及复合碳水化合物的摄入（如面食和米饭等）。复合碳水化合物释放的葡萄糖（如蔬菜和水果中的葡萄糖）要比提炼糖中的葡萄糖（比如糖果和饼干中的糖）稳定得多。一些患有2型糖尿病的患者只要通过饮食调整就可以控制他们的血糖浓度。

药物治疗——针对糖尿病有许多不同种类的药片，它们的功效大都是为了增加胰岛素的数量或者是增加个人对胰岛素的敏感性。2型糖尿病患者必须服用一种以上的药片。

胰岛素注射——所有1型糖尿病患者都需要按时注射胰岛素，一部分2型糖尿病患者也需要这么做。这种注射用的胰岛素有2种，一般一天注射1次或2次长效胰岛素，而短效胰岛素则在用餐时间注射。如果某些患者不慎注射了过量的胰岛素，会导致血糖浓度极低，也就是众所周知的低血糖。在这种情况下，他们会感到疲劳乏力，大汗淋漓，头脑发昏，甚至晕倒。为了治疗，必须通过摄入甜食、饮料或者静脉注射来紧急补充葡萄糖。

甲状腺的结构

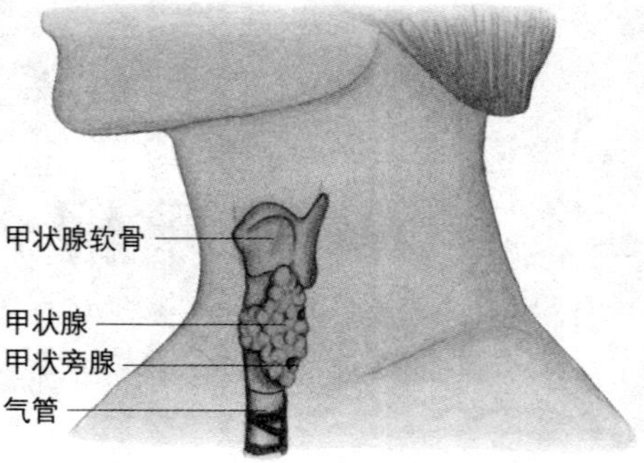

甲状腺包绕着气管，有4个甲状旁腺位于甲状腺的背侧。

甲状腺功能减退

甲状腺功能减退会造成甲状腺分泌的激素T3和T4的水平减少，而垂体分泌的促甲状腺激素的水平仍很高。

症状

甲状腺功能减退有很多症状，一些症状比较常见。典型的症状是疲劳、耐寒性下降、抑郁消沉以及虽然患者食欲下降但体重反而增加。

患者可能头发干燥、稀疏、脉搏缓慢、颈部肿大。这些仅仅是疾病的一些体征而已。当无法确诊时，医生通常会给患者做甲状腺功能血液检测。

病因

有很多种原因可以造成甲状腺活动能力的下降，其中包括：

自身免疫性的甲状腺活动能力下降——这是造成甲状腺活动能力下降的最常见的原因，指自身的免疫系统攻击并且破坏甲状腺。女性患者比男性患者多见。

桥本甲状腺炎——是一种自身免疫病，攻击性抗体导致甲状腺腺体变大变软。而腺体结构的改变直接影响腺体功能的发挥。

碘缺乏症——这种病在饮水和饮食缺碘的地方很常见，甲状腺因缺碘而变大。

垂体病变—— 垂体腺不活跃的话不能产生足量的促甲状腺激素来刺激甲状腺腺体，因此导致了甲状腺功能减退。

甲状腺肿瘤——甲状腺肿瘤很少见，肿瘤的生长会损坏腺体。

诊断

为了评估甲状腺的功能，医生会取患者血样送到化验室做具体的检查和分析。

这些检查可以检测甲状腺激素T3和T4的水平，以及脑垂体激素促甲状腺激素的水平。这些数据可以帮助医生作出正确的诊断。不过有时患者还需要接受放射性核素扫描。

治疗

可用人工甲状腺素制成的药片替代本来应该由甲状腺自身制造的T3和T4。开始时使用小剂量，然后增大剂量，直到血液检查显示甲状腺功能已经恢复到了正常水平。医生要针对每个患者的情况找到最理想的药剂量。这非常重要，它决定了治疗的成功与否。患者需要终身服用甲状腺素。

检查甲状腺肿块

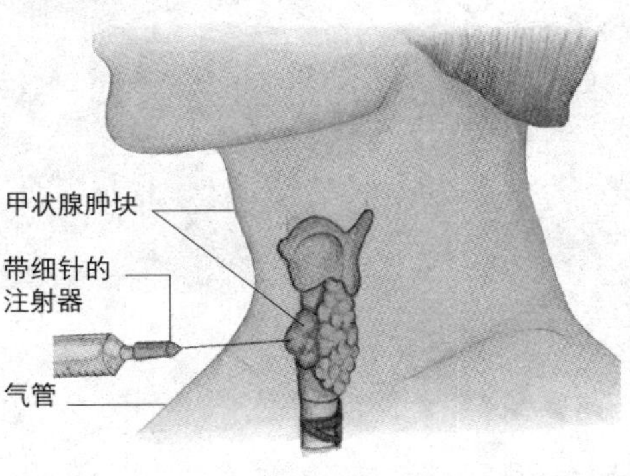

这是医学上的细针抽吸细胞学检查法，细胞和组织可以在这个过程中被抽取。对于甲状腺肿块进行显微镜检查可以确定肿块是不是癌。

甲状腺功能亢进

甲状腺功能亢进的情况很常见，以女性患者多见。最常见的诱因是格雷氏病，这是一种自身免疫病，有攻击性的抗体刺激甲状腺释放T3和T4进入血液，从而使二者在血中的浓度升高。

非肿瘤的肿块或者甲状腺因自身生长而产生过多甲状腺激素的情况很少见。非肿瘤的脑垂体肿块产生过多促甲状腺激素的概率也很小。

症状

烦躁。

尽管食欲大增但是体重却下降。

对热的耐受性降低（怕热）。

其他症状包括颤抖、脉搏加快以及脖子肿大。格雷氏病的症状呈阳性，即眼球突出症，患者眼球突出呈凝视状。

治疗

一旦病因明确，可采用下列3种方案治疗甲状腺功能亢进。

抗甲状腺药物，可以阻止甲状腺激素的形成。

利用放射性碘减少甲状腺激素的生成。有一点需要注意：这种治疗很容易引起甲状腺功能减退。

只有当药物使用无效或者不良反应过多，或者患者的甲状腺肿大很严重的情况下才使用手术去除部分甲状腺。手术的成功率不高，只作为最后的处理措施。

第七章
血液及免疫系统疾病

贫血症

贫血症是指血液中所含的红细胞过少，导致可以运输氧气的血红蛋白过少从而造成的一类疾病。贫血症可以根据红细胞的大小和外观来进行分类，常见的类型有溶血性贫血、巨幼细胞贫血、小细胞性贫血。它们具有相似的症状，如容易疲劳、虚弱等。患有其他疾病（如咽喉炎）的人如果同时贫血的话会更容易发病。所以血液供应足够的氧的能力对于健康的身体来说是必不可少的。

症状

疲惫。

头痛。

衰弱。

肤色苍白。

运动过后喘不上气。

心悸（贫血的人通常心率很快）。

病因

血红细胞里包含血红蛋白，它可以向身体各处传送氧分，任何原因引起的血红细胞数量减少或其中包含的血红蛋白减少都会导致缺铁性贫血，这也是最常见的一种贫血。

地中海贫血是一种导致血红细胞被破坏的遗传性疾病。

许多慢性疾病都会引起继发性贫血，例如感染、癌症、结缔组织疾病和肾衰。

当处于经期血液减少严重，以及其他原因引起身体对铁的需求增多，比如怀孕，就有可能发生贫血。

由于自身免疫病损伤胃黏膜壁而导致内因子缺乏引起的恶性贫血。

在发展中国家，钩虫寄生侵扰人体是引起贫血最常见的原因（50%的病例是由此引发的）。

诊断

医生可通过以下几个常规检查来判断是否贫血。

全血计数检查——检查血液中血细胞总数。

血膜测试——检查红细胞的颜色和形状。

检查低含量的维生素B_{12}和叶酸的测试。

估算身体中铁的储量。

网状细胞的检查——医生可以了解骨髓中有多少新生的细胞。

治疗

根据诊断，不同类型的贫血其治疗方法也不同。对于缺铁性贫血，可以通过口服片剂铁以补充体内的贮铁，或者肌内注射山梨醇铁。若出血后导致严重贫血则在必要时可以给予输血。

预防

应注意饮食中要有富含铁和维生素C的食物，以预防营养性缺铁性贫血的发生。

诊查是否有持续性和反复发作性出血，或“隐性”出血，以防止慢性出血引起的缺血。怀孕期间有必要补充叶酸和维生素B_{12}以防止缺血。孕期饮食较差及本身对铁的需求有所增长也可能导致贫血。

溶血性贫血

正常的红细胞的寿命约是120天，而溶血性贫血患者红细胞死亡的速度比正常人快得多，所以其红细胞寿命要短得多。造成这种结果的原因很多，而且该病是可遗传的。

症状

和普通的贫血症一样，红细胞死亡产生胆红素，而胆红素水平过高会使患者看起来似乎像得了黄疸病。由于脾是红细胞死亡的主要场所，这种情况下脾不得不以超常的速度工作，所以患者的脾脏可能会肿大。

病因

细胞表面组织的遗传物质的功能紊乱以及细胞的内容物出了问题。例如：

其他遗传病。

输血时引起的反应。

药物，比如抗疟药。

烧伤。

传染，比如疟疾。

人工心脏瓣膜。

治疗

强的松对自身免疫性贫血有效，必要时可切除脾（它可分解红细胞）。

血友病

血友病通常是一种家族遗传性出血性疾病，非常罕见。血友病患者血液中缺少一种必需的凝血因子。其症状是创伤或正常的手术会导致非正常的严重的流血不止或者在一般的日常活动中出现非创伤性出血。

症状

血友病的症状与体内凝血因子的水平有关。

轻度血友病正常情况下是无法诊断出的，只有在外伤或手术后创口出血才能被发现。

中度血友病偶尔会导致自发性关节出血，少数情况下会导致内脏出血。还可引起手术或创伤后创口流血。

皮肤容易出现淤伤。

重度血友病即使没有明显诱因也可能发生内脏出血。

口腔治疗、手术和创伤过后都有可能引起出血。关节出血是一个比较严重的问题，它不仅会引起疼痛，还会造成持久的损伤和行动不便。

一部分女性患者可能并不出现症状，但也有一些会出现体内因子水平降低、月经不调、磕伤及其他出血性疾病。

病因

血友病是一种遗传获得性疾病，即它是通过母体传到儿童身上的。血友病甲和克里斯马斯病多发于男性。这是因为女性有两条X染色体，一条染色体出现问题，另一条还是正常的，而男性只有一条X染色体。约有1/3的病例是由自然突变引起的。

诊断

为了确诊血友病，医生需要预先采集患者的血液样本，然后送往化验室检测。该检测项目包括：全血计数、血涂片观察和凝血实验。

治疗

治疗血友病患者需要注射凝血因子VIII进行治疗。原来用于治疗注射的凝血因子取自捐献的血浆，但现在我们可以通过对酵母进行基因修改来得到重组因子VIII。轻度血友病患者可以服用药物1-脱氨基-8-右旋精氨酸加压素促进患者体内凝血因子VIII的合成，从而达到正常的血凝要求水平。

预后

血友病的主要并发症是由血液进入关节引起的慢性关节疾病。重度血友病患者随时都有生命危险。研发人员对基因治疗的可行性非常感兴趣，希望能将正常的基因传送到患者体内，使其产生出缺少的凝集因子。

急性白血病

白血病是白细胞的癌症，非常罕见。急性白血病一般有两类：一类是急性淋巴细胞白血病,与淋巴细胞有关且主要在儿童身上发生；另一种是急性髓细胞白血病,影响原粒细胞，多发于成人。急性白血病通常很快恶化，而慢性白血病则发展较为缓慢。患急性白血病的人需要定期输血与血小板。若只用化疗无法治愈该病,可以考虑骨髓移植。

症状

白血病是由于骨髓失去造血功能造成的，正常的骨髓被癌细胞所占据,症状包括:

贫血导致面色灰白、呼吸短促、易感疲劳。

反复感冒。

易擦伤或易流血。

淋巴结、肝脏、脾脏偶尔体积增大。

诊断

白血病患者的血检结果通常会显示出红细胞、白细胞与血小板数量的减少,也可能检验出典型的癌变的白细胞。血检包括：

全血计数。

从骨髓中取一些组织做骨髓活检。

治疗

治疗方法分为一般性治疗与针对不同种类白血病的专门疗法。一般性治疗分为:

输血与输血小板。

静脉注射抗生素快速治疗感染。

针对不同类型白血病的专门疗法一直在不断地发展进步，主流的疗法包括化疗（药物杀死癌细胞）以及骨髓移植。针对各种类型白血病的专门疗法包括:

急性髓细胞白血病——这种疾病可依靠化疗治愈。化疗也可以抑制疾病的复发,但是成功率较低。

急性淋巴细胞白血病——多侵袭儿童,可以用多种化疗药物暂时缓解。约90%的患者接受这种治疗后会有效果，而50%~60%的患者则可以恢复健康。治疗通常要持续2~3年。若病症复发,则可以用骨髓移植的方法挽救生命。医生会用特殊的药物注射入患者骨髓中以减少疾病对神经系统的影响。

预防

因为在大多数的病例中病因无法确知，所以预防也是无法实现的。超声波的大量应用以及在使用X线时所采取的适当防护措施，现在由于放射线原因引起的白血病已经十分少见。

慢性白血病

这些疾病通常发生于成人身上，慢性白血病同急性白血病一样，有两种类型——慢性淋巴细胞白血病和慢性粒细胞白血病，其中慢性淋巴细胞白血病是世界上最常见的白血病。慢性白血病症状发展缓慢，开始时患者只有疲乏感，随后逐渐出现更多具体的症状。放射性物质、一些病毒和工业化学物质都与这种疾病的产生有关系，但是导致各种慢性白血病的确切原因目前尚未知晓。

症状

多数慢性白血病患者没有症状，这就为日后疾病的加重埋下了隐患。症状包括：

贫血迹象——皮肤苍白、气短、易感疲乏。

反复感染。

流血。

淋巴结肿大。

腹部由于肝脏和脾脏增大而肿胀。

发热和夜间盗汗。

诊断

各种类型的白血病都是进行性的，慢性白血病的症状是逐渐显现出来的。患者中老年人较多见，因此老年患者一有明显症状就应该请医生诊治。同急性白血病一样，医生会通过全血计数检查患者血液里红细胞和白细胞的量，然后做出诊断。

治疗

针对慢性白血病的不同类型，有以下几种治疗方法。

慢性淋巴细胞白血病——很多患者多年都没有症状，只有在症状逐步显现出来时才需要治疗。很多患者会用如输血等方法来治疗，很多患者在确诊之后还能生存10多年。最普遍的最终致死病因是感染。

慢性粒细胞白血病——这种病起初症状往往不太明显，3年或4年内症状都不会突显。但它可能会发展成急性白血病，很难治疗。在过去，患者的寿命大约为5年，药物治疗的进步延长了患者生命，而骨髓移植对年纪较小的患者比较有效。

再生障碍性贫血

再生障碍性贫血会造成以下症状：贫血、多发性感染和流血，身体各部位的骨髓制造的细胞的数量都会下降。

病因

大约有一半的患者致病原因不明，其他患者的病因一般包括：

化疗药物和临时使用的硫胺类药物。

放射性治疗。

妊娠。

化学试剂，如苯。

感染，如麻疹、结核和肝炎等。

治疗

罹患再生障碍性贫血的患者前景不容乐观，一些患者会随着时间的推移而康复，但多发性感染可能会造成生命危险。输血和抗生素可以用来防治贫血和感染，当骨髓功能不能恢复时，就要靠骨髓移植来解决问题了。

败血症

败血症是一种由于血液中出现细菌而引起组织被破坏的疾病。它与休克有一定的联系，患者通常病情十分严重。

症状

寒战，发冷。

恶心、反胃，意识错乱。

心动过速，血管舒张手足变暖（温性休克）。

血压过低，外周血管变冷（冷性休克）。

体温异常，体温有可能高于（发热严重）或低于正常温度（37℃）；后者体温降低，预后多数不好。

在这种情况下，患者有可能出现肾衰和呼吸窘迫综合征，以及头痛、颈强直、意识错乱等症状。脑膜炎球菌性败血症的典型症状就是皮疹。

病因

细菌内毒素——革兰阴性菌凋亡时释放出的毒素——和其他的细菌产物引起炎

症反应串发，导致大面积细胞被损坏、血压降低、休克、多器官衰竭和死亡。

细菌感染性败血症的病原体包括淋球菌、葡萄球菌、肺炎链球炎、化脓性链球菌、沙门氏菌、粪链球菌、脑膜炎奈瑟氏菌、李斯特氏杆菌、大肠埃希菌和假单胞菌。所有这些病菌都可能引起重度感染，所以应采取谨慎的措施以预防进一步的感染。

大多数医院获得性败血症都是由于留置在体内的导管引起泌尿道感染所产生的大肠埃希菌在全身组织内传播引起的。现在妊娠中止很少引起败血症感染，但频繁使用宫内避孕器和产后滞留物的感染以及子宫感染却经常引起败血症。青年女性经常由于子宫感染性疾病而引发败血症。此外，烧伤和免疫系统不全的患者发病率较高。

诊断

注意力应集中在识别病原菌、确定感染位置、了解疾病严重程度以及革兰氏阴性菌脓血症的并发症上。

当多种原因引起个体发生休克时，应先排除其他的休克原因和其他感染。其他感染（例如，革兰氏阴性菌、真菌、疟疾、葡萄球菌或链球菌）也可以引起中毒性休克综合征。

对血、尿、脓液和体液可以进行培养以确定出病因。做胸部X线检查和血液检查（包括白细胞计数、血小板计数和血凝固检查）以检验是否发生血栓。进行动脉血气分析以测定呼吸道功能，代谢中酸的水平和发生缺氧症的可能。

治疗

治疗目的是控制感染，维持器官所需的血液供应，向组织中传送必要的氧分。还可将脓排出或用手术的方法将被感染或坏死的组织切除。根据感染的位置来选择抗菌药物。

泌尿道感染——阿莫西林克拉维酸钾或先锋霉素。

肺炎——头孢噻甲羧肟，氧哌嗪青霉素加庆大霉素。

腹腔内感染——头孢噻肟加灭滴灵，或氧哌嗪青霉素加庆大霉素。

胆道感染——氧哌嗪青霉素加庆大霉素。

重度感染特别是革兰氏阴性菌所致休克需要在重症监护病房进行监护治疗。治疗方法包括：

监测血压，中心静脉压和血氧饱和度。

心输出量。

使用导管插入术测量尿排出量。

治疗时需要输血、使用升压药物、使用维持肾灌注压的药物、吸氧和营养支持等手段。

预防

对感染者进行隔离，采取一定的卫生措施，为患者换衣裳和导管时要注意洗手、换无菌手套，做手术时也要注意避免感染，所有这些措施都是为了避免医院内感染。葡萄球菌肠毒素F会引起中毒性休克综合征。最初认为这与止血棉球的使用有关。

预后

疾病的预后主要与病情的严重程度和所出现的并发症有关，比如：

肾衰。

弥漫性血管内凝血（凝血机制受到过度刺激）是一种较重的并发症。

肝功能衰竭。

15%~40%的成年患者有可能发生呼吸窘迫综合征。

获得性免疫缺陷综合征

随着CD4淋巴细胞的数目降低，获得性免疫缺陷综合征（AIDS，艾滋病）患者变得容易被传染性疾病感染，比如肺结核、念珠菌病和疱疹等。他们经常同时伴有几种疾病的感染，但是由于其免疫系统有缺陷，所以通常并不出现那些典型的症状。疾病诊断比较困难，导致在很长时间内无法采取正确的治疗方法，而使危险增加。

症状

疾病早期经常出现疲劳、消瘦、盗汗和腹泻等症状，还可出现皮疹、皮肤感染、口腔疼痛以及腿部感觉疼痛、刺痛、无力。智力也可能受损并伴有情绪沮丧。

通常第一次感染人体免疫缺陷病毒（HIV）并不会出现症状，也有10%的患者有可能出现短暂的流感样症状，有些还可能出现腺体持续肿大。一旦被感染上，就会终生携带，并对其他人构成威胁。差不多所有的HIV感染最终都会出现获得性免疫缺陷综合征，但获得性免疫缺陷综合征可以在初次感染10年或更长时间之后才发作。

病因

获得性免疫缺陷综合征并不是一种单一的疾病，而是所有与免疫系统缺陷有关的症状和体征的统称。它是由HIV引起的。HIV于1983首次被发现，它属于逆转录酶病毒中的一种。其中包括RNA、HIV的遗传物质。病毒感染并损坏了参与人体免疫应答的关键细胞（CD4淋巴细胞），因此抑制了患者抵抗感染的能力。

诊断

对于获得性免疫缺陷综合征并无特效疗法。血液检查能显示人体内是否有对抗该病毒的抗体，出现抗体是被感染的标志。在初次HIV感染2~3个月或更长时间后才能出现抗体，所以HIV检查应在确定感染后延迟3个月再进行。阳性结果可以确定已被感染。但偶尔也会出现假阳性的结果，所以一旦出现阳性结果要进行再次检查，并接受专家咨询。

治疗

至今，HIV感染还是无法治愈的，但有几种药物可以减少血液中病毒粒子的数目，降低免疫系统的损伤速度。但是，患者不得不服用大量的药片，这会带来大量的不良反应。同时还需要治疗感染或肿瘤。最初，只是在发展成获得性免疫缺陷综合征后才使用抗反转录酶病毒药，但是现今在出现症状之前就已经开始使用了。有证据显示早期治疗可以延迟获得性免疫缺陷综合征的发病。

获得性免疫缺陷综合征患者常见的机会性感染

类型	病原体	疾病
原生动物	肺炎肺囊虫、弓形虫、隐孢子虫	肺炎、脑炎和脑脓肿 严重的腹泻
真菌	小孢子菌、隐球菌、念珠菌	腹泻、脑膜炎，肺疾病口、咽和外阴、阴道感染
病毒	巨细胞病毒	失明，结肠、食管、脑和肺部的感染严重的口腔和生殖器溃疡、进行性神经疾病
细菌	普通细菌、结核杆菌	复发细菌感染 肺部感染
肿瘤	卡波西肉瘤、淋巴瘤	通常影响下肢 淋巴细胞癌

主要使用三种类型的药物：

核苷类药物——司他夫汀、拉米夫汀

蛋白酶抑制剂——沙奎奈维、利他奈维

新型的非核苷反逆转录酶抑制剂——奈韦拉平。

有时需要联合用药以增强药物的有效性。

药物治疗

随着现代医疗技术的提高，意味着许多获得性免疫缺陷综合征患者发生感染和患癌症后可以得到有效的治疗。

抗逆转录酶病毒药物虽然不能将病毒彻底清除但却可以减弱它们的力量，这可以延迟获得性免疫缺陷综合征的发作或相对延长健康时间。

第八章
泌尿生殖系统疾病

肾结石

一般情况下，身体的代谢产物从肾脏产生的尿中排出。如果尿中的废弃化学物质达到了饱和状态，它们会结晶成石头状物质并沉积在肾脏。肾结石的大小不一：小的结石可以从尿道被排出，大一点的可能会留在肾脏，也可能会转移到输尿管内，这会导致剧痛。半数的肾结石患者在数年内体内还会生成更多的结石。

症状

小的结石可能没有症状。大一点的结石会造成急性输尿管痉挛，导致患者疼痛。这就是肾绞痛，症状如下：

从后背（通常从一侧）发散到腹股沟的剧痛，有时会伴有生殖器疼痛。

尿频以及排尿疼痛。

血尿。

恶心、呕吐。

只要结石被清除，肾绞痛会马上缓解。肾绞痛可能只发作一次，但是有些人可能再次生成肾结石并随之发生肾绞痛。

病因

肾结石主要是由正常溶解于尿液中的盐的晶体集合而成。如果尿液中含有过饱和的盐，它们就会从溶液中析出形成结晶。虽然正常情况下尿液中也有某种物质可预防这种情况的发生，但是一旦功能发生障碍，系统就会形成肾结石。

代谢紊乱可能会引起尿液中的盐含量过高，比如甲状旁腺功能亢进和高草酸尿症（尿中草酸水平过高）。这当中有些属于遗传性疾病，有肾结石家族病史者其本身的发病率增高。肾小管性酸中毒是一种相对少见的疾病，70%以上的患者会形成肾结石。低柠檬酸尿症是一种柠檬酸盐水平降低的疾病。它可加快结石的形成。

其他因素诸如阳离子水平和饮食都会影响到肾结石的形成，但这只对有发病倾向者起作用。其他能增加结石发病率的诱因包括肾脏疾病、肠炎、肠旁路手术、尿路感染、化学疗法、维生素D摄取过多、尿路阻塞、某些利尿剂和含钙的抗酸制剂。

诊断

了解病史后，如果医生怀疑患者得了肾结石，就需要做更进一步的检查，包括X线以及静脉内尿路造影检查。这些检查都有助于确定结石是否存在以及所处的位置。有些肾结石由钙盐沉积形成，可以在X线片上很直观地显示出来；其他的比如草酸盐、磷酸盐或者尿酸形成的结石都不能在X线片上清晰显示。此时需要做其他尿检，观察是否有其他感染以及尿中是否有血，从而确定肾功能情况。

治疗

大多数的肾结石体积都比较小，可以自然排出，并不产生特殊的影响。对于这种病例，应采取下列措施。

给予强效止痛药。

遵医嘱大量饮水。如果正在医院中接受治疗，可以通过静脉补充液体。

即使已经排出结石，还应坚持作进一步的检查。

如果结石体积过大而引起尿液蓄积或者感染，则需将结石击碎或将其切除。最佳方法当然是无损伤性的超声波碎石术，术中使用超声波锁定结石并将其击成小碎片后从尿中排出。

体积较大的结石也可通过手术去除：

膀胱镜取石术——将一根可视的管子通过尿道插入肾脏，同时用镊子击碎或移除结石。

经皮肾镜取石术——使用内镜（可视管）通过患者的背部到达患侧肾脏，将沿此通路取出结石。

若结石体积巨大，比如鹿角状肾结石，可以行开放性手术进行治疗。

预防

多喝水，每天2~3升为宜。

热天以及运动后为身体补充水分。

避免过量食用大黄、菠菜和芦笋等能促进草酸盐结石形成的食物。

询问医生，看是否需要减少钙的摄入，比如奶制品或者含钙的抗酸剂。

预后

肾结石很少会对肾脏造成长期损伤。大多数的结石都会在不引起并发症的情况下从体内移除或排出，但是复发的风险很高。因此预防复发的措施是很重要的。

肾炎

肾炎是肾脏炎症反应的总称。每一侧的肾脏都包含约100万个能起过滤作用的单位，称为肾单位。每个肾单位中又包含一个由小血管组成的网络（肾小球）和一个连接到输尿管的细管，它将尿液从肾脏导至膀胱。

肾小球起到了从血液中滤出液体和废物的作用，细管则再次吸收了大多数人体所需的液体和物质。正常情况下，每天会形成180升滤出物，但从尿液中排出的却只有1.5升。

症状

肾小球性肾炎：当肾小球被感染后过滤的能力就有所下降，使体内产生的废物、蛋白和血红细胞渗漏到尿液中。重病的患者排出的尿液比正常的时候要少，且尿液可能颜色赤红，下肢和后背肿胀，眼睛水肿和高血压。严重的肾小球性肾炎可能会因为血中含氮物过多（尿毒症）引起嗜睡、恶心和呕吐。

肾病综合征：尿液中含有大量的蛋白而患者则出现严重的水肿。

肾盂肾炎：由于细菌感染引起单侧或双侧肾功能受损。疼痛并伴有高热寒战。尿中可能会包含血液，而肾脏则会发生萎缩、结痂甚至肾功能衰竭。

病因

急性肾小球肾炎可能会有许多病因，其中许多病因是由于异常的免疫应答引起神经纤维球损伤造成的。许多类型的肾炎其病原体尚未弄清。但是，已知的病原体包括细菌、寄生虫和病毒。

诊断与检查

与其他肾病相比，对于肾炎患者应做细致的检查以得到精确的诊断。对肾功能的检查包括：

尿液的检查——蛋白、血红细胞和管型（显微镜下可见的由凋亡细胞或脂肪物质组成的团块）。

尿液流出量的检测。

血液检测——测量的蛋白和垃圾产物的水平，如血中尿素和肌酸酐的含量。

从喉咙、皮肤或耳朵采取标本进行细菌感染分析。

胸部X线检查——可能会看到肺部积液以及继发性的心包积液。

肾脏的影像学检查——使用X线或CT扫描进行检查（经常复发尿路感染的妇女、初次发病的男性和儿童有进行此项检查的必要）。

肾脏活组织检查——以探针获取一小片肾脏的活组织用显微镜进行检查。

排尿时的膀胱造影照片——一种影像学技术用以测定膀胱排空的效率。

治疗

应密切观察急性肾小球肾炎患者的病情进展，要记录每天摄入和排出的尿量以及体重,还要定期测量血压。如果血压过高应给予药物治疗。使用抗生素治疗感染。此外，保持低钠饮食也很重要，病情较严重者还有可能需要限制蛋白质饮食。某些患者需要马上使用皮质类固醇激素和环磷酰胺（一种抗癌药用于治疗肾炎引起的肿瘤）进行治疗。与肾小球肾炎有关的肾衰可能需要接受透析治疗。

肾炎综合征患者应保持低钠饮食，同时还要使用大剂量的皮质类固醇激素以阻止蛋白向尿液中渗漏。如果水肿比较严重则要使用利尿剂以增加尿量。

使用抗生素对急性肾盂肾炎患者进行治疗。儿童尿路感染的早期治疗最重要的就是防止以后发作高血压和肾衰。手术纠正尿液流量可以起到预防慢性肾盂肾炎的作用。

预后

链球菌感染后肾小球肾炎

大多数的儿童预后都很好，但是某些成人却无法完全康复，而形成肾衰和高血压。

不明原因的肾小球肾炎

预后并不是很好，需要进一步仔细观察。有些病例会在数周或者数月之内发展成为肾衰。

肾病综合征

儿童使用激素治疗之后预后良好，但某些成人的预后却较差。

急性肾盂肾炎

对抗生素治疗比较敏感，可能需要手术修复任何可以阻塞尿液流动或造成膀胱输尿管反流的缺陷。

慢性肾盂肾炎

患者需注意治疗高血压和肾衰。

尿路感染

症状

正常情况下尿路是无菌的，不能寄居任何感染微生物。但是，尿路感染却是十分常见的，特别是多见于女性。尿路感染可能会影响全部或部分的泌尿系统，包括肾脏、输尿管、膀胱、尿道。下尿路感染的症状主要涉及膀胱和尿道，包括：

排尿痛，似刀割样痛。

尿频，但每次尿量却不多。

血尿。

尿液散发难闻的气味。

发热。

急性的尿路感染经常影响肾脏以及相应的骨盆组织的发炎，这是一种更为严重的典型感染，会引起：

高热。

寒战。

下背部疼痛。

恶心呕吐。

某些人尿路感染的症状很轻微，病灶范围也未扩散，只有通过例行检查才能发现。

病因

大多数的尿路感染都是由通过尿道

进入尿路中的细菌引起的，通过血液和淋巴循环引起的感染较少见。一旦膀胱被感染，细菌很容易上行至肾脏引起感染。任何能阻碍尿液流动的异常都会增加感染的危险。下列群体属尿路感染的高发人群。

女性——尿道较短，经常在性交时被感染。

老年男性前列腺肥大——膀胱无法完全排空而引发感染。

有生理缺陷的儿童——尿道与膀胱衔接处有先天性异常，导致尿液有机会反流到上尿路（膀胱输尿管反流），随着年龄的增长这种反流现象也会逐步改善。

孕妇。

糖尿病和免疫系统受抑制的患者。

尿路、腹部或盆腔中有肿瘤的患者。

长期使用置留于膀胱中的导尿管排尿的人。

诊断

由于某些患者的膀胱或尿道被感染后（膀胱炎或尿道炎）其尿液中并无明显证据，所以确诊尿路感染只能通过对尿液进行细菌培养。对疑似尿路感染的婴儿、儿童或男性应进行尿液培养，但若患者为性交过频的女性，出现轻微的膀胱炎症状则没有必要进行尿液培养。

采集到的尿液标本应放入使用清洁技术灭菌的瓶子中，以免皮肤上的细菌污染标本，然后送交实验室或冷藏。对尿液进行检查通过检测白细胞和炎症产物来确定儿童的尿路感染。

其他检查包括：超声扫描、静脉尿路造影检查或肾盂造影检查、膀胱尿道镜检查、排尿性膀胱尿道造影检查。

治疗

抗生素——通常治疗膀胱炎只需使用抗菌药物，如甲氧苄氨嘧啶或阿莫西林进行短期治疗就足够了。而急性肾盂肾炎使用抗生素治疗的疗程则较长，甚至可能需要住院治疗。

液体疗法——摄取大量液体冲洗尿路以减轻疼痛。

止痛剂。

对特定患者群的特殊管理措施包括：

尿路感染的即使并不出现症状也应给予抗生素。

老年妇女尿液中经常出现细菌，若无症状最好不予治疗。

因性交频繁而反复出现尿路感染的妇女可长期坚持服药，每晚睡前或每次性交后服用小剂量的抗生素。年龄较大者使用激素替代疗法会对其有所帮助。

儿童应给予治疗至尿液中无菌为止。有可能需要长期使用抗生素以预防复发。

预防

排尿时要尽力保证膀胱被全部排空。

每天按定量饮用大量的水以冲洗尿路，水是最理想的选择，特别要注意避免饮用太甜的饮料。

排完尿、便后要注意从前向后擦洗。

性交时使用阴道润滑剂。

在性交后立即将膀胱排空。

避免在生殖器官处使用除臭剂或者香皂。

穿宽松的棉制内衣而替代人造纤维制成的内衣。

如果想使用子宫帽避孕套避孕，应请医生检查是否适合自己。如果是因为这种避孕方式而引起感染，那就应该考虑换一种不同的避孕方式。

如果感染经常复发，也可以长期服用抗生素作为预防手段。

预后

尿路感染通常是易于治疗的。但是某些人群，如儿童、孕妇和糖尿病患者则极有可能因尿路感染而影响到肾功能进而引发严重的疾病。若在每一阶段都能得到相应的抗生素治疗，预后情况还是不错的。在某些病例中，还需长期使用抗生素以预防发病，在极为严重的病例中可考虑使用手术的方法修补尿道进入膀胱处。

膀胱炎

膀胱炎是膀胱的一种炎症，细菌是引起膀胱炎最常见的原因。如果是感染引起的膀胱炎，则多与尿路感染有关。此病十分常见，患者多为女性，好发于青春期到中年期。

症状

尿频。

尿痛。

血尿。

小便浑浊。

患者也可能主诉下腹部疼痛，且许多患者的尿液有秽味。

婴儿和儿童出现的症状不是十分典型，包括：

排尿时哭泣。

发热。

模糊的腹痛。

呕吐。

发育迟缓。

儿童发热时应考虑罹患膀胱炎的可能。老年人的尿路感染可能并不出现症状，也可能出现明显的下腹部疼痛或精神错乱。

诊断

膀胱炎的诊断主要依据患者的临床表现以及尿液显微镜检查和尿液培养的结果。显微镜可以发现尿液中的脓液（尿脓），通常还可以识别出引起这种情形的微生物。还可做进一步的检查以便发现其他可能引起膀胱炎的病因，比如静脉尿路造影或排尿时膀胱X线检查。后者主要是静脉尿路造影检查出现异常的4岁以下儿童用来排除尿液反流到输尿管的情况。

病因

大多数的膀胱炎都是由经尿道进入膀胱的细菌引起的。易使女性罹患感染的诱因很多，包括性交、萎缩性阴道炎（绝经后）和怀孕。而引起男性尿路感染和膀胱炎的病因则为膀胱无法完全排空（比如前列腺增生）或尿路结构异常。

引起膀胱炎的常见微生物如下：

大肠埃希氏杆菌——68%的感染病例与此有关。

奇异变形杆菌——12%的感染病例与此有关。

表皮葡萄球菌——10%的感染病例与此有关。

粪链球菌——6%的感染病例与此细菌有关。

克雷伯菌——4%的感染病例与此细菌有关。

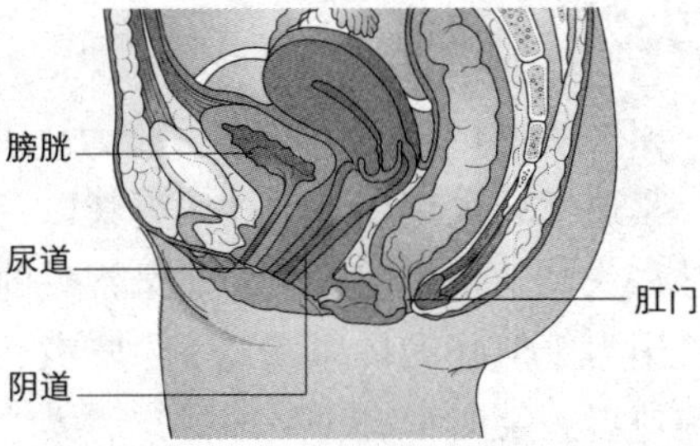

女性的尿道较短，所以容易罹患膀胱感染，特别是那些正常寄居在肠道中的细菌引起的感染。

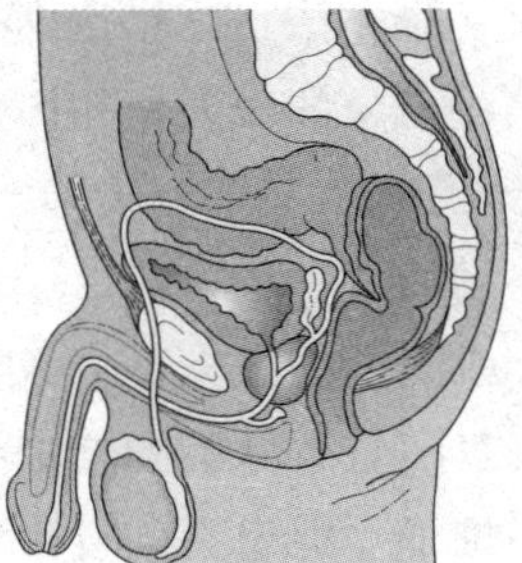

男性不仅通过较长的尿道来保护他们不受尿路感染的影响，而且其前列腺液也有杀菌的作用。

治疗

通常病情严重时则需立即使用抗生素进行治疗。如果可能的话可以取尿液标本对引起感染的病原微生物进行显微镜检查以及微生物学检查。在实验室中对病原菌进行培养并做药敏实验以确定适当的治疗方案。有时需在尿液检查结果出来之前或者在疾病发作之前就使用药物进行治疗。简单的生活方式上的改变，比如每日摄取大量的液体也有助于控制膀胱炎的症状。此外，良好的卫生条件也很重要。

经常使用下列抗生素进行治疗：

甲氧苄氨嘧啶、磺胺甲基异噁唑、阿莫西林、呋喃妥因和萘啶酸。有时单独使用阿莫西林就足以保证治愈。

预后和预防

大多数细菌性膀胱炎对抗生素都很敏感。发作频繁的女性、儿童或男性有必要进行检查来确定疾病的真正成因以排除或预防严重的肾脏并发症。

健康和病理状态下的膀胱

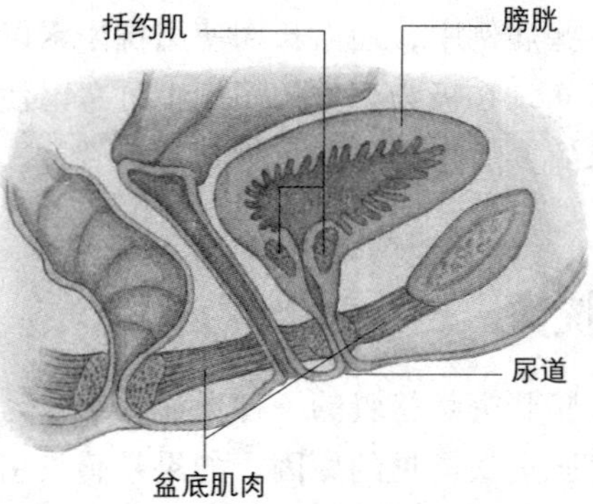

健康的膀胱有坚固的盆底肌肉和强大的括约肌。

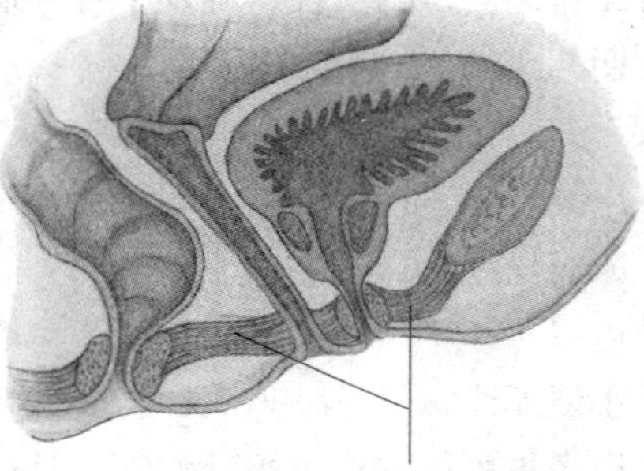

这张图显示了下垂的盆底肌肉，这意味着膀胱颈下降，会导致膀胱肌肉失去控制力。

尿失禁

尿失禁主要有4种类型——张力性尿失禁、紧迫性尿失禁、溢出性尿失禁以及完全性尿失禁。张力性尿失禁是最常见的一种，用力（但并无排尿意愿）、咳嗽、打喷嚏或者大笑时都有少量尿排出；紧迫性尿失禁是由膀胱的自发性收缩造成的，膀胱会在没有尿意的情况下突然大量排尿；溢出性尿失禁是由膀胱无法自主排空而引起的持续的尿淋漓；完全性尿失禁指因膀胱的排空功能完全丧失而导致的尿失禁。

病因

膀胱功能部分或完全的丧失是令人十分烦恼的事。尿失禁随着人年龄的增加变得越来越普遍，多见于女性患者，可由以下原因导致：

任何影响膀胱颈肌肉的情形，比如过重的体力劳动和分娩。

尿道和盆底肌肉张力减弱，通常发生在怀孕期间、产后以及绝经期后，也可能由妇科病导致，比如子宫脱垂。

膀胱口阻塞，通常由一些相关疾病比如前列腺肥大或膀胱结石造成。

由反复发生的感染、神经系统疾病或者焦虑引起的过度的膀胱兴奋（膀胱兴奋指膀胱容易收缩和扩张）。

糖尿病、脊髓损伤或者脊柱裂引起的神经控制方面的问题。

中风或者痴呆引起的大脑功能方面的问题。

治疗

有很多种处理尿失禁的方法。盆底

锻炼有助于解决膀胱肌肉的问题，理疗或者外科手术都有助于膀胱恢复应有的控制力。绝经后的女性可以用激素替代疗法治疗，也可以用导尿管排空膀胱。

如果是神经问题导致了尿失禁，治疗将困难得多。常用反副交感神经生理作用的药物来放松膀胱壁上的肌肉，以减少尿意。

月经不调

在大脑和卵巢的控制下，女性在每个月经周期内雌激素和孕激素的水平升降一次，这引起卵巢每21~35天排卵一次。若未能受孕，子宫内膜就会脱落形成月经。正常的初潮时间多为10~16岁，在50岁左右绝经。

症状

经血过多或出血时间过长。

月经次数过多。

月经次数过少。

闭经，无月经。

痛经，经期中过度疼痛。

病因

内分泌异常，卵巢、下丘脑和垂体腺产生激素的功能紊乱导致经血过多、停经或经期不规则。这些紊乱与许多因素有关，比如压力、肥胖、厌食或进行了过多的身体运动。

产生了过量的催乳激素，这可能与压力、垂体瘤（通常为良性）或药物（比如治疗消化不良的药物）有关。

其他器官比如甲状腺产生的激素紊乱。当妇女停止服用避孕药时经常会出现一过性的停经。

多囊卵巢综合征。

产生过多的前列腺素（激素样物质），这可能会引起使用宫内节育器者出现痛经或子宫内膜异位症（组织的异常生长）、盆腔炎、子宫息肉或纤维瘤（子宫壁上的良性肿瘤）。

先天性异常，比如双角子宫（子宫的上部被分为两部分）,内膜表面积的增大引起了更多的经血。

某些型号的宫内避孕器会引起经血过多、经期过长。

盆腔内慢性细菌感染，比如淋病奈瑟氏菌和衣原体感染，可能会引起痛经。

子宫内膜上的纤维瘤（良性）和息肉。

子宫内膜异位症。

凝血缺陷——长期接受抗凝剂治疗的妇女，其凝血机制受影响引起经血过多。

诊断

仔细询问病史。

身体检查——包括盆腔内的检查，年轻女性可以不检查此项。

贫血和激素水平的血液检查。

尿液检查。

盆腔感染的检查。

子宫内膜活检——从子宫内膜上切除一小块组织进行检查。

子宫镜检查（使用一种可伸缩的器械来观察子宫内部的情况）。

经阴道的超声检查——可以对子宫内膜的厚度作出评估并探测是否有息肉。

腹腔镜检查（通过一个有照明设施的可视镜来检查异常组织）。

垂体扫描——只有在持续出现催乳素水平升高的情况下才有必要进行。

40岁以下的女性出现癌症的可能性较小，若经期规律只是经血过多，可不进行组织活检和子宫镜检查。

治疗

若排除肿瘤或感染，则随着时间的推移或只进行简单的治疗经期就可恢复如常。但是失血过多会引起贫血，服用铁片会对患者有所裨益。另外需控制体重，许多月经不调比如多囊卵巢综合征就可能与肥胖有关。

常用的治疗药物包括：

甲灭酸（一种非类固醇抗炎药）——经常被用来缓解痛经。

止血环酸——能够使出血减半。

避孕药——可用来缩短经期而且能缓解多囊卵巢综合征或轻度子宫内膜异位症的症状。

炔诺酮（一种激素，非避孕药）——口服可减少出血。炔羟雄烯异唑和促性腺激素释放激素类似物属强效激素制剂。用于治疗重度子宫内膜异位症等疾病。

携带黄体酮的宫内避孕器——通常在数月之内就可使经血过多得到缓解。

经血过多的手术指征为持续出血且无法用药物控制。已生育的妇女可行子宫切除术，而那些希望保留生育能力的人则可施行范围较小的手术。小范围的手术包括：

子宫内膜切除术——这是一种相对较新的技术，使用激光或其他方法切除整个子宫内膜。

子宫肌瘤切除术——用于纤维瘤引起的月经不调。对于严重的纤维瘤必要时可行子宫切除术。

预防

压力、肥胖、厌食和过劳等因素会打破激素的平衡状态，避免出现上述因素可起到预防月经不调的作用。

预后

大多数的月经不调都可自动痊愈或经治疗后得到缓解，经血过多与盆腔内器官的疾病并无太大联系，且多数病例最终都可自愈。在极少数病例中，老年女性持续大量出血可能与子宫内膜的改变有关，所以一旦发现必须要把原因弄清楚。服避孕药后导致的无月经，通常在停药后6个月内缓解。

经前期紧张综合征

经前期紧张综合征非常常见，约有1/3的女性一生中都会出现。30岁以上的女性出现这种症状的情况更加普遍。一些人会问经前期紧张综合征是什么，目前医生认为这是由月经来前的性激素失衡导致的。即使症状只在月经来前或者刚来时持续1~2天，也会让人变得虚弱。此病的症状包括头痛、严重的情绪不稳定和沮丧。

症状

易怒、沮丧、情绪不稳定。

疲劳、头痛。

经期出血不畅和腹部胀痛。

乳房变软。

背部和肌肉疼痛。

如果患者出现了经血不畅等症状，医生会给开些利尿的药。一般的镇痛剂和抗炎药能减轻头痛和肌肉疼痛，抗抑郁药对情绪的改变和抑郁有作用，患者可以在经期的后半段服用，也可以按常规服用。各种孕酮制剂也可以起到一定作用。

更年期综合征

更年期是女人一生中的一个必经时期，基本上在45~55岁出现。在这个阶段月经逐步停止。激素替代疗法能控制更年期的症状，不过先要和医生仔细商讨一下。

症状

很多女性在更年期只有轻微的症状，可是有些人却会出现很多情况，包括：

潮热和过度出汗。

情绪的改变，如忧虑和沮丧。

疲劳和性欲减退。

阴道干涩。

对泌尿道感染的敏感性增加。

几乎所有的更年期综合征都可以用激素替代疗法来治疗。医生会给患者使用少量的雌激素和孕酮，将更年期雌激素下降对身体的影响降到最低。药片、皮肤外贴以及皮下植入等方式的激素替代疗法已经试行了多年。治疗期间患者需要定期测试体重、血压和一般健康状况。

预后

长期使用激素代替疗法是有好处的，雌激素能预防骨质疏松症，同时也能降低罹患心脏疾病的风险。不过弊端还是有的，7年以上的激素替代疗法有可能增加女性患乳腺癌的概率。

乳房肿块

乳房肿块非常多见，大多数是良性的，但最重要的一点是若肿块持久不消，则应立即对其进行检查。

症状

良性的乳房肿块包括纤维腺瘤、囊肿和脓肿。

纤维腺瘤是乳房中的腺体和纤维组织过度增生造成的，它们可能是无痛的，也可能有一定疼痛感，特别是经期之前过多的液体蓄积在乳腺组织中时。其触感平滑、坚韧且可以在乳房组织中自由移动。

乳腺囊肿可能是单发的，但也常会出现多发；触诊可硬可软，有时会全无症状，但也有时会带来疼痛感。

乳房脓肿会使乳房变红，有触痛感，充满脓液的肿块会引起剧痛。

乳腺恶性肿块更为坚硬，形状也更不规则且移动性比纤维腺瘤更差。有时可能会毫无痛感，有时皮肤会起皱并形成溃疡。腋下的腺体会增大且有可能出现乳头溢液。

若肿瘤扩散到身体的其他部位，就会出现某些症状，如背痛、头痛、气促和腹部肿胀。

病因

良性肿瘤如纤维腺瘤和乳房囊肿的发展可能与某些激素有关。囊肿多见于未生育的女性和经期不规律者。乳腺脓肿大多数是由金黄色葡萄球菌感染引起的。能增加乳腺癌发病概率的诱因包括：

先天性易患乳腺癌。多达10%的乳腺肿瘤病例被认为与基因有关。

有原发性卵巢癌、子宫癌或乳腺癌病史者。

初潮年龄过小者。

首次怀孕的年龄超过35岁。

服用避孕药——可能会略微增加发病的危险，但停药数年后可恢复如常。

激素替代疗法（HRT），绝经10年以上的女性服用雌激素——这会将乳腺癌的发病率增加50%。

绝经后的肥胖妇女发病率是正常人的2倍。

乳房的构造

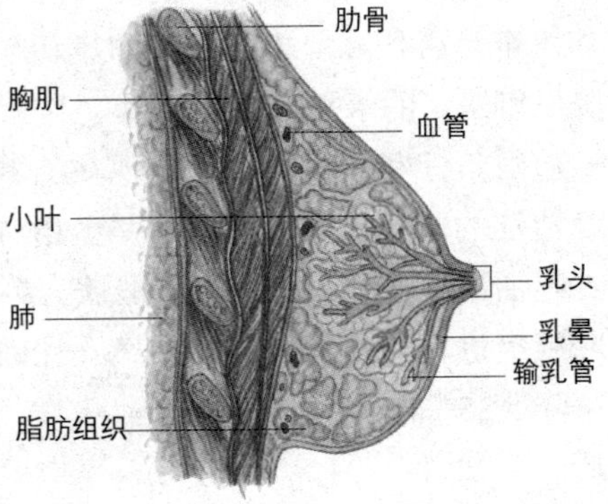

乳房由脂肪组织、分泌乳汁的小叶以及一系列的疏导管构成。导管可以将乳汁传送到乳头。乳房组织受到激素的持续刺激，为孕期和哺乳期做准备。所以，乳房组织是不断变化的。

吸烟时间超过30年。

接受放射治疗的霍奇金病患者。

诊断

若发现女性乳房上有肿块出现，应对肿块的特征进行检查并对患者身体的整体状况作出评估。还可做进一步检查，检查方法包括：超声扫描检查、乳房X线照相术和针吸细胞学检查。后者在门诊就可进行，在显微镜下使用一种特殊的探针切除小部分肿块以供检查用。

治疗

三种良性的乳房肿块的治疗方法各不相同：

纤维腺瘤——如果肿块增长过快或引起患者不安，可以手术切除。

乳房囊肿——通常可使用注射器将内容物抽出。若再次形成囊肿可手术切除。

乳腺脓肿——抗生素治疗可能会有一定效果，比如使用氟氯西林。但脓肿需用手术的方法抽干。

乳腺癌的治疗目的为切除肿块防止复发和转移。使用药物或手术降低雌激素水平是很重要的。

手术——可供选择的手术方法包括切除全部或部分乳房（乳房切除术）。对于腋窝内的腺体应视其是否含有恶性肿瘤细胞而决定是否切除。推荐进行卵巢切除术以降低雌激素的水平。

放射治疗和化学治疗——现在随着摄生学治疗的成功，患者可以有一个相对较长的存活期。例如，使用环磷酰胺、5-氟尿嘧啶等进行化疗可以将未绝经女性的病死率降低25%。

预后

良性肿瘤——约有20%的纤维腺瘤不需治疗就可以自行消失，且体积很少增大。大多数持续到绝经期后才慢慢变得不明显。约有10%的囊肿吸干内容物后会再次充盈，且约有50%长有囊肿的女性会再形成另外一处囊肿。

乳腺癌——最近10年来摄生学治疗已有效地将乳腺癌的病死率降低了30%。早期治疗十分重要，肿块越小，预后越好。

肿块直径小于2厘米的女性其5年存活率高达90%，但是一旦肿块直径在2~5厘米之间，这一数字就会下降到60%。

乳腺癌

乳腺癌是女性最常见的一种癌症。常见于超过50岁的女性，也会出现在年轻的女性身上。乳腺癌的特殊致病因素包括年龄、家族史、肥胖以及何时开始采用激素替代疗法。

症状

乳腺癌在早期的时候一般没有什么症状，不会被轻易察觉，除非出现以下症状。

乳房肿块疼痛。

乳头有渗血。

肿块周围的皮肤呈橘皮状。

乳头凹陷。

诊断

假如怀疑得了乳腺癌，那么需要找专家做乳房扫描。医生会排空囊泡内的液体，其中的细胞会被拿去做检验。大约5%的肿块是癌性的，一旦确诊，患者需要接受其他扫描，医生会判断癌细胞是否已经转移到了身体的其他部位。

治疗

乳腺癌有很多种不同的治疗方法，包括外科手术、放射线疗法、化疗和激素疗法。

如果肿块比较小，那么可以手术去除。大的肿块如果施行手术就会涉及很大面积的乳房组织，有时甚至整个乳房都要被切除（乳房全切术）。如果癌症扩散了，那么相应部位的淋巴结也要被切除。

放射疗法一般6周可以除去整个肿块。

如果癌细胞已经转移，可以使用化疗和其他的治疗方法相结合。

减少雌激素分泌的药可以使肿块缩小或者减缓其生长的速度。

子宫肌瘤

子宫肌瘤不是恶性的瘤，它是由肌肉组织构成的，在子宫壁内生长。大约1/3的女性会在生育前后的几年内长子宫肌瘤。35~55岁的女性长子宫肌瘤的概率很高，患者的症状随着肌瘤的长大而逐渐变化。小的肌瘤基本上没什么症状，有时可以同时出现多个肌瘤，会引起经期的延长和经期疼痛。肌瘤长到一定大小会导致不孕或流产。

症状

经期延长以及经期出血增多。

经期的严重疼痛。

不孕。

流产的危险性增加。

诊断

骨盆检查有时可以检查出肌瘤。一旦医生怀疑患者得了纤维性瘤，就会建议患者做骨盆超声波检查以确诊。

子宫肌瘤出现的部位

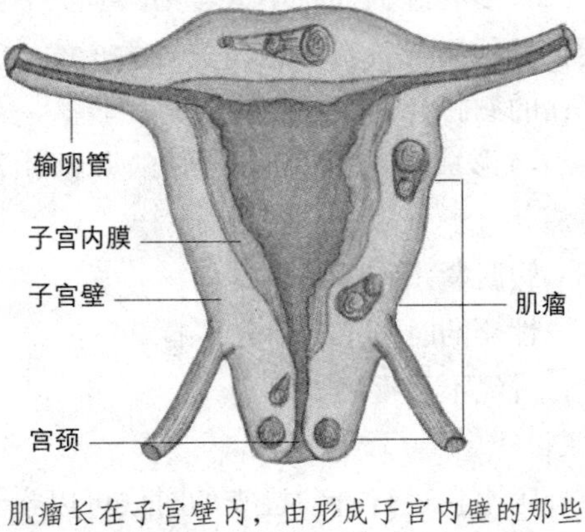

肌瘤长在子宫壁内，由形成子宫内壁的那些肌肉组织构成。肌瘤可能是一个，也可能是多个同时出现。

治疗

小的肌瘤一般无症状，可以不用处理，让它留在体内。子宫肌瘤如果长大就会引起很多问题。药物只能让肌瘤缩小，一旦这个办法不成功，就要用其他方法将它取出：

子宫镜检查——长在子宫壁内的小肌瘤可以在进行子宫镜检查时被除去。子宫镜可以伸入子宫，医生通过它就可以看见下腹内肌瘤生长的位置，从而准确地将其取出。

腹部的外科手术——医生会在患者的腹部开一个切口，从这里进刀把大的肌瘤从子宫内取出。

子宫切除术——如果肌瘤引起很多严重的问题且肌瘤的位置和尺寸大小都增加了手术的难度，那么通常会采用子宫切除术。一般当肌瘤给患者带来了严重的疼痛和不适时才会实施这种手术。

子宫内膜异位

子宫内膜是子宫内壁的膜，其在月经期内脱落，有再生能力。如果子宫内膜在骨盆内其他组织（如卵巢或是输卵管）的表面增生，则称为子宫内膜异位，这通常受经期变化的激素的影响。子宫内膜异位也许还会发生在骨盆外——会影响到肠道甚至会影响腹腔和肺。

30岁以上才生育以及未生育的女性多患此病，造成这种情况的原因目前并不清楚。

发生在骨盆外的子宫内膜异位的症状取决于哪个器官受到侵犯。肠道内的子宫内膜异位会引发腹部疼痛和直肠出血。

症状

痛经和经量过多。

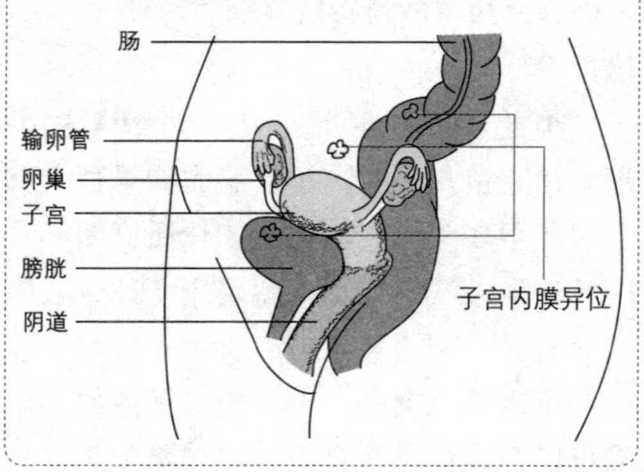

性交的时候疼痛无比。

尿道不适感。

不孕。

治疗

激素疗法可通过抑制月经周期从而减少雌激素的分泌以影响子宫内膜的生长。用这种方法治疗一年之后症状就会消失。

医生可以通过腹腔镜检查术对小面积的子宫内膜异位进行修复。腹腔镜检查术是用一个坚硬的仪器伸入腹部并照亮整个腹部区域。这样医生可以看到整个腹部区域，对相应的器官实施相应的操作。如果患者是年纪比较大的女性或情况严重的话，可以采用子宫切除术。

子宫内膜异位会降低怀孕概率，而且以后可能还会复发。

子宫癌

子宫癌在55~65岁的女性中较为常见，在未孕和绝经期推迟的女性中发生的概率更高。引起子宫癌的原因没有人知道，但是早期的诊断和治疗是非常必要的。

子宫癌经常会引起异常的阴道出血。如果发现子宫癌的症状，需要立即去妇产科检查。医生会取子宫内的一些组织做化验，通过子宫镜检查可以很容易地找出病因。假如确诊是子宫癌，则需要做一些其他的检查来确定癌细胞是否已经扩散到其他器官。

症状

月经量大。

性交后出血。

绝经后阴道异常出血。

治疗

子宫癌通常采用子宫全切术来治疗。如果癌细胞已经扩散到了子宫周围，可以采用化疗和激素疗法。

如果早期接受治疗，预后还是很好的，至少有80%的女性可以再活5年甚至5年以上。

卵巢囊肿

卵巢囊肿是指卵巢内出现的液体囊，通常发生在女性的生育期内。这些囊泡可能是单个或几个，可能很小，但也可能长得很大（后者就被称之为卵巢多囊综合征）。卵巢囊肿不是癌，但是有些可能会转变成癌。鉴于这个原因，医生会建议患者做个详细检查。由于囊肿时有时无且迹象不易察觉，所以很难诊断。

症状

大多囊肿的症状不太容易察觉，有些会自然地生长，自然地消失。大个的一直存在的囊肿会有以下症状：

与形成囊肿的卵巢同侧的腹部出现疼痛。

腹肌紧张和腹部胀痛。

性交的时候感觉十分疼痛。

月经不正常。

诊断

医生在进行骨盆检查的时候可以察觉到囊肿的存在。为了确诊，医生会要求患者做超声波检查和血样检测。囊肿会产生一种蛋白质，这种蛋白质会进入血液中，可以通过血液检查发现。当囊肿持续变大或者给患者带来了很多麻烦的时候，可以用监视器观察患者的囊肿，看它是在继续长大还是开始消退。治疗大的囊肿要用排空或摘除的方法去除。当囊肿恶化成癌时就要用外科手术摘除。

卵巢癌

每年有数千人死于卵巢癌。卵巢癌不容易被发觉，大部分的患者直到后期才出现症状，但是症状出现的时候， 肿瘤已经在卵巢周围扩散开了。鉴于这个原因，如果你出现了下面罗列的这些症状，尤其是当你是高危人群时，寻求医生的帮助就非常重要了。目前，对于这种癌症没有有效的办法进行早期检查和发现。

症状

腹部胀痛。

尿频。

月经失调。

抑郁和体重减轻。

高危人群

终生未生育的女性。

手术治疗

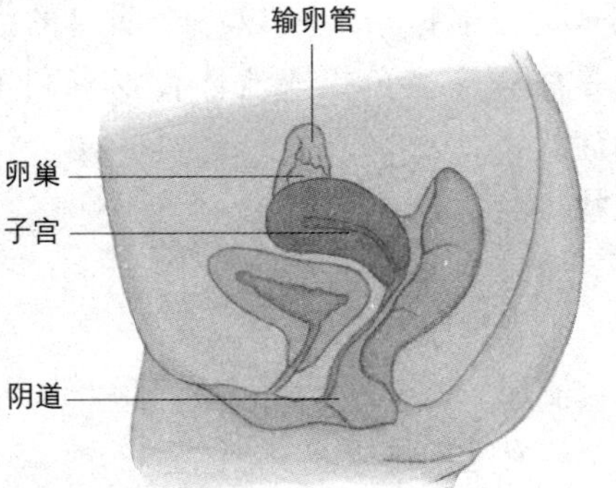

如果恶性的肿瘤从卵巢扩散到盆腔其他器官，那就需要手术切除子宫、输卵管、卵巢、阴道顶部和淋巴结。

绝经期延迟的女性。

家族中有人曾经患过这种病的女性。

各个年龄段的女性都有可能得卵巢癌，但是50~60岁的女性出现卵巢癌的概率比其他年龄段的女性高。相对来说，使用口服避孕药的女性得卵巢癌的概率较其他女性低。

诊断

一旦出现了癌症的症状，需要立刻去妇产科做个详细的检查，包括骨盆的超声波检查、血样检查和外科检查（腹腔镜检查）。如果确诊是癌，医生会让患者做其他的检查来检查癌细胞是否已扩散到其他的器官，比如肝脏和肺。

治疗

如果癌细胞仅存在于一个卵巢里面，而且患者仍然希望怀孕的话，就得用子宫切除术以外的办法来医治。此时，手术仅限于去除被癌症侵犯的部分。

如果肿瘤从卵巢扩散到骨盆的其他器官，而且患者不再有生育要求，那么，子宫切除术是去除整个癌组织的最安全的方法。在这个手术中，子宫、两个卵巢和两个输卵管连同其他组织一起被切除。多数情况下还会进行化疗和放射治疗。

病情在早期就被诊断出来而且病情只局限在一个卵巢内是最好的情况。然而，要做到及早诊断却很难，因为它根本没有症状，除非到了后期，但这时肿瘤已经扩散到骨盆中的其他器官了。约3/4的女性在病情得到确诊时通常已经出现了癌细胞的转移。

眼前最关键的是找到这种疾病的检查方法，只要可以及早确诊，患者就可以得到及早治疗，病情也不会被延误。

宫颈癌

宫颈癌是世界上最常见的一种妇科癌

症，但它通常发病缓慢，若能尽早发现，还是可以得到有效的治疗。在发达国家由于宫颈筛查的普及，晚期的宫颈癌已经很少出现了。但在发展中国家筛查尚未完全普及，宫颈癌依然是最常见的引起人类死亡的癌症之一。

症状

由于宫颈的癌前病变和早期的宫颈癌并不引起症状，所以宫颈筛查对于能尽早发现疾病有重大意义。晚期的宫颈癌会引起月经期间阴道异常出血，性交后阴道分泌异常物并感觉不适。已到绝经年龄的女性和由于其他原因已绝经的女性都有可能再次出血。

疼痛是宫颈癌的晚期症状，它标志着癌症已在骨盆中扩散，疾病晚期还可能出现低热、消瘦、贫血以及泌尿道和肠道疾病。

诊断

在最初的阶段里宫颈癌的诊断主要是通过对从宫颈表面获取的细胞进行检查（宫颈涂片）。

若发现持续出现的异常细胞或癌前病变或癌细胞，则会要求进行阴道镜检查。阴道镜检查也是一种门诊就可以做的检查，使用一种放大仪器来观察宫颈，还可从宫颈中取下小片组织送交实验室进行检查。

晚期癌症无法通过涂片检查来确诊，但通过窥阴器观察宫颈会帮助确诊是否患有宫颈癌。此时需进行阴道镜检查和组织活检以确诊疾病并确定病灶范围。

进一步检查的项目包括：血液检查、X线检查和超声检查以及CT扫描或磁共振检查。某些病例中还可能需要对盆腔进行麻醉下检查。

病因和预后

宫颈癌的诱因包括性行为、发生性行为的年龄过早以及滥交。这些都使宫颈感染人乳头瘤病毒（HPV）的概率增高。人乳头瘤病毒感染本身并不能引起宫颈癌，但感染HPV16分离株却是宫颈癌的重大诱因，还有一些女性属先天性易患宫颈癌。吸烟和影响免疫系统的疾病也可增加发病的概率。宫颈癌患者的预后主要与疾病所处的阶段有关。若处于早期并未向淋巴系统扩散则治疗效果比较理想。如果癌已扩散，则预后较差。晚期宫颈癌治疗后5年存活率仅为65%。

治疗

根据确诊时所处的阶段不同，其治疗方法也不相同。若癌症已不属于初级阶段，必要时可考虑手术切除子宫（子宫切除术）和放射治疗。研究显示，若同时使用抗癌药将会提高放射治疗的疗效。还可使用抗生素以改善患者的身体状况，或者对引发疾病的相关病因进行对因治疗，比如改善贫血。这样做有助于提高疗效。

前列腺肥大

男性的前列腺随着年龄的增长而变得肥大（也可能由于细菌性感染而引发的，医生把这种情况称为前列腺肥大），50岁以上的男性为前列腺肥大高发人群。疾病是否会显现症状取决于肥大的程度。前列腺肥大会导致尿道受挤压，使得膀胱不能完全地排泄尿液，所以一个明显的症状就是尿频。避免摄入流体食物有利于控制症状。

症状

尿频。

感觉排尿不净。

滴尿。

经常起夜排尿。

尿少。

如果不治疗，尿液不能完全排空，会聚集在膀胱从而引起泌尿道感染。

病因

前列腺炎症通常是由细菌感染引起的。排尿的时候会引发疼痛并且尿频，有时疼痛难忍、精液中带有血、阴茎底部和睾丸会疼痛、发热且全身不适。在感染期间，前列腺会红肿发炎（前列腺炎），中年和老年的男性有癌变的可能。前列腺癌的症状与前列腺肥大的症状较为相似，有时也会伴有背部、臀部疼痛。

诊断

医生会根据病历和检查来诊断患者的病情，前列腺的大小可以通过手指深入直肠来测量。

治疗

当病情开始影响生活质量的时候就需要治疗了。可以通过药物控制病情，常用药包括α受体阻滞剂（利尿）、抗雄激素物质（用于收缩前列腺）、口服抗生素（治疗感染）。

当症状日益恶化、药物没有办法控制病情时，可以采用许多种外科手术治疗，主要包括：

部分性经尿道前列腺切除术——这是个非常普通的手术，手术嵌入镜通过尿道到达前列腺，然后嵌入镜顶端的受热金属丝就会切除部分前列腺组织。一次手术只能切除小部分前列腺，需要重复手术再次进行切除，大多数男性在术后会非常虚弱。

全前列腺切除术——当前列腺肿大过度时，就需要全部摘除。手术可能会导致不育和阳痿。

科学研究仍然在探索新的治疗方法，比如前列腺激光手术。

前列腺的位置

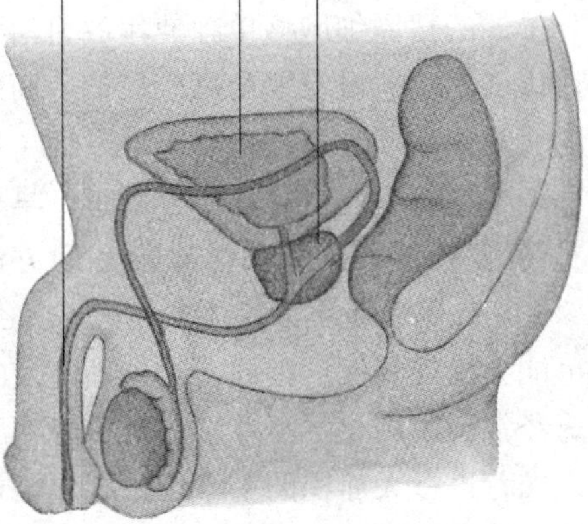

前列腺如同栗子般大小，位于男性膀胱基部，被尿道包围。前列腺产生的分泌物会和精子一起被喷射出去。

前列腺癌

前列腺癌常见于50多岁的男性，这种肿瘤生长缓慢，一般几年都不会出现明显的症状。前列腺肿瘤得到确诊后，经过治疗，约有90%的男性生命可以得到延长，存活时间至少是5年甚至更长。对于癌症患者来说，及早诊断和正确的治疗是非常必要的。治疗会根据肿瘤的不同尺寸和扩散的程度来进行。放射疗法可以防止病情的发展，但是目前还没有普及。

症状

前列腺癌通常不会有什么症状，如果有症状出现，则为：

尿少。

尿频。

尿液中有少量的血。

诊断

医生会给患者做直肠检查来估定前列腺的大小和匀称度，同时，需要进行血样化验检测前列腺特种抗原，前列腺特种抗原是一种检测癌的物质，它会把癌变的迹象显示出来。此外，医生还会做更详细的检查，通过显微镜可以分析前列腺组织的切片。癌症扩散后可采用化疗的方法进行治疗。

治疗

定期检查。

用激素疗法来降低对前列腺癌有刺激作用的雄激素。

基本的前列腺切除术。

放射疗法。

对于老年人来说，局部的前列腺癌是没有明显症状的，最好是经常接受检查，这样病情才不会加重。

前列腺癌发生在年轻人身上时，扩散的可能性很大，可通过外科手术治疗，放射治疗法也是可以选择的方法之一。治疗的方法包括：

外科手术——基本前列腺摘除术，这种手术会导致患者术后极度虚弱，一些患者还会出现排尿不便的现象。

放疗——目前的放疗技术日渐成熟，使放射源能够被植入前列腺。这样不仅降低总的辐射量，还能准确地将辐射传递到前列腺上。

睾丸癌

睾丸癌多发于青年男性，且近年来治疗水平的提高使疾病的病死率大为下降，特别是那些已得到早期诊断并能及时治疗的人死亡的危险极小。睾丸癌的第一个症状可能与睾丸有关,也可出现在身体的其他部位。

症状

睾丸肿胀——大多数男性首先会注意到自己的睾丸肿胀。肿胀部位通常比较平滑但外形可能会不很规则。阴囊可能有沉重感。

睾丸疼痛——大多数男性都是先发现睾丸肿胀然后才会感到疼痛。

病因

下列因素会导致睾丸癌的发病率升高：

睾丸未正常下降——正常情况下在出生时或出生后不久睾丸应降至阴囊内，而约有2%的男婴一侧或双侧睾丸停留在腹股沟区。睾丸仍滞留于腹部或手术牵至阴囊者发生睾丸癌的概率是睾丸正常下降者的30倍。

产前意外——在胎儿期曾受到激素或较强放射线影响的人罹患睾丸癌的概率增高。

睾丸萎缩——睾丸受外伤、扭伤、感染或手术影响而失去功能后变得极易形成肿瘤。

饮食——饮食中富含饱和脂肪而新鲜蔬菜和水果却较少的人发病率高。

诊断

确诊并评估癌细胞是否扩散的检查包括：

活组织检查——将瘤体切除一小片送交显微镜下检查，也可从相邻的淋巴结取样。

检查血液中是否有肿瘤的标志物。

X线检查肺部是否有继发性肿瘤。

超声扫描以确定肿瘤是否扩散到腹部或脊柱。

治疗

治疗主要依据肿瘤的类型和确诊时疾病所处的阶段。可采用手术、放射治疗和化学治疗等方法联合治疗。

早期的精原细胞瘤单独使用放射治疗就可以成功治愈且复发的风险较低。而晚期的疾病则需联合进行化疗。继发性（癌转移）精原细胞癌对化疗十分敏感。早期非精原细胞瘤通过手术切除睾丸的方法（睾丸切除术）就可彻底治愈，但1/4的患者可能会出现复发。因此，对这种复发的情况经常会使用化学治疗法。对于晚期肿瘤，推荐进行大面积的手术切除，包括切除淋巴结，同时辅以化疗。

预后

现在大多数患有睾丸癌的男性都可治

愈，据估计，现在通过适当的治疗95%以上的患者都可以存活下去。随着在化学治疗上取得了较大的进展，晚期癌症患者的预后情况也得到了大幅度的改善。

早期诊断可以使患者的预后情况更好，当然即使是晚期肿瘤通过手术和化学疗法联合治疗也有治愈的希望。疗效同第一次发现肿瘤时肿瘤的大小和肿瘤标志物的水平有关。

有些患者发现单侧睾丸患有睾丸癌，那么他们的另一侧睾丸很可能也已患有癌症，或者不久后也会发展成睾丸癌。所以最重要的就是要密切注意健侧睾丸的情况，一旦发现有任何变化要马上就医。

阳痿

阴茎软弱无力不能勃起影响了大多数男性的正常生活，阳痿通常频繁地发生于中年和老年男性中，然而也会发生在男性的其他年龄段。偶尔发生阳痿是正常的，一般由于压力、沮丧造成。如果阳痿出现的频率高，患者就需要去医院做详细的检查，严重的疾病包括血管的疾病，还有糖尿病也可能引起阳痿。

病因

引起阳痿的原因包括生理上的和心理上的，心理的因素往往是跟性行为和感情紧密相关的。有些男性要面对抑郁、焦急、疲惫这些问题，而这些问题又往往对心理造成一定的压力。导致阳痿的常见生理因素包括：

血管的疾病。

药物（包括一些用于治疗高血压和低血压的药物）。

糖尿病。

在前列腺手术的时候神经受损。

肝脏的疾病。

多重硬化症。

众所周知，吸烟会引起动脉硬化，它会影响阴茎的血液供给，最终导致阳痿。长期过量饮用含酒精的饮料会损坏肝脏，因此会阻碍男性激素分泌从而影响性功能和阴茎勃起。

治疗

如果是心理上的原因则要请心理专家来解决。在性交时得到配偶的支持和认同会使压力减轻，也就不会害怕失败了。

壮阳药（伟哥）的出现，是一个重要的药物革命。它能使小的动脉膨胀，给阴茎提供更多的血液使得阴茎勃起。还有一些药可以用于那些不能使用伟哥的心脏病患者。所以选择适合自己的药物是非常重要的。

现在已经有许多可以选择的药了，还有一些正在研究中。这些药物包括：

氢氯化阿朴吗啡——这种药刺激脑部使得生殖器官兴奋。使用效果比伟哥好，可以使阴茎勃起超过20分钟。

前列地尔——用一个小的涂抹器把这种药物嵌入阴茎，使其勃起。

男性不育症

当一对夫妻无法生育时有一系列的检查方法用来确定是否为男性的原因。

病因

男性不育症主要与产生的精子数量、质量以及其在释放过程中是否受阻有关。一些人精子的外形或其移动能力可能会受损，或者无法射出足够多的有效精液。有许多因素会诱发这些情况，然而有时不育的原因却无法解释。

环境因素和生活方式——近些年来人们越来越重视环境因素和生活方式与不育症之间的关系。杀虫剂被怀疑会产生抗体攻击精子，同时还认为饮用水中的雌激素和清洁剂的水平增加，也影响了精子的产生。另外，现已确知，酒精和药物的滥用也会降低生育能力。

激素平衡——精子的产生依赖于激素的产生，主要与垂体有关，同甲状腺和肾上腺素也有一定关系。若这些激素减少，也就无法生产出足量的精液，这就导致了不育。

精索静脉曲张——精索静脉曲张是指阴囊和睾丸的静脉扩张，据估计，40%~70%的男性不育与精索静脉曲张有关。

抗精子抗体——正常情况下，抗体并不会与精子相接触。但是，约10%的不育症男性的精液样本中发现了抗精子抗体。它们把精子当为外来异物对待。由此精子的运动能力减弱，精子形成聚集在一起的趋势；同时抗体也使精子难以进入卵子中。

诊断

这些检查充分考虑了患者的病史和性交史，包括：

身体检查——检查阴囊和睾丸以及使用直肠指检的方法检查前列腺。

精液分析——在显微镜下检查精液中的精子形状和移动力是否正常，还要对精液进行计数（每毫升精液中应包含3000万个精子）。

性交后检查（PCT）——精子穿过女性宫颈黏液的能力也应进行测定。

精子头粒蛋白试验。

抗精子抗体化验。

激素水平检验。

治疗

如果各种治疗方法无法见效，精子的数量或质量仍然很低，则需采用辅助生育技术。包括：

子宫内辅精（IUI）——这种技术主要用于精子数量偏低但精子的穿透力还是很强的病例。在女性的排卵期直接将精子注射到子宫内。这样在精子与卵子结合前只有一小段距离要走。

体外受精（IVF）——这种技术用于精子的数量和质量都很差的情况。在实验室中将精子与卵子放在同一试管里。

胞质内精子注射（ICSI）——将健康的单个精子从精液中或者直接用手术的方法从睾丸组织中取出，然后再直接注入到卵子中。

女性不孕症

婚后同居3年以上，性生活正常，未避孕而未曾妊娠，称为原发性不孕。曾经流产、生育或有宫外孕后，未避孕而连续2年以上不孕，称为继发性不孕。

病因

无法排卵。

卵子无法顺利到达输卵管中，导致卵子无法与精子相会。

宫颈的环境对配偶的精子有排斥的作用。

已经受精成功的卵子无法附着到子宫壁上。

诊断

利用排卵试纸是对尿液进行检测以识别即将排卵时促黄体生成激素（LH）的水平。进行试验的日期可选在月经中期偏前2~3天。

超声检查——超声检查可能会发现卵巢疾病，它也用于监测即将排卵时卵泡中的变化。

激素分析和活组织检查——对血液中的激素水平进行分析，不仅对无法排卵有意义，还可以起到检查子宫内膜的作用——通过使用激素黄体酮对子宫内膜异位症进行治疗后子宫内膜是否还能接受受精卵。对子宫内膜进行活组织检查以确定血管的情况。

性交后检查（PCT）——这个试验用来检查宫颈黏液的异常（同时也可用于评估男性精子的质量）。

子宫输卵管造影（HSG）——这个试验用于检查输卵管是否畅通。将造影剂注射入子宫中，然后在X线下观测它们在输卵管中的流通情况。

腹腔镜检查——将可视纤维管通过一个微小的手术创口插入女性的腹部。术者可借此观察到生殖道外部的情况，并检查粘连、子宫内膜异位症和其他的异常。

治疗

若无法对不孕症的病因进行对因治疗或治疗的效果不理想，可以使用下列辅助生育技术以达到受孕的目的：

子宫内辅精（IUI）——在排卵时将男性的精子直接注射到子宫内。

试管内受精——用腹腔镜从女性的卵巢中取出一个卵子同男性的精子一起放到试管中，然后将胚胎移植到子宫中。

输卵管内配子移植（GIFT）——将精子和卵子一起放到输卵管中。

输卵管内合子移植（ZIFT）——在试管中给卵子受精，然后在它们形成合子后一起放到输卵管中。

卵子捐献——当女性无法自己产生卵子则只能采用他人的卵子与自己配偶的精子受精。

第九章
眼、耳、鼻、喉疾病

结膜炎

结膜是眼睛前部眼睑内的薄的细胞层。结膜炎是结膜的炎症。结膜炎会使患者很不舒服，虽然看起来很严重，但是其实它并没有那么严重。结膜炎通常是感染引起的，过敏也可以引起结膜炎，像花粉热这样的过敏性疾病可以造成结膜的严重肿胀。结膜炎可以在几天内自愈，抗生素对病毒性结膜炎无效。

症状

患者最初可能是在某个早上一觉醒来的时候发现自己患上了结膜炎，双眼都可能会受到感染，出现下面的症状。

眼白变红发炎。

眼睛疼痛、痒或者眼内有水样分泌物。

患者感觉眼睛内似乎有沙粒，不舒服。

眼睑可能会被异常分泌物粘在一起。

病因

感染——细菌以及病毒都可以导致结膜炎，其中病毒性结膜炎比较常见。

过敏——可以造成过敏性结膜炎的因素其实有很多，其中最常见的是花粉引起的过敏。

刺激——化妆品中的刺激性化学物质、隐形眼镜的护理药水以及一些眼药水都可能会造成结膜感染。另外还有一些刺激性因素包括灰尘、吸烟、空气污染以及紫外线灯都可能会造成结膜炎。

只要去除致病因素，再辅以适当治疗，大多数的结膜炎都可以很快痊愈。

诊断

医生会先检查患者的眼睛，然后分析出病因并进行诊断。如果医生怀疑是感染引起的，他会给患者开抗生素药膏或者眼药水；如果他认为可能是过敏引起的，就会给患者使用一些抗过敏的眼药水。其他类型的结膜炎一般都可以在5~7天内痊愈。

预防

像结膜炎这样的疾病很可能是通过手传染给眼睛的（如手上的细菌通过揉眼睛的动作进入眼内）。大家都应该注意卫生，确保不会相互传染。以下是一些注意事项：

用自己的毛巾和脸盆洗脸，不要与他人共用。

洗完眼睛或者揉过眼睛后要洗手。

用温水或人工眼液清洗眼睛。

白内障

白内障患者因晶状体模糊或者不透明而导致视物模糊。年龄因素是白内障最常见的原因，因为构成晶状体的纤维会随着年龄的增长而逐渐老化。65岁以上的人群中约有75%的人患有白内障。通常双眼都会发生病变，但是一只眼睛的视力下降程度会比另一只重得多。虽然晶状体

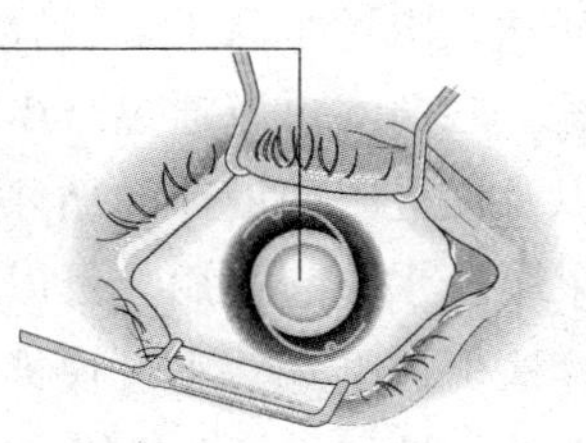

晶状体移植物的种类很多，包括聚甲基丙烯酸甲酯人工晶状体（pMMA）和硅凝胶折叠式人工晶状体等，通过一个微小的创口将其植入。

纤维的改变无法恢复，但是白内障通常不会导致患者失明，即使非常严重，患者仍然有光感。

症状

视物模糊并且视力逐渐消失。

因为不透明的晶状体分散了光线，导致患者眼中的物体边缘不清。

患者色觉弱化，只能看到暗淡的色彩。

如果患者只有一只眼睛患了白内障，那么他判断距离的能力可能会出现问题。

病因

绝大多数的白内障是年龄因素引起的，多数患者的年龄都在65岁以上。除此之外还有一些其他原因，如下：

糖尿病——糖尿病可以引起眼睛的并发症。患有糖尿病的人需要做血液检查和尿检来了解血糖水平。

风疹——如果孕妇得了风疹，那么她的孩子可能会出现白内障。

眼创伤。

长时间暴露在阳光下。

包括X线在内的辐射。

长期使用类固醇药物。

吸烟。

诊断

白内障可能只发生在一只眼睛中，此时患者能明显地发现两眼视力的不同。如果医生或者验光师怀疑两眼视力的不同是由白内障引起的，那就需要做一下检查了。医生会用眼底镜检查，验光师还可能先用眼药水使瞳孔张大，然后用裂隙灯显微镜来做检查，这样可以更充分地了解病情。

治疗

只有当白内障导致视力下降到严重影响患者的生活时，才有必要治疗。当然，每个人的情况不同。如一个50岁的卡车司机，虽然他的晶状体只出现了一点混浊，但是他需要治疗；而一个80岁的不看书的老年人如果患了白内障，相对来讲，他并不需要治疗。

没有任何治疗措施可以使白内障患者的晶状体恢复到从前的状态。目前唯一的治疗方法是帕克超声乳化术——在角膜和晶状体囊上开一个小的切口，先用超声探针击碎患者的晶状体，再把柔软的人工晶状体嵌入患者的晶状体囊。这个手术只需要1天时间，多数患者都在局部麻醉的情况下接受手术。术后患者驾驶或者看电视时需要戴眼镜。

青光眼

视网膜在眼球背面，当这个部位的视神经被破坏时就会形成青光眼，通常是眼压升高所导致的。突然发生的青光眼是急性青光眼，在临床上慢性青光眼相对常见一些。青光眼是眼睛失明的主要原因。定期做眼睛检查可以保证及早发现疾病，治疗起来会比较容易。

青光眼通常发生在双眼上，但是一只的症状会比另一只眼严重一些。青光眼会慢慢地损害患者视力，如果没有得到及时治疗，患者的眼睛就会失明。

症状

青光眼只有当发展到一定程度时才会出现明显症状，所以，定期检查非常重要。如果视野中有彩色的图案（虹视），

眼压的增大

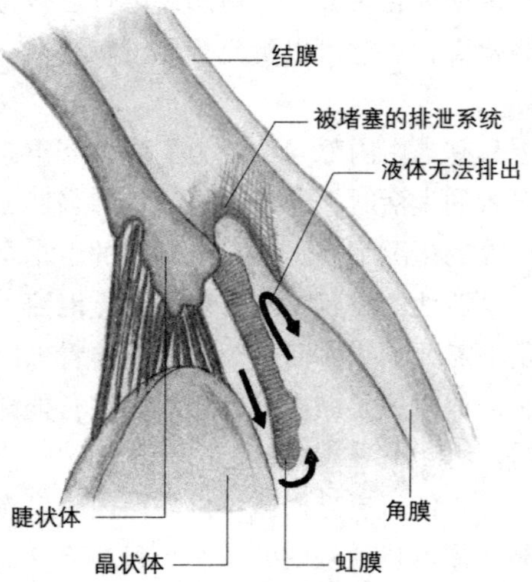

房水位于角膜和虹膜之间。在堵塞的情况下，房水无法循环，眼压增高，造成青光眼。

很可能就是患了青光眼。早期青光眼患者也可能出现虹视症状，但是患者自己是无法了解这一点的，因为丧失视觉的区域是被两眼的重叠视野所取代的。

病因

眼压高会影响视神经的血供，从而使神经纤维受损，这样就形成了青光眼。眼压是由眼内液体的水平决定的，这种液体被称为房水。房水的产生和排出有一定的比率，这样才能保持正常的眼内压。眼内的非正常高压是由于眼睛的排泄系统的障碍引起的。

高危人群

有青光眼家族史的人。

超过80岁的老年人，患病概率约为10%。

近视患者。

糖尿病患者。

上述人群需要定期做眼睛检查，需要检查眼压、视神经以及视野。

治疗

治疗的目的是通过降低眼压来缓解症状，眼药水就可以很容易地解决这个问题。眼药水可以通过减少眼内液体的生成以及促进眼内液体的循环来降低眼压。如果眼药水不起作用，可以用手术或者激光疗法促进循环。不过视神经的损伤是终生性的，没有任何办法能令其恢复。

预防

对于有家族慢性青光眼病史的人来说进行定期检查尤为重要，这可以保证在发病初期就能及时做出诊断。此外还可应做定期复诊，这样有助于避免失明。尽早确诊增大了治疗的成功率，及早查明其他可引起慢性青光眼的诱因，如心肌缺血等，也会有助于疾病的预防。

预后

若不加治疗，青光眼可能会发展为彻底失明，若能及时使用对抗青光眼的滴眼液，则不会造成眼睛过度的损伤，预后也比较好。只有在及早发现疾病的情况下，药物治疗才能取得最佳疗效。青光眼患者特别是有家族遗传史的人在进行周期性测量眼压和使用眼底镜检查的前提下可立即接受局部和系统的激素治疗。

黄斑变性

黄斑变性和年龄有关，患者通常是老年人，但有一些儿童也会患病。这种病是由视网膜黄斑区域的光敏性视锥细胞的变性引起的。黄斑是眼睛中最敏感的部位，可以分辨事物的颜色和其他具体特征。黄斑变性患者眼睛的中心视野会逐渐减小，眼睛接收 到的事物的具体信息逐渐减少。临床可见双眼黄斑变性，通常一只眼睛会比另一只早几个星期发病。

要发现黄斑变性有一定的难度，因为其发展非常缓慢，常常需要几年的时间。如果发现自己看到的影像的中心有缺口或者变形，应该马上就医。

症状

很难看清书上的字。

不能分辨人的脸。

看电视时无法看清具体的影像。

诊断

医生用眼底镜检查患者视网膜上的黄斑区域就可以发现黄斑有没有改变。另外，荧光素血管造影术可以帮助医生得到患者眼睛血管的图像，从而了解患者黄斑的损伤范围。

治疗

激光手术可以用来治疗黄斑变性。它可以阻止疾病发展，但是不能修复已经受损的黄斑。

耳聋

耳聋，可能是先天性的，也可能是后天性的；可能是全部失聪，也可能只是听力减弱；可能是单侧耳聋，也可能是双侧全部失聪。我们能听到声音的机制实质上是很复杂的，这中间任何一个环节出现问题都有可能造成耳聋。耳聋分为两大类型：传导性耳聋和感觉神经性耳聋。

病因和症状：传导性耳聋，传导性耳聋主要是由于声波从外耳向内耳传导的道路发生故障所致。病因包括：

传导阻塞——耳垢、耳内膜的炎症或耳内分泌物蓄积(外耳炎)都有可能引起传导阻塞。

耳膜穿孔——由于感染造成的损伤、创伤或仅仅是压力的改变都有可能引起耳膜穿孔。

中耳小骨的疾病。

儿童的咽鼓管堵塞，成人的呼吸道感染或创伤。

感觉神经性耳聋，感觉神经性耳聋的病因为耳部结构受损引起的从内耳向大脑的神经冲动传导较差。发病形式为以下三种中的一种：

双侧进行性发病——通常是年老导致的听力减退。

单侧进行性发病——发生听神经瘤、梅尼埃病和风疹时都有可能出现。

突然发作的耳聋——药物因素或者承受过大的噪音或压力也会引起感觉神经性耳聋。通过彻底检查可以确定病因并决定治疗方案。

诊断

耳语试验——在单侧耳边固定距离处对患者耳语有助于测定耳聋程度。

双音叉试验——用于在单侧听力减退时区分传导性耳聋和感觉神经性耳聋。

纯音听力测验——每一侧的耳内都通过耳机导入音量、频率各不相同的噪声，

人工耳蜗的结构

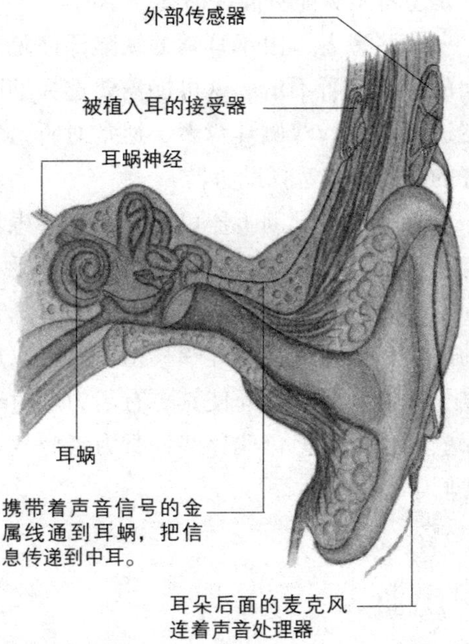

助听器工作时，声音信号被皮肤下的接受器接收，然后沿着一条电线到达被植入耳蜗的电极。

而这样可以对每一侧的声音传导进行准确测量。

鼓室压测量——测量在不同压力下鼓膜的振动有助于发现咽鼓管功能不良。

MR扫描——单侧感觉神经性听力减退的患者需要进行MR扫描以排除听神经瘤。

治疗

移除耳垢。

镫骨切除术以纠正耳硬化症。

鼓膜成形术以修复穿孔的鼓膜。

听小骨成形术——可能会修补听骨链的缺损。

鼓膜切开术，用于抽取中耳炎产生的分泌物或鼓室通气管中的插入物。

使用助听器。

可供选择的助听器很多，包括那些戴在耳内和别在耳后的助听器。随着科学技术的发展，现在的助听器体积更小，效率更高，还很人性化。使用助听器的前提条件是患者至少能听懂谈话的一半内容。

有些患者，由于耳蜗的缺陷即使是放大的声音也听不清，这可能需要选择助听器进行辅助。双侧耳聋者，通常对听力较好的一侧优先选择助听器。

骨听力传导助听器可能会对某些患者有所帮助，特别是骨锚式助听器通过手术固定在患者的颞骨上。某些双侧严重耳聋的成人和儿童可接受耳蜗移植，还可以用电子仪器刺激听神经使其更有活力。对于那些耳聋严重但仍残存些许听力者应教给他们学习读唇术。

鼻出血

鼻腔内部有很多小静脉，这些小静脉容易破裂出血。

鼻出血最常见的情况是挖鼻引起的，此时鼻内的小血管会受到损伤。儿童和某些成人会习惯性地挖鼻，甚至在睡觉的时候都会这样。

鼻部受到强力攻击或者有异物进入鼻孔都可以导致流鼻血。鼻出血作为器官功能失调征兆的情况非常少见，如鼻咽癌（鼻咽是连着鼻子和咽喉的那条通道）或者出血性疾病。所以，如果你的鼻子持续出血或者出血反复发作的话，赶快去医院就医。

诊断

内镜检查能让医生了解患者持续流鼻血的原因。这种检查是用一根细管插进鼻孔探测里是否有肿块或静脉血管的损伤，同时医生还可以得到鼻内组织的样本。

病因

几乎所有的鼻血都来自于鼻内的黎氏区，通常按住鼻末端可以止血。

鼻背部出血很少见，但是如果这里出血，那意味着存在更严重的原因。这种情况很难处理，因为患者无法通过直接按压来止血。而且，患者可能出现严重的血液流失。

患有出血性疾病（如血友病）或者服用血液稀释药物的患者出血的时间较长。

治疗

如果鼻出血持续时间超过半小时，那就要赶快去医院。血液的大量流失会导致患者眩晕而且脸色苍白，十分危险。

用纱带包住鼻子都可以起到止血的作用。尿袋上的气袋本来是用来储存从膀胱排出的尿液的，但是现在，可以用膨胀的气袋对鼻内出血部位加压止血。另外一种办法是用热处理或者冷处理来破坏鼻内的某些组织。如果再次流鼻血的话，可以再次用热处理来解决。

花粉热和常年性鼻炎

花粉热是一种急性的过敏性反应，临床表现为鼻内组织、咽喉以及眼睛出现炎症，通常是因为患者对花粉敏感，来自各种植物的花粉都可以导致过敏。花粉热是一种季节性疾病，春夏季发病。有些人全年都可能会出现类似花粉热的症状，医学上称之为常年性鼻炎，也是由过敏引起。如果可以做到避免接触过敏原并结合药物治疗，症状可以得到控制。

症状

常年性鼻炎和花粉热症状相同，只是比花粉热要更严重一点。其症状和体征包括：

流鼻涕。

眼内有水状分泌物，眼睛红肿，发痒。

咽喉有干涩感，不舒服。

打喷嚏。

不舒服和过敏的感觉。

治疗

治疗花粉热和常年性鼻炎主要在于控制症状，措施如下：

抗组胺剂——口服抗组胺剂可以缓解花粉热和过敏的急性症状，可以作为花粉热间歇发作时缓解症状的方法，也可以作为常规的预防措施。如果是常年性的，那么可以用抗组胺药进行预防。一般的服用量是每日1次，几乎没有不良反应。

滴鼻剂和滴眼剂——这些措施是预防性措施，要想达到一定的预防效果，患者至少每日要使用2次。类固醇滴剂吸入疗法有助于控制让人烦恼的鼻部症状。

预防

以下措施可以帮助患者避免春夏期间受到花粉的影响。

避免去有很多草或者草被除掉的地方。

在太阳快要升起和刚刚进入夜晚的那段时间，患者最好呆在室内不要出来，因为那时的花粉浓度比较高。记得把门和窗户关紧。

外出的时候带上眼镜，这样可以减少眼睛过敏的机会。

下面的一些措施可以帮助常年性鼻炎患者减轻症状：

避免接触可能的过敏原。如果对猫过敏，那就不要养猫。

保持室内干净无尘。最好用木地板而不用地毯，用百叶窗而不用窗帘。

经常清洁床垫和寝具上的皮屑，以免滋生尘螨。

鼻窦炎

鼻窦是头骨内眼睛和鼻子周围部位充气的腔。医生并不清楚鼻窦的确切功能，但是普遍认为它和声音的调节有关。鼻窦的感染，也就是鼻窦炎，常常和上呼吸道的炎症有关，比如由感冒或者花粉热引发的炎症。会有些疼，不舒服，令人沮丧。它可以不经处理即自愈，但是有可能更严重地复发。严重的鼻窦炎可以持续好几个月。

很多人会有鼻窦处疼痛的感觉。某些患者的鼻窦炎可能会有规律地发作。临床很少见到儿童出现鼻窦炎，因为他们的鼻窦还没有完全发育。儿童在4~5岁时的鼻窦才基本发育完全。

症状

头痛。

发热。

鼻塞和流鼻涕。

鼻窦处疼痛以及质地变软。

有时可见眼周发红。

病因

鼻窦炎通常是由普通的感冒病毒引起

的，多数情况下鼻窦炎在感冒后3~10天内出现，此时窦内会因有液体而被堵住，同时还伴有面部疼痛。最好是用止痛药和蒸汽吸入疗法来放松。同时，如果患者发热并且觉得不舒服，要注意休息。

如果症状持续了3天，那就需要去咨询医生了。如果症状再次出现，并且伴随着更严重的疼痛和发热，那患者还需要了解一些用药方面的知识。这种再次发作一般是由细菌感染引起的。

诊断

医生会通过按压患者的脸颊和前额来检查，还会用一束光线照在患者的脸上察看鼻窦是否清晰可见。如果医生觉得有二次细菌感染的可能，他就会给患者开一个疗程的抗生素，通常这些抗生素的治疗就足以解决问题了。但是如果医生怀疑患者得了慢性鼻窦炎，他会安排患者做鼻窦的X线检查。

治疗

在家进行自我治疗即可。

服用解充血药片(可以在药店买到)。

不要待在烟雾缭绕的环境中，也不要长时间待在有灰尘和刺激物的地方。

不要在感冒时用力拍打或擤鼻子，这样会使鼻窦发炎。

第十章 皮肤疾病

湿疹（皮炎）

湿疹患者皮肤会发炎，皮肤干燥并伴有痒的感觉，也可见小的水疱。本病的病因仍然不明，但是普遍认为其和过敏因素有关。对于皮肤而言，感染是很常见的。皮肤很容易变得干燥，出现鳞片和开裂，所以很容易受到微生物的侵犯。湿疹会侵犯身体的任何部位，但是比较常见的部位是手、腿和脚。治疗主要是为了缓解患者痒的感觉，使患者不会抓挠患处，因为那样会使情况变得更糟。一般的方法是涂抹一些药膏，患者可以戴棉手套。

症状

皮肤干燥、有鳞片并且开裂。

皮肤发红发炎。

痒和易激惹（皮肤比较敏感，比如一碰就痒）。

皮肤起水疱，内含有液体，水疱会裂开，其内液体外溢。

病因

约80%的接触性皮炎由刺激物引起，20%与过敏原有关。重要的刺激物包括：

水。

清洁剂。

溶剂。

对于身体不适宜的化学物质。

摩擦。

常见的过敏原包括：

镍、铬和水银。

香水、橡胶和某些植物。

某些药物也可能会引起过敏反应。

此外，饮食也会引起湿疹（皮炎）。某些儿童可能在去除食物中的乳制品后症状会有所改善。可以先将这些物质从饮食中剔除以观察患者的反应，然后作为一种刺激物再次导入。

诊断

正常情况下根据炎症带来的典型表现就可以确诊。疾病主要分为几种不同的类型：

遗传性过敏性湿疹——多见于婴儿和初学走路的孩子，但随着时间的推移很快会痊愈。但患者常有过敏性疾病的家族史，比如湿疹、花粉热或哮喘。

钱币状湿疹——多见于成人身上形成的圆形斑块，有起鳞的表现还有强烈的瘙痒感。易与癣病混淆。

手湿疹——很多病例发病于患者手掌，主要表现为瘙痒。足底有时由于与鞋上染料或鞋底接触而出现湿疹。

接触性皮炎——可发作于身体的任何部位。皮肤与刺激物或过敏原接触后引起刺激感和炎症反应。接触物包括化妆品、首饰上的镍、胸罩的带子或洗衣粉。

脂溢性皮炎——某些部位的皮肤(头皮、面部、背部和胸部)由于分泌油脂而容易形成脂溢性皮炎。当出现脂溢性皮炎时，这些部位会出现红色、起鳞、瘙痒的皮疹。头皮屑与这种皮炎有一定的联系。

静脉曲张性湿疹——静脉曲张性湿疹患者其静脉血从腿部返回心脏的效率过低。腿部皮肤变红、变痒、容易受损，还可能会引起踝部和腿部的水肿。

治疗

软化剂——软化剂可以为皮肤保持水分。患者可以使用软化剂药膏，或者在洗澡的时候在水里添加一些软化剂。

皮质醇药膏——皮质醇药膏可以有效地减轻炎症。但是，如果使用过量或者使用的时间过长，都会造成皮肤变薄并容易受到伤害。因此使用皮质醇药膏应在医生指导下谨慎使用。

类固醇药膏——它很湿润，可以保持水分，对于湿疹的治疗非常有效。

抗生素药膏——这种药膏对于抗感染很有效，尤其是和类固醇药膏一起使用时。

类固醇药物——这种药物很少让湿疹患者使用，除非是极其严重的患者。

预防

因为所有皮炎都是由特定物质引发的，所以预防的唯一方法就是避免与这些物质接触。理发师和汽车修理工暴露于化学物质机会较多，发生皮炎的概率也就更高了。有易发生皮炎倾向的人应避免从事这些行业。经常使用润肤霜可以帮助皮肤抵抗这些刺激物质。

预后

治疗的目的是控制而不是治愈疾病，能使患者特别是儿童过上正常的生活。此病通常会自然痊愈。

荨麻疹

荨麻疹又名风疹块，通常是由过敏引起的。患者皮肤发红并发痒。它可以由感染以及物理性刺激，比如感冒、压力、热或者紧张引起，大多数患者发病原因不明。荨麻疹的发展很迅速，有时只需要几分钟的时间就能出现在身体的任何部位，可能只有一块，也可能发生在全部皮肤的表面，持续的时间从几分钟到几小时。通常荨麻疹不需要治疗，可以自行消失。

荨麻疹在广义上属于过敏反应，可与过敏性休克（一种威胁生命的过敏反应）并发。

诊断

要找到荨麻疹的确切病因很难，医生会用过敏性物质做皮肤试验，看它是不是罪魁祸首，这是最常用的诊断皮肤并发症的方法。但是有时候试验的结果并不准确。

治疗

荨麻疹通常会在几小时内消失，但是仍然会使患者觉得很苦恼。医生会开一些抗组胺片（会产生一些不良反应，比如困倦）。类固醇药对持续时间较长的荨麻疹很有效。

痤疮

痤疮在青少年中非常常见，约90%的青少年会出现痤疮，且男性比女性常见。因为青春期是人对自己的外表比较敏感的时期，所以长痤疮后患者会非常苦恼。痤疮多发于面部和胸背，这些区域有非常多的皮脂腺，皮脂腺分泌的皮脂可以保持皮肤的湿润。痤疮也可见于成人（酒糟鼻），这种痤疮和发生在青少年身上的情况相反，女性患者多于男性。

症状

皮脂溢出——皮脂分泌过多，虽然这可以导致皮肤滑腻而易发痤疮，但它本身并不是引起痤疮的病因。

黑头粉刺——皮肤表面上的小结节，

首先出现的是位于毛孔和毛囊上的粟粒疹并形成黑头。

丘疹（突起的红斑）——出现于黑头破裂后，引起皮肤刺激感。

皮肤结痂（脱皮后的痤疮）——抓破和挤压受损处的结果。

化脓性皮损——女性特别容易出现此症状，会形成严重的炎症性脓疮。

皮肤囊性痤疮——形成于脓疱破裂之后，通常皮肤还会结痂。

病因

形成痤疮的因素很复杂。皮脂腺过于活跃而会产生大量的皮脂，这些皮脂无法自动清除，因而被细菌感染。腺体内的脂肪酸降解导致炎症反应。皮脂腺的活跃程度与雄激素有关，现已发现50%~60%的女性患者出现激素水平紊乱。化妆品、皮肤用制剂和洗发水都可有引起痤疮，特别是年轻女性更易受此影响。某些药物的不良反应就是产生痤疮，这些药物包括溴化物、皮质激素、雄激素、口服避孕药和巴比妥类药物。由于母体激素紊乱，婴儿有可能会发生新生儿痤疮，但是这种疾病十分罕见。

治疗

治疗痤疮通常需要6~12周时间，而且以后仍然需要继续治疗。病情通常2~3周就可以好转，但治疗仍然要持续一段时间。治疗方法包括：

开始时可用含有过氧苯甲酰的药膏或凝胶对付细菌。

如果过氧苯甲酰效果不明显，那么换用抗生素药膏。如果单独使用抗生素药膏作用缓慢的话，可以配合口服抗生素制剂，观察几个疗程。

女性患者可以服用某些类型的避孕药来防止痤疮的复发。

如果情况非常严重，则需要找医生诊治，医生也许会开类维生素A，这种药物在使用过程中需要严密监视，因为它会产生不良反应。孕妇服用类维生素A有造成胎儿死亡的风险。

预后和预防

虽然痤疮主要发生于青春期，但根据不同的诱因各个年龄段的人都有可能罹患此病。不过此病的预后很好，大多数患者都对药物治疗敏感，这有助于减少疾病带来的令人厌恶的损伤，如治愈之后形成的瘢痕。大多数病情较重的病例中，患者都有可能需要进行心理咨询。痤疮是无法预防的，很多人在十几岁的时候都会出现。但是大多数都只出现轻、中度症状，只有少数人才会继续发展出现其他症状。某些措施可以减轻痤疮带来的影响。保持良好的卫生状况和饮食习惯都有助于预防痤疮的发生。

皮肤癌

皮肤癌有很多不同的种类，最常见的3种分别是基底细胞癌、鳞状上皮细胞癌、恶性黑素瘤。此病多数和皮肤长期暴露在阳光中有关，阳光中的紫外线会损伤皮肤，尤其是对于那些肤色白皙的人群而言。皮肤癌非常常见，全世界每年都有大量的患者发病死亡。但是只要发现得早，多数的患者都可以被成功治愈。多数的皮肤癌发展缓慢，并且只发生在皮肤上，不会扩散到身体其他部分。但有一种是例外的——恶性黑素瘤。

皮肤癌是所有癌症中最有可能治愈的一种。患者需要做的是及早发现并及早寻求医生的帮助。

症状

皮肤的部分区域出现小点、斑点或起鳞，继而出血或结痂。

皮肤出现难以治愈的溃疡。

皮肤出现一个不断增长的黑痣，逐渐突起、结痂或瘙痒，继而开始出血，最终发生颜色的变化或肿块的界线变得模糊。

病因

大多数皮肤癌都是由于长期暴露于日光下接受紫外照射（UVA和UVB）引起的。统计显示定期接受日光浴的人发生皮肤癌的概率增高，因为这些人都有可能受到免疫抑制。

诊断

皮肤癌的诊断通过临床体检来确诊。如果发现可疑皮损，则应从异常部位取活组织进行检查以确诊。其他检查方法包括X线检查和CT扫描，可以测定癌细胞是否已经扩散到身体的其他部位（癌转移），基底细胞癌可以除外，因为它本身很少发生转移。

治疗

手术。

电干燥法——使用高频电流烘干组织。

刮除术——使用一个匙样的器械将癌组织挖出。

使用液态氮进行冷冻（冷冻手术）。

激光治疗。

放射治疗或化学治疗。

使用含有抗癌药物的软膏或乳液。

光学疗法——使用一盏特制的灯来杀灭癌细胞。

新的治疗方法

新的治疗方法包括使用干扰素（一种细胞产生的物质）和类维生素A（从维生素A中分离出的药物）进行治疗。目前研究人员正在调查药物三苯氧胺在治疗恶性黑素瘤中所起的作用。

显微外科手术

Mohs显微外科手术是一种用于治疗鳞状细胞癌和基底细胞癌的专门技术。在局部麻醉条件下，癌组织被逐渐刮除，每一层都用显微镜做认真的检查，直到所有的癌细胞都被彻底切除。这种治疗方法十分有效，且可以预防复发。如果切除的癌组织面积较大，则需进行皮肤移植以促进愈合减少结痂。

预防

使用防晒指数（SPF）15以上的强效防晒霜。

在太阳光线最强时要待在阴凉处。

穿着长袖长腿的衣裤，且所选布料应比较细密。

穿戴可以覆盖到耳朵的宽边帽子。

预后

皮肤癌的预后通常较好，很少引起死亡，其死亡者的数量还不到所有癌引起死亡者总数的1%，且85%以上的病例都可以治愈。

基底细胞癌和鳞状上皮细胞癌的彻底治愈率与开始治疗时疾病所处的阶段有直接关系。

恶性黑素瘤的预后主要依靠肿瘤在皮肤上浸润的深度。如果浸润深度为0.76毫米，则80%的患者存活率都超过5年，但是如果浸润深度超过3.5毫米，则存活率降至40%。

脱发症

脱发症是一个医学术语，用来描述秃顶和头发稀少。脱发症分为两种类型：原发型脱发症、继发型脱发症。

脱发症还可以根据病灶区域进行分类：弥散型、斑片型。

脱发症还可以进一步分为瘢痕型和非瘢痕型，主要依靠是否形成皮损或者只是毛囊受损。

病因

弥散型脱发的病因：男性型脱发——这是一种正常的遗传性过程，脱发通常始发于鬓角。有些女性还可能发生女性型脱发。

内分泌疾病——如甲状腺疾病、糖尿病或垂体功能减退症。

静止期脱发——这种疾病发作时，毛囊全部同时进入静止期（脱落）；一般常见于怀孕、严重的疾病、大手术或者承受的压力过大者。

药物诱导——癌症化疗药物、抗凝血药或抗甲状腺药所产生毒素引起的不良反应。

红皮病——某种皮肤疾病的后果，比如银屑病和湿疹。

营养因素——比如铁或蛋白缺乏。

斑秃。

斑片型脱发的病因：斑秃。

损伤——可能包括拔毛发癖,患者被迫用力地抓、扭、拉头皮上某一特定区域的头发。

物理损伤，比如灼伤或皮肤疾病，可能引起瘢痕性脱发症。

重症感染——细菌、病毒或真菌引起的感染都能引起脱发。

诊断

只在少数情况下，需要用显微镜观察毛发或皮肤活组织以确定病因。荧光照片可能会显示出头皮上的癣。使用紫外光可以很容易地识别出真菌感染。

治疗

女性型脱发无法治疗。在头皮上应用米诺地尔可以减轻脱发症状，但却无法治愈。斑秃可能会对激素片剂敏感，但却不推荐使用，因为激素停药后毛发会再次脱落。在已知病因的情况下必须针对病因进行治疗。瘢痕型脱发症通常与反复发作的皮肤病有关。对于那些患有牵引型脱发的女性，则应劝告其避免使用滚筒卷发，也不要做出头发拉得过紧的发型。如果脱发是由于甲状腺疾病、缺铁等因素引起的，通常治愈这些疾病就能缓解。内分泌疾病也可以采取适当的方法进行纠正，如甲状腺疾病、垂体功能减退症和糖尿病。

斑片型脱发症对于在病灶部位内注射（可能起刺激毛囊的作用）皮质类激素和使用皮肤无针喷注器这种无痛的方法进行治疗都很敏感。通常治疗后头发应可以再长回来。但是某些形式的瘢痕性脱发症即使只有一小点区域受损也有可能需要整形手术。

其他类型的弥散性非瘢痕型脱发对于适当的治疗方法都比较敏感。由于湿疹和银屑病引起的脱发通常都可以治愈。

预后

通过对因治疗后脱发症大都可得到缓解。许多病例可以自然恢复，但持续发作的斑秃患者的毛发再生状况却不乐观。

第十一章 感染性疾病

百日咳

众所周知，百日咳是由百日咳博尔德杆菌感染引起的喘息性咳嗽，传染性非常强，可以通过空气中携带病原体的颗粒传播。这些颗粒里含有被百日咳患者咳嗽和喷嚏时排出体外的病原体。百日咳是一种流行性传染病，常常隔几年发作1次。现在由于人们在2岁以前普遍接种疫苗，百日咳已经很少发生了。

百日咳可见于任何年龄的人群，但多发于5岁以下的儿童身上。由于细菌和病毒的共同作用，出现在成人身上的百日咳会严重得多。

感染的孕育期是7~10天。在初期（患者出现流鼻涕的症状），患者具有高度的传染性，症状为疲乏、没有食欲、流鼻涕和流眼泪，同感冒的症状非常相似。

发作期的百日咳以咳嗽为典型症状。儿童患者深吸气后呼气时会伴有咳嗽，可以听到典型的喘息音，患者有可能会呕吐。发作期可以持续2周，并且患者不正常的呼吸方式可能导致严重的并发症。

症状

疲劳、食欲下降。

像感冒一样的症状。

严重的咳嗽并且持续时间比较长，咳嗽后伴有急促的吸气。

呕吐。

诊断

对于儿童，只要通过其典型的临床表现就可以确诊百日咳。而婴儿由于通常不出现吼音，这使诊断变得较困难。由于缺氧会引起痉咳、喂食困难、心率减慢和皮肤变蓝等症状，可据此进行诊断。年龄较大的儿童症状更明显。

成人长期咳嗽或重度咳嗽持续7天以上者应考虑有发生百日咳的可能。另一个典型症状就是血中白细胞数量增多，且以淋巴细胞为主。

百日咳的实验室检查包括：

使用鼻咽采检棒经鼻取样进行培养。

要求患者向装有培养基的咳碟中咳嗽（咳碟法）。

治疗

如果在疾病初期就医，用抗生素就可以有效治疗或者在一定程度上缓解病情。百日咳没有有效的治疗方法，一旦患者出现了咳嗽的症状，那么只能听任感染继续发展了。

破伤风

破伤风是一种世界范围内常见的急性致命疾病，多发于那些卫生状况较差的发展中国家。它是由破伤风杆菌引起的，该细菌可以产生一种侵袭中枢神经系统的毒素。

症状

一般是在伤口被污染后10天（也可能是3~21天）左右出现发作症状，潜伏期较短，同被重度污染的伤口有关。

破伤风会引起肌肉僵直和肌肉痉挛性疼痛，经常始发于头部和颈部的肌肉，尤其是颌部；这种颌无力张开的疾病通称为“牙关紧闭症”。

肌肉痉挛通常是局部的，只停留在身体的某一个地方，但一般都会进一步发展而影响全身。

膈肌和肋间肌是主要的呼吸肌，它们受影响而痉挛会干扰正常的呼吸，因此这种患者需额外的人工呼吸。

面部肌肉痉挛时会引起面部形成特征性的表现，眉毛上挑，好像一种凝固了的“微笑”。

背部和腹部的肌肉会变得很僵硬，使身体摆出一种扭曲的不舒服的姿势。

病因

在任意环境的土壤中几乎都可以找到破伤风细菌，尤其是在那些用马或其他哺乳动物的粪便做肥料的地方。在土壤中的破伤风细菌处于静止期，它形成一种生命力极强而耐热的孢子，孢子经常同一些土壤颗粒或尘埃一起通过伤口进入人体，这些物质又掩护了孢子使其不受机体防御系统的攻击。

在机体内孢子开始发育并生长为细菌，开始释放一种毒素，毒素又被释放到组织中，进而扩散入神经系统。在这里它可以刺激各种肌肉引起肌肉痉挛，如果呼吸肌受到影响，那就有生命危险。

诊断与治疗

一个医生根据患者的临床症状作出的诊断要比实验室检查有效得多。一旦怀疑破伤风，患者要立即注入破伤风免疫球蛋白（一种对于破伤风毒素的特效抗体），它可以在任何毒素到达靶位之前将其压制住。

对于开放性伤口清洁时要除去所有的坏死组织以及出现的那些土壤颗粒或其他外来物质。

青霉素可以杀死任何残留的细菌，接下来可以将患者送入监护病区对患者进行监护直到患者的生命指征都已脱离危险范围。

预防

与许多其他疾病不同，感染过破伤风后的机体并不能获得终生免疫，所以即使已经患过此病的人也要进行破伤风免疫。破伤风免疫已被列为儿童常规免疫中的一项。如果能做到每隔10年就进行一次辅助给药，就可以从根本上预防破伤风感染。

腮腺炎

腮腺炎是急性传染性疾病，多发于15岁以下儿童。成人被感染的概率很小。

症状

成人的腮腺炎症状要比儿童严重得多，所有患者的常见症状包括：

腮腺疼痛肿胀，在两耳前就可发现肿胀的腮腺，通常两侧都有症状。咀嚼和服食酸性食物会加剧疼痛。腮腺部位的皮肤也会肿胀、变红、变热。腮腺肿胀通常在3~7天内消失。

下颌下腺和舌下腺也有可能受波及。仅约10%的患者只有单侧腺体受影响。

成人罹患腮腺炎后会更感不适，同时伴有更多的其他症状：如发热、肌痛、头痛、心肌炎、甲状腺炎和肾炎。

病因

腮腺炎是由一种叫做小黏液病毒的RNA病毒引起的，多发于春季。病毒存在于唾液中，通过飞沫传播。由于接种疫苗，此病现已少见。不过一旦传染发病十分迅猛。潜伏期18~21天，但有30%的患者并不出现临床症状。

诊断

最明显的症状是腮腺或其他唾液腺的肿胀和疼痛。

其他腺体的肿胀和疼痛，如胰腺、甲状腺。

暂时性耳聋。

近1/3的患者无明显症状以辅助诊断。在这些病例中，实验室检查就十分必要。

治疗

对于已感染腮腺炎的患者并无特效疗法，但对疼痛等症状却可以控制；对于成人必要时可使用止痛药如阿司匹林和扑热息痛缓解疼痛；在腮腺旁放置冰袋也有助于缓解疼痛和肿胀。

预后

由于接种了疫苗，腮腺炎现在已经变成了一种少见的疾病。疫苗的有效率很高，95%的接种者可以终生免疫。但是，人群中必须有85%的人具有这种免疫力才可以避免腮腺炎爆发。一旦人群中总体免疫水平下降，感染人数就会增加，且发病首先从老年人开始。

水痘

带状疱疹病毒是引发水痘的主要原因。水痘可以通过空气传播，也可通过皮肤接触传播。感染通常在童年时期出现，之后产生终生免疫力。

症状

儿童感染水痘的第一个标志是出现疱疹，除此之外并无其他不适。而在成人中病情就变得严重得多。在被病毒感染到疱疹出现前就已经出现许多症状。包括发热、身体不适、头痛，偶见急性红斑（大斑点）。

无论是成人还是儿童，得水痘后的疱疹都是一样的，呈粉红或红色斑丘疹，并伴有小水泡。这些斑丘疹呈椭圆形，几天后破裂。这些痂最后会完全脱落，不留痕迹。皮疹分批出现，同一部位可见斑丘疹、水疱疹、脓疱、结痂同时存在。

尽管疱疹发病部位密集而且向心分布，在发病高峰期仍可遍布全身。口腔、喉部、鼻、眼结膜等部位的黏膜上也可能有水泡生成，引起诸如喉咙痛、咳嗽及流泪等症状。这些随着病情痊愈会逐渐消失。

水痘患者在未结痂并脱落前都具有传染性。

病因

水痘是一种由带状疱疹病毒引起的疾病。该病毒可引起两种截然不同的疾病——水痘和带状疱疹。它可以通过飞沫传播，且只有在患者身上结痂脱落后才失去传染性。

带状疱疹多发于成人，是由脊髓神经细胞中处于睡眠期的病毒被激活后引起的。普遍认为睡眠期的病毒是在成人免疫力降低时被激活的。

诊断

诊断的主要临床依据就是疱疹的出现，必要时可做电子显微镜检查、病毒培养或验血。

大多数孩子都会在年幼时患上水痘，近90%的人曾经得过水痘。因此，最佳的预防方法是在儿时接种水痘疫苗以获得抵抗力，从而避免在青壮年期染上水痘。

治疗与恢复

水痘无特效疗法，炉甘石洗液或爽身粉等可用作止痒剂以缓解症状，抗生素软膏和片剂只能治疗皮肤的继发感染。

若病情严重，如患者免疫力较差，可口服或注射给予抗病毒药阿昔洛韦。预防措施，比如在与患者接触48小时内使用带状疱疹免疫球蛋白（从患者身上分离出来的水痘抗体）可能阻止或延缓水痘的发生。对于自身免疫力弱且有被传染机会的患者可采用预防剂量的阿昔洛韦。

皮肤会有瘙痒感，切忌用手抓挠患处，以免留下瘢痕。抓挠还会导致化脓性链球菌和金黄色葡萄球菌感染。

在出现明显症状14~21天后有望痊愈。因此，建议患儿休学2周。

预后

儿童患水痘通常可以痊愈，但此病发生在成人身上就变得十分凶险。并发症如肺炎、脑炎和出血性疾病都有致命的可能，其产生的大量毒素会加重病情，但通常也可痊愈。

对于免疫力低下的患者，水痘的危害极大。因此有必要采取其他的措施。免疫球蛋白和阿昔洛韦有助于病情的缓解。水痘复发者极少。

麻疹

麻疹是儿童病毒性感染中较为严重的一种疾病，患者中约有0.2%会死亡。在一些国家和地区，由于及时接种疫苗，发病率较低，但是也有一些父母因为担心接种的疫苗会给孩子带来各种疾病而放弃接种，从而使儿童可能感染麻疹病毒。

症状

麻疹的症状在初次感染8~14天后出现。麻疹分为两个不同阶段：有传染性的前驱期、无传染性的出疹期。

麻疹的前驱期持续1~2天，主要症状有咳嗽、流泪、结膜炎和发高热。口腔黏膜上可见细小白点，这种小点是麻疹最早最可靠的特征，被称为“麻疹黏膜斑”。

起病3~5天后出现皮疹，自头、颈部逐渐向下蔓延全身。此时起为出疹期。

初期皮疹色红而平，为互不相连的斑点。1周后会彼此融合扩大，同时褪色成棕色，直至完全消失。

在出疹的同时体温开始下降，4~5天内恢复正常体温。

病因

麻疹是一种高传染性疾病，且易在人群中造成流行。在免疫预防措施完善的国家发病率较低。而在条件较差的发展中国家则常引起1~5岁儿童死亡。

诊断

诊断通常以临床症状为依据。

当医生接诊的患儿浑身不适有与流感类似的症状并伴高热时，只有发现麻疹黏膜斑才能确诊麻疹。

随着全身出疹，诊断变得简单多了，通常起自耳后，有时也起自前额，麻疹逐渐向下蔓延全身，形成斑丘疹。所有斑疹和丘疹都呈红色。

如有必要可通过如下手段确诊：免疫荧光检验法（一种可观察取样组织中抗原和抗体数量的技术）、病毒分离、血清学（血液检查）。

治疗

对麻疹只能对症治疗。正常情况下病程长2~4周。但症状通常7~10天就可消失。

单纯的解热镇痛药如扑热息痛可缓解不适，降低体温。儿童及3个月以上幼儿可口服液体扑热息痛，比如温克痛。用温毛巾擦身也有助于物理降温。

结膜炎可通过洗眼、使用适当的抗生素眼药水来治疗。各种体表疼痛，如鼻周部疼痛，可以在患处涂抹凡士林。

对于身体健康营养良好的儿童来说，麻疹是一种温和的疾病。但是由此而引发的肺部和耳部的细菌感染却是严重的，需要给予相应的抗生素治疗。

预防

在20世纪80年代可以预防麻疹、腮腺炎和风疹的三联疫苗（MMR疫苗）成功问世。该疫苗是从三种活病毒的减毒株上提取出来的，它通过皮下注射进入人体，刺激机体的免疫系统产生抗体对抗病毒。其疗效可持续一生。

MMR疫苗首次给药时间为出生后12~15个月，4~6岁时第二次辅助给药。成人在充分估计到风险性的情况下也可给药。

风疹

风疹，又称德国麻疹，其实同麻疹没有联系。它是一种病毒感染引起的疾病，会引起皮疹和发热。

症状

风疹通常在感染2~3周后发病，典型症状包括：

出现一种粉红色皮疹，从面部开始向下蔓延。它经常是此病出现的第一个症状，50%的病例中都有此症状。在起病的第一天，它同麻疹类似，但并不伴有流感样症状。第二天皮疹会融合成片，颜色亮红。通常在第三天皮疹就消失了。

淋巴结肿大——耳后和颈后淋巴结肿大，伴轻度压痛。

发热——出现在儿童身上时发热症状并不严重，但在成人中会发展成为高热并伴头痛。

诊断

现在医生在确诊风疹时面临着以下几个问题：

很容易同其他病毒感染如柯萨奇病毒引起的皮疹相混淆。

没有典型的诊断特征，即使产生淋巴结肿大也没有临床意义。

一些个体可能根本不出现皮疹。

孕妇可以通过检验血中抗体升高水平来确诊。

治疗

对风疹治疗并无特效药，只能控制症状。可以用下列手段来缓解发热和全身不适：

大量饮水。

口服解热镇痛药如扑热息痛以缓解疼痛和降低体温。

洗眼以润滑结膜，适当点上些抗生素眼膏。

预防

风疹疫苗包含了活的减毒株，会产生轻微的风疹样症状。12~15个月的幼儿应接受MMR常规免疫接种。风疹抗体检查显阴性的所有育龄妇女都应接种疫苗。

在怀孕之前妇女要接受风疹免疫力检查，如有必要还要补种疫苗。每位孕妇的风疹抵抗力是产前体检的必检项目。下列情况下禁止接种疫苗：

怀孕期间。

免疫系统受抑制。

对新霉素和多粘杆菌素这两种相对少见的抗生素中的一种或两种过敏者。

预后

一般而言，风疹很少引起并发症，可能出现的并发症如下：

成人和青少年很少出现的关节炎。它通常影响掌、指部关节，同类风湿关节炎相似。一般两周内自动缓解也不留后遗症。

脑炎发生的比例接近1：6000。很少有人因此病死亡，大多数人都可获得痊愈。

单纯疱疹

单纯疱疹是通过与单纯疱疹病毒接触而引发的疾病。单纯疱疹的症状通常在初次感染的2~10天后出现，时间也可能会更长。症状会持续几个星期。起病初期病情较缓，几乎难以察觉，但后来发展的症状却很严重。

症状

皮肤变红，有光敏反应，有灼烧感、瘙痒感及刺痛。

很快就会出现一个或多个小水疱，水疱破裂后会流出含有病毒的液体分泌物。

水疱过后形成溃疡样伤口，但愈后一般不留瘢痕。

病因

单纯疱疹主要是由单纯疱疹病毒引起，单纯疱疹病毒分为两种：HSV1和HSV2。HSV1多发于腰部以上，而HSV2型多发于腰部以下。在口腔四周受感染多称之为单纯疱疹，若感染发生在生殖器四周则称之为生殖器疱疹。口腔四周和生殖器周围是单纯疱疹最易感染的区域，这是一种常见的感染性疾病，但其预后通常良好，它会引起疼痛，生殖器周围感染者疼痛尤为严重。

诊断

大多数病例中依靠患者主诉加上伤口的表现就足以使医生确诊单纯疱疹，但要注意有时此病复发会有非典型性表现。

实验室检查。用棉签取水疱的含水液体分泌物在电镜下检查病毒微粒以判断病毒类型（1型或2型），如果夫妻二人都是2型病毒那就不介意互相传染了，反正都是同样的问题。

做血清学检查也可以确定病毒类型是1型还是2型。

治疗

生殖器疱疹是最让人感到头痛的，不只是因为它带来的身体不适，更是因为它会影响夫妻之间的性和谐。去咨询一下性病专家可能会帮助那些初患生殖器感染的患者解开心结。

用泻盐的温水溶液洗患处，将有助于水疱的收敛。同时要多穿宽松的衣服。

虽然单纯疱疹并无特效疗法，但若起病较重应在这几天给予药物治疗。

药物治疗已被证实可以降低发病频率并缩短病程。阿昔洛韦软膏对唇疱疹有确切疗效。生殖器疱疹患者可口服阿昔洛韦片。阿昔洛韦软膏属非处方药，在药店就可以购得。

预后和预防

第一次被感染后，人体内会产生抗体，它虽起不到防止复发的作用，却可改变复发的程度，比如减少伤口数目、缩短病程。复发引起的身体不适程度较轻。HSV2比HSV1更具攻击性也更易复发。在不同个体中生殖器疱疹的发作情况，也有较大差别。有些人发病频率较高，另一些人却较低。生殖器疱疹人均复发频率是4次/年。复发部位通常在原发部位附近。年龄越大发作次数越少。

有可能被感染的患者需要了解疾病特有的诱发因素以避免罹患疾病或将损伤降到最小。对于发作期的患者应注意下列事项：

不要抓挠患处，以免病毒通过手指传播到其他部位，包括眼睛。

勤洗手。

避免不安全的性行为；使用避孕套会使安全性大大提高。

在发作间歇期，患者应注意全身健康状况。

带状疱疹

带状疱疹之名起源于拉丁语“belt”，形容病毒感染后出疹形如带状。

症状

带状疱疹起病时患者常有灼痛感，俗称发麻。在被感染的表皮区（受来自单一脊神经的感觉纤维支配的某一表皮区域）这种疼痛会加重，有刺痛感。当感染部位在胸部时引发的疼痛感常与心脏病引起的放射痛相混淆，而当疼痛分配在其他区域时，则易与肾结石、胆结石或阑尾炎等相混淆。

胸壁是最容易感染的部位，面部的感觉神经和运动神经也很容易被感染。分管眼睑部的第五对脑神经（三叉神经）尤为易感。

诊断和预后

水痘和带状疱疹都是由同一种病毒即带状疱疹病毒引起的。它和单纯疱疹病毒（HSV）属于同一病毒种属。

带状疱疹的诊断很简单，只要依据患者的临床症状包括病史、刺痛感和典型的疱疹及损伤分布就行。与单纯疱疹不同，带状疱疹并不复发。

患过急性水痘的患者，病毒会在神经细胞中潜伏数年，最后以带状疱疹的形式复发。尽管水痘和带状疱疹是一种病毒所致，但水痘常引发流行而带状疱疹却不会。血液检查可确定患者对带状疱疹的易感程度。取自感染部位的涂片在显微镜下可见多核巨细胞增多。

感染持续两周左右，大多数患者可恢复如初。老年患者可能罹患疱疹后神经痛。免疫力低下者，由于其免疫功能不正常病情会较正常人严重得多。在这些病例中需给予抗病毒药。只要伤口上的痂是自然脱落的，皮肤上就不会留下长期瘢痕。

疾病持续时间同患者的年龄有关。儿童患者出疹时间极短，而成人却可持续5~8天，老年人病情更加严重，常可持续数周，并伴中枢神经的重度感染。

治疗

为有效治疗疾病，应口服阿昔洛韦——一种对疱疹病毒有效的抗感染药，若能及时服药可缓解病情缩短病程，在有并发症形成的带状疱疹中有必要给予阿昔洛韦之类的药物。如果三叉神经眼支被感染，可能会并发结膜炎，显示在这些病例中有眼部感染。可以使用阿昔洛韦滴眼液或抗生素软膏，必要时可适当服用止痛药以缓解疼痛。

大剂量的类固醇会缩短急性疱疹引发疼痛的持续时间，但它也有可能引起疱疹的全身蔓延，所以许多医生只有在不得已的情况下才出此下策。急性症状缓解后，可使用类固醇治疗疱疹后神经痛。当带状疱疹引起的皮肤感觉过敏较重时，可用卡马西平来缓解疼痛。5%利多卡因油膏也可以暂时缓解这种症状。疱疹净也是一种典型的抗病毒药，偶尔敷于皮肤上有水疱处。

第十二章
儿童疾病

感冒、咽喉痛

儿童都经常会得感冒和咽喉痛，通常一个健康的儿童一年至少会得五六次感冒，如果他（她）进入托儿所，那么患病的次数会更多。大部分的感冒和咽喉痛通常由病毒引起，并会产生一系列相关症状，不过这些都会自行消失。一般只需要进行简单的治疗来退热并缓解其他症状即可。当儿童发高热、出现例如皮疹或头痛等症状时就需要关注了。

症状

儿童患感冒和咽喉痛后可能会没什么不适感，也可能会出现如下症状：

发热。

疲劳，身体沉重，感觉疼痛。

流鼻涕。

耳痛。

治疗

感冒和咽喉痛一般经过相应的治疗就会好转，例如：止痛糖浆，比如扑热息痛糖浆，它对退热很有帮助；在枕头上滴几滴解充血药液或者在胸部做按摩以缓解鼻塞；多喝水，避免儿童脱水。

支气管炎

支气管炎是由肺里面的细支气管感染引起的，它通常是由通过咳嗽和打喷嚏传播的呼吸道细胞病毒（RSV）导致的，在冬季流行病期间，一周岁左右的婴儿容易受到支气管炎的侵害。如果他们生活在拥挤的环境里或者他们的父母抽烟，孩子得此病的概率会增加。这种情况是非常严重的，呼吸道受到感染会阻碍呼吸，如果孩子呼吸困难，就需要紧急就医。

症状

最初感冒或咽咽喉痛。

干咳。

喘鸣。

呼吸急促。

呼吸困难。

进食困难。

治疗

如果孩子出现细支气管炎的症状，家长应该去咨询医生，轻度流感可以在家里用定量的止痛糖浆控制发热来解决，让孩子坐在充满蒸汽的浴室里有助于使呼吸顺畅。如果更严重的话应该将孩子送去医院并采取静脉注射液、吸入支气管扩张剂和氧气等方法进行治疗和缓解。

许多婴儿在患支气管炎后伴随一两年的反复性喘鸣，这些通常在他们咳嗽或感冒时出现。

儿童偏头痛

偏头痛是非常让人困扰和伤神的疾

病，对儿童的影响和对大人的影响几乎一样。儿童偏头痛的症状与成人的偏头痛症状有所不同——主要的症状通常是腹痛，头痛和其他成人偏头痛的症状随着儿童长大也会出现。两岁大的儿童就有可能患上偏头痛，且会复发。引发偏头痛的原因不明，通常有家族遗传因素。据统计，女孩患上偏头痛的可能性大于男孩。

症状

年龄较小的孩子患上偏头痛的症状与成人的症状有相当大的不同，主要的症状有：

腹痛。

恶心、呕吐。

晕厥。

皮肤苍白。

年龄较大的儿童患者则有与成人相似的症状：

半侧头痛。

恶心、呕吐。

视力下降，比如看见闪光或者微光。

对亮光反应强烈。

偶尔腿、臂无力。

病因

15岁以下的儿童中大约有5%患有偏头痛，甚至2岁的儿童也会患偏头痛。偏头痛的主要病因仍不为人知，但是可能与大脑中的血液循环相关，大脑中化学物质暂时的改变也可能是引发偏头痛的原因之一，这个原因还会引发身体其他不适症状。

压力和焦虑能够引发偏头痛，特殊的食物也能引发偏头痛——最常见的引发偏头痛的食物有香蕉、巧克力、柑橘以及奶酪。香水、汽油、烟草以及其他的一些气味也能引发偏头痛。

与成人相似，儿童偏头痛通常在几小时内逐渐发作，症状可能持续几天。大多数儿童的偏头痛容易复发。

诊断和治疗

医生通常根据儿童的症状判断其是否患有偏头痛，通常不需要进一步的检查。有时，医生会让患儿接受CT扫描和磁共振的检查，寻找其他的病因，年龄较小的孩子通常还需要接受腹部超声波检查。

如果发作持续的时间较短，患儿可以服用一般的止痛药来缓解症状，最好在病情开始发作时就服用止痛药；让患儿在安静、光线弱的房间里平躺也有助于缓解病情。

如果患儿偏头痛频繁发作，医生会建议患儿服用抗偏头痛的药物，要按规律服药以防止发作。

将近有10%的偏头痛患儿是由于饮食的原因而发病的，这种情况下医生会安排患儿父母咨询营养学家，营养学家能够指出哪些食物会导致偏头痛的发作，父母只要注意不要给患儿进食这些食物即可。

一些儿童长大后偏头痛会消失，但还有一些偏头痛患儿要终生忍受疾病的折磨。

热性惊厥

热性惊厥由高热而引发，在6个月到5岁大的孩子中，大约有5%患有热性惊厥，且此病男孩患病的概率大于女孩。热性惊厥通常具有家族遗传性，大约1/3的患儿发作过一次后还会再次发作。虽然目击患儿发作的人会感到非常害怕并且父母会感到比较担心，但是这种疾病并不严重。热性惊厥通常是由于身体感染而非大脑紊乱或者癫痫症引起。

症状

热性惊厥通常与上呼吸道感染相关，如流鼻涕或者喉咙痛，症状主要有：

失去知觉。

肢体僵硬。

四肢抽搐。

异常的眼睛朝上翻。

诊断

发作后孩子通常会入睡，此时可以让医生进行检查。医生会检查病因，为孩子降温并让孩子服用止痛糖浆。如果发作的原因不明，医生会建议患儿做进一步的检查，包括抗体检测、血液和尿液的检测以及腰椎穿刺检查。

治疗

热性惊厥通常持续2~4分钟，主要的急救措施有：

让患儿侧躺。

确保患儿周围有可以保护他（她）的垫子，或者收起周围可能伤害患儿的任何物品，不要试图阻止病情的发作。

如果患儿是第一次出现热性惊厥，需要立即就医。

用带有温水的海绵来为患儿降温。

发作后，让患儿服用止痛糖浆来帮助孩子降温。

儿童湿疹

5岁以下的儿童大约有20%容易患上儿童湿疹，儿童湿疹病因不明，可能与基因相关，通常在家族中遗传。饮食方面的问题比如对牛奶敏感，也是导致儿童湿疹的原因之一。

症状

皮肤瘙痒以及感染。

婴儿脸部、脖颈、手肘以及膝盖处出现红肿的皮疹。

年龄较大的儿童皮肤的红肿会更严重。

患有湿疹的儿童同时也会患有哮喘和过敏性鼻炎。

儿童湿疹症状可能会持续几年，但是孩子长大后症状会消失，抓挠发病处皮肤会导致皮肤感染，使病情更为严重。

治疗

如果儿童患有湿疹，应防止接触香水类皮肤用品，尽量使用润肤补水的肥皂来洗手洗澡。医生会开一些皮质类固醇软膏来治疗顽固性红点，也会建议患儿使用2周抗生素来处理湿疹。

儿童泌尿道感染

尿道感染是指肛门附近的细菌顺着尿道进入了膀胱，尿道发生异常会导致肾的感染。泌尿道感染不容易发现，特别是儿童，但是治疗非常重要，如果错过了治疗时机，就会伤及肾，容易增加儿童将来患肾病的可能性。

只要及早发现泌尿道感染，服用抗生素可以很快痊愈。如果你怀疑自己的孩子患有泌尿道感染，请及时就医。

症状

婴儿和儿童的泌尿道感染症状与一些其他疾病的症状很难区分，这些症状包括：

发热。

呕吐。

全身不适。

成长缓慢。

热性惊厥。

年龄较大的儿童患者的症状与成人相似：

尿频。

排尿时感到疼痛和灼热。

下腹感到不适或者疼痛。

不管白天还是晚上尿道在干燥一段时间后又变得潮湿。

诊断和治疗

医生会要求家长提供患儿尿液样本，从而进行蛋白质、红细胞和白细胞的化验来检查感染。如果得到确诊，医生会开具抗生素让患者服用，尿液样本还需要转送到化验室做进一步化验，检测出引发感染的细菌。一旦细菌得到确认，可能要更换抗生素药物治疗。

如果肾受到了感染（肾盂肾炎）患儿就需要住院接受抗生素药物的治疗。婴儿和年龄较小的孩子也需要到医院进行治疗。大多数孩子能够完全康复，但是这种感染可能会复发。要确保患儿多喝水。

患儿需要在医院接受进一步治疗，确定引起泌尿道感染的异常原因以及肾损坏的程度。

显像法检查能够检查肾部是否有损伤，在这个过程中，要将一种染料注射到患儿的静脉中，然后利用特殊的照相机照出肾内情况，也可以用超声波检查肾部。

其他的检查包括X线检查尿道感染。这需要将染料导入患儿的膀胱，在患儿排尿时进行X线照射。这种检查的方法能够确定患儿是否患有尿倒流的情况，尿倒流是指排尿时尿倒流回膀胱而不是排出体外。这时，医生会让患儿服用低剂量的抗生素直到感染的可能性被排除。

婴儿猝死综合征

婴儿猝死是最令人伤心的事情，最让人难过的是婴儿猝死综合征的发生没有任何的预兆，通常是在最安全的地方——家中，发生这样的悲剧。1周到6个月大的婴儿极易出现这种情况。我们虽然还不知道引发婴儿猝死的最终原因，但是医生已经定义了一些危险因素。自从父母了解了一些关于婴儿猝死症的知识后，婴儿猝死的发生率大大降低了，现如今有许多方法可以将这种危险降到最低。

虽然进行了大量的科学研究，但婴儿猝死的原因仍然不明确，医生认为这种现象与不正常的呼吸方式相关。婴儿猝死通常在早产儿（怀孕后37周内出生的孩子）中比较常见。

危险因素

父母吸烟。

父母滥用药物。

近期出现上呼吸道感染，比如感冒。

让婴儿睡在父母身边。

让婴儿睡在过热的房间或者婴儿遮盖的东西过多，特别是患儿生病的时候极易出现这样的情况，患儿会因为过热致死。

用奶瓶喂奶而不是母乳喂养。

预防

研究表明很多危险因素会引发婴儿猝死综合征，也有很多方法能够降低这些因素，这些方法包括：①让婴儿睡在自己的床上。②小床上应该使用坚固的床垫。③在孩子1岁后再使用枕头。

不要使用太多的毯子，孩子可能会因为过热而产生危险。

不要在家中吸烟，劝说来访的人也不要吸烟，不要带孩子出入吸烟者较多的场所。

婴儿出生后的前几个月最好用母乳喂养，用母乳喂养能够增强孩子的免疫能力，防止孩子受到婴儿猝死综合征的危害。

很多家长用婴儿监视器来检查孩子的呼吸是否顺畅，但是没有研究能够表明这样的仪器能够减少婴儿猝死的可能性。相反，这种仪器反而会让父母更加担心孩子，而不是让父母放心。

一些父母学过心肺复苏法，所以在遇到婴儿猝死时能够及时处理。万一婴儿不幸遭受了猝死的威胁，需要立即向医院请求急救或者让懂得医学的人帮忙，在等待他们到来时为婴儿做心肺复苏。急救医生通常会在婴儿到达医院前也会给婴儿做心肺复苏。

如果婴儿不幸猝死，父母需要大量的支持和安慰。特殊的心理顾问能适当降低父母伤心的程度。

急救篇

第一章 急救基本知识

什么是急救

急救就是在救护车、医生或其他专业人员到达之前，给伤者或突发疾病者施行及时帮助和治疗的一种治疗救护措施。

急救的目的

确保生命安全。

控制伤病情况的变化。

促进康复。

急救人员

急救虽然是一项建立在专业的知识、训练和经验基础之上的技能，但按照书中的指导去做，大多数人也能掌握其中的方法。尤其是在一些紧急情况下，没有专业急救人员在场时，利用已掌握的知识，可以及时地为伤者提供必要的帮助。

急救人员的责任

迅速稳妥地判断整个情况，及时寻求专业帮助。

保护伤者和其他在场者，尽可能消除潜在的危险。

尽自己所能判断伤者的伤情和病情。

尽早给伤者进行适当治疗，从最严重的伤者开始。

安排伤者去医院或回家。

陪伴伤者直到专业医疗人员的到来。

向专业医疗人员介绍情况，如果需要应提供进一步帮助。

尽可能防止与伤者交叉感染。

急救工具

急救工具可以从药店购买。当然，自己制作也非常简单。急救工具必须放在合适的塑料容器里，例如一个大且质量好的、盖子结实的箱子。这既便于在旅行时携带，也可以把急救工具装在里面，放在家里。以下列出的是每个家庭都可能需要常备的急救工具。

用来包扎伤口的、密封的、消毒的片状敷料，大小各两个。

1包消毒的密封大创可贴。

1包不同尺寸的、消毒的、密封的创可贴。

2包密封的包扎伤口的纱布，每包10块，每块面积10平方厘米。

1卷宽2.5厘米的弹性绷带或人造纤维黏性带。

1卷用来包扎水疱或大片擦伤的消毒的、涂有石蜡的纱布。

3个固定骨折和扭伤伤口的三角绷带。

4个大的未缝合的薄纱绷带。

2包清洗伤口用的消毒药棉。

2卷清理伤口或制作棉垫用的一般棉织品。

1瓶止痛用的扑热息痛药片。

1支温度计。

1只清理异物用的平角无锯齿的镊子。

1把剪绷带或膏药用的剪刀。

各种大小不等的安全别针。

1瓶清理伤口用的消毒剂。

1支用来涂昆虫叮咬、荨麻疹等伤口的氢化可的松乳膏。

家庭小药箱

不论是处方药还是非处方药都应该放在家中安全的地方，孩子够不着的、阴凉干燥的壁橱是个理想的地方，同时还应该给药箱上一把孩子不能打开的锁。只有急救用的东西才放在药箱里，药品应该有序地放在药箱里，而不能随便扔在各个角落。如果药品长时间未使用或近期不会使用，要妥善保存。

药箱里的必备物

紧急电话：医生的、医院的和当地药店的电话。

急救工具。

处方药与非处方药。

常见伤病与对应的治疗药物

伤害	治疗药物
被昆虫叮咬	氢化可的松乳膏
冻伤	减充血滴鼻剂，抗组胺药片
割伤和擦伤	抗菌膏或抗菌溶液
便秘	腹泻药：渗透性物（如：镁乳），润滑物（如：甘油栓剂）
腹泻	含有高岭土抗腹泻药物（如:洛哌丁胺胶囊）
发热	降体温药物：阿司匹林，扑热息痛（儿童用扑热息痛溶剂）
咽喉痛	咽喉止咳糖和抗菌漱口药
太阳晒伤和疹子	消炎乳膏：炉甘石洗剂，氢化可的松乳膏
清洗伤口	抗菌溶液

药物使用指南

非处方药：这种药是直接从药店购买的，使用前要仔细阅读使用说明书。

处方药：你可以直接向医生或药剂师咨询这种药的使用方法：

它们是否可以和酒精一起使用。

它们是否会引起瞌睡。

服用此药物后能否继续驾驶或操作机器。

它们是否可以和避孕药一起服用。

还有哪些药不能与该药品同时服用。

同时，必须确定：

什么时候服用，每天服用几次。

能否空腹服用，饭后多久服用。

常用药品一览表

止痛剂：止痛药物，如阿司匹林、扑热息痛和纽诺芬。

！12岁以下的儿童不能服用阿司匹林，除非是在医生建议的情况下。

抗生素：这类药物有杀菌作用。可以内服也可以涂抹在伤口上。

！过量服用抗生素会引起过敏反应或产生抗生素免疫细菌。

抗惊厥药：这种药可以治疗癫痫症。

镇静剂：这种药可以安抚情绪，一般用于情绪低落的患者。

抗糖尿病药：这种药可以刺激人体产生胰岛素或代替人体的胰岛素。

抗腹泻药：这种药可以治疗腹泻。它们可以减慢肠道运动速度或使大便干燥。

抗呕吐药：这种药是用来治疗恶心和呕吐症状的。

抗组胺剂：这种药可以减少伤口肿胀，可以内服，治疗过敏、哮喘、昆虫叮咬、风疹等，也可以用来治疗旅行病。

！抗组胺剂可能导致瞌睡，如果与酒精同时服用会带来更大危险。

镇痉药：这种药可以阻止肌肉痉挛，放松肠道和肺部的肌肉，用来治疗各种痉挛。

巴比妥酸盐：这种药有止痛和镇静的作用，它可以使大脑活动减慢。

！经常使用巴比妥酸盐会对其产生依赖，所以要避免滥用。

苯二氮革类：参见下面的安定药。

皮质类固醇：这种药是用来减少体内或体外发炎症状的，通常包含在滴鼻剂、滴鼻喷雾（治疗哮喘）、氢化可的松乳膏、注射和口服液里。

！大量服用皮质类固醇会导致骨头缺钙，体重增加，皮肤出现斑点等症状。

利尿剂：这种药有助于排尿。

心脏、血压药：洋地黄是用来治疗心脏衰竭、心律不齐和心跳加速等病的。治疗血压的药包括利尿剂。

轻泻药：这种药是有助于大便通畅的。它有3种作用方式：增加大便的体积；使大便软化和润滑；刺激肠道功能。

安定药：这种药是用来治疗有焦虑和沮丧症状的患者的。包括苯二氮革类药（如安定）。

！如果服用安定药超过1个月，身体就会对其产生依赖。

！服用此药时不能饮酒。

生命迹象

生命迹象是指伤者还有呼吸和脉搏。在紧急情况中，首先要检查的就是伤者是否有生命迹象，这包括：伤者呼吸道是否顺畅，是否能够正常呼吸；伤者血液循环是否正常。

呼吸顺畅

提供氧气的重要性

对于急救人员来说，最紧急和最重要的事情就是确保伤者呼吸顺畅或通过人工呼吸为伤者提供足够的氧气。在紧急情况中，没有比这更重要的了，因为人的大脑需要足够的氧气。在常温下，如果一个人无法吸入足够的氧气，那么在几分钟内就可能造成严重的大脑损伤甚至死亡。出现这种情况往往是因为伤者呼吸停止或呼吸通道阻塞造成的。因此，急救人员的首要任务就是要检查伤者是否还有呼吸。

检查伤者呼吸状况

可以使用多种方法来进行检测：1.观察伤者胸部、腹部，确定它们是静止的还是在做有规律的起伏运动。2.靠近伤者的嘴和鼻子，仔细听伤者是否有呼吸的声音。3.用脸去感觉伤者是否有呼吸。

如果伤者呼吸正常，那么你就可以放心地去检查伤者的伤口了。如果伤者已经失去意识，并且在伤势不严重的情况下，可以让伤者处于最有利于恢复呼吸的状态，以确保伤者能够继续正常呼吸。

如果伤者已经没有呼吸

这就意味着伤者吸入氧气的活动已经停止，你必须为他提供氧气。如果伤者胸部和腹部仍在运动，而口鼻已经没有空气进出，那么可能是呼吸道梗阻，你必须为他清理呼

打开呼吸道

1.可能由于伤者头部所处的位置不当而导致呼吸道梗阻（图1）。2.调整伤者的头部姿势，可以用一只手压住伤者的前额，另一只手的两个指尖抬起伤者的下巴（图2），这样一来就能够防止舌头梗阻呼吸道了。

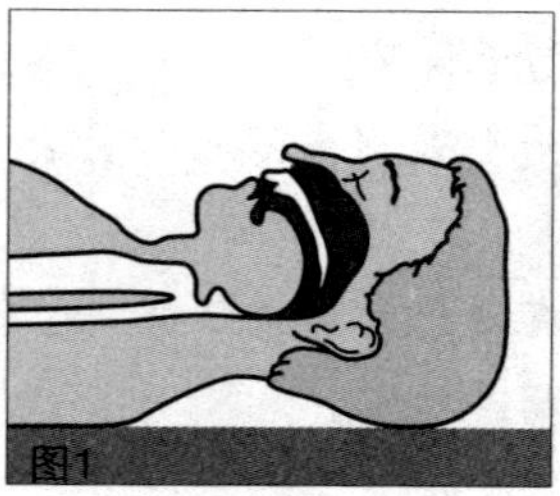

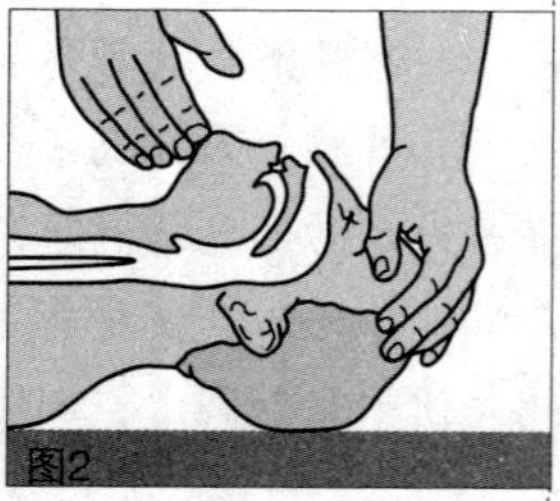

吸道；紧接着要立即为伤者提供氧气；同时请求支援，确保已经叫了救护车。

◆如果伤者仍然没有呼吸，肯定是呼吸道内部阻塞。

清除呼吸道异物

1.将伤者的头转向一边，使其下巴向前，头顶向后仰（图3）。2.清理呼吸道：将两个手指弯曲成钩状清除口腔内舌头以上部位，将所有异物清除出来（图4）。3.再检查伤者呼吸。4.检查脉搏。

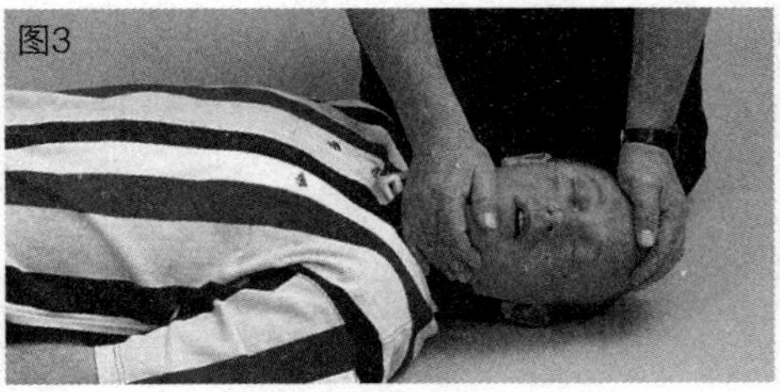

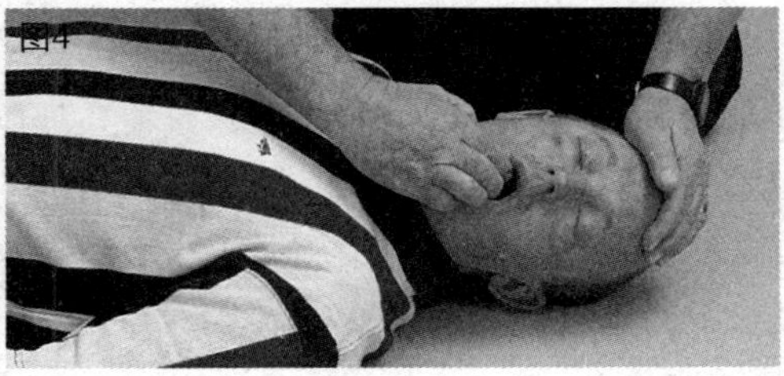

◆如果伤者仍然没有呼吸，应立即进行人工呼吸。

◆如果伤者仍然没有呼吸和脉搏，应立即开始人工呼吸并按压伤者的胸部。

循环系统

伤者的脉搏可以反映其循环系统的状况。脉搏是由心室收缩时血液泵入主动脉而产生的。脉搏的频率和稳定性不一，变化范围很大，时而缓慢、强劲有力，时而快速、微弱。快速、微弱的脉搏是休克的症状，但是这种症状很难被急救人员感觉到，尤其是在紧急情况下，急救人员自己的心跳都会加快，因此他的脉搏强度可能比伤者的脉搏强度大很多。

所以，要在正常部位检查伤者的脉搏，通常选择在手腕偏向大拇指的一侧，在距离手腕与手掌的边缘1.5厘米处（图5）。不过以上方法得出的结果不一定完全准确，所以你应该感觉一下伤者的颈动脉来检查脉搏。颈动脉是流经喉部两侧的大动脉。

检查脉搏

1.如果有必要的话，做个深呼吸使自己镇静下来。2.用两个手指的指肚放在伤者的喉上，不要施压。3.手指肚沿着伤者喉头的一侧向后慢慢地滑动，感觉脉搏的跳动（图6）。4.如果没有立刻感觉到脉搏，将手指在伤者喉头周围移动，直到感觉到脉搏为止。

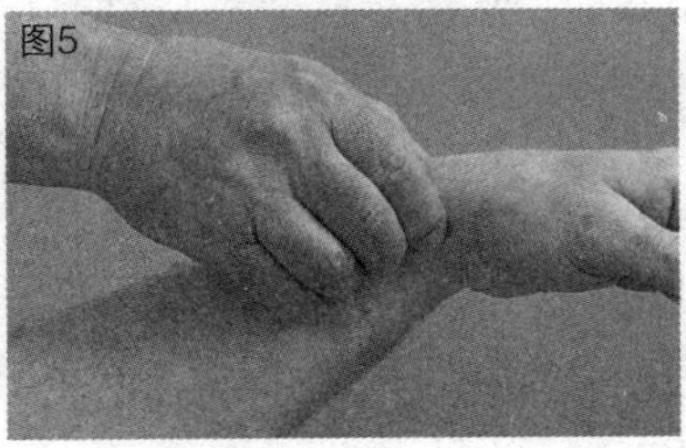

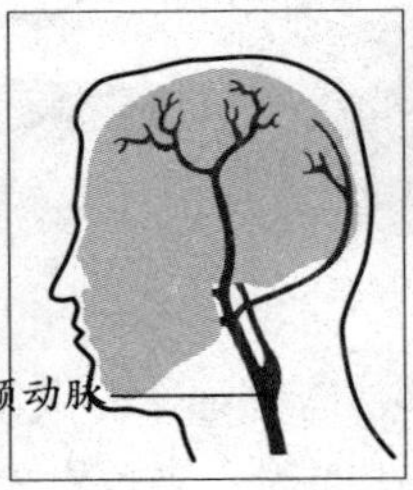

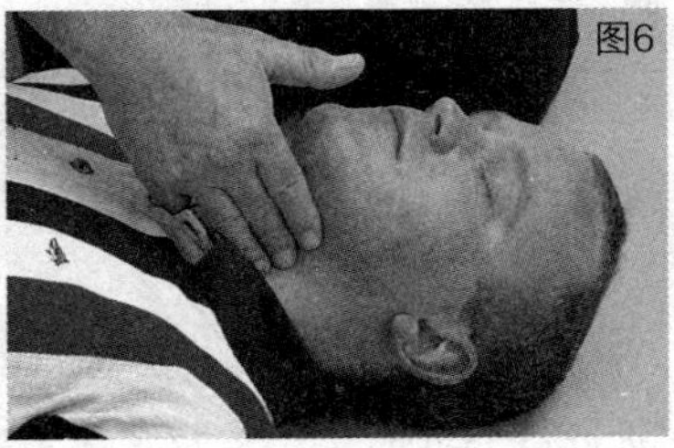

人工呼吸

对伤者进行人工呼吸的主要目的是为了及时给伤者提供氧气。因为你呼出的气体中仍含有足够的氧气，可供另外一个人使用。这样的“二手氧气”甚至能挽救生命。对伤者进行人工呼吸必须及时，并且确保你呼出的气体能够到达准确的位置——深入到伤者的肺部。

伤者在接受人工呼吸时，最基本的反应是他的肺会鼓起来。如果看不到伤者的胸部在你呼气时鼓起，吸气时瘪下去，那么你做的人工呼吸就没有成功；你应该按照治疗窒息的程序对伤者进行急救。

！在实施此项急救措施时应小心，如果把呼吸道的阻塞物吹进了伤者的肺部深处，就会导致伤者死亡。

实施人工呼吸

1.检查伤者脉搏。2.如果伤者已经没有心跳了，立刻进行胸部按压。3.如果伤者还有脉搏，立刻清理伤者口腔里的异物。4.用一只手抬起伤者的下巴，同时使其头部向后仰。5.捏紧伤者的鼻子（图7）。6.深吸一口气，张大嘴并用嘴封严伤者的嘴（图8）。7.用力向伤者嘴里吹气，同时观察伤者的胸部是否鼓起（图9）。8.一旦伤者胸部鼓起，继续注视伤者的胸部，看它是否会再瘪下去（图10）；完成呼气。然后用同样的方法快速对伤者进行4次呼气。9.再检查伤者的脉搏。10.重复步骤5~9，直到伤者恢复呼吸。

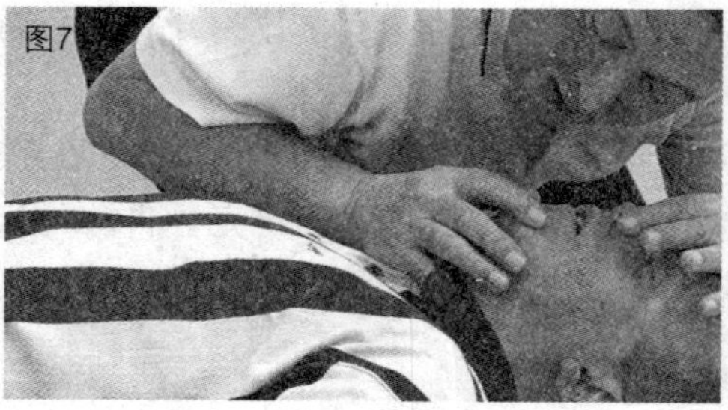

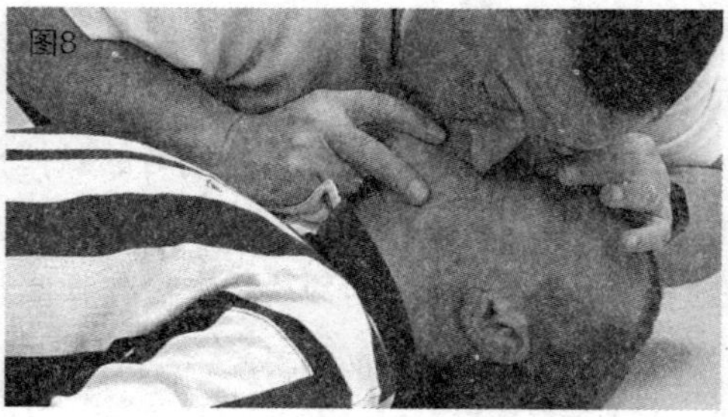

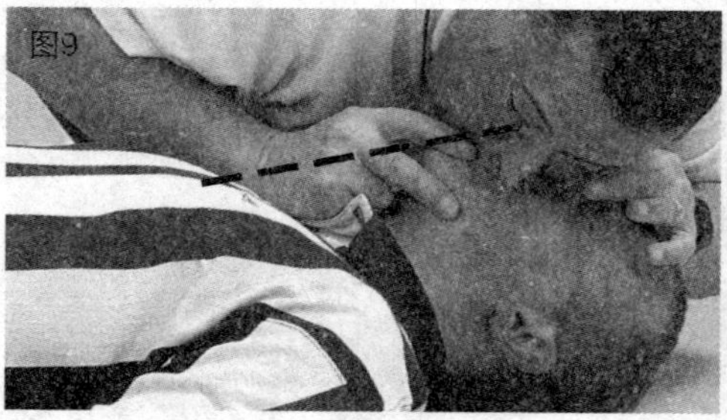

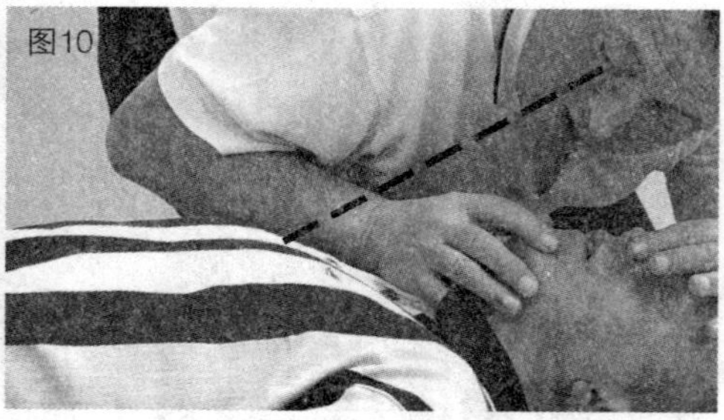

另一种不同于嘴对嘴的人工呼吸是嘴对鼻的人工呼吸。将伤者的嘴封紧然后往其鼻子内吹气，此时，也要封紧伤者鼻子四周，确保空气被有效地吹进鼻腔。

◆如果伤者的胸部没有鼓起，请作如下检查。

1.伤者的鼻子是否已经适时捏紧。2.伤者的嘴和鼻子周围是否封紧。3.你吹气的时候是否足够用力。

◆如果你完成这些步骤之后，伤者仍未恢复呼吸，肯定是伤者的呼吸道被异物梗阻了。

胸部按压

这一急救措施是在伤者没有脉搏的情况下实施的。胸部按压以前被称为“心脏外部按摩”，其实这种说法并不准确。从胸部并不能对心脏进行按摩，只能够按压。

心脏占据了胸腔的大部分空间，而胸腔又处于胸部前面的胸骨和后部的脊柱及其周围的肌肉之间。由于胸腔前部通常是活动的，所以可以将胸骨和肋骨向后轻轻地按压。朝着脊柱方向垂直按压可以将心脏中的血液压至身体组织器官中。由于心脏有瓣膜这一机制能确保血液沿着一个方向流动，因而对心脏施加的压力可以使血液顺着循环系统流动，这与心脏自发跳动时的血液流动完全一致。

心脏的位置

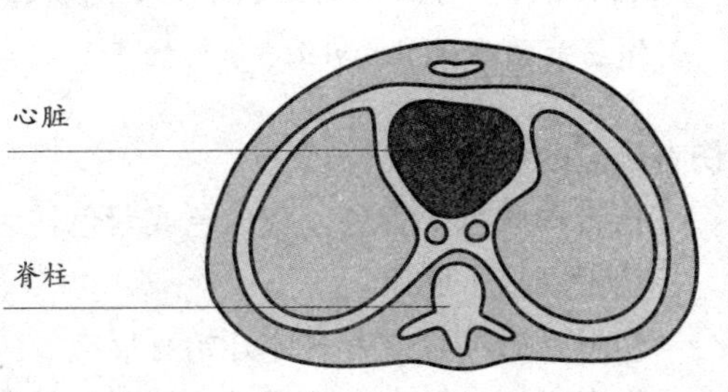

虽然胸部按压做起来困难，但是这种方式是让伤者血液循环恢复正常的最好方法。这时，只要有空气输入伤者肺部，那么伤者就很有可能立刻恢复健康的脸色，放大的瞳孔也会再次恢复正常，其他一些显示伤者复原的迹象也将随之出现。紧接着伤者就能够恢复心跳和呼吸。胸部按压必须配合人工呼吸才能奏效。因为该措施的目的就是为了恢复伤者的有氧血液循环，所以你必须为其提供氧气。

！该急救措施只能够由经过训练的急救人员来操作。只有在伤者的心跳完全停止的情况下，才能对其进行胸部按压。否则，原本微弱的心跳也会因此而停止。

！如果现场只有一个曾经接受过急救培训的急救人员，可以采取以下急救措施对伤者实施急救。

实施胸部按压的急救措施

1.使伤者平躺，急救人员双膝跪在伤者身旁。2.找到伤者胸腔底部的肋骨，将一只手掌放到伤者胸骨上，离肋骨边缘大约两根手指宽的距离（图11）。3.另一只手压在这只手上，手指向上翘起。身体向前倾，使肩膀处于伤者胸部上方。

图11

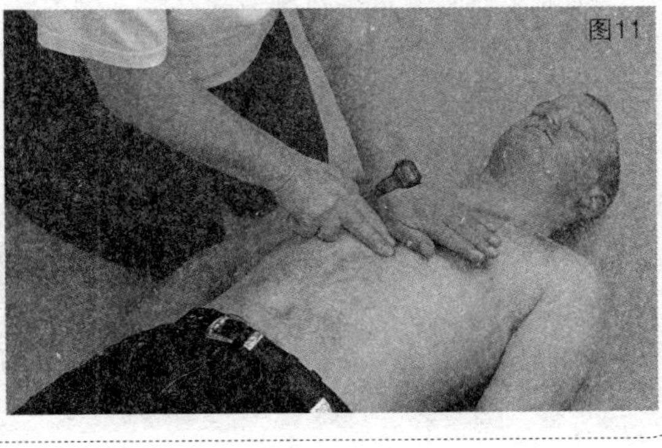

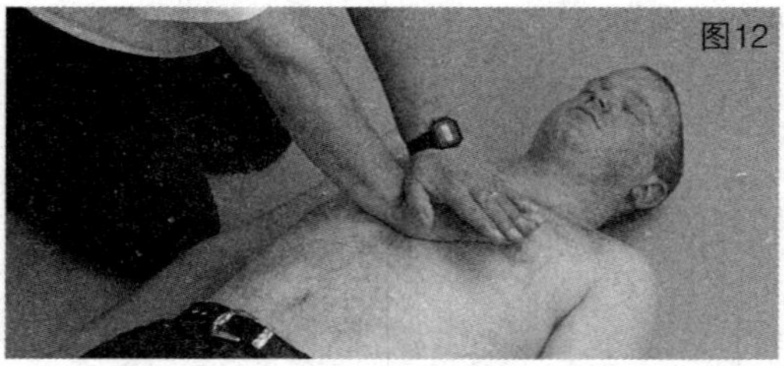
图12

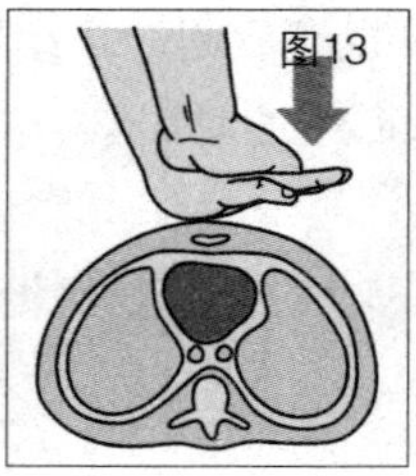
图13

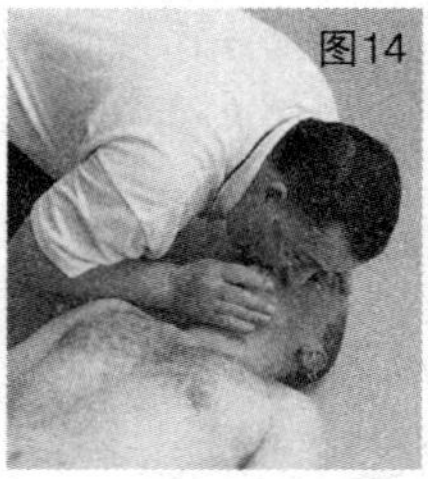
图14

手臂伸直（图12）。4.垂直向下按压（图13）。如果是伤者是成人，可以将他的胸壁向下压4~5厘米。如果伤者是儿童，将他的胸壁向下压2.5~4厘米就够了。像这样以稍快于每秒钟按压一次的频率按压15次。你可以一边按一边快速地数：1，2，3……15。5.嘴对嘴地向伤者输入两次氧气（图14），确保将空气吹进伤者肺部。6.切记观察伤者胸部的起伏。7.重复步骤4~5，直到伤者出现恢复迹象，或救援到达或你筋疲力尽为止。8.每3分钟检查一次伤者颈部的脉搏。

伤者恢复的迹象

伤者的肤色由青色、灰白色或紫色转为健康红润的颜色。

伤者恢复了脉搏。

伤者开始呻吟或者身体开始有反应。

伤者可以自己自由呼吸，不需要急救人员继续做人工呼吸。

二人轮流对伤者实施人工呼吸

二人轮流对伤者实施人工呼吸比单独一个人实施更轻松、更有效，因为两个人可以互相配合，一边向伤者肺部吹气，一边对伤者进行胸部按压。对伤者进行5次胸部按压后需要输入一次氧气，这时可以由一个人负责对伤者进行胸部按压，另外一个人负责检查伤者的呼吸道，并对伤者进行嘴对嘴的人工呼吸，同时检查伤者的脉搏。如果急救时间很长，两个人还可以在中途交换任务。

！时间掌握很重要。胸部按压和人工呼吸不能同时进行。

具体步骤

1.一个人负责清理伤者的呼吸道并确定伤者是否停止了呼吸。2.为伤者输入氧气2次（图15）。3.检查伤者的脉搏。4.另外一个人对伤者实施5次胸部按压（图16）。5.对伤者胸部按压5次后输入氧气1次。6.重复步骤4~5，直到伤者复原或者救护车到达。7.每2分钟检查一下伤者颈部的脉搏（图17）。

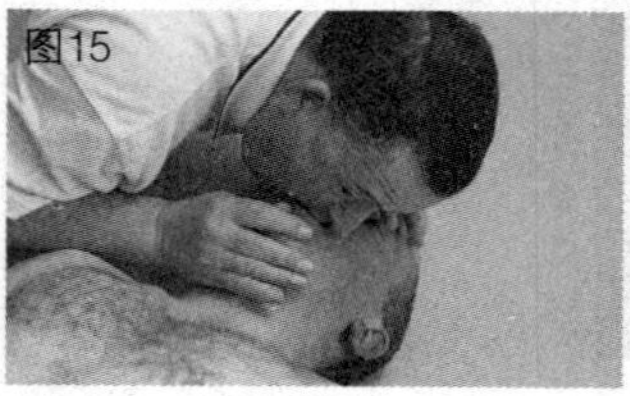
图15

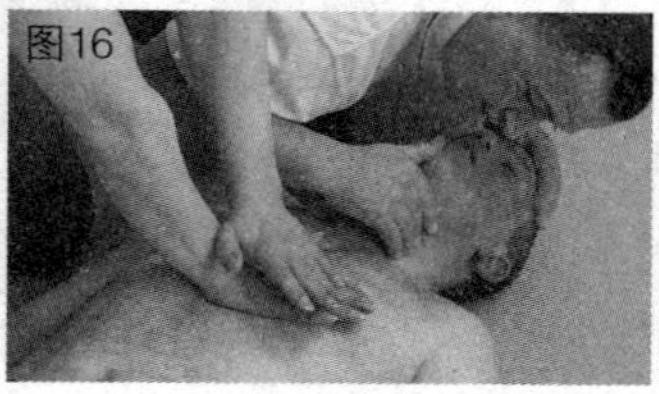
图16

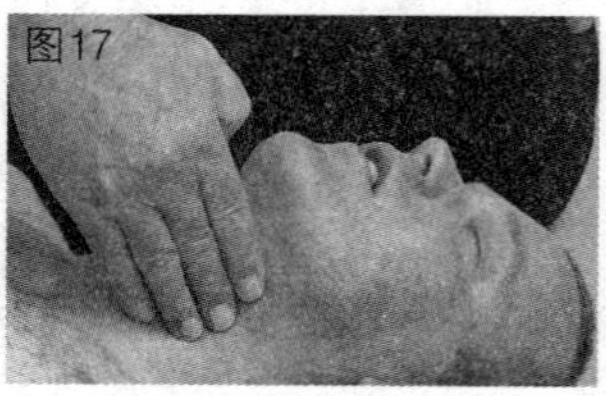
图17

使伤者处于有利于恢复呼吸的状态

将完全失去意识或处于半昏迷状态的伤者平放在地上是非常危险的，因为这时他的肌肉松弛，使得在正常情况下能保持呼吸道畅通的功能失效，所以这时应该使伤者处于有利于恢复呼吸的状态，避免因为一些不恰当的举措给昏迷中的伤者带来危险。

伤者可能遇到的危险

伤者舌头向后蜷曲梗阻了喉咙，导致他无法吸入空气。

血块、呕吐物等物质进入呼吸道，因为伤者昏迷时张开的喉咙在接触到异物时无法像未受伤时那样自动关闭。

如果这些异物被伤者吸入体内会进一步梗阻呼吸道，导致更加严重或危险的情况。

日常生活中，人们常常由于不了解这些知识而造成了一些不必要的死亡，例如，让饮酒过量的人躺在地上导致其死亡等。

！在伤者没有昏迷或伤者脊柱受伤等情况下，不要使用以上急救措施。但是，如果伤者的呼吸道梗阻了，必须立即清除他呼吸道内的异物。如果遇到有人昏迷躺在地上，首先要做的就是检查他的呼吸道是否畅通。

具体步骤

1.急救人员跪在伤者身体一侧。2.将伤者靠近你身体的那只手臂向上方弯曲（图18）。3.将伤者的另一只手臂绕过其胸部，并把手掌放在他的脸颊上（图19）。4.让伤者的那只手掌一直放在他的脸颊上。将伤者离你身体远的那条腿膝盖弯曲（图20）。5.轻轻地拉他的膝盖，使他转向你的身体（图21）。6.伤者面向你侧身躺下后，把他弯曲的那条腿保持在他身体右侧（图22）。7.轻轻地将伤者的头向后推，确保其呼吸道通畅，并检查伤者的呼吸状况（图23）。

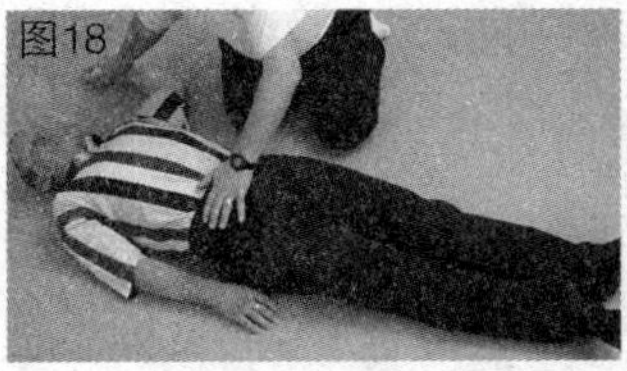
图18

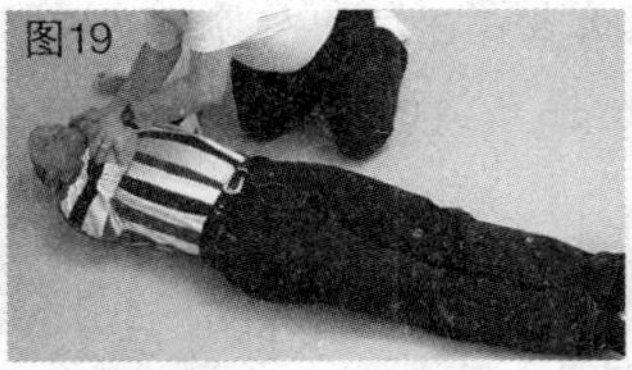
图19

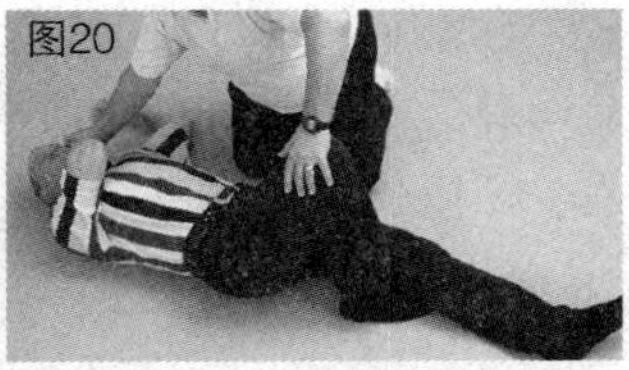
图20

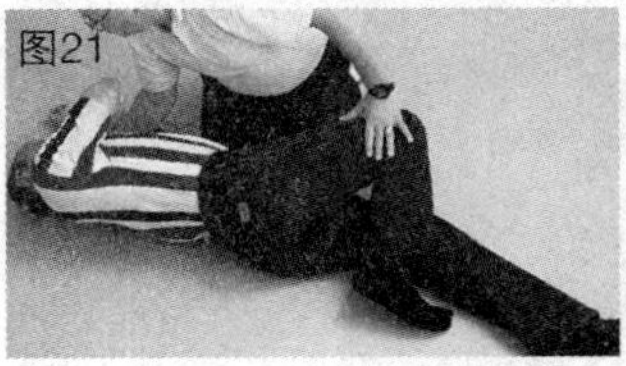
图21

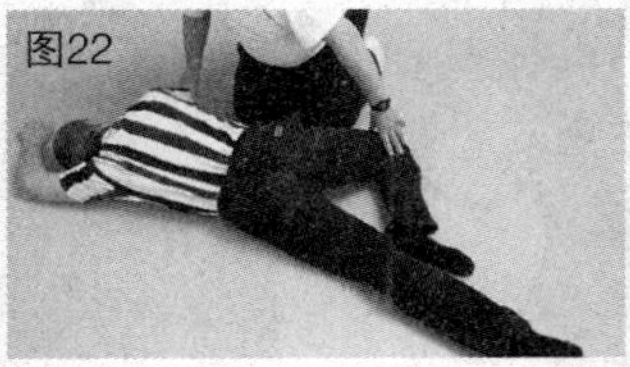
图22

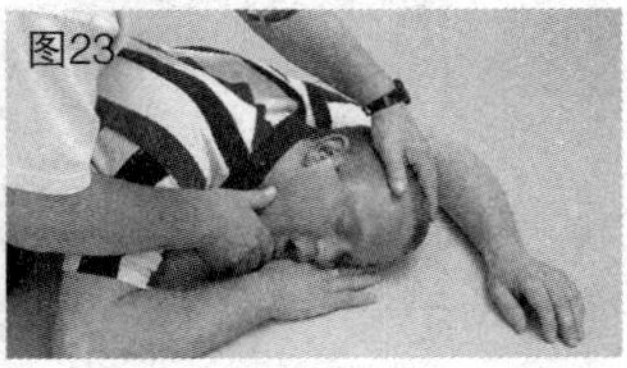
图23

！不要扔下伤者，独自走开。

伤者大量出血时如何按压伤口

在伤者流血不止的严重情况下，可以直接用衬垫或绷带按压伤口，这样可能会使动

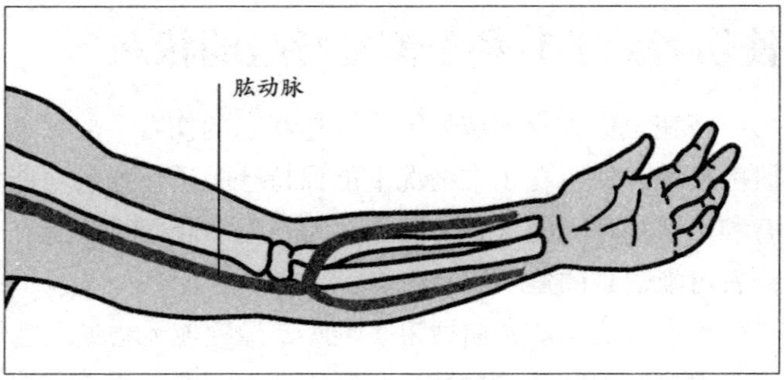

脉暂时停止流血，但这是不得已而采用的方法。除此以外，可以采用间接按压伤口动脉的方法，这时伤口内的骨头也是挽救生命的关键，因为急救人员必须用力按压，把伤者的动脉固定在伤口内的骨头上才能止血。事实上，间接按压动脉的方法只能运用在手臂和腿的大动脉上。如果方法使用得当的话，该措施可以截断身体向四肢的血液输送。

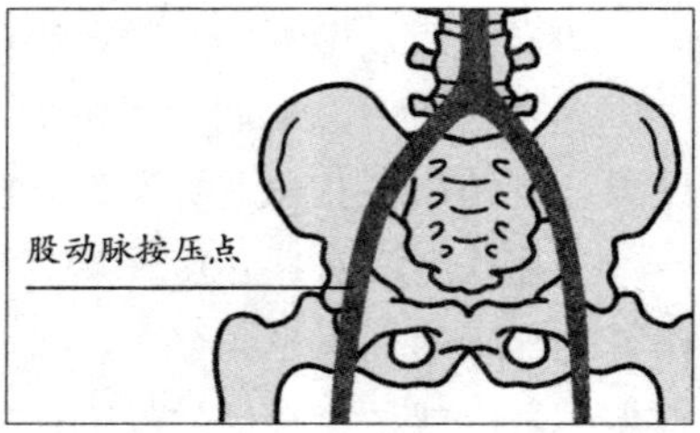

最佳按压点

手臂的肱动脉是顺着上臂的骨骼内侧向下流动的，所以最好的按压部位应该是上臂内侧下部。腿部的股动脉是从腹股沟与骨盆交界处流向腿部的，因而腹股沟便是按压的最佳部位。

！每次切断动脉供血时间不要超过15分钟，否则可能会导致按压部位的组织死亡。

！千万不要使用止血带。

给手臂止血

1.举起伤者受伤的手臂，高过伤者的头。2.用你的手指紧紧压住伤者上臂内侧的肌肉，直到你感觉到伤者肌肉下的骨头（图24），同时看到血流量明显减少为止。

给腿止血

1.使伤者平躺，双膝微微弯曲。2.急救人员用手掌根部位牢牢按住伤者腹股沟处的动脉，如果知道动脉的确切位置，也可以用大拇指按压（图25）。你必须用力按压，才能够止血。

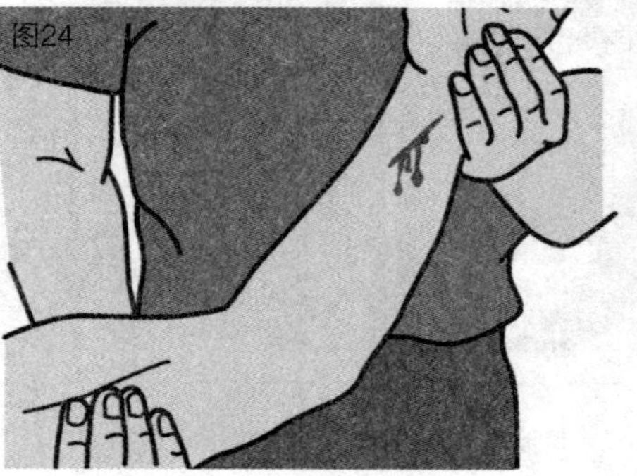
图24

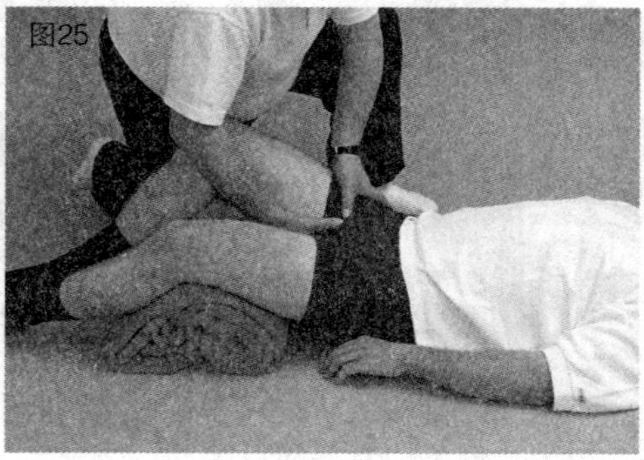
图25

观察记录表

在等待救助人员到来之前填写此表，每10分钟做一次记录，这份记录对进一步的医疗救助有着重要的价值。在伤病者离开时，让医疗人员带走这份记录。

日期　　伤者姓名							
观察时间（每10分钟一次）		**10**	**20**	**30**	**40**	**50**	**60**
眼睛 测试反应时， 观察其表现	自然地睁开眼4 说话、呼吸时睁开眼3 疼痛刺激时睁开眼2 无反应1						
语言 测试反应时， 在伤病者耳边 清晰、简洁地 讲话	清楚地回答问题5 言语表达混乱4 使用不恰当的词汇3 无法听懂的声音2 无反应1						
运动 应用疼痛刺 激，捏耳垂 或手背的皮肤	服从命令3 对疼痛刺激有反应2 无反应1						

检查脉搏和呼吸（在表格内画“√”）							
观察时间（每10分钟一次）		**10**	**20**	**30**	**40**	**50**	**60**
脉搏（次/分） 测腕部脉搏或成年人颈动脉搏动处，婴儿手臂内侧。记录脉搏频率及性质，如弱、强，有规律、无规律等	>110 101~110 91~100 81~90 71~80 61~70 <60						
呼吸（次/分） 记录频率及性质，如半稳、急促，容易、困难等	>40 31~40 21~30 11~20 <11						

急救人员的职责

急救人员的职责包括以下几方面(按先后顺序排列)。

避免让自己受到伤害。

确保伤者脱离险境，有必要的话可以移动伤者。

检查伤者的状况，对其伤势作出诊断。

有必要的话立即采取急救措施。

！只做力所能及的事。切记，随救护车前来的医务人员比外行的急救人员更专业。

！不要试图对伤者的状况进行过于详细的诊断。这样的诊断在伤者被送到医院后会由专业的医生来做。

！在处理轻微伤害时，不要对伤者使用绷带或其他不必要的东西，只需对伤者实施基本的急救措施即可。

紧急事故的处理措施

急救人员必须尽快检查伤者的伤势：确认是否已经濒临死亡或者处于更糟的状况下。

◆如果很难再有其他人经过现场，你必须先使伤者脱离危险，然后再去寻求支援和饮水。

！除非是严重烧伤的伤者可以喝一点水，否则不要让伤者进食和饮水。

！除非是特殊需要，否则不要轻易移动伤者。

！不要因为伤者的伤势非常严重而恐慌地尖叫，做出一些不当行为。

！避免引起尚有意识的伤者休克。

检查伤者的状况

1.检查伤者的呼吸道是否通畅(图26)。2.检查伤者是否有呼吸（图27）。3.检查伤者是否有脉搏（图28），确定伤者心跳是否停止。4.检查伤者是否有严重出血情况。5.检查伤者是否出现休克现象。

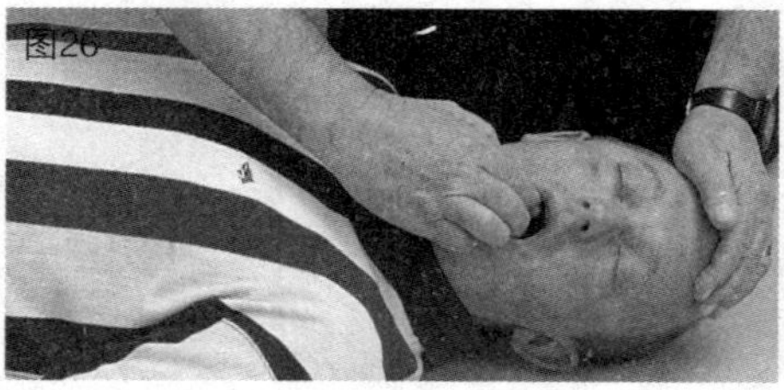

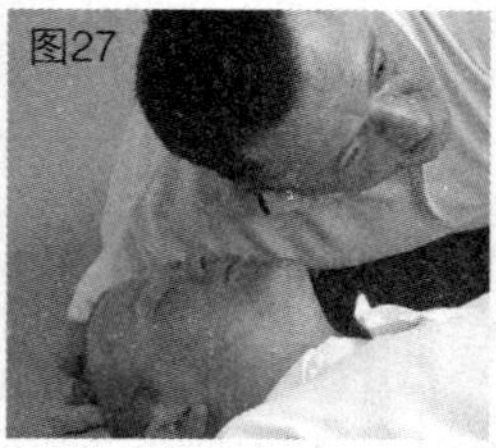

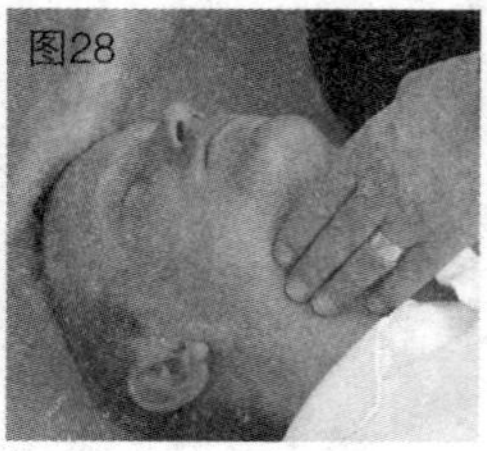

特殊事故和伤害

烧伤与烫伤

尽快脱去伤者身上燃着的衣物并用水冷敷烧伤部位，减轻烧伤和烫伤程度。滚烫的

实施急救行动

1.如果伤者呼吸道梗阻，立即清理呼吸道。2.通过为伤者做人工呼吸为伤者输入氧气。3.如果伤者心脏停止跳动，要立即进行胸部按压。4.如果伤者大量出血，要立即止血。5.如果伤者出现休克现象，要立即采取措施以防止出现更严重的休克现象。6.在你确定伤者暂时没有生命危险或其他严重情况后，立即请求别人（如果当时有其他人在场的话）叫救护车。如果当时只有你一个人在现场，你应该先留下来检查伤者的状况，然后再等有人经过时求助或者自己拨打电话求助。7.安抚伤者。尽力安抚尚有意识的伤者，使他保持清醒，告诉他救援很快就到、他会很快好起来，等等，让伤者充满希望。

湿衣物仍然会烫伤伤者，所以必须在脱去之前用水将衣物冷却。

！如果燃着的衣物粘在了伤者的皮肤上，不要强行脱去伤者衣物。

伤口感染

必须包扎好伤者暴露在外的伤口，以免引起感染。

昏迷的伤者

必须清理昏迷伤者的呼吸道。

骨折

为了避免引起伤者进一步骨折或拉伤肌肉组织，可以固定伤者受伤的腿，减少受伤部位的活动。

！如果已经叫了救护车，就不要使用临时夹板来捆绑伤者的腿，因为救护人员会带来更专业的医疗设备。

体温

为伤者裹上毛毯，保持体温。

！不要用热水袋或过多的衣物包裹伤者，这容易导致伤者因体温过高而引起血管扩张、皮肤发红，甚至突然休克。

紧急事故处理须知

急救人员或其帮手在拨打120或请求其他援助时必须向对方提供以下基本信息：

拨叫方的电话号码，以便需要时再次联系。

事故发生的具体地点，越具体越好，例如在哪条路上或事故现场旁边有什么显著标记等。

事故的性质、严重程度和紧急程度等。

伤者的伤势情况。

伤者的年龄、性别等基本情况。

造成事故的危险品的名称，如煤气、电、化学物质等。

艾滋病病毒的危险

当今时代，急救人员在对伤者实施急救时必须考虑到伤者可能是艾滋病病毒携带者，会将病毒传染给急救人员。当然，遇到这种危险的概率是很小的，很少有人遇到下面的情况。

案例

专业医务人员一般情况下不会被携带艾滋病病毒的患者感染。在被感染的病例中，大多是由于救护人员直接接触了伤者的血液。

在感染病例中，80%是外科医生在为来自艾滋病病毒高发区的人做手术时，皮肤直接与感染者血液接触导致的。但即使直接接触了感染者血液也不一定会被感染。

急救人员遇到携带艾滋病病毒的伤者的概率很小，即使真的遇到了这样的伤者，只要处理恰当也不会被感染。但是，一旦感染了艾滋病病毒，后果将不堪设想，所以急救人员在进行急救时必须采取一些基本的预防措施。

预防措施

强烈建议急救人员不要直接接触伤者伤口溢出的血液或其他体液。当然，即使急救人员直接接触了艾滋病病毒携带者的伤口或磨损处的血液，被感染的概率也很小。

虽然被感染的概率微乎其微，但是如果急救人员的皮肤沾上了伤者的血液，也必须立刻把血液擦去并清洗皮肤。

对面部有伤的艾滋病伤者实施急救

1.在一个薄的聚乙烯塑料袋上切一个狭长裂缝。2.将塑料袋放在伤者脸上，裂缝对准伤者的嘴巴（图29）。这样可以使急救人员在对伤者实施嘴对嘴的人工呼吸时不会接触到伤者的皮肤。3.通过裂缝向伤者嘴里吹气，实施人工呼吸。

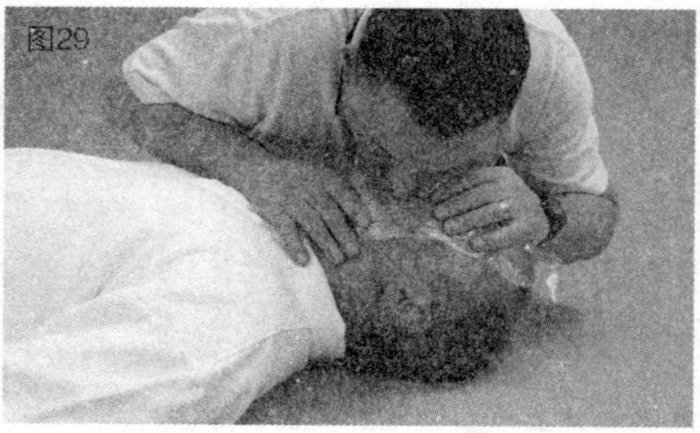
图29

急救人员必须注意，不要让伤者的血液溅到自己的眼睛里。虽然由于这个原因被感染的概率也很小，但是，艾滋病病毒有可能穿过眼结膜进入眼睛内，所以一旦沾染了伤者血迹必须彻底冲洗干净。

不用担心对伤者实施人工呼吸时接触到伤者的唾液，因为艾滋病病毒不会通过唾液传播。但是如果伤者口腔周围有血渍，就可能有危险。此时，必须先快速清洗伤者口腔周围的血渍，然后再实施人工呼吸。如果仍担心被感染，可以用一个塑料袋放在伤者嘴上。

第二章
急救措施

搬动伤者

急救人员在实施急救时首先应该做的就是保护好伤者的身体，让伤者的身体处于舒适位置。如果处理不当，可能会导致伤者伤势恶化甚至带来生命危险。

何时需要搬动伤者

一般说来，只有在确实无法获得医务救援或伤者当时有生命危险时才能搬动伤者。如以下几种情况。

在车流量大的马路上，为避免造成交通阻塞。

在危险的建筑物里，如房屋着火或倒塌等。

在充满煤气或其他毒气的房间里，如充满一氧化碳的车库。

搬动伤者之前的准备工作

如果不得不搬动伤者，急救人员必须首先判断一下伤者伤势的性质和严重程度，尤其是脖子和脊柱部位的伤。如果伤者的头部、脖子、胸部、腹部和四肢等部位受伤，必须用物体支撑住受伤部位再进行移动。

如果无法确定（仍然有意识并能自由呼吸的）伤者的伤势严重程度，就按伤者被发现时的姿势来移动伤者。

！不要移动因挤压而受伤的伤者，否则会给伤者带来更大的伤害。

！在只有一个急救人员在场的情况下，尽量寻找外援，不要擅自移动伤者。

搬动伤者的基本规则

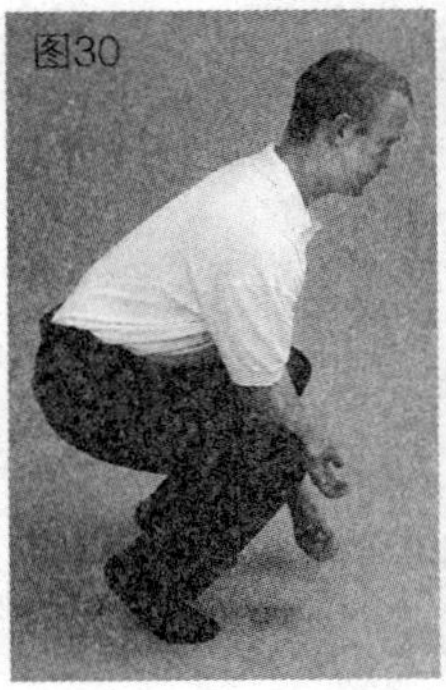

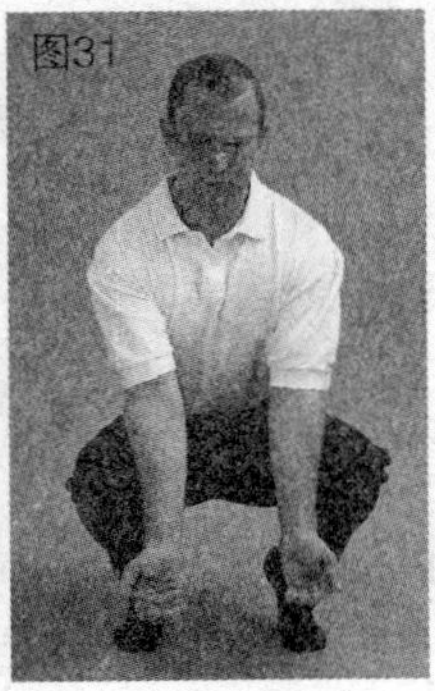

在伤者需要搬动的情况下，急救人员必须严格按照下面的步骤来搬动伤者。

靠近伤者。

两脚分开，保持平稳站立。

双膝弯曲，半蹲，不要弯腰（图30）。

背部挺直（图31）。

双手紧紧抓住伤者身体。

双腿（而不是背）用力，将伤者背起，同

时用肩膀支撑住伤者的身体。

◆如果伤者身体向下滑，就让其轻轻滑落在地上，以免对伤者造成进一步伤害。

！不要阻止伤者下滑，否则可能会弄伤你的背。

！不要试图单独搬动体重过重的伤者，如果能获得帮助的话，最好几个人一起搬动伤者，可以避免对伤者造成额外的伤害。

搬动伤者的方式很多。无论何时，使用这些方法时都必须注意以下要点：

寻找帮手。

确定伤者的身高和体重。

确定伤者需要被搬动的距离。

搬动伤者时要经过的地方的地形。

伤者伤势的类别及严重程度。

只有一个急救人员时如何搬动伤者

拖动伤者

在伤者无法自己行走，也没有足够的人手抬伤者，又必须马上转移伤者的情况下可以采用以下措施。

拖动伤者

1.将伤者的手臂在其胸前交叉（图32）。2.解开伤者身上的外套，卷到伤者头部下方（图33）。3.蹲在伤者身后，抓住他肩膀上的衣服，慢慢地拖动伤者（图34）。

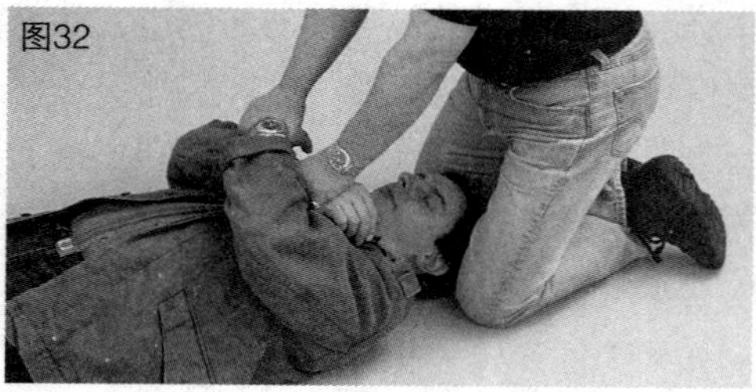

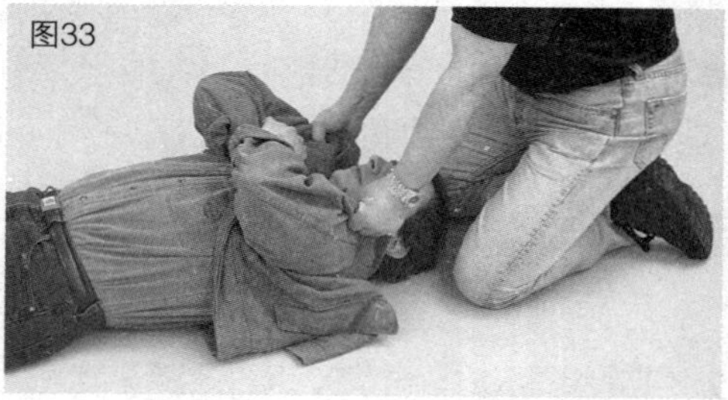

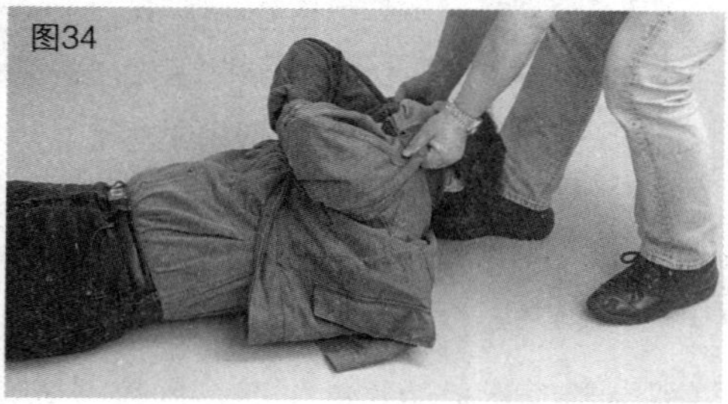

◆如果伤者没有穿外套，你可用两手顶住伤者的腋窝拖动他。

搀扶伤者

当伤者在旁人搀扶下可以自己行走时，采用以下方法。

1.站在伤者受伤的一侧。2.将伤者的一只手臂绕在你的脖子上，并抓住这只手。3.用你的另外一只手绕过伤者的腰，抓住伤者的衣服，搀扶伤者前进。

！若伤者的上肢受伤，不能采用以上方法。

手呈摇篮状抱起伤者

将一只手臂放在伤者腘窝处，另外一只手臂放在伤者后背上，抱起伤者。这个方法只能针对儿童或体重较轻的伤者。

背起伤者

如果伤者仍有意识，体重较轻，并且有足够的力量支撑起上身趴在急救人员的背上，可以将伤者背到目的地。

像消防人员扛升降机一样扛起伤者

如果急救人员无法采用以上方式，而又必须立刻转移伤者时，可以采用这个方法。这时不要求伤者有意识，但伤者必须是儿童或体重很轻者。

扛起伤者

1.帮助伤者站立起来。2.用右手握住伤者腰的左侧（图35）。3.膝盖弯曲，身体向前倾，小心地将右肩放在伤者的腹股沟下，将伤者的身体扛起来，并使之自然地从你的肩和背俯下去。用右臂从伤者腋窝处绕过去并握住（图36）。4.站起身，调整伤者的姿态，让其平稳地趴在你的肩膀上（图37）。

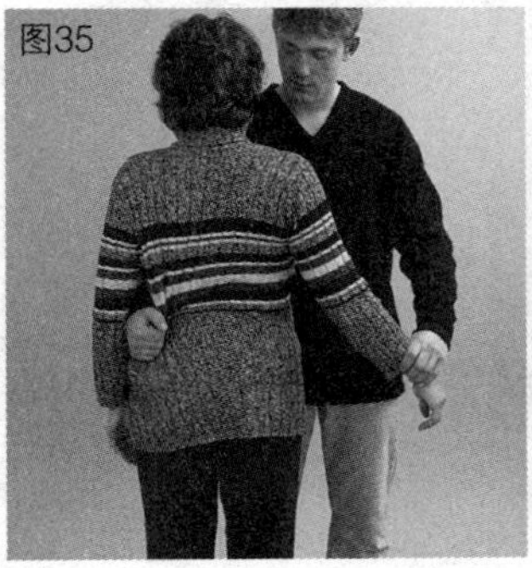
图35

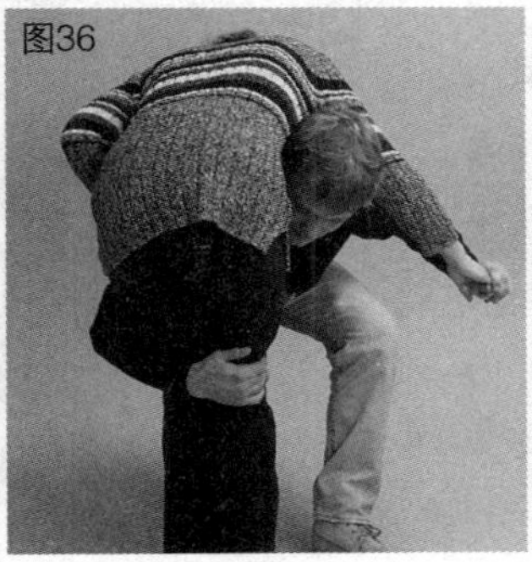
图36

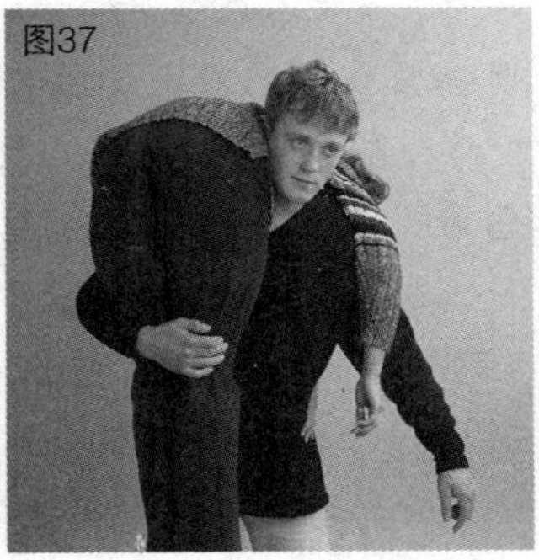
图37

◆如果伤者无法站立，不得已时可以翻转他的身体，让他面部向下，并使他双膝跪地支撑住身体呈直立姿态。然后急救人员从正面靠近伤者，用两只手臂穿过伤者腋窝使他站立起来。

有两个急救人员时如何搬动伤者

如果现场有两个急救人员，可以用手为伤者搭一个座椅来搬运。

四手“扶椅”

在伤者能够用手臂配合急救人员的情况下可以采用这种方法。

两手“扶椅”

在伤者手臂受伤、无法配合急救人员行动的情况下，通常可以采用这种方法。

◆如果伤者没有穿可供急救人员抓握的衣服，必要时，可以互相抓住对方的手腕。

利用椅子搬运

如果需要将伤者搬动很长距离，或需要上下楼梯，那么使用椅子来搬动伤者是最合

四手“扶椅”法搬动伤者

1.两个急救人员分别用右手抓住自己的左手腕，左手抓住对方的右手腕（图38）。2.两人同时蹲下。3.伤者坐在急救人员的手臂上，并用两只手臂搂住两位急救人员的脖子（图39）。4.两个急救人员同时站起身。5.同时迈出位于外侧的一只脚，然后步调一致向前进。

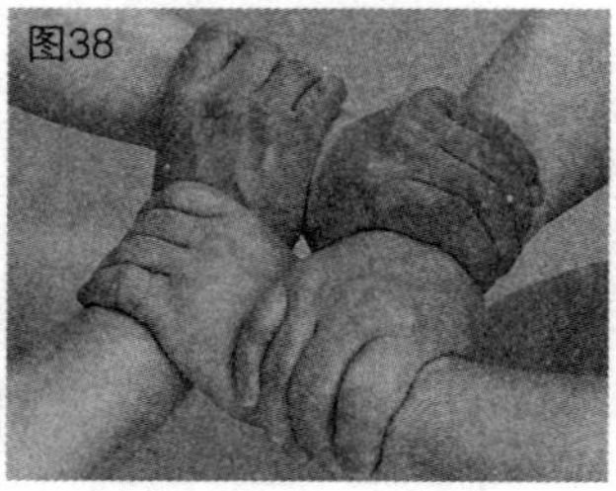
图38

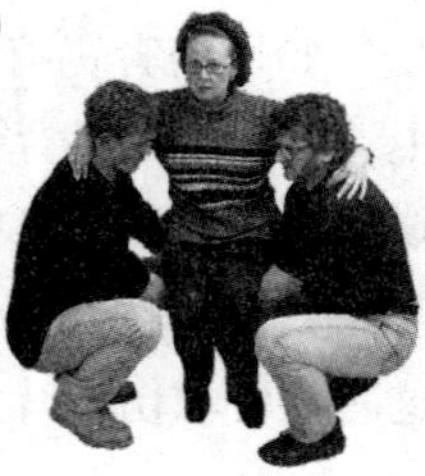
图39

两手“扶椅”法搬动伤者

1.两个急救人员面对面蹲在伤者的两侧。2.两人各伸出一只手臂，交叉放在伤者的背后，同时抓紧伤者的衣服（图40）。3.两人各自将另外一只手臂放在伤者大腿下，同时握紧对方手腕，轻轻抬起伤者（图41）。4.两位急救人员同时站起，并同时迈出外侧的一只脚，然后步调一致向前进。

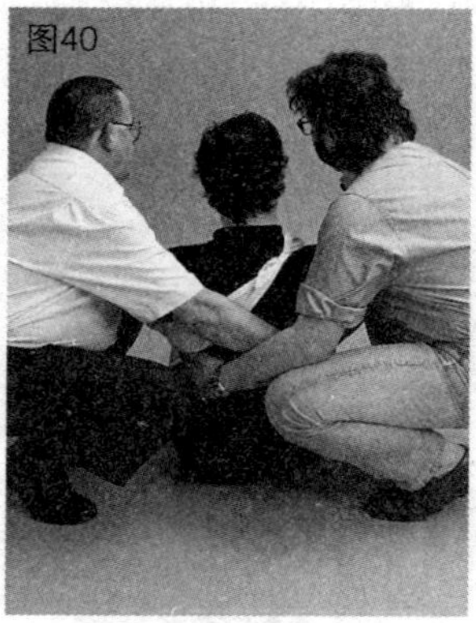
图40

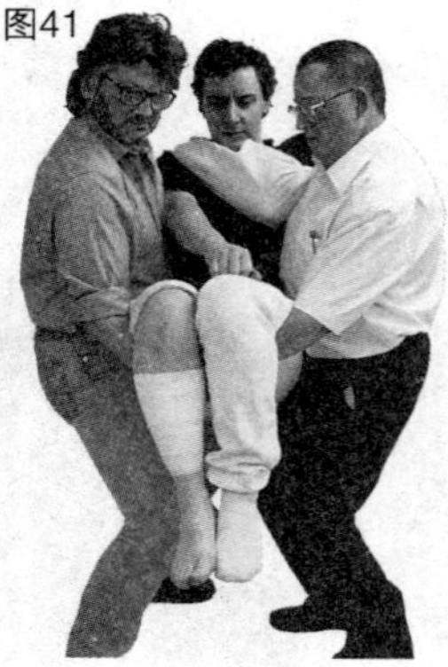
图41

用椅子搬动伤者

1.确保椅子可以承受伤者的体重。2.确保搬动途中没有任何障碍物。3.用桌布或者大绷带将伤者的躯干和大腿固定在椅子上（图42）。4.两位急救人员分别站在椅子的前后位置。将椅子向后倾斜（离开地平面约30° 角），然后抬起（图43）。5.一个急救人员支撑住椅背及伤者；另外一个面对伤者，抓住椅子前腿，顺着走廊或楼梯小心地往后移动。

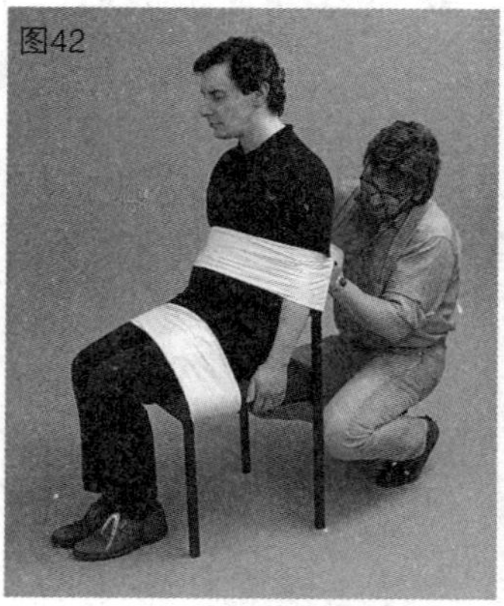
图42

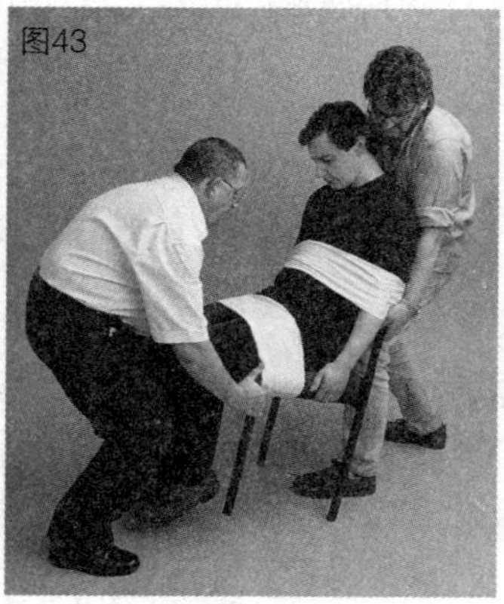
图43

适的了。但是，该方法只适合有意识且伤势轻微的伤者。

◆如果楼梯或者走廊足够宽敞，急救人员可以站在椅子两侧，两人各自抓住椅子的一条前腿和一条后腿，向前移动。

！将椅子倾斜前要告诉伤者，避免伤者进一步受伤或受惊吓。

担架

如果要将伤者移动很远的距离，可以使用担架。如果现场没有担架，可以利用外套等物品制作一个简易担架。在使用担架时，最基本的原则是：使伤者的头、脖子和身体的位置在同一条直线上，并确保伤者的呼吸道畅通。

◆如果有毛毯，可以将毛毯铺在担架上。当伤者躺上去之后，再用毛毯把他包裹起来。

制作简易担架

1.找2~3件外套。2.将衣服的袖子往里塞进去，将两根棍子分别从两侧袖筒里穿过去（图44）。3.把外套的扣子扣上或拉链拉上，简易担架的制作就基本完成了（图45）。4.试用担架。可以先让一个没有受伤的人躺到担架上试一下，确保它能够安全地承受一定的重量。

图44

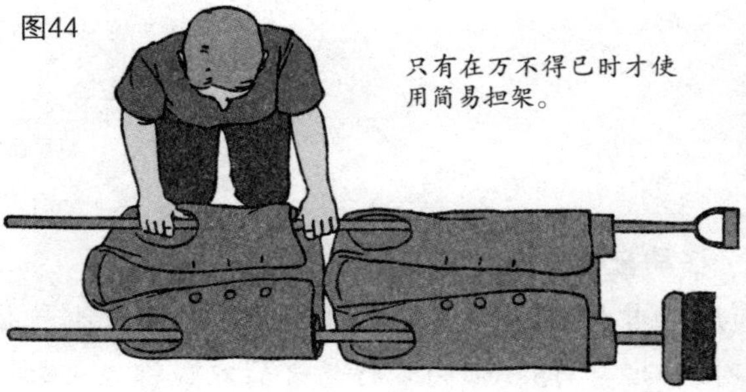

只有在万不得已时才使用简易担架。

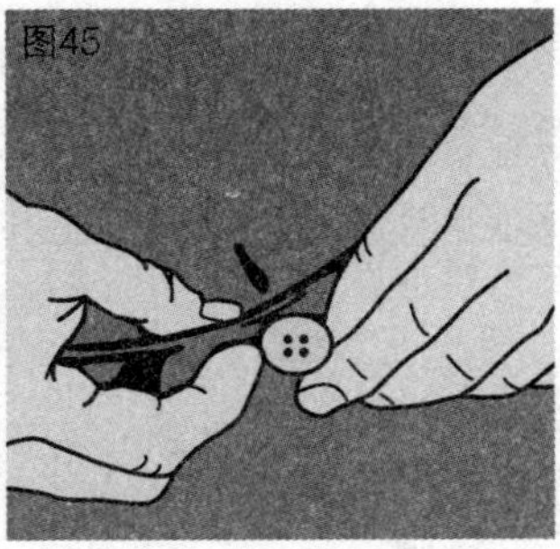

图45

◆如果当时没有外套等，可以用以下物品代替：

结实的麻布袋：在布袋的底部戳几个洞，用棍子穿过去。

宽绷带：可以将宽绷带的两头系在两根棍子上，每隔一定距离系一条，把两根棍子连接起来。

把伤者移上担架

1.一个人小心地翻转伤者的身体使未受伤的一侧贴地。2.另外一个人将担架放在伤者的身下（图46）。3.伤者躺上去后再小心地翻转担架使其平放在地板上。

图46

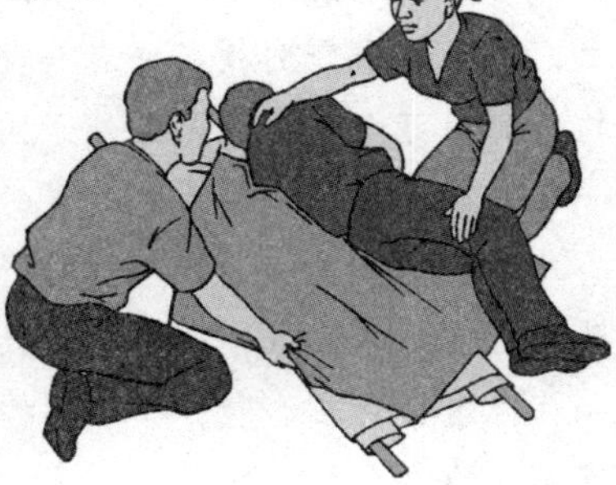

结实的毛毯、防水油布或者布袋：把它们铺展开来，将棍子放在两边恰当的位置，接着用毛毯等物从两边将棍子裹起来固定住，抬起来后要使毛毯能承受伤者的体重。

◆如果伤者已经昏迷，让伤者趴在展开的担架上，并使其处于最有利于恢复呼吸的状态。

有两个以上的急救人员时如何搬动伤者

翻转脊柱受伤的伤者

当伤者发生呕吐现象时，务必使其身体侧躺，以免他在平躺时呕吐物被吞入而引起不适，造成伤势恶化。

这项工作需要6个急救人员共同完成。

！确保伤者的头部与其身体正面处于同一水平面。

翻转脊柱受伤者

其中3个人在伤者身体一侧，另外2个人在伤者身体另一侧，还有1个人在伤者的头部位置，6个人共同合作，把伤者身体翻转到侧躺状态（图47）。翻转伤者时要非常小心，不要扭动或弯曲他受伤的脊柱。

图47

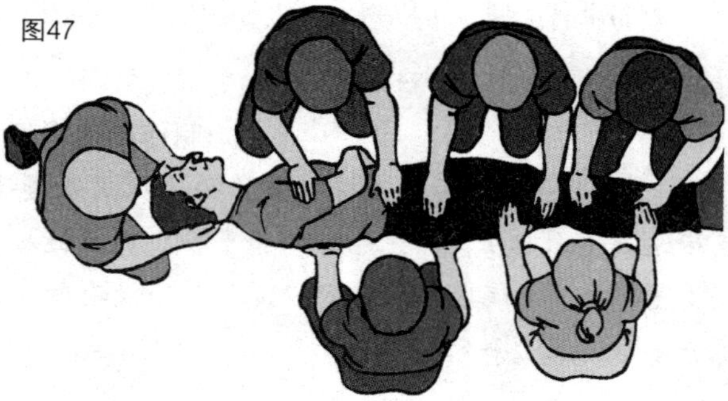

移动脊柱骨折的伤者

这项工作需要7个人共同完成。

移动脊柱受伤者

1.紧紧固定住伤者的头、肩膀和骨盆，在脚踝、膝盖和大腿之间放上软垫等物（图48）。2.把伤者的双腿绑在一起。用8字形绷带将伤者的双腿绑在一起（图49）。3.在伤者身体两侧分别站3个人。4.剩下的一个人蹲在伤者的头部位置，查看伤者身体的中轴线，使伤者头部正面与脖子正面处于同一水平线上，将两只手分别放在伤者头部的两侧便可检测两者是否处于同一水平线。处于伤者头部位置的急救人员指挥其他急救人员的行动。5.轻轻挪动伤者身体，急救人员把手臂放在伤者身体下方，将伤者抬起（图50）。

图48

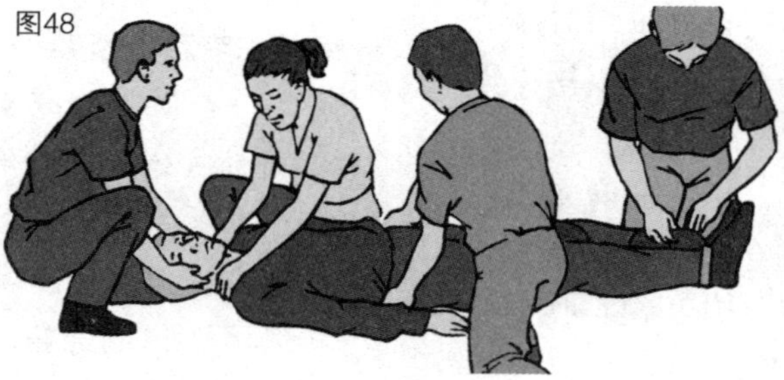

图50

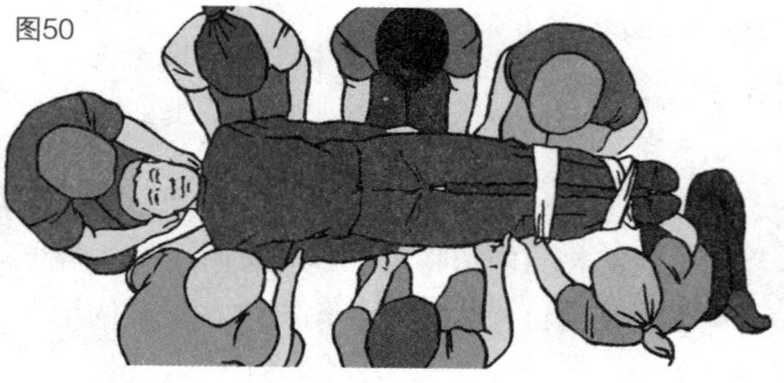

图49

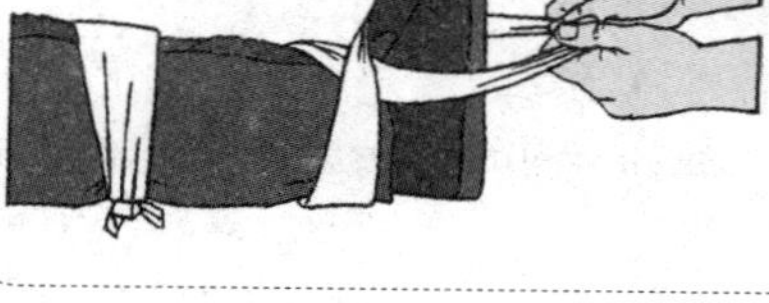

！一定要确保伤者头部正面与身体正面处于同一水平线。

脱去伤者的外套

有时为了便于检查伤者的伤势或治疗伤者，必须脱去伤者的衣物。当然，有时候也并不需要脱去伤者的衣服就能够检查到伤势，如骨折，还有一些伤口可以直接从明显破裂的衣服外看到。

如果必须脱去伤者的衣物，也要尽量在不影响伤者的情况下脱去他的少量衣物。对于清醒的伤者，要先征求他的意见才可以脱去他的衣物。

如果伤者是位女性，有时必须将其身上过紧的内衣解开。

！如果不是非常必要的话，尽量不要脱去伤者的衣物，因为脱衣物时可能会给伤者带来一些额外的伤害。

脱去（手臂受伤的）伤者的外套、衬衫和内衣

1.抬起伤者的上半身，将外套从他的肩膀往下拉（图51）。2.弯曲伤者未受伤的手臂，并将它从衣袖中抽出。3.轻轻地将另一只衣袖从受伤的手臂上脱下（图52）。

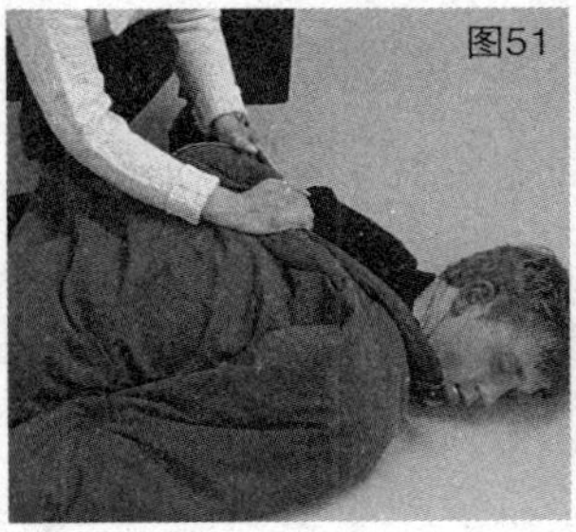
图51

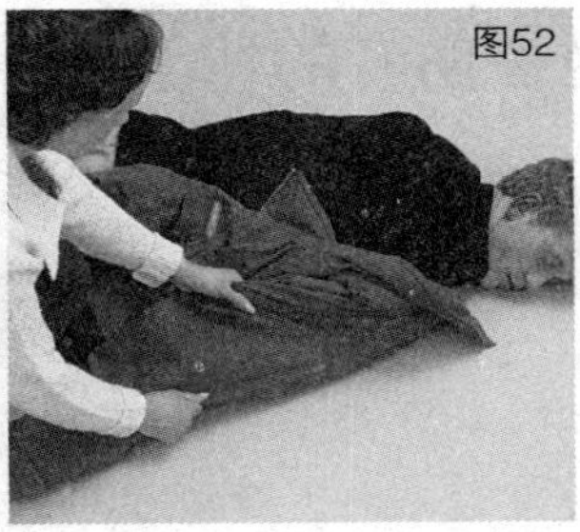
图52

◆如果这样脱起来有困难，可以沿着伤者受伤的手臂将上衣的缝合处撕开，这样可能更安全。

脱去（腿受伤的）伤者的裤子

1.如果伤者的小腿或膝盖受伤了，可以将裤管卷起来（图53）。2.如果伤者大腿受伤了，从伤者腰部将裤子褪下（图54）。

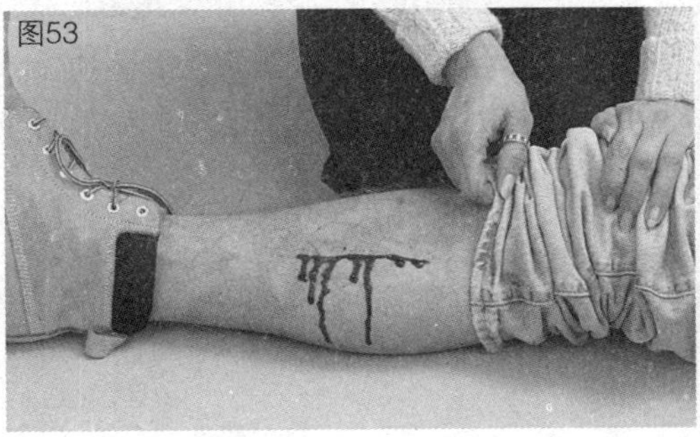
图53

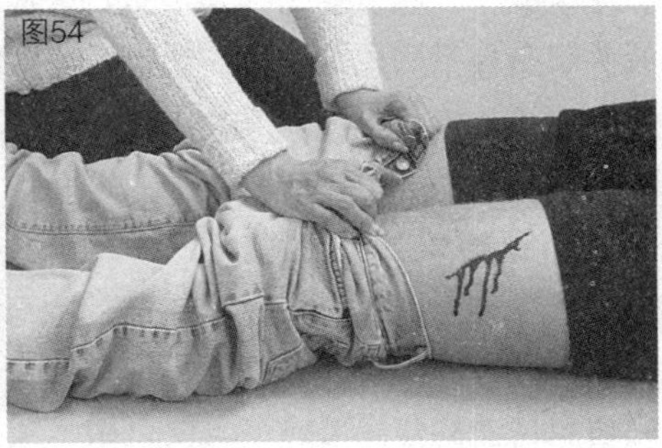
图54

◆如果这样脱起来有困难，急救人员可以从裤管的缝合处将裤管撕开。

脱去（脚受伤的）伤者的鞋子

1.固定住伤者的脚踝（图55）。2.剪掉或解开鞋子上所有的带子（图56）。3.脱去鞋子（图57）。

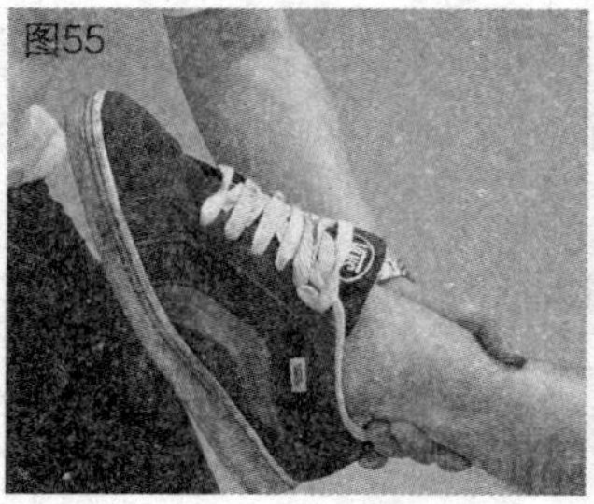
图55

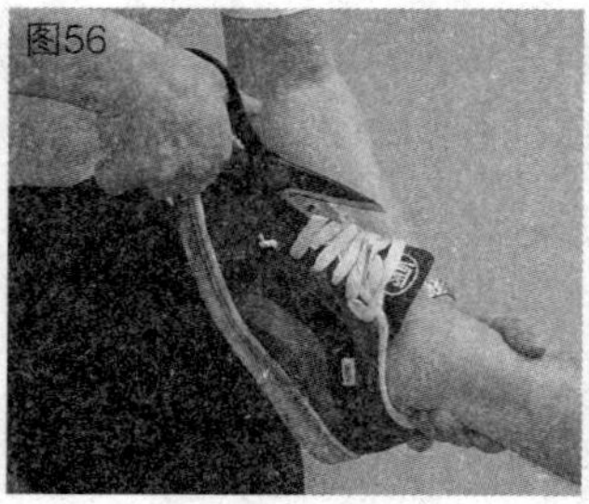
图56

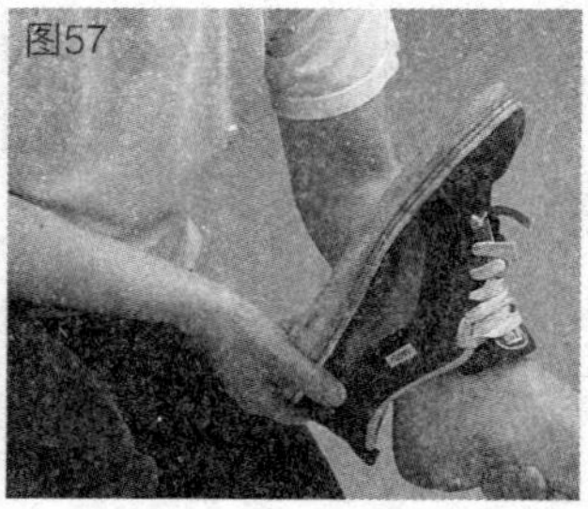
图57

◆如果伤者穿的是长靴，很难脱下，急救人员可以用锋利的刀片从靴子后面的缝合处小心地将其割开。

脱去伤者的袜子

如果急救人员按照正常方式去脱伤者的袜子很困难的话，可以采用如下方法。

脱去伤者的袜子

1.将两个手指放在伤者的腿和袜子之间。2.将袜子的边提起，从急救人员的两个手指之间剪开袜子（图58）。

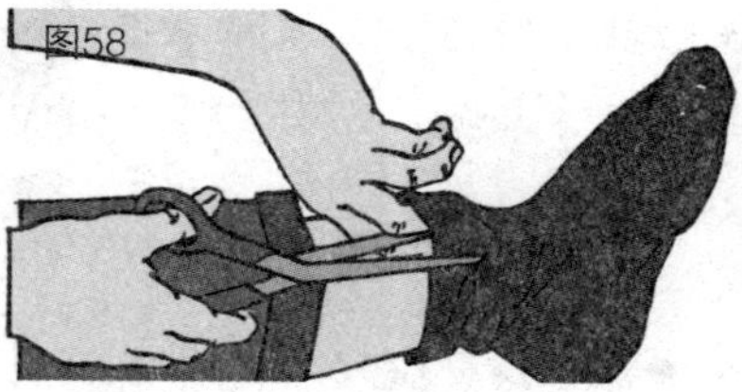
图58

脱去伤者头上的安全帽

下面介绍脱去伤者头上两种不同的安全帽，透气型安全帽和盔式带玻璃罩安全帽的方法。一般情况下，强烈建议急救人员不要脱去伤者头上的安全帽，因为在如颈骨骨折之类的事故中，这样做可能会导致伤者瘫痪甚至死亡。大部分情况下，安全帽可以保护伤者头部避免受到严重伤害。如果不得不脱去伤者的安全帽时，必须注意以下事项。

在脱去伤者头上的安全帽之前，先摘下伤者的眼镜。

如果伤者能够自己脱去头上的安全帽，那是最好不过了。

脱去伤者头上的透气型安全帽

透气型安全帽就是只盖住头部，脸部露在外面的安全帽。这项工作需要两个急救人员共同完成。

脱去伤者头上的盔式带玻璃罩安全帽

这项工作也需要两个急救人员共同完成：一个人用手托住伤者的头和脖子，另一个人脱去伤者的安全帽。

！除非是在伤者有生命危险的情况下，否则千万不要试图脱去伤者头上已经破碎的盔式带玻璃罩安全帽。例如遇到以下几种情况就不得不脱去伤者的安全帽。

安全帽阻碍了伤者呼吸。

伤者已经没有呼吸和脉搏。

伤者发生呕吐现象。

脱去伤者的透气型安全帽

1.一个人解开或割断系在伤者下巴的安全帽带子（图59）。2.另外一个人用手托住伤者的头和脖子。3.用两只手分别托住安全帽的两侧。4.把安全帽向上和向后拉，便可以脱去（图60）。

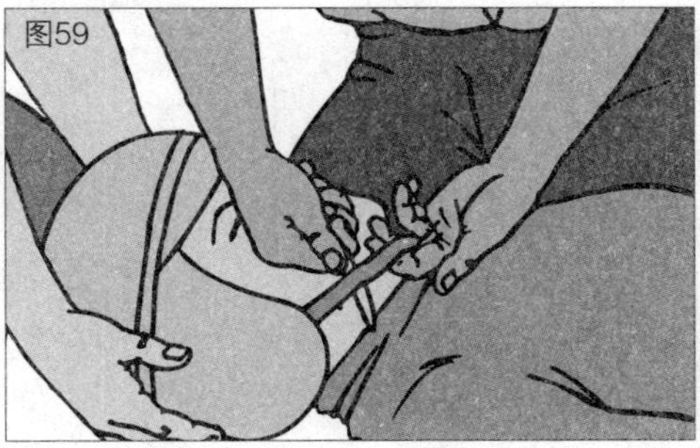

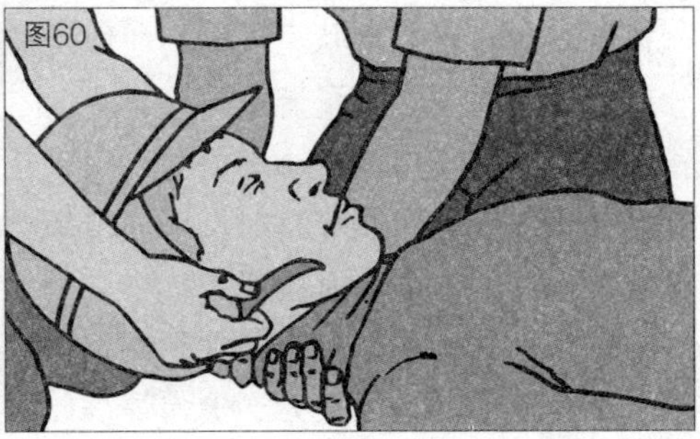

脱去伤者的盔式带玻璃罩安全帽

1.其中一个人将两只手分别放在安全帽的两侧，用手托住伤者下颌,使其头部保持平稳。2.另外一个人解开或剪掉系在伤者下巴上的安全帽带子（图61）。3.使伤者的头骨和下颌骨保持不动（图62）。

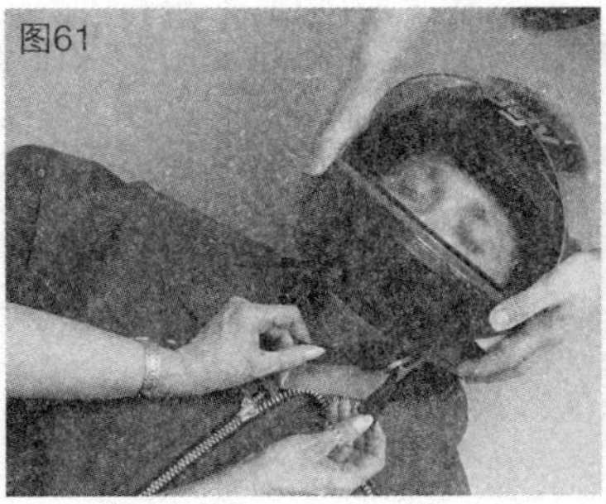

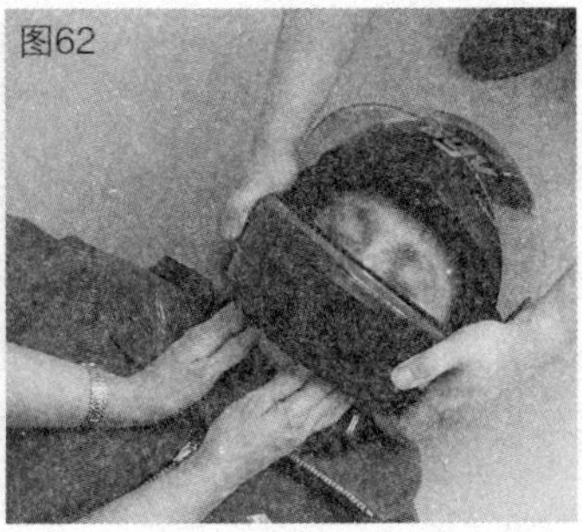

4.将安全帽往后倾斜，露出伤者的下巴和鼻子（图63）。5.再将安全帽向前倾，轻轻往上脱离伤者头部（图64）。6.脱下安全帽（图65）。

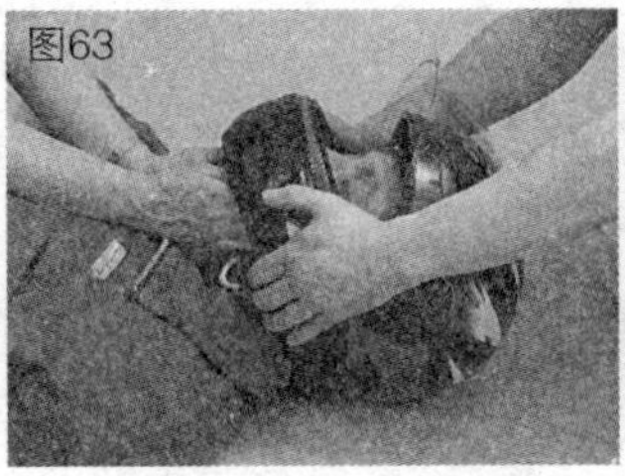

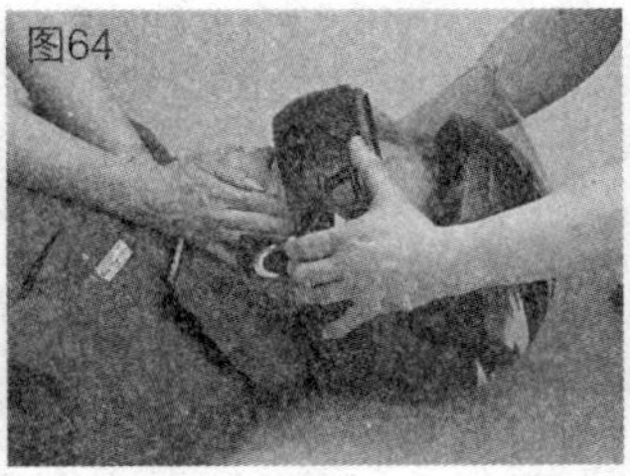

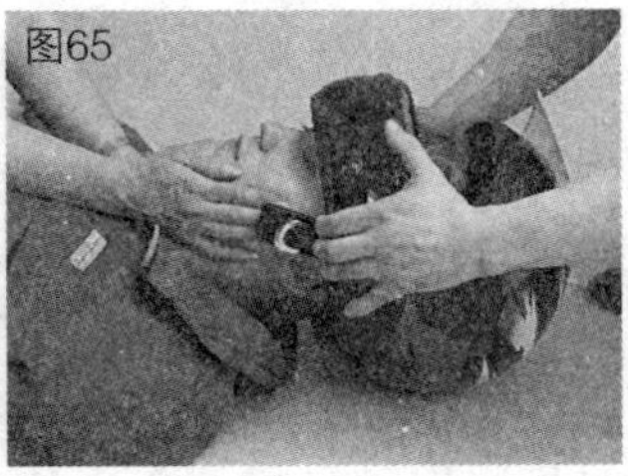

体外流血

轻伤

擦伤。这种伤害只是表皮受伤，是由摩擦或磨损造成的，一般流血量较小。

挫伤。这种伤口刚刚达到表皮之下，通常是皮肤裂开或淤青，不会大量流血。

重伤

切伤。这是由利器切割造成的伤口，会大量流血，尤其是如果切到了动脉，往往很危险。

撕伤。这种伤口形状不规则，一般是被戳破的，严重的情况下会大量流血。

刺伤。这种伤口面积小却很深，很难止血，尤其是伤口里仍残留刺穿物时，可能带来严重的甚至威胁生命的体内出血现象。

穿孔伤。这种伤口是由某种利器直接穿透身体某一部位造成的，如尖刀、枪弹等。如果击穿了动脉，就会引发严重流血现象。

这些伤口都很容易感染。擦伤、挫伤和撕伤的伤口感染很容易发现，也比较容易处理。刺伤和穿孔性伤的伤口很容易发生严重感染，如破伤风或气性坏疽等，比较危险。

各种各样的伤口

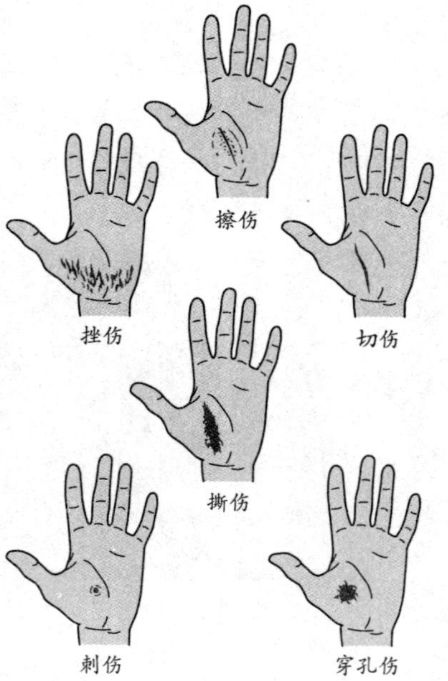

如何止血

人体内大约有5升血液。如果动脉被割破，血液就会在心脏收缩的压力下喷涌而出，通常按心脏的跳动频率喷出。从动脉血管流出的血液颜色是鲜红的，从静脉血管流出的血液是暗红色的。

少量流血。少量流血的情况下，血液一般是从毛细血管流出的，通常是慢慢往外渗出或滴出，所以血流量不大，不会有很大危险。

动脉出血。动脉出血属于紧急事故。如果急救人员没有及时处理，伤者就会大量失血，导致血液循环停止（出现休克现象），大脑和心脏供血不足，带来致命危险。一般情况下，动脉破裂的血流量往往比血管彻底断裂时的血流量小。

要止住动脉出血，首先应该做的一件事就是确保伤者呼吸顺畅。当看到伤者动脉出血时，必须立即按住伤口。

静脉出血。静脉血液流动较缓慢，所以静脉出血没有动脉出血严重，但如果是大静脉出血，血液也会喷涌而出，如曲张静脉或者任何一个深部主静脉受伤都可能导致大量出血。

！绷带必须足够牢固以防止血液流出，但是也不能太紧而阻碍了血液循环。检查伤者体内的血液循环：看伤者是否有脉搏，或按压受伤手臂的指甲直到它变白为止，当松开时指甲应该呈粉红色。若血液循环不正常，松开手时指甲则仍然呈白色或青色且指

止血方法

1.用手或手指直接按压伤口（图66）。2.如果伤口很大，轻轻地将伤口压合（图67）。3.找出身边最适合止血的工具，如把一块干净的手帕折叠起来就是很好的止血工具。4.如果是伤者的四肢受伤流血，必须将流血的肢体抬高（图68）。如果伤者有骨折迹象，在处理伤口时必须非常小心。5.如果通过直接按压伤口的方法止住了伤口流血，接着在伤口周围涂上有消毒、清洁作用的敷料剂。6.用棉垫或纱布覆盖伤口（图69）。7.用绷带将伤口包扎好（图70）。

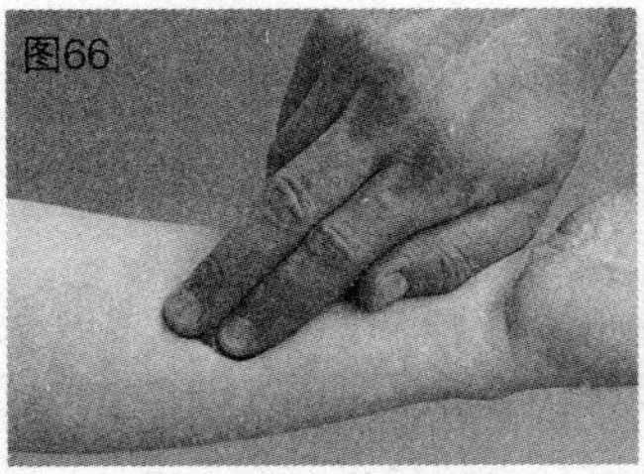
图66

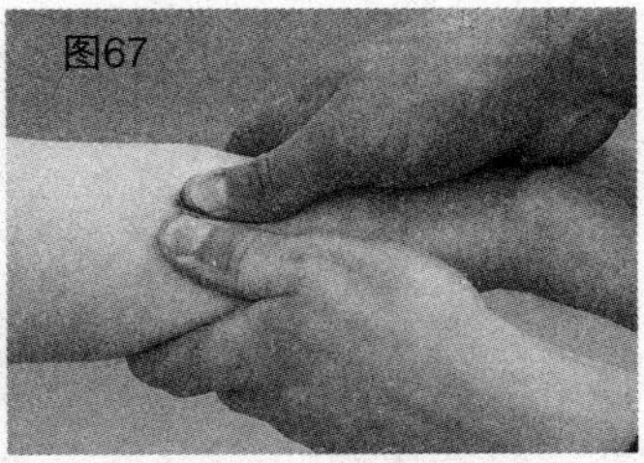
图67

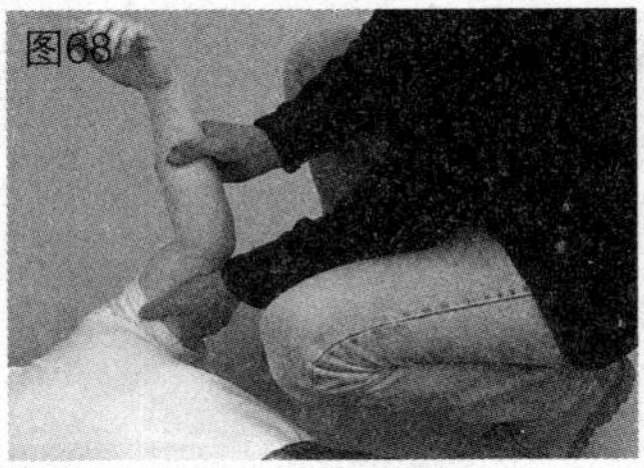
图68

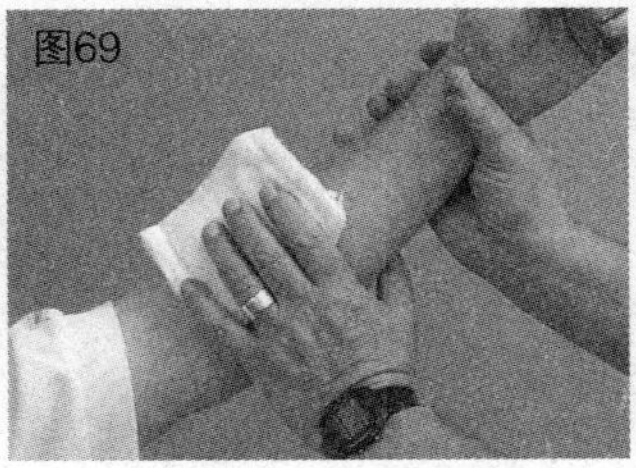
图69

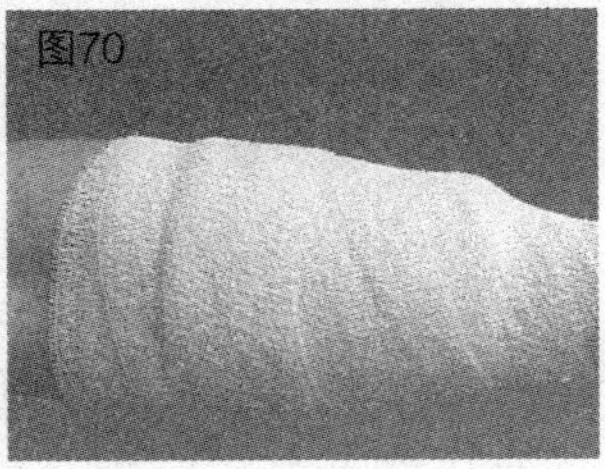
图70

尖感觉冰凉。如果伤者手臂受伤，也可以通过检查手腕的脉搏来确定伤者血液循环是否正常。

如果伤口仍透过纱布向外渗血，不要揭开纱布，否则会破坏刚刚形成的血凝块，导致更严重的出血。此时，应该拿一块更大的棉垫或纱布覆盖在原来的纱布上，再用绷带牢固包扎。

◆如果直接按压伤口并用纱布和绷带包扎后仍不能使伤口止血，甚至出血更严重的话，必须按压通向伤口的动脉。

清除伤口异物

必须仔细清洗伤口上的脏物和各种异物，如果伤口里有体积较大的异物，暂时不要动它。

！不要试图从很深的伤口里取出异物，否则可能引起更严重的出血。

体内出血

体内出血通常很难发现，所以发现伤者伤势很严重时必须对他做仔细检查，如在交通事故中受伤或大腿骨折时。

体内出血的症状

嘴巴、鼻子或耳朵等处出血。

伤者身体肿胀、肌肉紧张。

身体呈乌青色。

伤者显得情绪不安。

伤者出现休克症状。

体内出血急救措施

1.立刻打电话叫救护车，因为伤者急需送往医院。2.每5分钟检查一次伤者的脉搏跳动频率并做记录。3.如果伤者休克，立刻采取相应的急救措施。

窒息

窒息意味着血液缺氧，是由于空气无法自由进出肺部而造成的。喉咙被东西哽住、溺水、脖子被勒压、吸入煤气或没有氧气的烟雾、呼吸道被异物阻塞、喉咙水肿等也会导致窒息的出现。

如果窒息是由外部物体导致的，如塑料袋或者枕头，应该立即移开这些物体，再检查伤者的呼吸和脉搏。如果有必要的话，立即对伤者实施人工呼吸。

哽住

哽住通常是由于喉咙里或者主要呼吸通道里吸入异物导致的，如一块没嚼碎的食物或一块硬糖。这种情况常常发生在人们一边吃东西一边笑或打喷嚏时。由于此类原因导致的呼吸道梗阻，不能对伤者实施人工呼吸，否则会让情况变得更糟。当务之急是清除喉咙或呼吸道里的异物，清理完毕后，如有必要可以再对伤者实施人工呼吸。

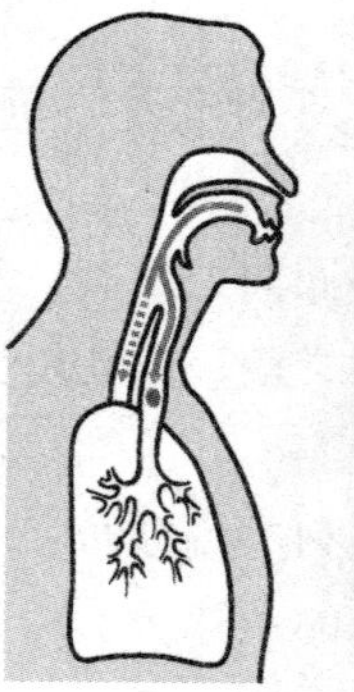

异物呛入气管。

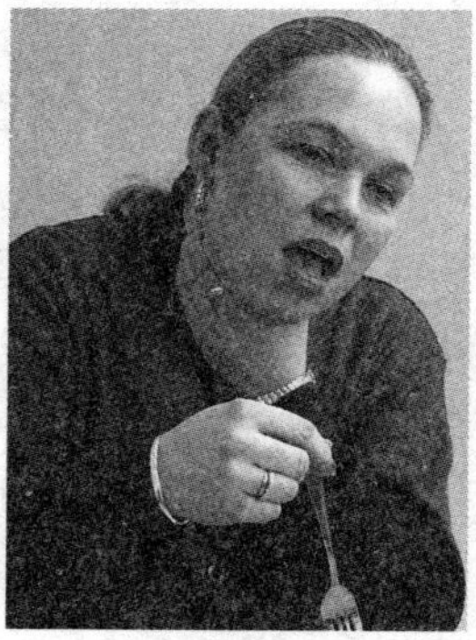

被哽住后通常会有手掐喉咙的动作。

被哽住时的症状

用手掐住自己的喉咙，几乎所有伤者都有此动作。

脸上露出痛苦和恐慌的表情。

刚开始时，伤者会发出急促的呼吸声，接着呼吸声逐渐变得微弱，最后完全消失。

脸色发青或时而呈灰白色。

大约1分钟后，伤者可能会失去意识。

咯出异物

针对神志清醒的成年人或儿童：1.如果伤者是成年人，可以直接询问他们是否被异物哽住了。2.如果伤者仍能吸入少量空气，让他先慢慢地呼吸然后再猛咳出异物。切记不要猛烈呼吸否则会使事态更加严重。

◆如果以上措施无效，再尝试以下方法。

让伤者弯下腰，用手猛拍他的背

此时不要因为担心会伤害到伤者而行动迟疑，性命攸关的时刻要当机立断。

针对神志清醒的成年人：1.让伤者弯下腰，使伤者头部垂到肺部以下位置。2.用手掌根部猛拍伤者肩胛骨之间的部位（图71）。

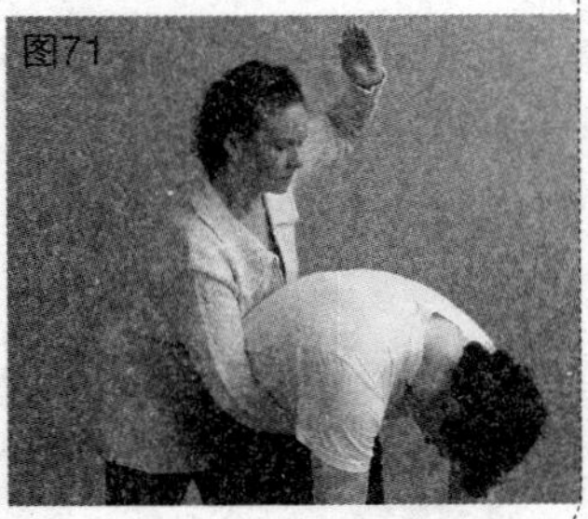
图71

针对神志清醒的儿童：让伤者面朝下趴在你的双膝上，用手掌根部猛拍伤者肩胛骨之间的部位。如果有必要的话，可以将这些动作重复4次左右（图72）。

针对昏迷的成年人和儿童：1.翻转伤者使他面朝你侧躺着。2.使他的头向后仰。3.用手掌根部对准他肩胛骨之间的部位猛拍4次（图73）。

针对昏迷的婴幼儿：1.使婴儿面朝下，用前臂托住婴儿的整个身体。2.同时用手掌托住婴儿的头和胸。3.用另外一只手的手掌根部轻拍婴儿肩胛骨之间的部位（图74）。

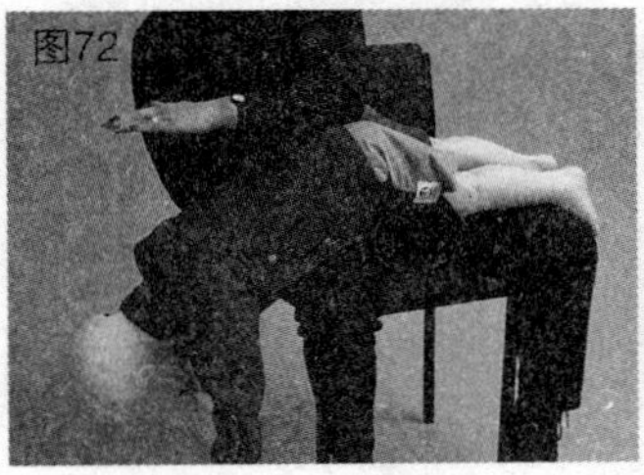
图72

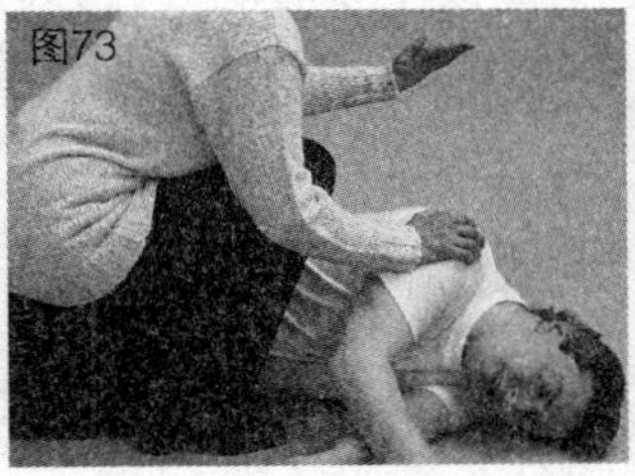
图73

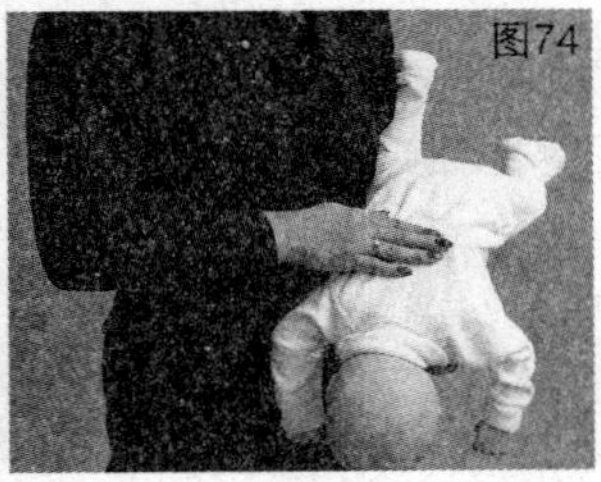
图74

◆如果该方法无效，可以采用腹部推压的方法。

腹部推压

腹部推压法适用于所有被哽住的伤者，不论伤者是否昏迷。腹部推压可以使伤者肺部的压力突然增加，利用增加的压力把阻塞物顶出来，这与利用香槟酒瓶里的压力顶出瓶口软木塞是一样的原理。

！只有在使用前面的方法无法奏效的情况下才可以采用这个方法，因为如果这种方法使用不当可能会导致内伤。当然也不必因噎废食，因为如果伤者的呼吸道完全阻塞的话，不及时清除呼吸道里的异物，伤者会很快窒息死亡。

对昏迷中的宝宝实施了腹部推压后，再将手指弯曲成钩状，清理伤者的口腔，彻底清除伤者呼吸道内的异物。

◆如果伤者神志开始慢慢恢复，但呼吸仍不顺畅，为避免出现呼吸道肿胀等症状，必须立刻叫救护车将伤者送往医院。

实施腹部推压

针对神志清醒的成年人：1.急救人员站在伤者身后，用一只手臂绕过伤者的身体，拳头攥紧，放在伤者腹部中间即肚脐与肋骨最底边之间的位置（图75）。2.大拇指向内。3.用另外一只手抓住自己的拳头（图76），同时用力将伤者的身体向后拉（图77）。4.突然用紧握的拳头用力向伤者腹部内和腹部上方挤压，注意用力得当。在对腹部上方施加压力的同时，向上推动伤者的膈肌——胸腔里一块可伸缩的肌肉。5.如果有必要的话，重复以上动作4次。

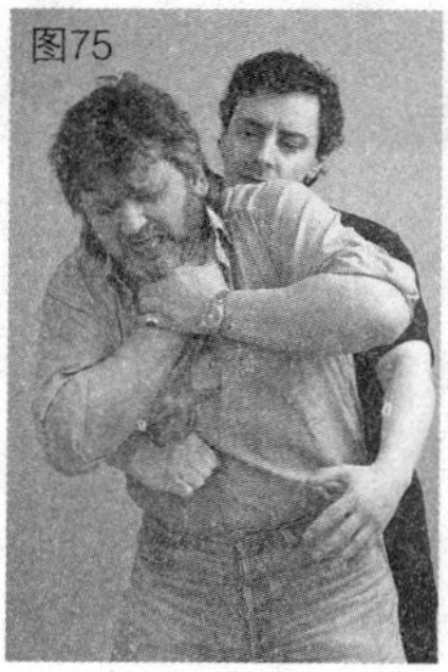
图75

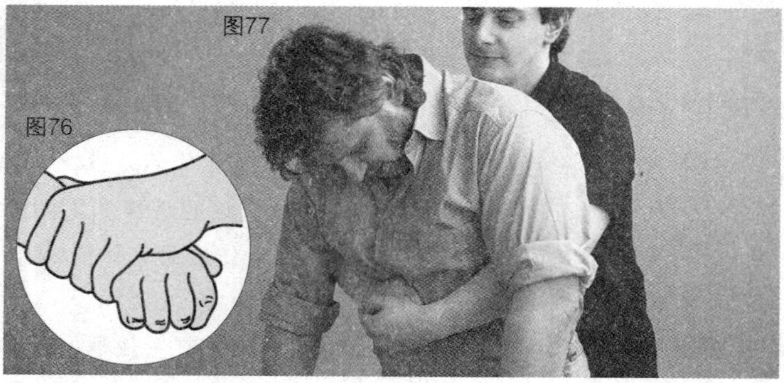
图77
图76

针对神志清醒的儿童：1.让孩子背对着站在你双膝之间。2.用一只拳头对准孩子腹部适当位置（肚脐与肋骨最底边之间）用力挤压，同时另外一只手放在其背部相对应的位置，两只手同时向孩子施加相对的推力（图78）。

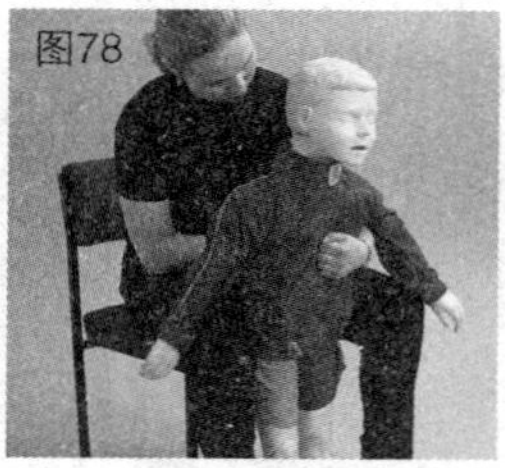
图78

针对昏迷的成年人：1.让伤者平躺在地板上，下巴向上仰，头部向后倾。2.急救人员跪在伤者身边，或者最好跨坐在伤者大腿根部，面向伤者头部。3.将一只手的手掌根部放在伤者的腹部中间即肚脐与肋骨最底边之间的部位，另外一只手压在这只手上。用力向伤者腹部内和腹部上方按压。4.重复以上动作4次（图79）。

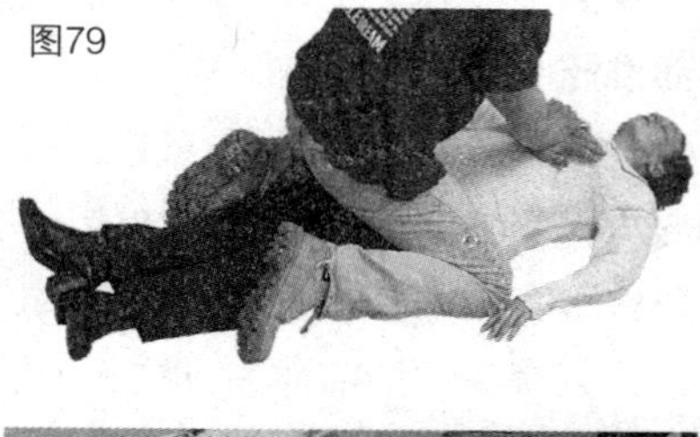
图79

针对昏迷的儿童：可采用针对昏迷的成年人的急救措施，唯一的区别是针对儿童时，急救人员在实施步骤3时只需用一只手。

针对婴幼儿：不论受伤的宝宝是否清醒，都让他平躺下来，然后用两个手指推压其腹部恰当的位置（肚脐与肋骨最底边之间）（图80）。

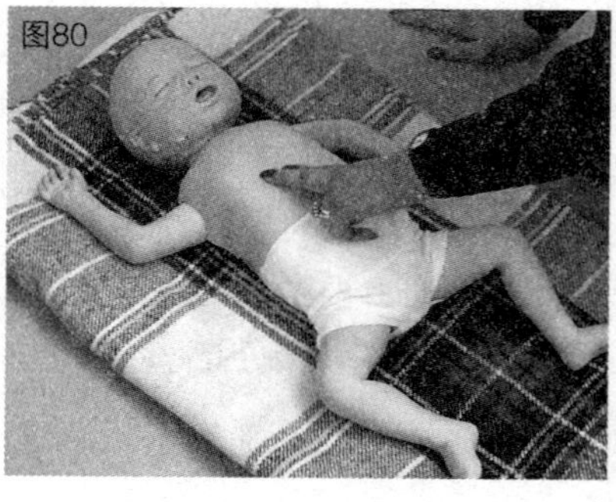
图80

溺水

急救人员如果发现伤者溺水已经很长时间，不要轻易认为伤者已经溺死。因为人即使在冷水里淹没半小时后仍然能够完全恢复清醒状态。因为身体被水冷却后新陈代谢的过程变得缓慢，所以大脑运动减慢，可以承受的缺氧时间比平时更长。

在抢救溺水者时，急救人员必须考虑周到，不要因为一时疏忽而给伤者带来任何危险。

抢救溺水者

1.使溺水者的头露出水面，并实施人工呼吸（图81）。2.尽快将溺水者拉上岸。3.检查溺水者的呼吸。4.检查溺水者的脉搏。5.如果仍需要做人工呼吸，必须先将溺水者的头转向一侧（图82），清除溺水者口腔里的所有异物。这时溺水者口腔内的积水会向外流出。6.如果溺水者还有微弱的呼吸，使其处于最利于恢复呼吸的状态（图83）。7.如果溺水者有呼吸，但身体冰冷，应立即采取措施为其取暖。8.尽快送溺水者去医院。

图81

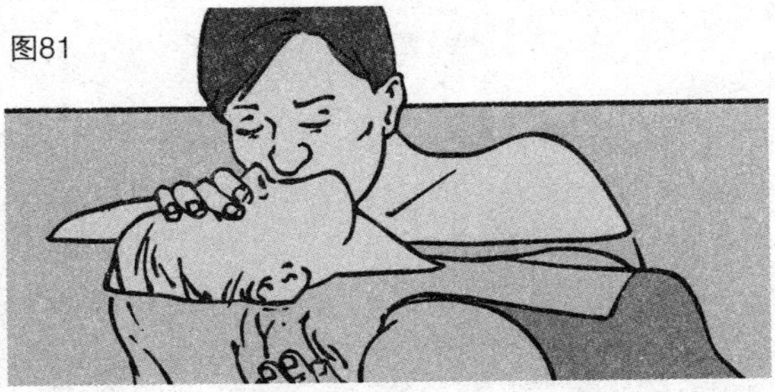

图82

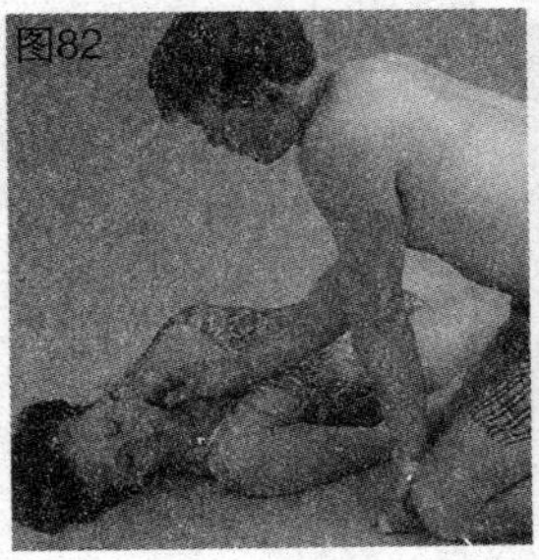

图83

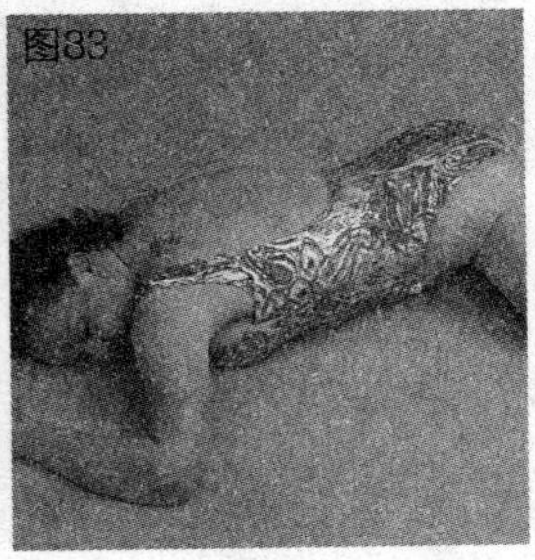

吸入大量烟雾或煤气

一氧化碳中毒

一氧化碳是一种无色无味的有毒气体。汽车尾气中含有大量一氧化碳，以煤为燃料

将伤者带到室外后应采取的急救措施

1.检查伤者的呼吸（图84）。2.检查伤者的脉搏。3.需要的话，立刻对伤者实施人工呼吸。4.使伤者处于最有利于恢复呼吸的状态（图85）。5.尽快送伤者去医院。

图84

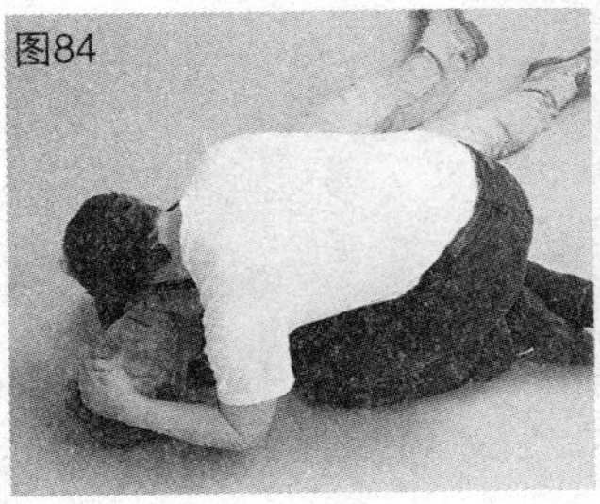

图85

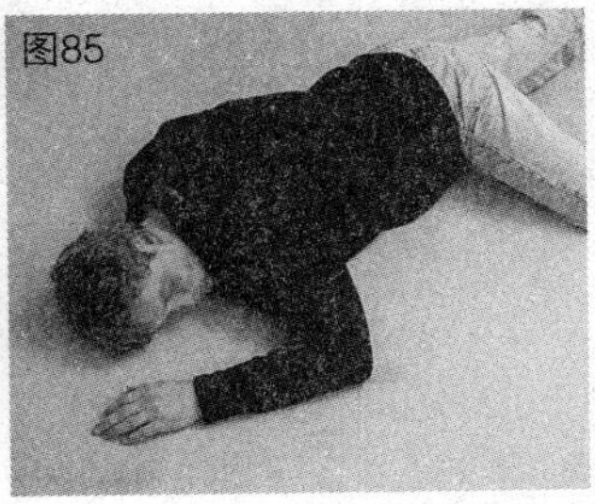

的炉子等也会产生这种气体。一氧化碳与血液中的血红蛋白结合会形成一种稳定的化合物——碳氧血红蛋白，这种化合物会减弱人体内的血红细胞传输氧气的能力。

如果一个成年人体内一半数量的血红蛋白都转变成了碳氧血红蛋白，那么他就会死亡。

吸入烟雾

着火产生的烟雾会消耗火灾现场的氧气，导致人窒息。如果吸入烟雾，烟雾会严重干扰呼吸道，甚至迫使声带关闭，切断呼吸通道。另外，有些烟雾还含有有毒物质。

你必须冒险采取措施立即将伤者转移出火灾现场或呼叫消防人员和救护车。

一旦使伤者脱离烟雾区，并处理了他着火的衣物后，继续实施以下步骤。

对吸入烟雾的伤者实施急救措施

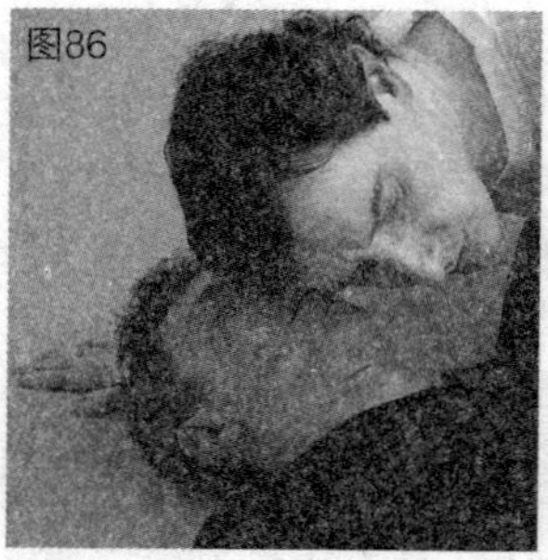

图86

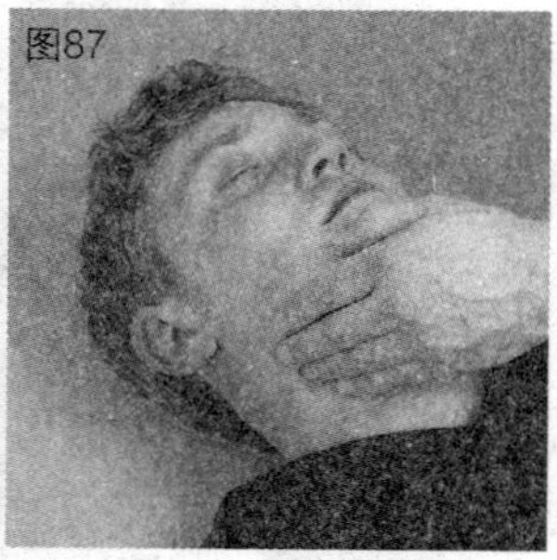

图87

1.检查伤者的呼吸道、呼吸状况（图86）及脉搏（图87）。2.如果有必要的话，应对伤者进行人工呼吸。3.检查并处理烧伤部位。4.尽快送伤者去医院。

因被勒压导致呼吸困难

压迫伤者颈部的动脉或阻断伤者的呼吸道都会导致伤者昏迷或死亡，也可能导致伤者脊柱受伤。

对被勒伤的伤者实施急救措施

1.托住伤者身体将其向上举起，放松勒在脖子上的绳套（图88），这样一来伤者整个身体的重量就不会完全靠脖子来承担了。2.剪掉绳结下的绳圈（图89）。3.检查伤者的呼吸。4.检查伤者的脉搏。5.如果需要的话，立刻对伤者实施人工呼吸。6.如果有必要的话，使伤者处于最有利于恢复呼吸的状态。7.立刻送伤者去医院。

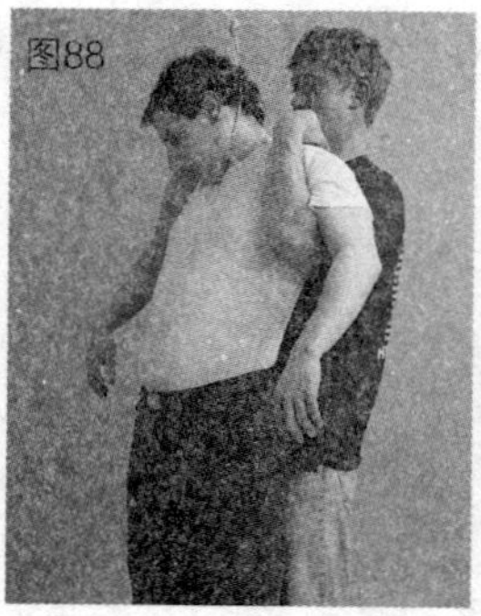

图88

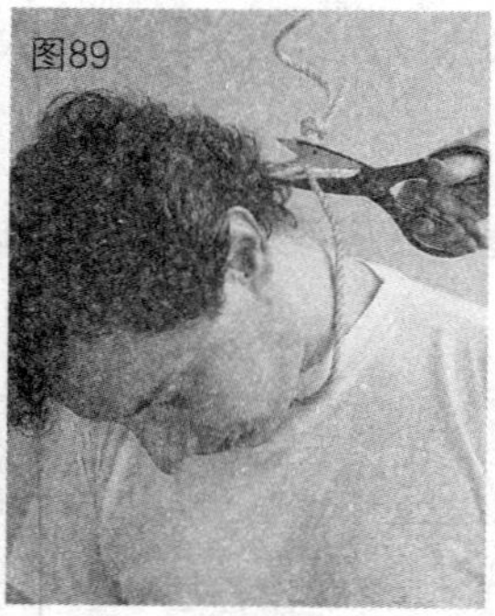

图89

不论何时何地发现被勒伤的伤者都要立刻报警。尽量保留现场作为证据，并记录你观察到的与伤者有关的所有情况。

烧伤

烧伤原因

烧伤是由以下因素导致的身体组织受伤。

过高的温度。

辐射：太阳光和其他紫外线发射源、X射线、γ射线等。

腐蚀性化学药品。

电流——通过人体时会产生热量，会使体内的血液等凝结，阻碍人的呼吸和心跳。

摩擦。

如果导致烧伤的物体持续对人体发生作用，人的体内组织就会遭到破坏。所以急救人员实施急救的关键就是尽量采取措施降低伤者身上的温度，或使伤者脱离辐射源或洗（刷）去伤者身上的有害化学物质。

烧伤度

烧伤度是用来表示伤者被烧伤的严重程度的指标。急救人员可根据烧伤度来决定是否需要对伤者进行治疗及采取怎样的治疗方法等。根据烧伤度不同，烧伤可以分为3个等级。

轻度烧伤。这种烧伤只影响到皮肤表层，使皮肤发红、肿胀、易破等。这类烧伤通常能够治愈，并且不会留下瘢痕。轻微的表皮烫伤并不需要到医院治疗。

中度烧伤。这种烧伤会使皮肤长出水疱，容易引起感染。

深度烧伤。这种烧伤会毁坏人体的所有皮肤层，伤口发白，呈蜡状或者烧焦状。如果烧伤面积很大，伤者皮肤内的神经可能会被损坏，所以伤者已经不会感觉到疼痛了。通常情况下，大面积的烧伤无论轻重都被称为深度烧伤。

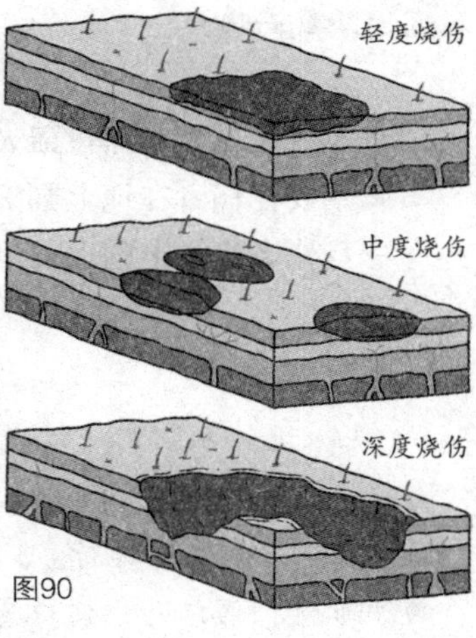

图90

图91

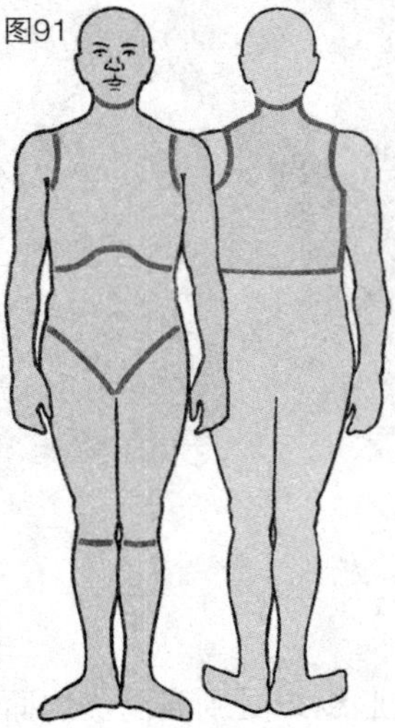

烧伤面积

烧伤的面积越大，严重程度可能就越大。即使是大面积的轻度烧伤，也很危险。烧伤面积超过3平方厘米时就必须去看医生。在大面积烧伤中，一般用“九分律”来判断危险程度，即如果一个人的烧伤面积达到全身皮肤的9%，即使是轻度烧伤也必须到医院去治疗。九分律是判断危险程度并决定是否需要输血等的重要指标。手术休克与感染是外部烧伤的主要威胁，一般过了48小时之后，伤口面临的最大危险就是感染。

九分律

图中所标示的任一部分的面积都相当于整个人体面积的9%。

衣物着火造成的烧伤

许多严重烧伤都是因为衣物着火引起的，尤其是睡衣等较宽松、轻便的衣物。当火从衣服褶边燃起时，当事人如果没有意识到或是慌张地奔跑，火势就会迅速向上蔓延。

衣物着火及其处理措施

1.立刻让伤者平躺在地板上。2.如果现场有灭火器，立刻用灭火器灭火，或者尝试用其他合适的有一定重量的东西将火覆盖住，使火因缺氧而熄灭（图92）。如果现场没有合适的灭火工具，就将伤者身体着火的一侧紧贴在地上，使火焰在人体和地面之间因缺氧而熄灭。

图92

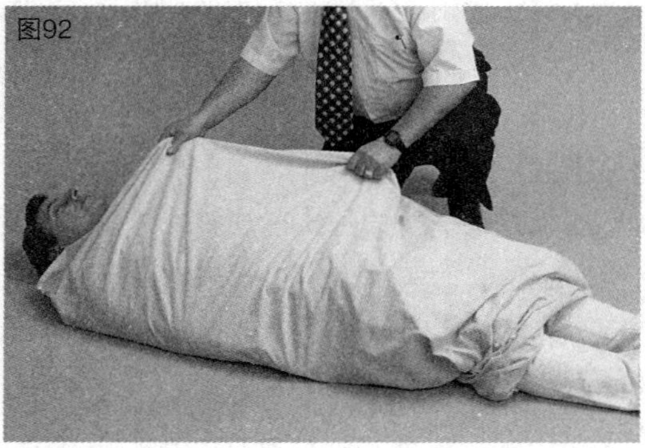

！不要用尼龙制品覆盖火焰。

！不要让伤者在地上翻滚，否则会增加被烧伤的面积。

一旦伤者衣物上的火被熄灭后，立刻快速冷却伤者被烧伤的部位，不可延误。

快速冷却烧伤部位并防止感染

1.滚烫的衣物会导致更严重的烫伤，所以必须立即将伤者身上的衣物脱去（或剪掉）或用水冷却。2.用水桶或水壶向伤者身上浇冷水以冷却烧伤部位（图93），必须在10分钟之内进行。3.打电话叫救护车。4.检查伤者呼吸道是否通畅。5.用干净的纱布包扎伤口避免伤口感染（图94和图95）。6.如果伤者意识清醒的话，定时让他喝少量的水，弥补他体内流失的水分。

图93

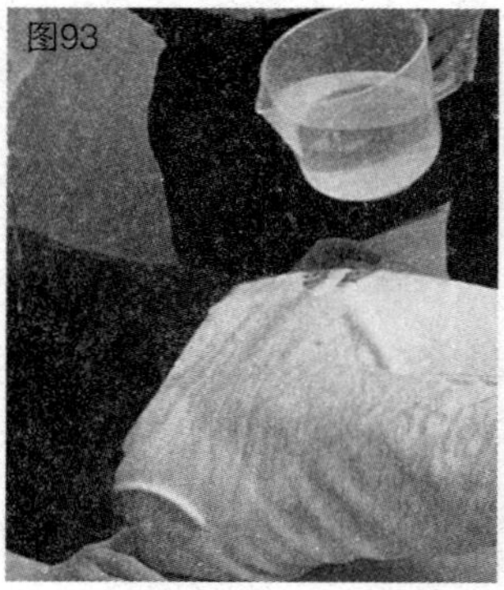

图94

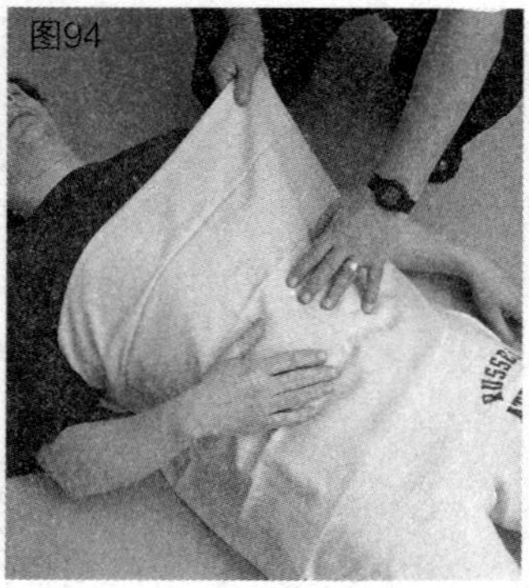

图95

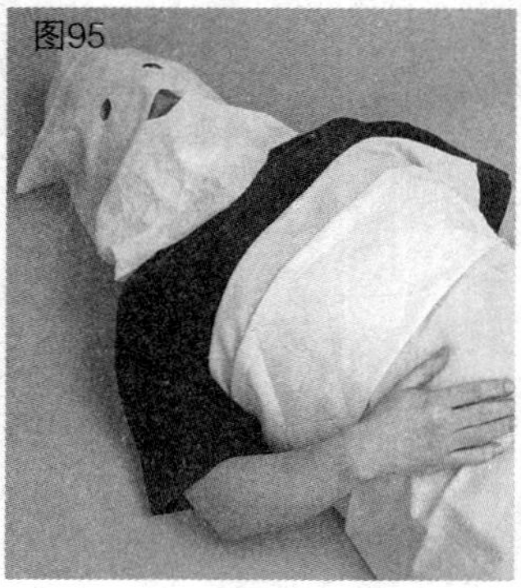

高温烧伤与烫伤

高温烧伤与高温烫伤并没有什么实质性的区别，都是由于皮肤组织受到高温烧灼而受伤的。这种情况下，皮肤组织迅速被损坏，所以急救人员必须立即采取措施降低伤者身体温度。伤口得到及时冷却后会大大减轻伤情，也会缓解由于烧伤或烫伤带来的剧痛。

烧伤和烫伤的急救措施

1.脱去或剪掉伤者被烧伤部位的所有衣物（图96）。2.除去伤者身上的饰物（如戒指、手镯、手表等），以免它们在伤肢肿胀后勒进伤者皮肤，无法脱下。3.用冷水冲洗伤口（图97），冲洗时间至少10分钟。处理所有烧伤事故时几乎都可以也应该采用这个方法，不论是严重烧伤还是轻微烧伤。

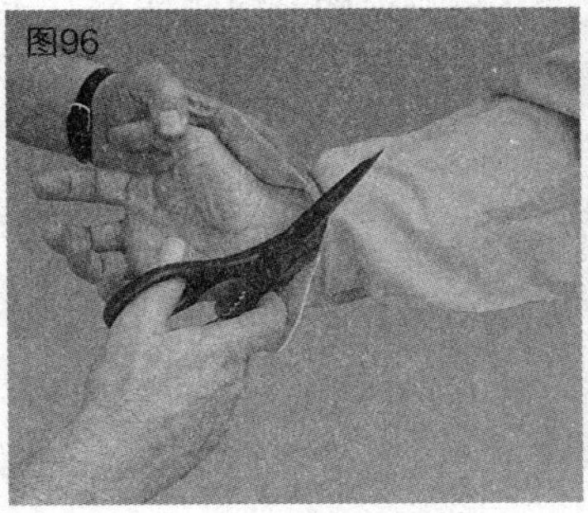
图96

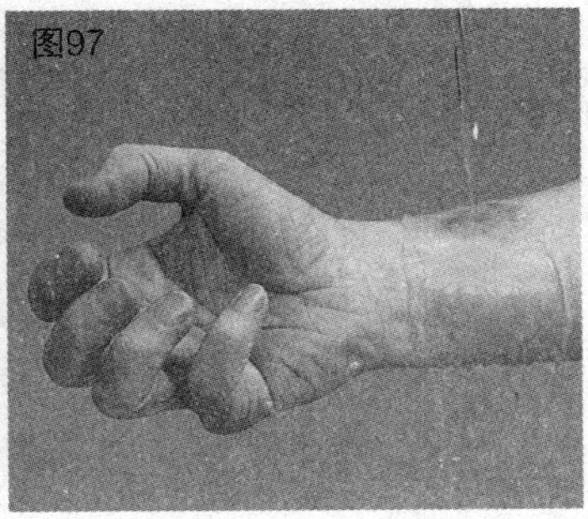
图97

！不要用黄油、药膏或洗液等涂抹伤口。

！不要将任何有黏性的东西放在伤口上。

水疱

尽量不让伤口的水疱破裂。用松软的棉垫等物轻轻覆盖在水疱上，不要用力压，再用干净的胶带固定好棉垫，便可以保护水疱不破裂。

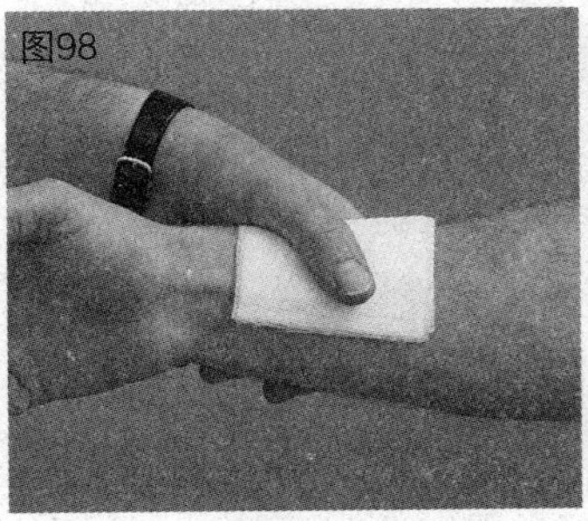
图98

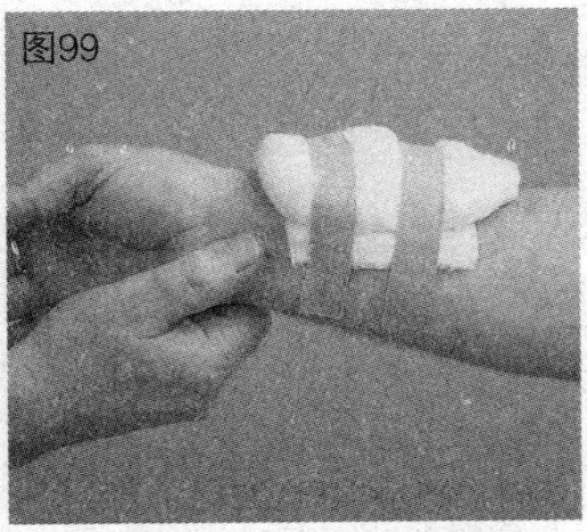
图99

包扎有水疱的破裂伤口

1.在条件允许的情况下，尽量用有消毒作用的纱布敷料剂覆盖水疱（图98）。2.用棉垫覆盖住敷料剂并用胶带固定（图99）。

！不要故意戳破水疱，因为形成水疱的表皮对于表皮下层容易感染的组织而言是一个很好的保护膜。

化学药剂烧伤

这种事故大多是由汽车电池里的强酸物质或腐蚀性的苏打、强力漂白剂等碱性物质引起的。脱漆剂和家用清洁剂也有腐蚀作用。急救人员在处理化学药剂烧伤事故时，必须非常小心，避免直接接触化学物质。

化学药剂烧伤的症状

感觉皮肤有像被昆虫蜇咬的刺痛感。

皮肤迅速变色。

皮肤泛红，出现水疱或脱皮现象。

化学药剂烧伤的急救措施

1.立刻在水管或水龙头下彻底冲洗伤口。这样做可以冲去伤口上残留的药剂或稀释药剂，降低烧伤程度。如果伤口上有干燥的粉状化学药剂，先用软刷将其刷去，再去冲洗。2.清洗时，先脱去或剪去伤者身上所有被化学药剂污染过的衣物。3.如果伤口皮肉出现红肿，用干净的衣服或绷带覆盖住伤口。4.尽快将伤者送往医院。

！不要浪费时间去寻找解毒剂。

眼睛被化学药剂烧伤

碱对眼睛的伤害比酸要大得多，因为碱更容易穿透眼睛内部组织，也更难清除。化学药剂对眼睛造成的最严重伤害就是破坏伤者的晶状体导致失明。这时最好的急救方法仍然是立刻彻底冲洗眼睛。

清洗和治疗被化学药剂烧伤的眼睛

1.让伤者把头放在水龙头下，用水快速冲洗眼睛（图100）。冲洗时，伤者必须将头倾斜使水能够从头的一侧流下，而不会冲进没有受伤的另外一只眼睛里。2.当然在冲洗时必须将伤者的眼睑翻开。如果伤者不能自己翻开眼睑，急救人员必须为其撑开眼睑（图101）。3.冲洗时间必须足够长，如果是被碱烧伤，至少需要冲洗10分钟。如果伤者两只眼睛都受伤了，要轮流冲洗，大约每10秒交替一次。4.冲洗完毕后，用消毒的或干净的棉垫覆盖在眼睛上，再用干净的胶带将棉垫固定（图102）。5.尽快送伤者去医院眼科治疗。

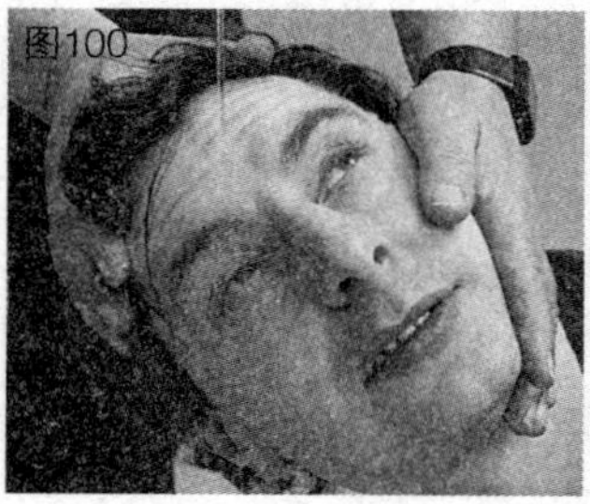
图100

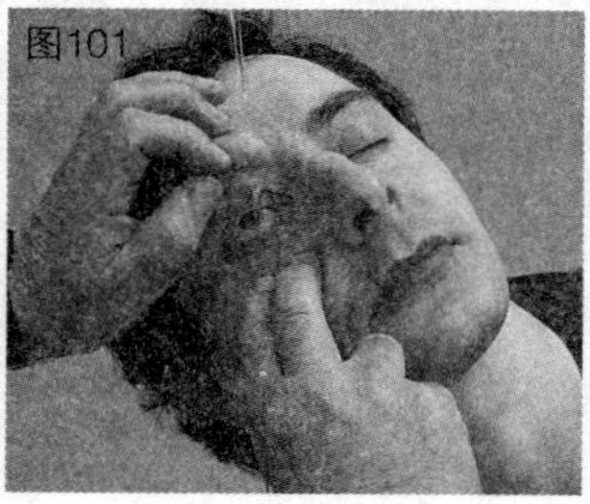
图101

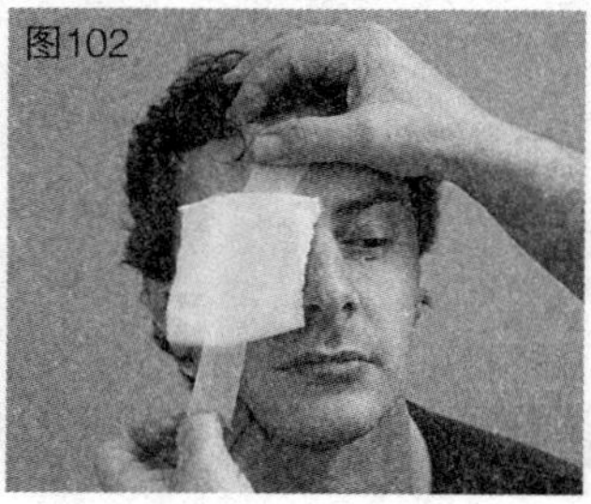
图102

◆如果没有自来水或啤酒、牛奶等温和的液体，也可以使用尿冲洗伤者的眼睛，因为尿通常有消毒作用，而且对人体无害。

电烧伤

急救人员必须立即切断与伤者接触的电源，注意不要让自己触电。

！在伤者尚未脱离电源之前，千万不要往其身上泼水。

高压电烧伤

高压电所造成的伤害，通常是致命的。急救人员如果距离电源18米以内，也会有被间断的电流火花和“跳跃”的电流击中的危险。遇到这种情况，你必须在疏散人群的同时立即报警。

心绞痛

心绞痛是一种心脏疾病引起的症状。它是由于心肌没有获得足够的血液来维持正常工作引起的。血液通过冠状动脉输送到心肌。如果这些动脉的某一个分支因为动脉硬化症导致血管窄小，那么就无法为心肌输送足够的血液，心肌也就无法获取其所需的氧气和葡萄糖。心绞痛通常发生在人体力透支或是情绪异常的情况下。

心绞痛的急救措施

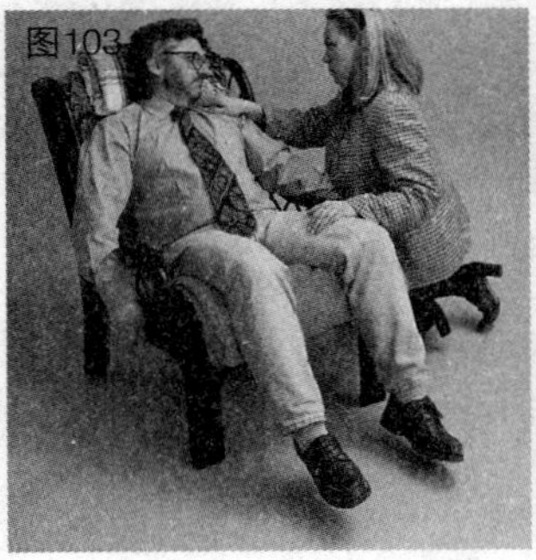
图103

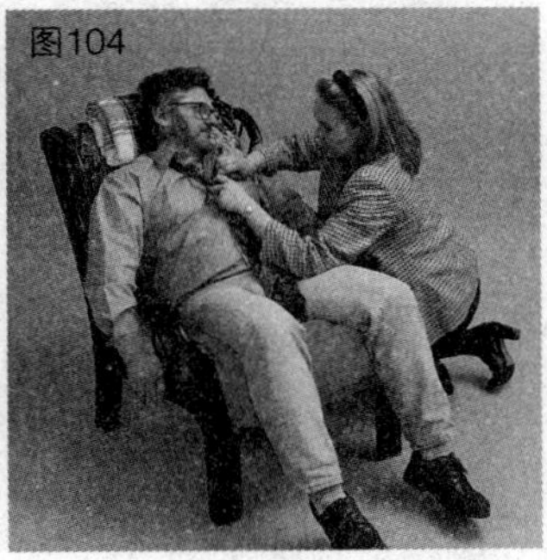
图104

1.让患者以最舒适的姿势坐下来。可以将一些衣物叠好当坐垫（图103）。2.询问患者是否随身携带了治疗心绞痛的药。如果有且是药丸的话，让他放在舌头下面（只针对神志清醒的患者）。如果是喷雾药剂，就喷在舌头下面。3.解开患者紧身的衣物，便于患者呼吸（图104）。4.安抚患者。5.休息一两分钟后，检查患者的疼痛是否减轻。

心绞痛的症状

胸部中间有揪紧般的疼痛。

疼痛扩散到左臂或双臂，穿过背部，上蹿到下颌。

开始感觉筋疲力尽。

呼吸困难。

脸色发白，嘴唇发紫。

急救目标

急救人员所要做的就是尽量减少患者的心脏负荷。

！不要让患者走动。

◆如果疼痛仍未减缓，就可能不是心绞痛而是心脏病。应该立即将患者送往医院，才能挽救其生命。

心搏停止

心搏停止是指心脏停止跳动。这当然是非常危险的，除非心脏能马上重新开始跳动，否则将很快导致死亡。

心搏停止的急救措施

1.寻求支援。2.让现场其他人呼叫救护车。呼叫者必须说清楚患者心搏停止了。3.对患者实施2次嘴对嘴的人工呼吸（图105）。4.实施胸部按压（图106）。5.胸部按压15次后为患者吹入氧气2次，然后按照这样的频率重复进行。继续做抢救工作，直到医务人员到达。

图105

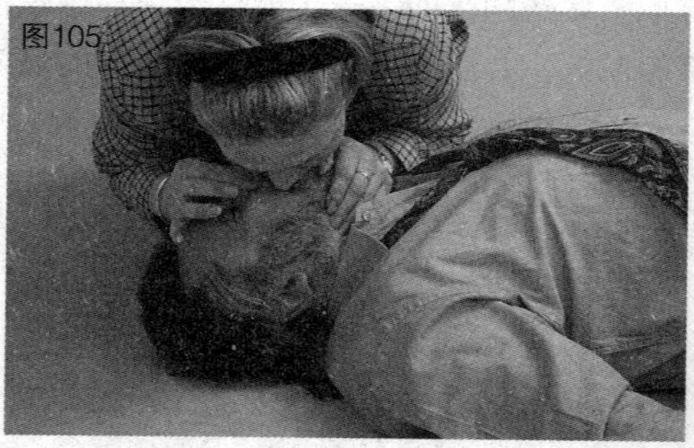

图106

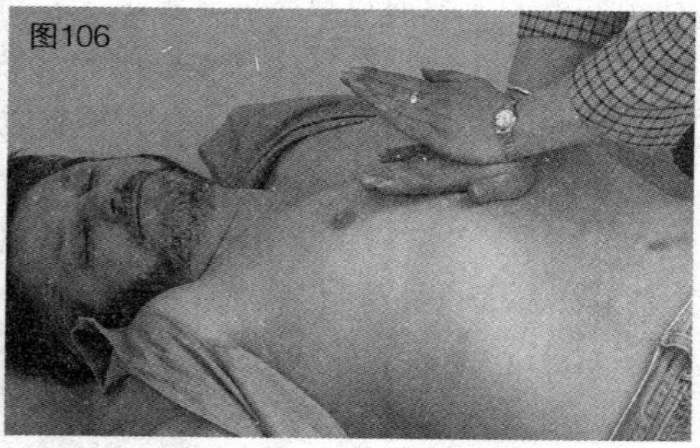

心搏停止的症状

心搏突然停止的患者会立刻摔倒在地，同时失去意识，一动不动。

患者没有呼吸。

患者没有脉搏。

患者皮肤呈灰白色。

心脏病

一旦冠状动脉的一个分支被阻塞，由被阻塞的分支提供血液的心肌便会坏死，这种情况下会引发心脏病。如果坏死面积很大的话，可能会导致患者死亡；如果坏死面积很小，患者就有可能恢复健康。在后一种情况下，坏死的肌肉将被瘢痕组织取代，心脏的功能也因此相应地减弱。虽然有些人经过几次心脏病发作最后都能幸存下来，但是他们的心脏已经严重衰竭了。

图107

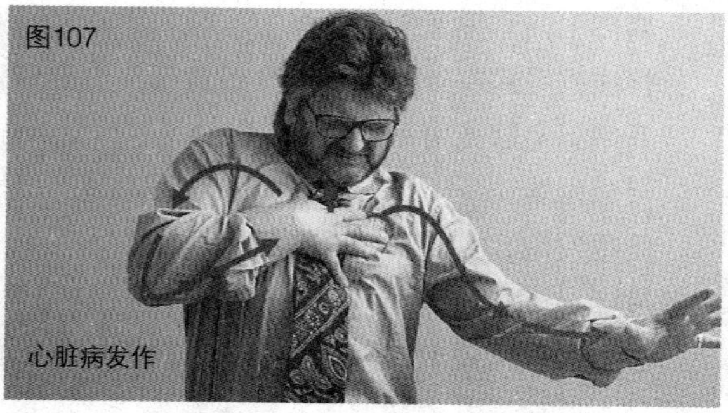

心脏病发作

心脏病的症状

胸部中间突然出现急速的疼痛感。

疼痛蔓延到手臂、背部和喉咙。

患者濒临死亡。

眩晕或昏倒。

身体往外冒汗。

肤色苍白。

身体虚弱，脉搏跳动快速且无规律（正常的脉搏是每分钟60~80次）。

没有呼吸。

失去意识。

心搏可能停止跳动。

！除非情况紧急，否则不要让患者移动。这会给心脏带来不必要的劳累。

！不要让患者吃任何食物。

心脏病发作时的急救措施

1.让神志清醒的患者半躺在椅子上，头、肩膀和膝盖靠在椅子的扶手上（图108）。2.安抚患者，使患者身体放松。3.寻求帮助，让现场其他人打电话叫救护车。呼叫者必须说清楚患者心脏病发作时的症状。4.解开患者脖子、胸部和腰上紧束的衣物（图109）。5.检查患者的脉搏和呼吸。6.如果患者昏迷了，使其处于最有利于恢复呼吸的状态，并坚持不断地检查他的脉搏和呼吸。7.如果患者呼吸停止，急救人员必须对他实施嘴对嘴的人工呼吸。8.如果患者心跳停止，急救人员必须对他实施胸部按压。

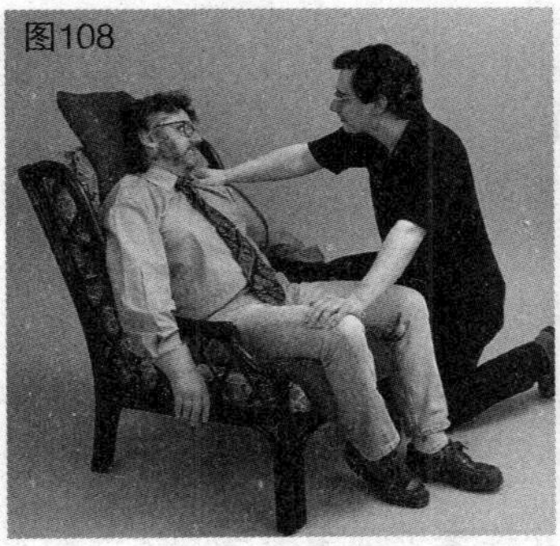

图108

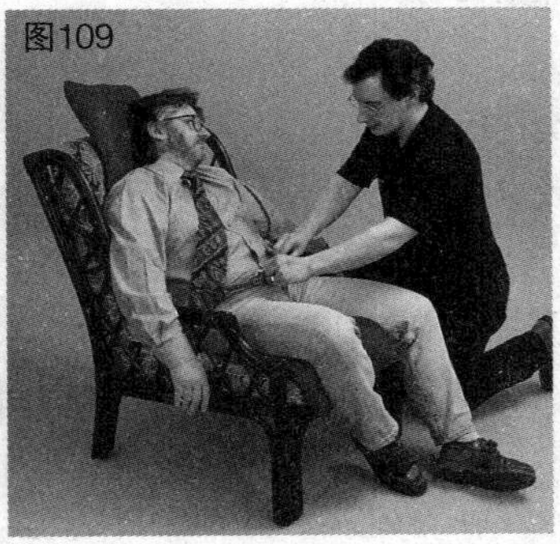

图109

休克

休克是指人体血管里没有足够的血液或者是心脏输出血液量不够多，以至于无法支持正常血液循环。以上两种情况均会导致人体内血压下降，无法为身体的一些重要器官，尤其是大脑、心脏和肾脏等提供足够的氧气作为动力，使它们无法正常工作甚至彻底停止工作。此时，身体为了这些重要器官，可能会关闭通往其他一些不是很重要的身体部位（如皮肤和肠道）的动脉通道，但这也是有一定极限的，治标不治本。休克是非常危险的症状，如果不及时抢救，伤者会在短时间内有生命危险。

休克的原因

失血过多。不论是体外失血还是体内失血，如脊柱受伤或体内组织受伤导致的失血，都会导致休克。如果失血过多，会减少向身体某一部位输送的血液量，导致该部位的血管内血液量不足。一般都是动脉出血会引发这样的结果。

长时间呕吐或腹泻造成的体液流失。这种体液可能来自于体内血液，从而减少了体内血液总量。

烧伤。大量的体液从体表流失或形成了水疱。

感染。严重的血液感染会导致血管扩张，使血液里的液体流失到身体组织里。

心脏衰竭。如果心肌衰竭就无法继续保持人体正常的血液循环了。

休克的症状

由于皮肤中的血管被"关闭"了，所以伤者皮肤呈白色且冰冷。

由于心脏试图保持体内循环系统的运作，所以伤者脉搏跳动迅速。

由于心脏跳动无力，所以脉搏微弱。

由于对大脑和肌肉的血液供应减少，所以伤者有眩晕和虚弱的感觉。

由于血液里没有足够的氧气，所以伤者呼吸非常困难。

由于血液里的液体流失，所以伤者感觉非常口渴。

由于向大脑提供的血液量减少，伤者可能会出现昏迷现象。

急救目标

急救人员要做的工作就是采取措施防止伤者出现更严重的休克现象，使伤者能够有效利用可获得的有限的血液进行血液循环。

！除非遇到特殊情况，否则不要移动伤者，以免加重伤者休克程度。

！不要让伤者进食。

！不要让伤者吸入烟雾。

！不要用热水袋等给伤者取暖。这样做会使血液从身体的主要器官流向皮肤。

如何防止伤者出现更严重的休克现象

1.急救人员亲自或让现场的其他人打电话叫救护车。2.让伤者平躺在地板上，使头部一端处于较低的位置，利用地心引力帮助血液流向大脑，尽量不要让伤者移动，降低心跳频率（图110）。3.为伤口止血。4.安抚伤者。5.解开紧绑在伤者身上的衣物。6.将外套或毛毯折叠后放在伤者腿下，抬高腿部位置（图111）。让血液流向心脏。7.用一件外套或一条毛毯盖在伤者身上（图112）。8.大约每2分钟检查一次伤者的脉搏和呼吸。

图110

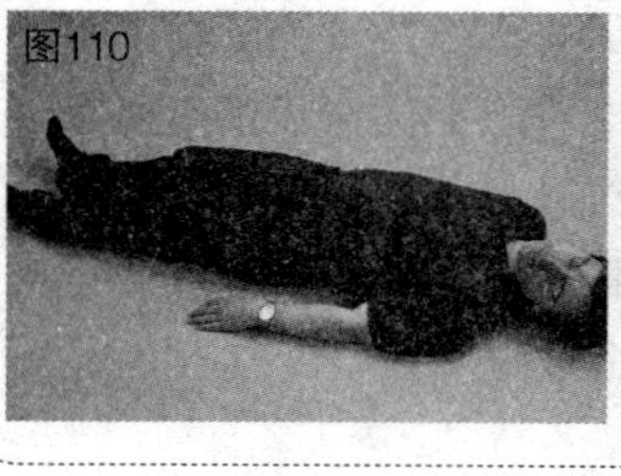

图111

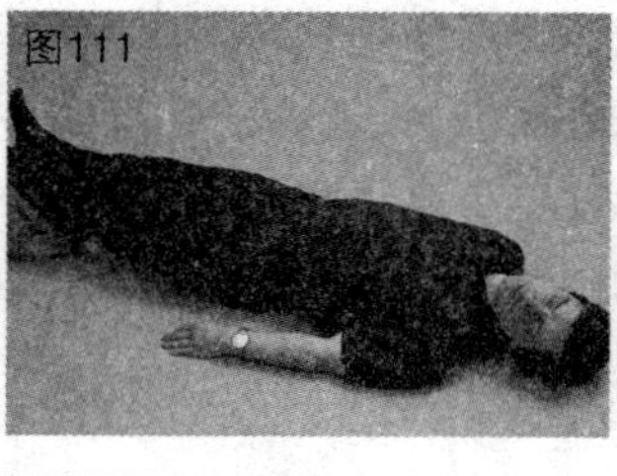

图112

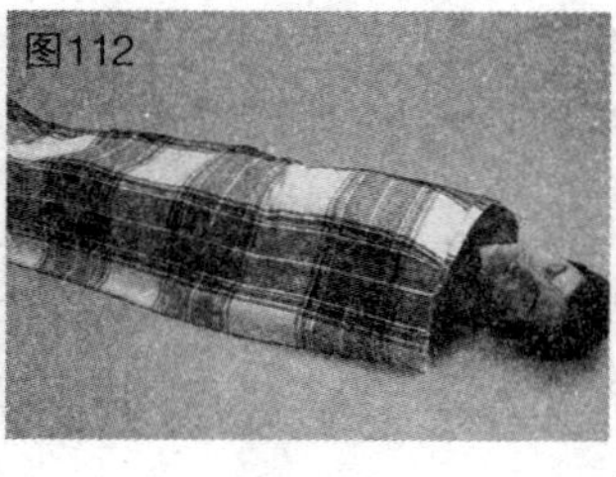

◆如果伤者想要呕吐，或者出现呼吸困难、昏迷等现象，应使伤者处于最有利于恢复呼吸的状态。

◆如果伤者停止了呼吸，急救人员应立刻对他实施人工呼吸，有必要的话可以同时对伤者实施胸部按压。

挤压伤

有许多伤害是由于被重物砸到而造成的。这些伤害主要发生于严重的工伤事故和地震导致的房屋、矿井倒塌事故中。挤压伤除了具有骨折和刀伤等常见伤的共同特点外，还具有一些其他特征，这些特征将会影响急救措施的实施。被挤压的肌肉会将大量的毒素释放进血液里，这将会使肾脏发生阻塞，影响正常工作。同时大量的血液也会流入被压伤的肌肉里。

1 小时之内的急救措施

1.尽快移开压在伤者身上的重物（图113）。2.如果当时只有你一个人在场，立刻请求支援。3.叫一辆救护车。4.检查伤者。5.检查是否有呼吸和脉搏（图114）。6.处理表层流血伤口。7.治疗休克。8.如果伤者已经昏迷，让他处于有利于恢复的状态。9.记录重物压在伤者身上和脱离伤者身上的时间，以便向医务人员传达。

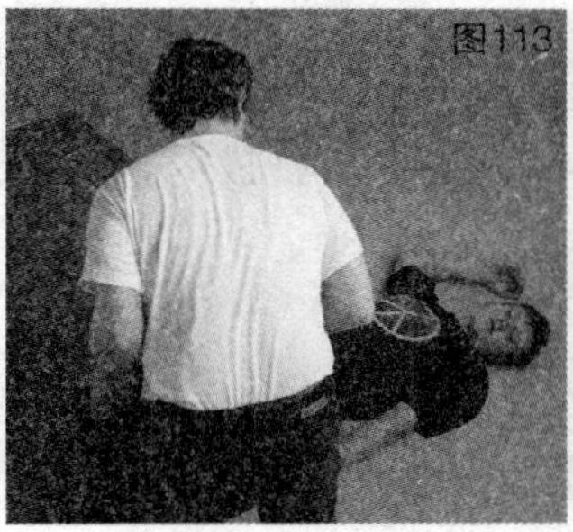
图113

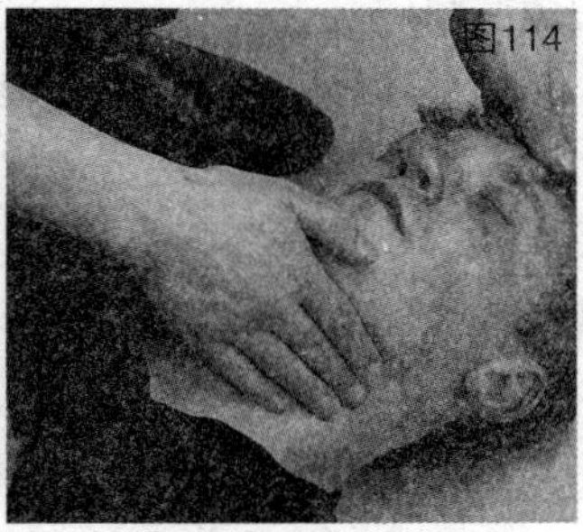
图114

！不要让伤者移动。

挤压伤的症状

在肌肉部位有重物挤压的感觉。

被压的肌肉周围有较明显的肿胀、淤伤和水疱出现。

被压部位没有脉搏。

四肢冰冷，被压处颜色苍白。

伤者可能出现休克现象。

有骨折迹象。

时间的重要性

急救措施取决于压力存在的时间。

伤者受伤超过1小时的急救措施

1.使重物保持在原处不动并向伤者解释这样做的原因。2.呼叫急救中心并告知伤者的伤势。3.安抚伤者。

！超过1小时后，再移动重物会对伤者造成更大的伤害。

脱臼

脱臼通常发生在身体关节部位，当关节的骨头被扭曲错位时就会发生脱臼现象，甚至还可能导致骨折。脱臼既可能是由韧带或关节囊等软组织拉伤引起的，也可能是由于这些组织的非正常松弛而导致的。人体所有的关节都可能发生脱臼，但是有一些关节对软组织的依赖比较大，所以相应地就更容易发生脱臼。最容易脱臼的关节是肩关节，下颌和大拇指指关节脱臼也比较常见。

脱臼的症状

关节外部变形。

关节无法起作用。

关节周围肿胀并有淤伤。

除非关节经常脱臼，否则会疼痛难忍。

肩关节脱臼

肱骨上端位于肩胛里较深的位置（图115），很容易向下或向内发生错位（图116）。肩关节脱臼通常是摔倒时摔伤手臂造成的。这时，关节囊会被拉伤，骨头会从关节处滑动脱位。

肩关节脱臼的症状

手臂看起来比平时长，肩膀上突。

伤者不自觉地会用另一只手托着脱臼的手臂。

！不要试图将伤者的骨头移回原位。这样做可能会伤害到骨头周围的神经和组织，同时使骨折更加严重。

！由于伤者到达医院后需要打麻醉药物，所以在此之前不要给他吃任何食物或喝水。

脱臼的急救措施

1.使伤者脱臼的手臂处于最舒适的位置。2.用一个枕头或坐垫托起胳膊，或用悬带或绷带吊起手臂，将受伤的手臂固定起来（图116）。3.将伤者送往医院。

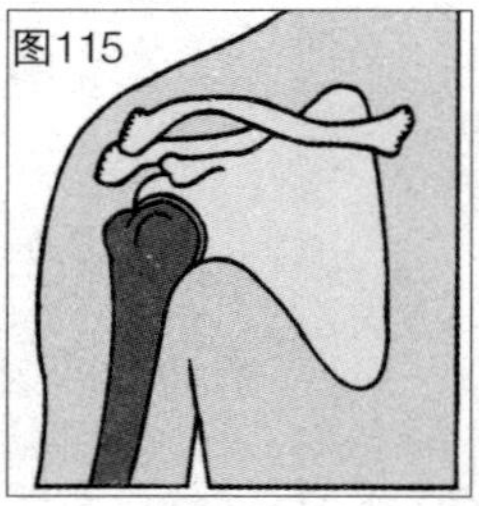
图115

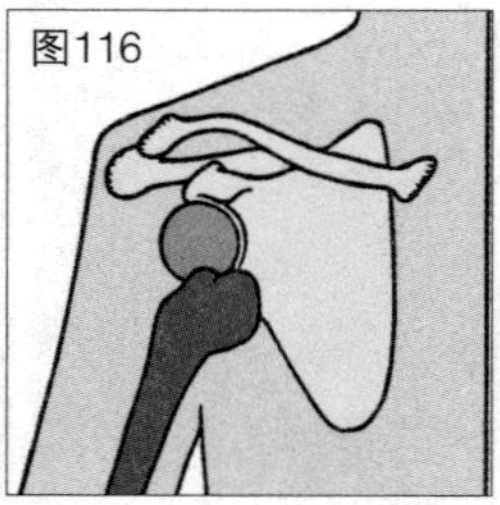
图116

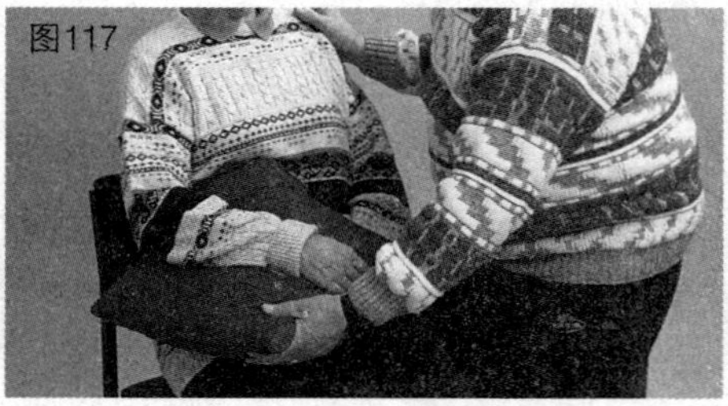
图117

中暑

中暑是由于患者长时间暴露在高温下导致人体内的温度调节机制失灵造成的。人体体温从正常的37℃上升到41℃或者更高。此时，要想挽救患者的生命就必须尽快采取措施降低患者的体温。

中暑的症状

患者感觉无力、眩晕。

患者抱怨太热并感觉头痛。

患者皮肤干燥、发热。

患者脉搏跳动迅速而有力。

患者神志不清。

患者出现昏迷症状。

中暑的急救措施

1.寻求医疗救助并向对方说明事故详情。2.使患者处于半躺半坐姿势。3.脱去患者的所有衣物。4.用冰凉的湿布包裹患者。5.不断用凉水泼洒包裹在患者身上的布，使布保持潮湿。6.对着布扇风，使水气蒸发，加速降低患者的体温。7.当患者的皮肤变凉或者温度下降到38℃时停止以上急救措施。8.小心患者体温可能会回升，有必要时重复步骤4~6。

◆如果患者昏迷，使其处于利于恢复呼吸的状态后再为其降温。然后检查患者的呼吸和脉搏。

中暑衰竭

中暑衰竭是由于人体内的水分或盐过分流失导致的。

中暑衰竭的急救措施

1.让患者平躺在阴凉的地方。2.抬高患者的双腿（图118）。3.让患者不断喝淡盐水（按1升水放半汤匙盐的比例）（图119），直到患者的情况有所好转。4.打电话寻求医疗救助。

图118

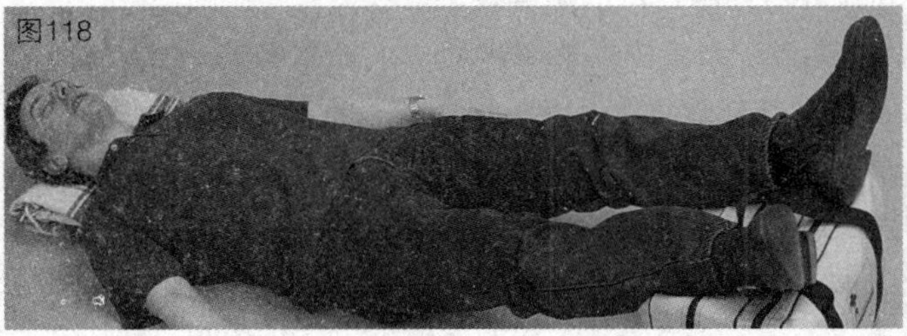

图119

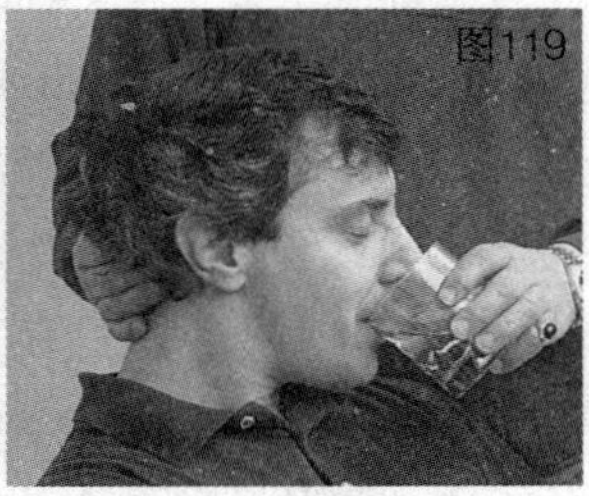

中暑衰竭的症状

皮肤苍白、湿冷。

身体虚弱。

眩晕。

头痛。

恶心。

肌肉痉挛。

脉搏跳动迅速。

呼吸微弱而急促。

针对昏迷的患者

如果患者昏迷，使其处于最利于恢复呼吸的状态，然后打电话叫救护车。

体温过低

体温过低是指人体体温下降到正常体温37℃以下。如果因吹冷风等原因使温度不停地下降，那么人体就无法自行产生热量（如身体颤抖保持体温）。老年人或比较虚弱的人，尤其是瘦弱、劳累和饥饿的人待在温度很低或没有保暖设备的屋子里就容易发生体温过低现象。

体温过低的症状

患者身体一开始会颤抖，然后就不再颤抖。

患者皮肤冰冷、干燥。

患者脉搏跳动缓慢。

患者呼吸频率很低。

患者体温下降到35℃以下。

一开始患者会昏昏欲睡，然后出现昏迷现象。

患者可能出现心跳停止现象。

急救目标

急救人员的主要目标就是尽快让患者的身体暖和起来。即使患者看起来已经没救了，也不要放弃采取急救措施。人体体温过低不会导致大脑在短时间内缺氧，所以此时患者存活的概率比一般情况下心搏停止的存活概率大。

在野外如何对体温过低的患者实施急救

1.寻找医疗救助。2.尽快将患者带到室内或能避风的地方。3.用睡袋或其他隔热物盖住患者。4.和患者躺在一起，用自己的体温温暖患者。5.检查患者的体温。6.检查患者的脉搏。7.在条件允许的情况下，为患者提供一些热的食物和饮料。

在室内如何对体温过低的患者实施急救

1.寻找医疗救助。2.如果患者神志清醒且没有受到其他伤害，就直接将他放到温暖的床上，用被子将患者头部（非面部）也盖住。3.为患者提供一些热的食物及饮料。

◆如果患者已经昏迷，急救人员应该对他实施嘴对嘴的人工呼吸和胸部按压。

！不要擦拭患者的四肢或让患者做大量运动。

！不要让患者喝酒，因为酒精有散热作用。

！不要让患者泡进热水里或用热水袋取暖，这样做会让血液从人体的主要器官转移到皮肤表层的血管里。

冻伤

冻伤非常危险，因为它会冻结人体内的血管，阻断被冻部位的血液流通，最后导致被冻部位发生坏疽。

身体凸出的部位，如鼻尖、手指头和脚指头等最容易发生冻伤。被冻伤的身体部位一开始会变冷、变硬、发白，然后就会发红、肿胀。

冻伤的急救措施

1.将伤者转移到能避风的地方。2.用40℃的温水浸泡伤者被冻伤的部位（图120）。3.送伤者去医院接受医疗诊断。

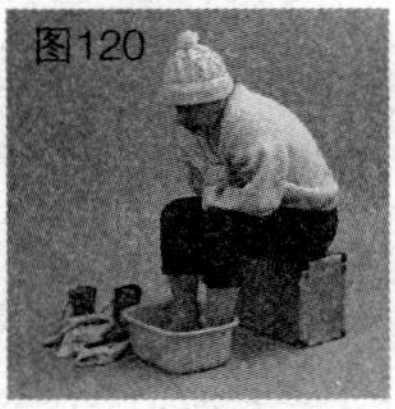
图120

！应该避免把冻伤的部位一直浸泡在水里，也不要去搓揉。

骨折

骨折的原因、部位与症状

人体任何部位的骨头都可能因为各种原因导致骨折，如直接的暴力行为、弯曲或扭曲、过分用力、用力按压骨骼外的肌肉或一些会对骨骼造成伤害的疾病等。相对于年轻人的骨骼来说，老化的骨骼更容易断裂，所以老年人常常会发生骨折。

有些部位的骨折比较常见。下图列出了身体最容易发生骨折的一些部位。

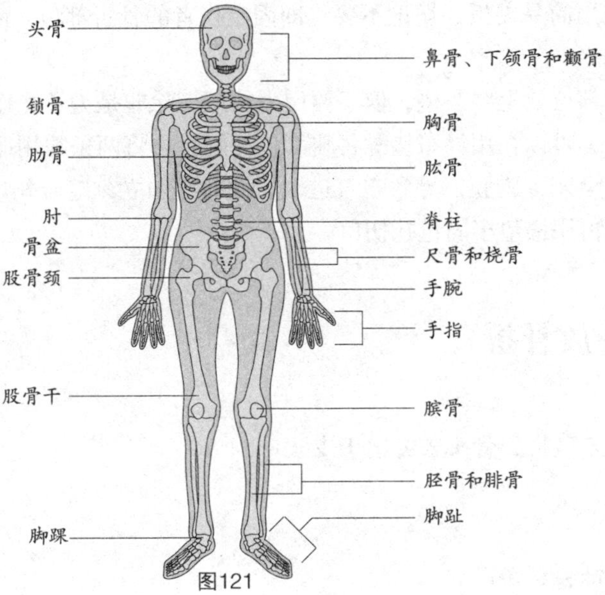

图121

骨折的征兆与迹象

受到触碰会疼痛难忍（图122）。

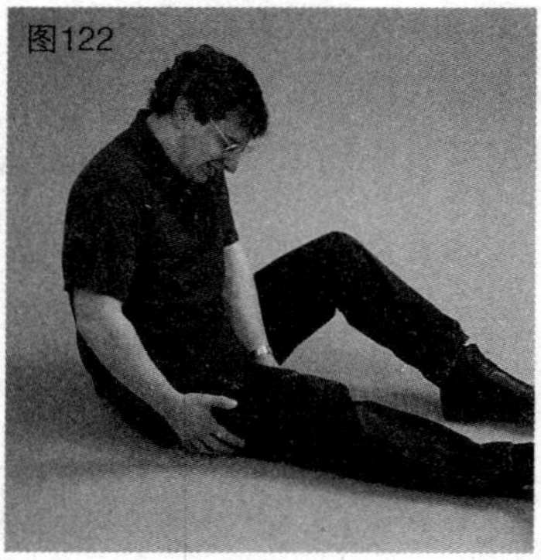

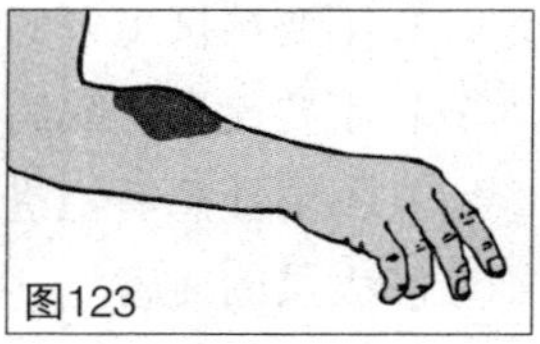

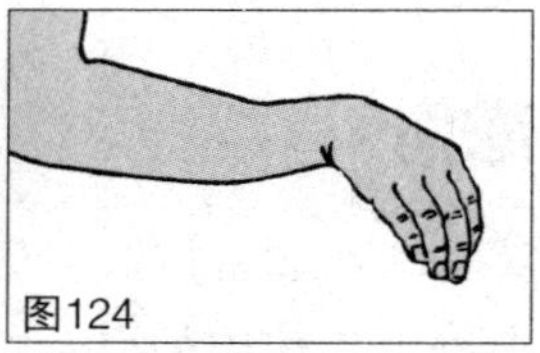

受伤部位发生肿胀、淤伤（图123）和变形现象（如骨骼线条不规则或发生骨折的手脚比平时短等）（图124）。

伤者行动不便。

受伤的部位无法像以前一样正常活动或无法活动。

行动时骨头内有摩擦的感觉。

伤者可能会出现休克症状。

！除非遇到特殊情况，如现场有危险等，否则不要搬动骨折的伤者。

！不要试图检测伤者的骨折程度，否则会对伤者造成进一步伤害。

固定和处理骨折部位

基本要点

尽量避免触碰伤者骨折的部位。

对于腿部受伤的人，只有情况非常紧急时才可以移动伤者。

检查伤者骨折处的脉搏。如果骨折处已经没有脉搏，说明伤者伤势比较严重。

打电话叫救护车并向医务人员说明事故详情。

不要擅自对伤者使用简易夹板等，因为专业医务人员会带来更专业的医疗器械。

可以先用纱布垫或悬带等为伤者骨折的手臂或颈部提供支撑，使伤者感觉更舒适。

开放骨折需要特别注意。

脖子或脊柱发生骨折非常危险，所以必须谨慎处理。

如果不得不使用简易夹板，切记不要立即固定伤者的骨折部位，除非是为了防止骨折部位的关节活动。

小心地在骨折部位放上纱布垫，但不要用力按压，除非是为了止血。

如果腿骨骨折，可以在用纱布垫等将腿部包扎好后再将两条腿用绷带等捆扎固定。

肋骨骨折可能会刺穿胸膜，导致空气进入。此时必须立刻缝合伤口，否则可能导致伤者死亡。缝合后再用棉垫牢固包扎伤口。

闭合骨折和开放骨折

闭合骨折的症状

骨折处的皮肤未破损，骨头未突出于皮肤。

骨折处肿胀。

开放骨折的症状

通常骨折部位都会有伤口。

从伤口外能够看见突出的骨头末端。

！不要把绷带捆得太紧，否则会阻碍伤者体内血液循环。

！在实施以上急救措施时，用手托住伤者受伤的部位，避免触动受伤的骨骼。

！要始终小心，不要触动伤者骨折部位。急救人员可以用手托住伤者受伤的部位。

闭合骨折的急救措施

1.打电话叫救护车。2.如果伤者大量流血，尝试按压伤口止血（图125）。3.缝合伤口并止血。4.用干净的纱布垫或手帕等物覆盖伤口，最好用消毒纱布（图126）。5.再用绷带包扎好伤口（图127）。6.使骨折部位固定不动，然后送伤者去医院。

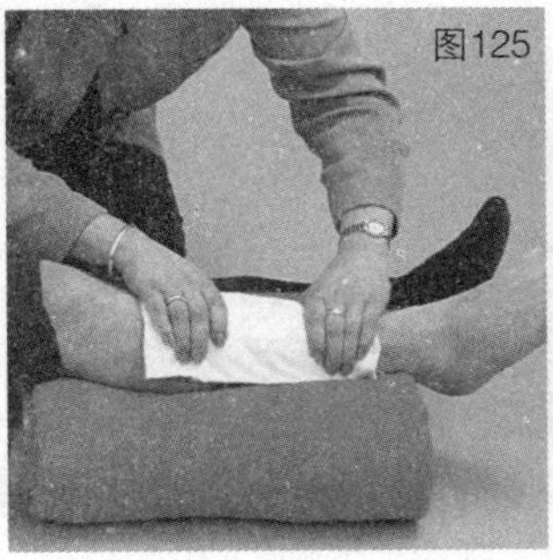

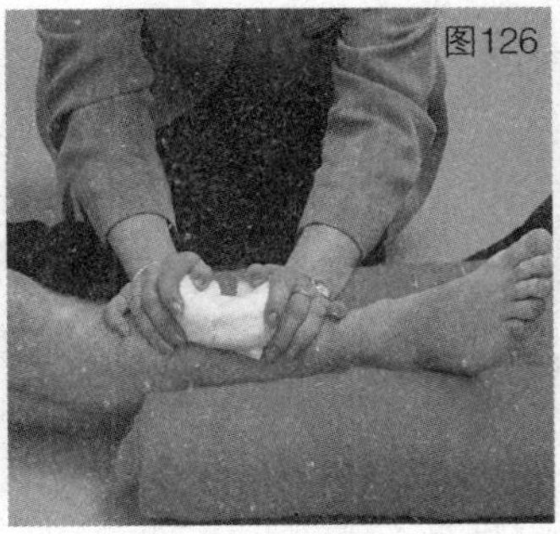

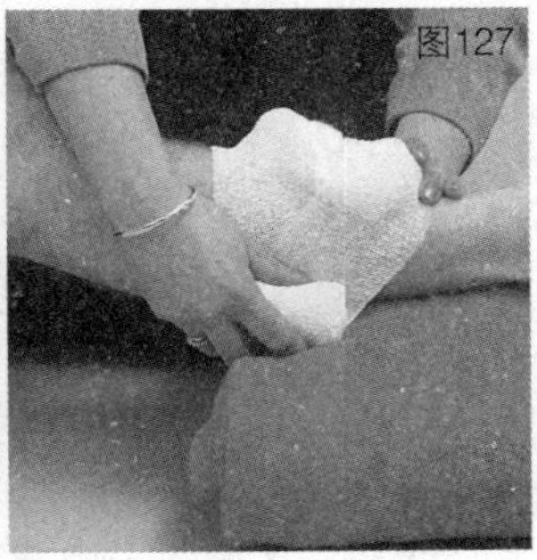

开放骨折的急救措施

1.用消毒纱布或一块干净的衣物等包扎伤口（图128）。2.在纱布外层放一块纱布垫，盖住伤口四周，高度必须超过突出的骨头。3.将绷带呈对角线放置，安全地包扎好伤口（图129）。4.使受伤部位固定不动。5.将伤者送往医院。

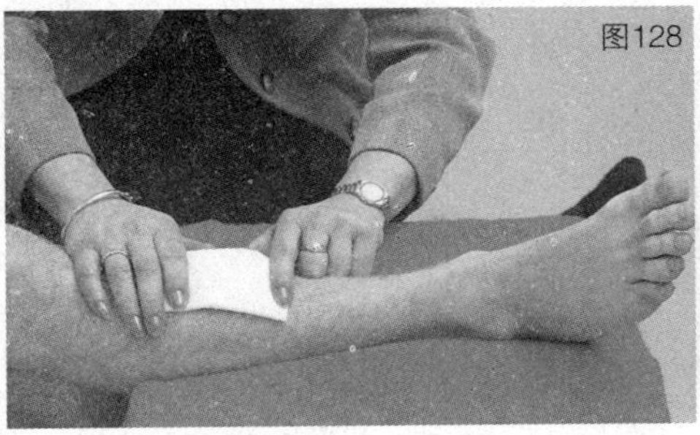

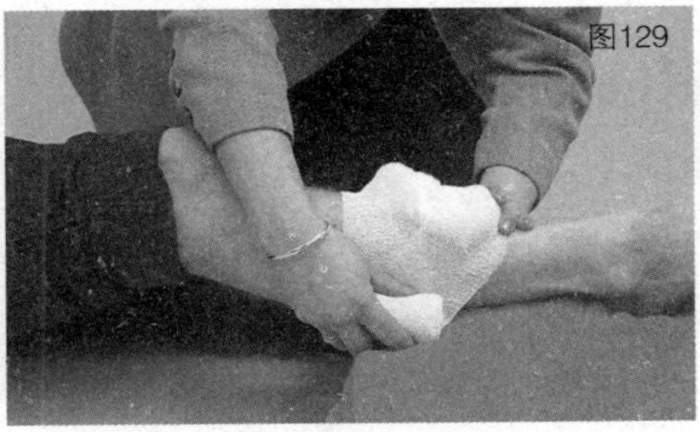

颈部骨折

颈部骨折

伤者脖子僵硬。

伤者的手臂和腿可能无法活动。

！除非在涉及到伤者生命安全的情况下，否则不要轻易移动伤者，因为移动不当的话可能导致伤者终生瘫痪，甚至死亡。

固定和处理骨折的颈部

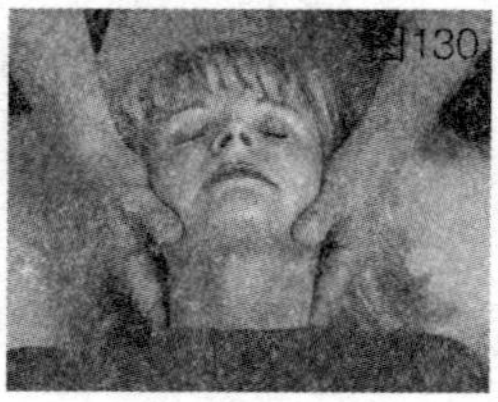

1.立刻打电话叫救护车。2.让伤者平躺在地板上。3.安抚伤者。4.蹲在伤者头部后上方，双手分别盖住伤者的耳朵两侧，将伤者的头摆正（图130）。5.用报纸等物制作一个牢固的颈套套在伤者脖子上，然后仍用双手扶正伤者的头。

颈套制作与使用

这项工作需要两名急救人员共同完成。颈套必须同时适用于坐着的伤者和躺着的伤者。1.将报纸平铺在一件展开的衣服里，再将它们一起卷起来（图131）。2.将颈套中间部位放在伤者下巴下，然后缠绕在伤者的脖子上（图132）。3.在正面系一个结将颈套两端连接起来（图133）。4.检查伤者呼吸。

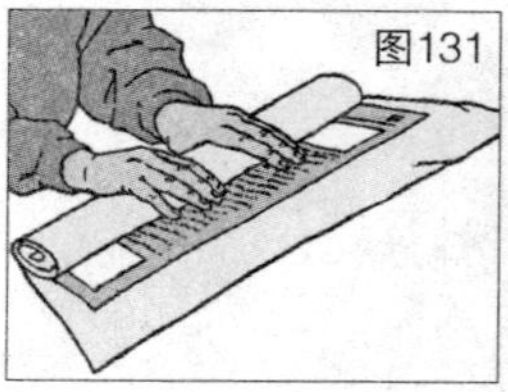

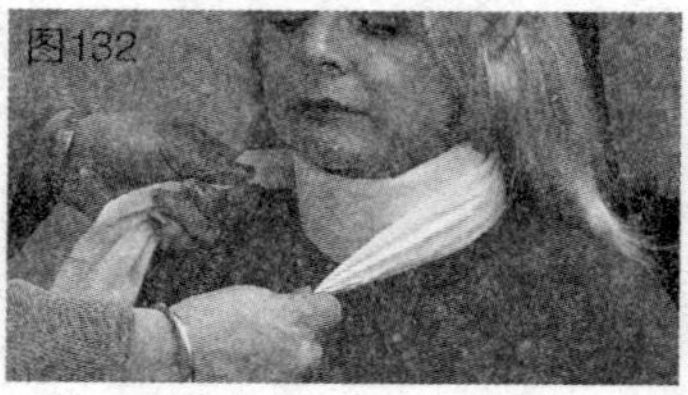

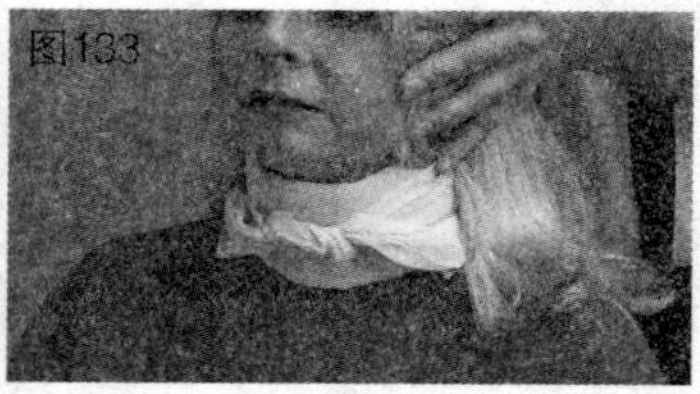

！除非伤者的呼吸道梗阻或没有了呼吸与脉搏，否则不要试图脱去伤者头上已经破碎的安全帽。

！在给伤者戴颈套的过程中要始终保证伤者的头部是挺直的。

！不要将伤者的脖子缠绕得过紧。

◆如果现场没有合适的纸张，就用手托住伤者的脖子和头保持伤者头部挺直，直到医务人员到达。

脊柱骨折

脊柱骨折的症状

背部有剧痛感。

固定和处理骨折的脊柱

这项工作需要两名急救人员共同完成。1.让伤者保持身体不动。2.检查伤者的呼吸和脉搏是否正常。3.立刻打电话叫救护车。4.其中一个急救人员蹲在伤者头部的后上方，双手分别盖住伤者耳朵两侧，将伤者的头摆正。5.将卷起的衣物放在伤者身体两侧，支撑伤者的身体。6.在伤者两腿之间放上软垫，将伤者臀部、大腿和脚踝处捆绑起来，使两腿并拢（图134）。7.如果伤者出现呕吐症状，将其翻转到有利于脊柱恢复的状态。8.确保伤者呼吸道通畅。9.让伤者一直躺着不动，并将其送往医院。

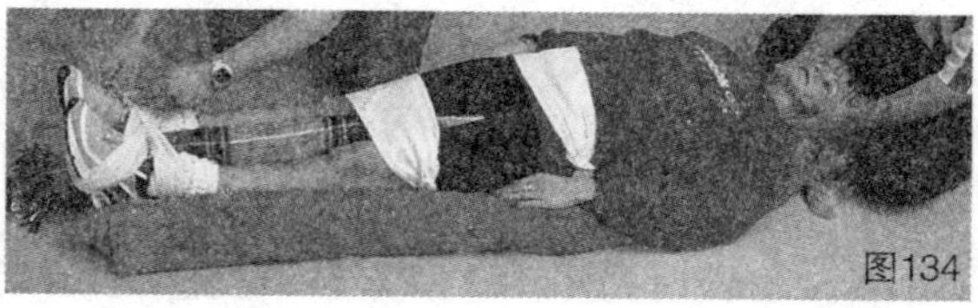

手臂和腿无法正常活动。

骨折以下部位有麻刺感或失去知觉。

！除非涉及到伤者的生命安全，否则不要轻易移动伤者。因为移动不当的话可能会导致伤者终生瘫痪，甚至死亡。

有利于脊柱恢复的最佳状态

该方法只适用于已经昏迷的伤者。1.这项工作需要6个人共同完成。一个人保持伤者的头、脖子和身体的正面始终处于同一水平线上，避免对伤者造成进一步伤害，同时指挥其他人的行动（图135）。2.其中3个人跪在伤者身体一侧，另外两个人跪在伤者身体的另一侧。3.为伤者戴颈套。4.小心地将伤者的一只手臂举起，同时把身体翻转成侧躺状态，使举起的手臂压在侧躺的身体下方，另外两个人小心地保护伤者，防止在翻动过程中扭伤伤者的脊柱（图136）。5.将伤者身下的那只手臂移到他的头部下方，并拉直伤者的脖子。弯曲处于上方的一条腿并使膝盖贴近地面，脚置于在下方的那条腿的小腿上（图137）。继续保持伤者的头、脖子和身体正面处于同一水平线上。

图135

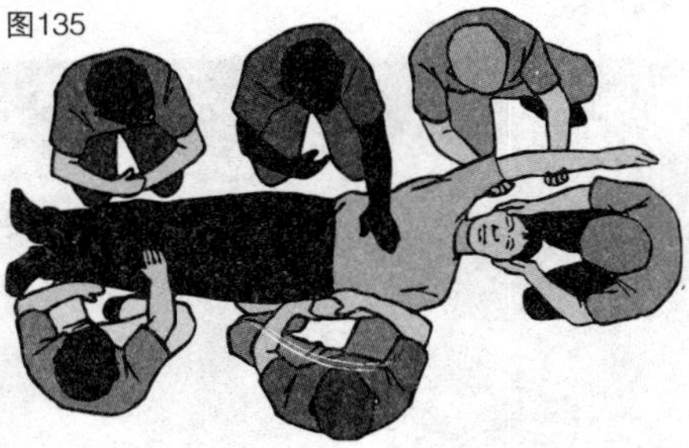

图136

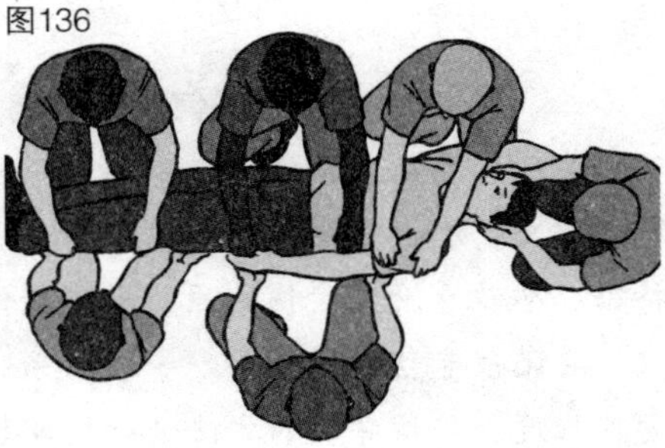

图137

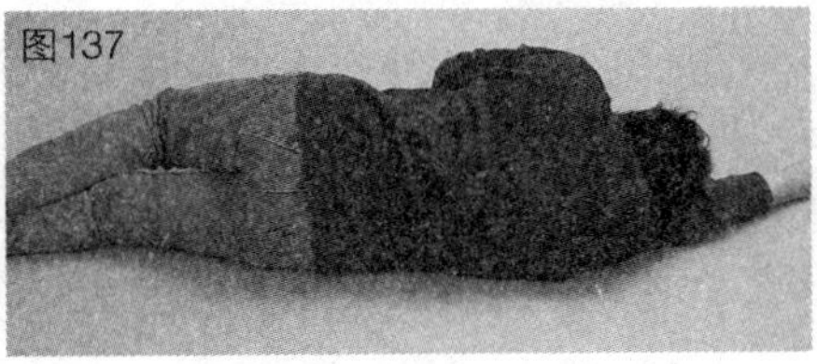

肌肉拉伤

人体有几百块肌肉，其中任何一块肌肉都有可能被拉伤。比较常见的是四肢肌肉拉伤和背部肌肉拉伤。肌肉拉伤有以下几种情况：肌肉淤伤、肌肉被拉伸、肌肉被撕裂、肌肉被割裂或肌肉与骨分离。肌肉拉伤的严重程度通常根据肌肉受到的损害程度来判断。严重的肌肉拉伤通常伴随出现骨折症状，此时，必须立刻送往医院就医。

肌肉拉伤的症状

按压拉伤部位的肌肉时会感觉疼痛，身体虚弱。

拉伤部位的肌肉出现肿胀和僵硬现象。

伤者可能会出现痉挛现象。

受影响的肌肉无法正常活动。

肌肉拉伤的急救措施

1.让伤者坐下或躺下。2.使受伤的部位处于最舒适的位置。如果是腿部肌肉拉伤，可以将腿吊起来。3.在受伤部位放上一个冷敷袋（冰块或冷冻食物，如冰豌豆）（图138），用绷带将冷敷袋绑在受伤部位，持续半小时左右，可以减轻体内流血或者淤伤症状。4.用绷带和厚厚的棉垫牢牢地包扎受伤部位（图139），有助于减轻肿胀。

图138

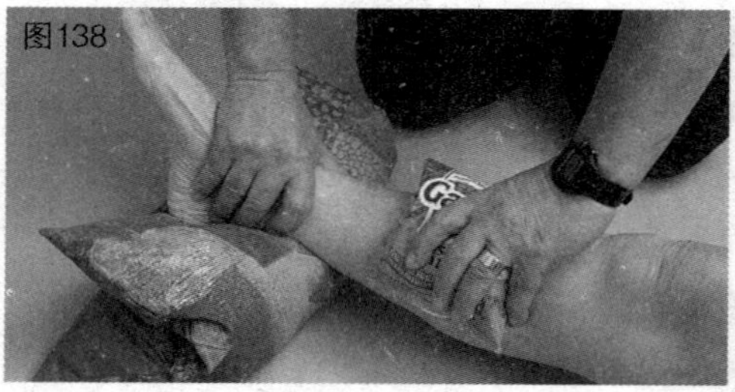

图139

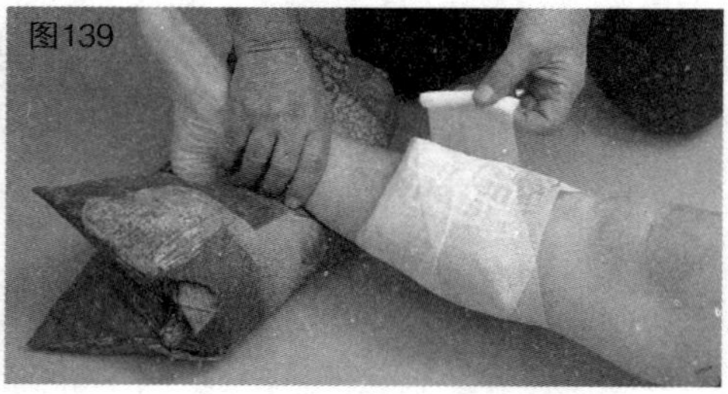

如何判断骨骼、关节和肌肉受到损伤

某些损伤从表面就可以判断出，如开放骨折或大拇指错位，而另一些骨折则要通过照X线才能发现。判断伤情时，如果不清楚受伤部位的情况，要尽量注意伤势特征，尽量弄清楚受伤的原因和造成伤势的外力有多大。

要记住受伤部位的形状、位置和表象，与未受伤部位加以比较，如果不能确定受伤程度，要按骨折的方法进行处理。

判断方法包括：

· 近期受重击和摔倒。

· 碎骨或拉伤的韧带有喀嚓声。

· 拉伤的肌肉有剧痛。

· 肢体难以正常活动或完全不能动（如不能走路）。

· 伤处或其附近疼痛，一动更疼。剧痛通常表明关节错位。若轻压伤处即感到剧痛，则是骨折的症状。

· 骨折处有变形、肿胀和淤血现象。

· 骨骼末端能听到或觉出摩擦声。不要故意使其发出这种声音。

· 受伤的肢体可能缩短、变形和扭歪。

背痛

背痛是由各种不同原因引起的，其疼痛程度不一，有的严重，有的并无大碍。通常情况下，背痛并不会带来严重后果，但是如果出现以下症状，就必须立即就医治疗。

背痛的症状

非常疼痛。

疼痛持续时间长。

一条腿麻木、无力。

膀胱和肠道出现问题。

◆如果一两天后伤者仍未好转，请到医院就医。

如何缓解背痛

1.用热水袋温暖患者背部（图140）。2.在咨询患者意见之后，如有必要可以让他服用阿司匹林、扑热息痛或布洛芬等药暂时缓解疼痛。

图140

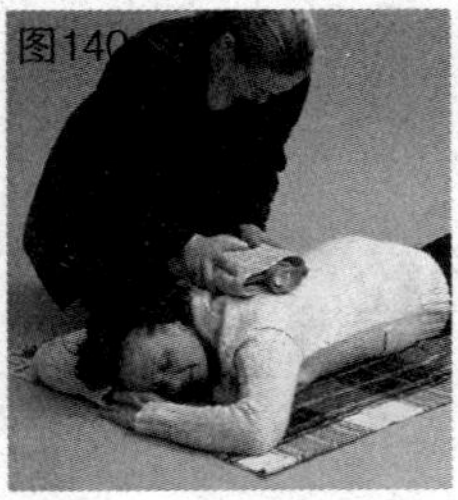

头痛

大部分头痛症状是由于患者内心紧张引发头部肌肉紧张导致的。当然，也有一些头痛症状是由其他一些非常见因素引起的。

头痛的原因

饮酒过量。

饥饿。

劳累。

沉闷的天气。

偏头痛。

敏感症。

如何消除头痛症状

1.让伤者放松心情。2.服用一些止痛药。3.用冷敷袋或热水袋敷在伤者前额（图141）。

图141

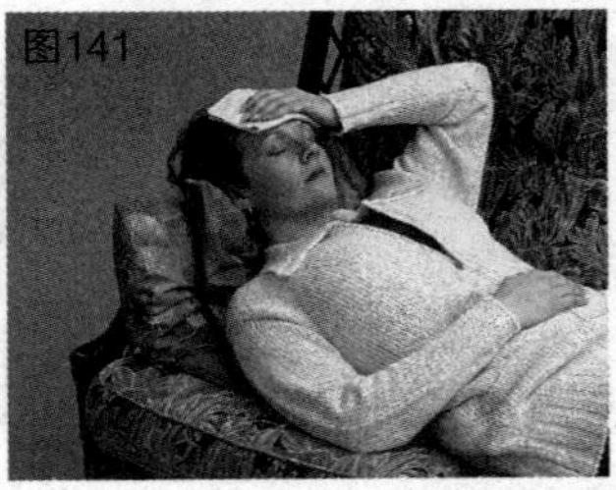

一般情况下，头痛并不会带来严重后果，只有少数头痛症状可能是由严重疾病引起的，如脑瘤、高血压或者动脉瘤等。一般体外伤不会导致头痛。

不明原因的头痛

对于这样的头痛症状，患者要及时告知身边的人并到医院做检查，尤其是出现了身体虚弱、失去知觉或视力减弱等并发症时，更要予以足够的重视。

耳痛

很多孩子的中耳和整个耳道容易发炎，进而影响到鼓膜，这些孩子比较容易出现耳痛的症状。另外，耳道受到微小震动也会导致耳痛。

如果患者出现以下症状，请立即去医院就诊。

图142

耳朵的内部构造

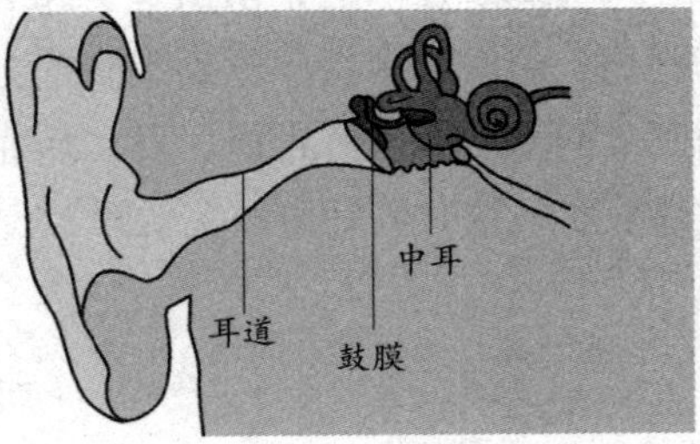

耳痛的症状

耳朵发热。

耳朵失去听觉。

耳朵向外流脓。

如何缓解耳朵疼痛

1.吃止痛药，但要有所节制。2.测量患者的体温，如果患者有发热症状，立即去医院就诊。

◆如果疼痛时间超过一天，请去医院就医。

！不要让12岁以下儿童服用阿司匹林，可以让他服用适量的扑热息痛。

痛经

痛经是女性比较常见的生理问题，一般不会引起严重后果。

如何减轻痛经症状

1.服用布洛芬、阿司匹林或可待因等止痛药片。2.如果疼痛严重，可以洗个热水澡，然后躺在床上休息片刻，最好在被子里放个热水袋用来取暖（图143）。

图143

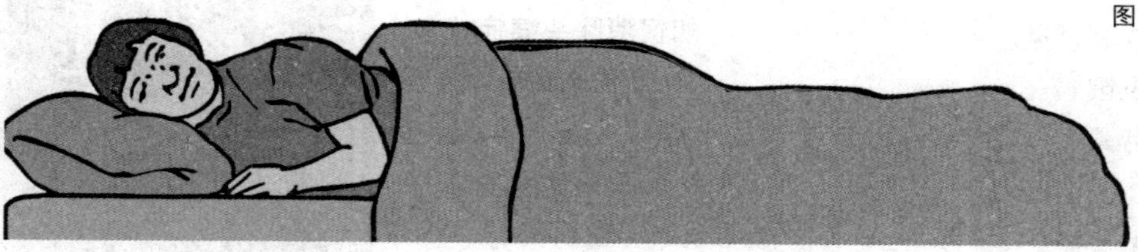

◆如果疼痛非常严重而且不见好转，可能是盆腔发炎或激素失调等体内循环失调或其他妇科疾病引起的，需要去医院就医。

口服避孕药

通常情况下，避孕药对治疗严重痛经非常有效。因为避孕药可以阻止女性排卵。女性不排卵就不会出现痛经的症状。

鼻窦疼痛常出现的部位　图144

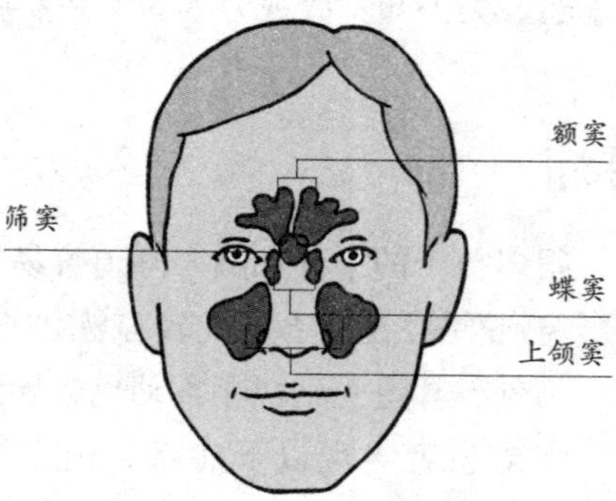

鼻窦痛

急性鼻窦炎一般是由感冒引起的，会使鼻窦疼痛，通常患者会感觉到眼睛上方、下方及两眼之间部位有阵阵疼痛。鼻窦痛通常伴随着发热症状，这时最好去医院就医。

如何缓解鼻窦疼痛

1.用减充血的滴鼻剂或者喷雾剂滴鼻子，也可以在碗里盛上热水，再用鼻子去吸水蒸气，同时在头上用一块毛巾搭成一个“凉篷”，以使更多的水蒸气吸入鼻腔，这种方法也非常有效。2.吸入安息香胶的酊剂也是治疗鼻窦痛的常用方法。这些药材都不是处方药，所以很容易在药店买到。

牙痛

牙痛是指下颌内部和牙齿疼痛，包括持续性疼痛、间歇性疼痛和剧痛等多种情况。

牙痛的原因

牙齿被腐蚀伴随着牙龈发炎。

长智齿。

牙齿长得过深且不整齐。

牙齿断裂。

图145

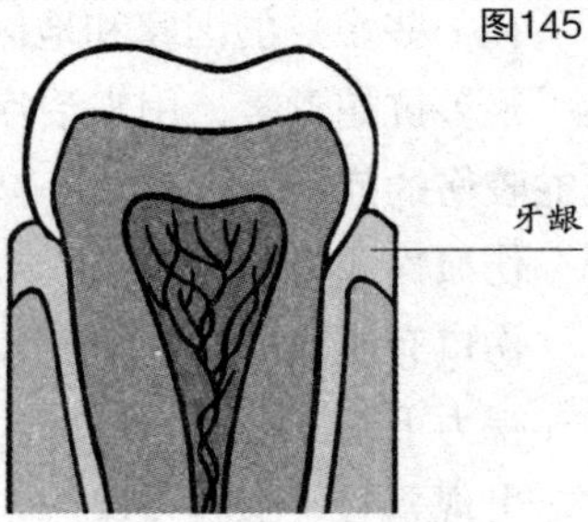

如何缓解牙痛

缓解牙痛的方法有很多，应该根据不同的牙痛症状采用不同的治疗方法。

1.如果因为吃了太多酸的或甜的、冷的食物而引起牙痛，可以在牙上涂抹牙膏缓解疼痛。2.在受影响的牙齿上涂上丁香油（图146）。3.伤者可以在脸上放个热水袋从外部热敷牙齿。4.疼痛难忍时可以服用止痛药。

图146

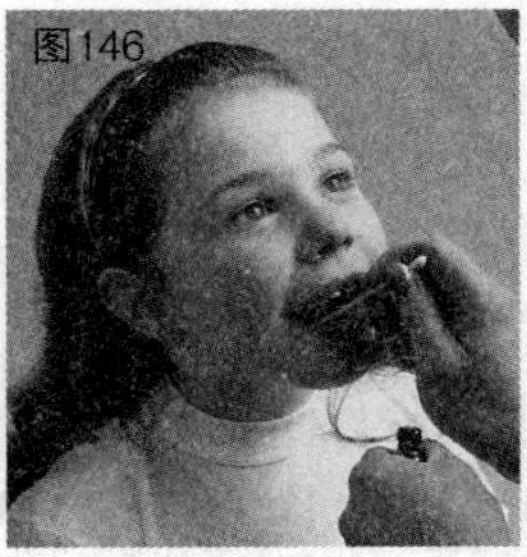

◆如果疼痛一直持续，应立刻去看牙医，以免被腐蚀的牙齿发生感染。

被猫、狗咬伤

猫、狗等动物的口腔内有很多生物，其中一些可能给人产生感染物,甚至可能给人带来致命的疾病，例如狂犬病。所以，如果被动物咬破了皮肤，必须引起高度重视，对伤口进行必要的治疗。

如何处理被叮咬的伤口

1.立即用大量肥皂水清洗伤口。2.任由伤口流血，可以带走伤口上的细菌。3.将纱布放在双氧水里浸泡后再包扎伤口，可以降低感染风险。4.咨询医生是否需要注射破伤风疫苗和抗生素等。5.如果怀疑伤者可能感染了狂犬病病毒，应立即将其送医院治疗。

狂犬病确诊

为了核实或排除狂犬病病毒感染，必须对疑似患上狂犬病的动物或人进行医学检查。必要时还需要将疑似患上狂犬病的动物或人隔离。

被蛇咬伤

在一些多蛇的国家和地区，常常发生毒蛇咬人的事件。毒蛇聚集地区的医疗专家收集了很多抗蛇毒素，用来治疗被蛇咬的伤口。

被蛇咬伤的症状

伤口疼痛且肿胀。

伤口有明显的小孔状蛇齿印。

视力下降。

出现恶心、呕吐现象。

呼吸困难。

被蛇咬伤后的急救措施

1.让伤者躺下休息（图147），使其心跳减速，减缓毒素扩散速度。2.清理伤口，洗去伤口周围的毒液（图148）。3.牢固包扎伤口（图149）。4.尽快送伤者去医院。

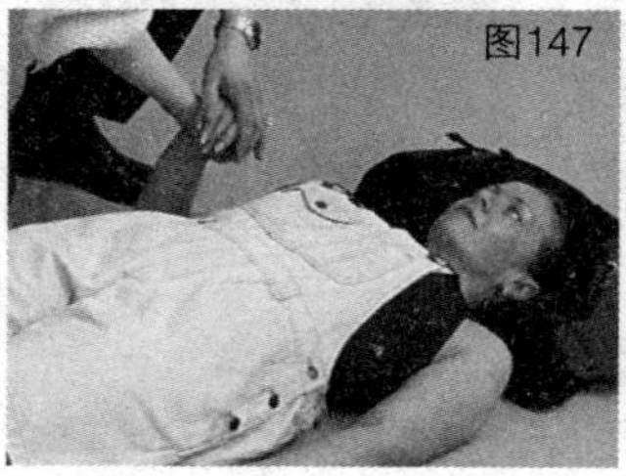

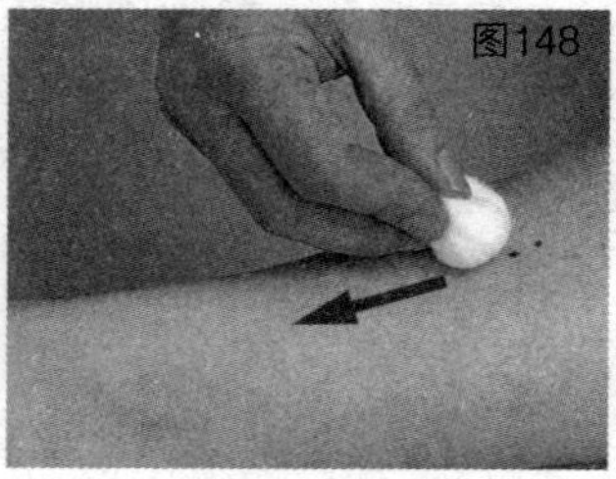

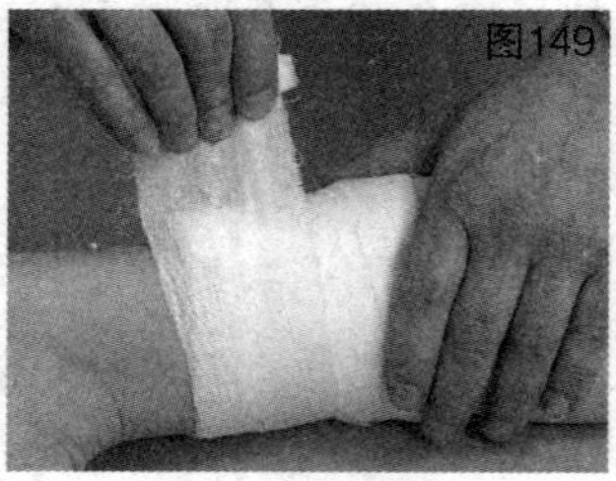

！不要让伤者移动。

！不要举起伤者的肢体。

！不要用刀划伤口或烧烙伤口。

被昆虫叮咬受伤

其实常说的被昆虫咬并不是真的被昆虫咬了，只是昆虫将其唾液注入人的皮肤里，使皮肤受到其唾液里的一些物质的刺激。这些物质会使你产生过敏症状——皮肤泛红、肿胀——通常持续1~2天。另外，可能还会出现一些不良反应，那是昆虫的分泌物渗进皮肤导致的。严重的不良反应可能会危及生命，尤其是喉咙肿胀等症状。

被昆虫叮咬受伤后的急救措施

1.用肥皂水彻底清洗皮肤。2.如果局部或全身出现严重的不良反应，应该立刻去医院就医。

被昆虫蜇伤

被昆虫蜇伤是指人被蜜蜂、黄蜂、大黄蜂等蜇后，被具有很强刺激性的毒液感染。这通常会导致局部皮肤疼痛、红肿，不过基本上不会对人造成太大伤害。但是，如果同时被蜇很多次，就可能很危险了。如果伤者以前被某种昆虫蜇过，并对其过敏，那么再次被同样的昆虫蜇也会非常危险。

被昆虫蜇伤后的急救措施

1.用指甲盖或一把钝刀小心地刮昆虫蜇咬后留在皮肤上的螯针（图150）。2.用肥皂水清洗受影响的皮肤（图151），然后冰敷伤口(图152)。3.让伤者服用止痛药。

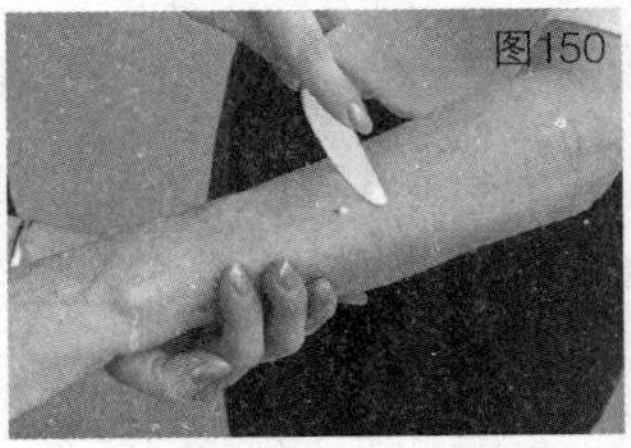
图150

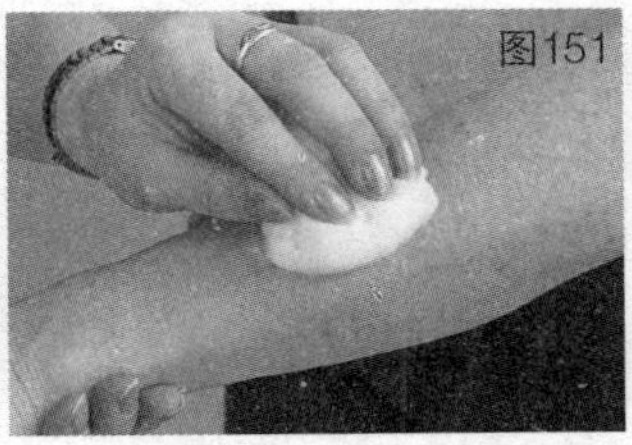
图151

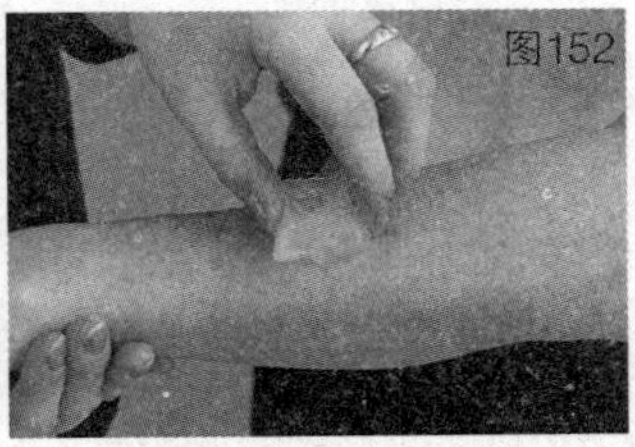
图152

伤者被蜇后昏倒时的急救措施

1.检查伤者呼吸。2.检查伤者脉搏。3.如果需要的话，立即对伤者实施嘴对嘴的人工呼吸和胸部按压。

！不要用钳子拔除螯针，这样做可能会把毒液挤到皮肤里。

口腔或喉咙被蜇

急救人员应立即送伤者去医院。这类蜇伤可能会使伤者喉咙肿胀、呼吸道梗阻，导致伤者死亡。

普通的过敏反应

任何一种过敏反应都要立即去医院就医。

眼圈淤青

眼睑周围的皮肤非常薄，且布满了大血管。眼圈淤青就是由于伤到了这些血管，导致血液淤积在眼睛周围的组织，使眼圈发黑。

当眼圈部位的血液开始向四周流动时，不用采取什么措施，等着血液完全散开就行。恢复所需要的时间根据眼圈乌黑的严重程度不同而不同，一般为2~3周。在此期间，眼睛周围的皮肤在不同时间段会呈现不同的颜色。

眼圈淤青的治疗措施

1.眼睛受伤后立即用冷敷袋（一袋冰豌豆等）冷敷眼睛周围皮肤（图153），可以减轻淤血程度。2.立刻检查受伤眼睛的视力状况。3.如果感觉视力有损伤，可以用手指轻轻拨开眼睑（图154），对比两只眼睛的视觉是否有差异。4.上下左右转动两只眼睛，然后再检查眼睛的视觉状况。

图153

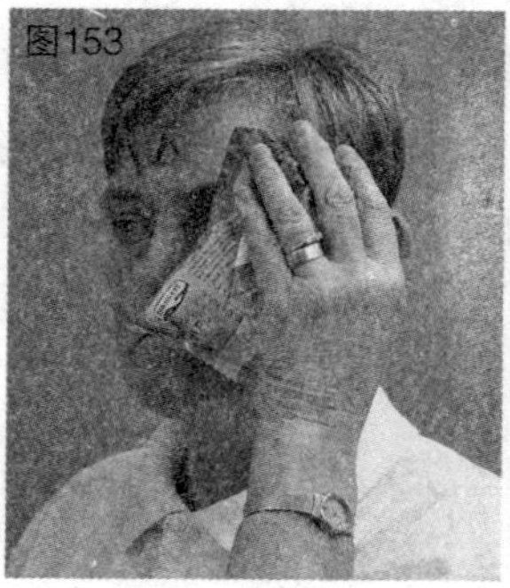

图154

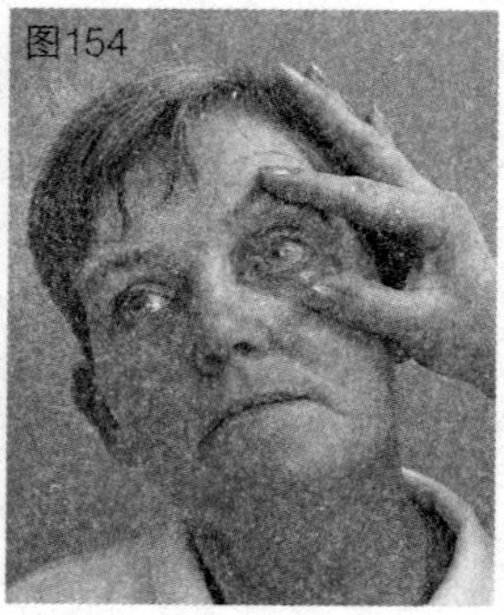

视觉问题

如果出现任何视觉问题，请立即去医院就诊。

轻微的刀伤、割伤和擦伤引起的流血

皮肤表皮本身具有很好的防感染能力，但是一旦表皮因刀割或摩擦而被撕裂，那么皮下组织就很可能发生感染。

大部分情况下，人体本身的防御机制能够抵制这种感染，伤口发炎一段时间后会自然痊愈。但是这种感染的次数多了，轻微的伤口也有可能被某些危险的有机体污染，发生严重感染，最后可能导致血液中毒。

图155 皮肤构造

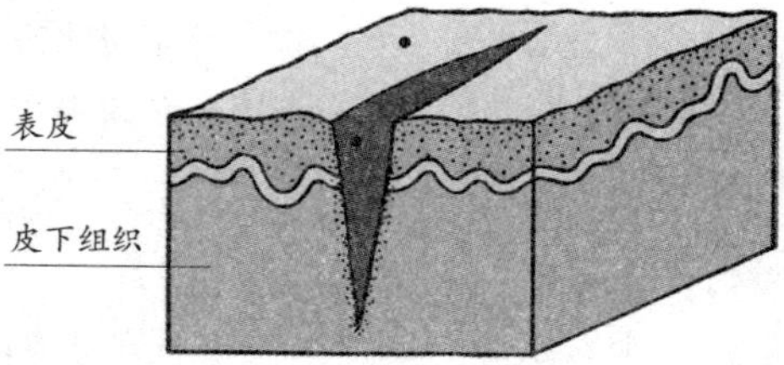

如何处理轻微伤口

1.如果被刀割或擦伤留下轻微伤口，立刻用肥皂水彻底清洗伤口及其周围皮肤（图156）。2.清除伤口上的所有异物与脏物。3.清洗双手并甩干。4.用消毒水擦拭伤口周围皮肤（按照药瓶上的说明正确使用）（图157）。5.彻底清洗伤口后，用消毒纱布或创可贴包扎伤口（图158）。等到伤口愈合后再将纱布取下。在此期间，如果纱布松了或脏了，可以更换。

图156

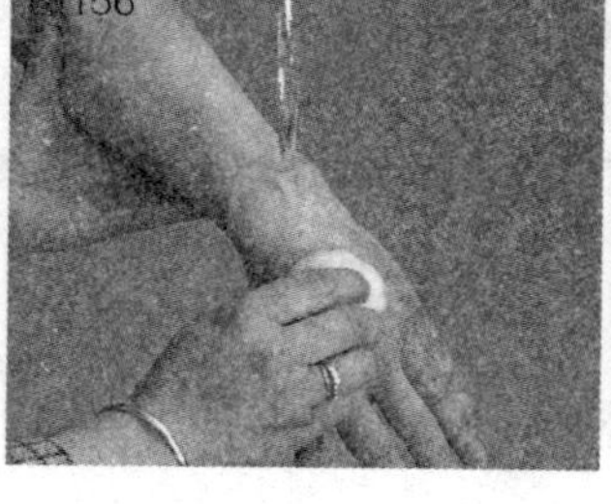

图157

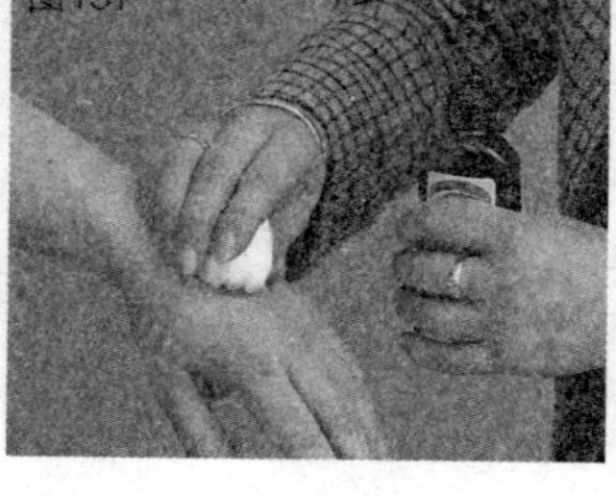

图158

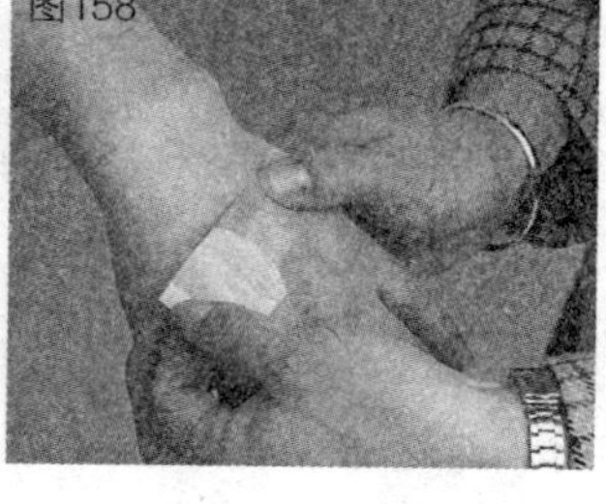

！不要触摸伤口，也不要用毛巾等物擦拭伤口，即使是用干净毛巾。

！不要触摸伤口上的纱布。

！手弄湿后不要用毛巾擦拭而要自行晾干，即使是用刚刚清洗过的毛巾，因为毛巾携带的细菌会感染伤口。

◆一天之后，伤口如果仍没有好转，并且更加疼痛，出现发热、肿胀等症状，必须立即去医院就诊。

痊愈时间

经过正确处理的轻微伤口，一个星期左右就会痊愈。

伤口很深

如果伤口很深，即使是伤口面积很小也要及时治疗。因为这样的伤口有一定的潜在危险，尤其是在造成伤害的物体被污染过的情况下。例如施过肥的土壤含有非常危险的有机物，如果在整理花园时身体某一部位被刺破留下伤口就可能带来严重后果。

流鼻血

鼻子内靠近鼻梁的内表层部位有很多血管。当鼻子受到外力伤害或撞到坚硬物体或挖鼻孔过于用力时，这些血管就会破裂导致出血。一般情况下，流鼻血不会引发严重后果。

！如果可能的话，伤者在止住鼻血4个小时内不要触碰鼻子。

◆如果鼻子仍然流血，重复步骤1~5。

◆如果仍然无法止血，应该送伤者去医院就诊。在此期间，伤者必须始终捏紧鼻子。

如何止鼻血

1.如果鼻子流血，立刻用大拇指和食指牢牢捏住鼻子（图159）。2.伤者应该坐下来，拿一个洗脸盆，头向前倾，正好在脸盆上方（图160）。3.按压鼻孔至少10分钟，在此期间伤者不能抬头。4.慢慢地松开按压的手指。5.头继续向前倾，用一块在冷水里浸泡过的干净纱布轻轻擦拭嘴巴和鼻子四周（图161）。

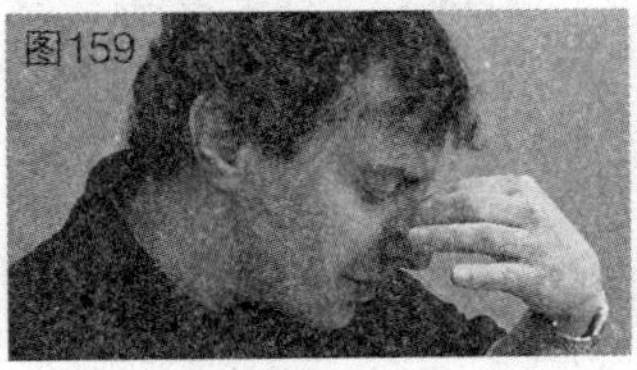

图159

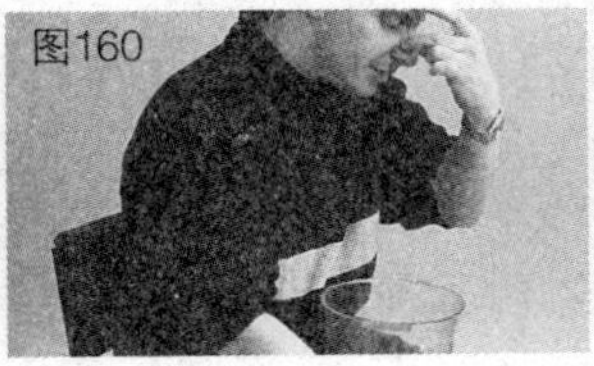

图160

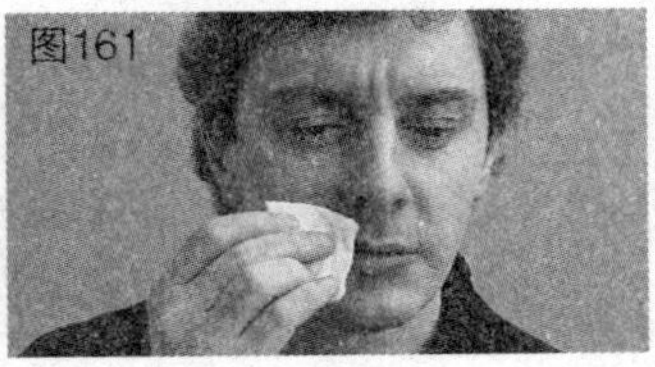

图161

牙龈出血和牙槽出血

牙龈出血

牙龈出血是在刷牙时容易出现的症状。牙龈出血可能是由于牙龈有毛病，如牙龈炎。也可能是由于平时不够注意口腔卫生引起的。因受伤而引起的齿龈出血一般不会持续很长时间，用手指用力按压就能止血。

牙槽出血

牙槽出血一般是拔牙或因事故使牙齿脱落引起的。另外，如果下颌受伤破裂也会导致牙槽出血。前面两种情况导致的牙槽出血可以采取以下急救措施。

如何处理牙槽出血

1.用一块纱布垫按压牙槽。也可以用小块干净的手帕，卷成小圆柱状，放在两排牙齿中间（图162）。2.用牙齿咬紧纱布垫，使其紧贴牙槽（图163）。至少坚持10分钟。3.慢慢停止按压。

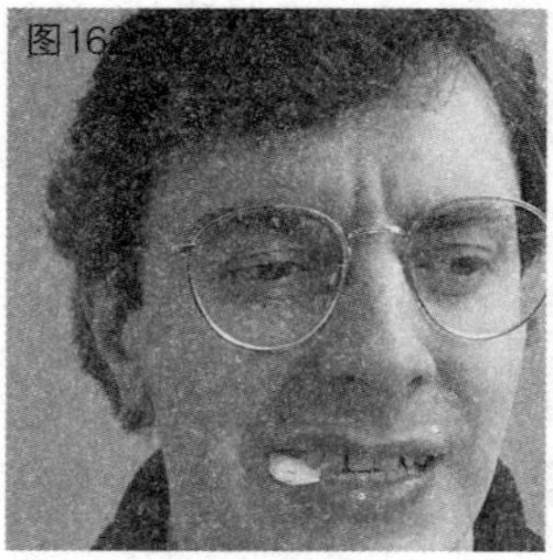
图162

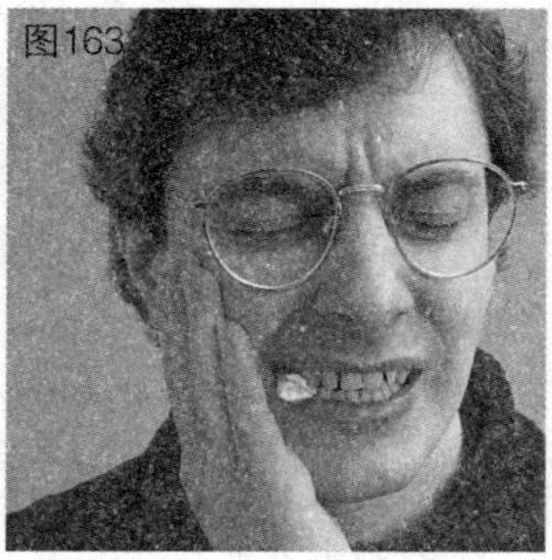
图163

◆如果牙槽继续出血，可能需要按压更长时间，所以请重复以上步骤。

！在取出纱布垫时，千万不要把牙槽里的血块连带抽出来。

◆如果把血块抽了出来，在纱布垫上涂一些消毒的凡士林，使其更加润滑，然后再放回牙齿间。

◆如果以上方法还是无法止血，请去医院就诊。

轻微烧伤与烫伤

如何处理轻微烧伤与烫伤

1.即使是轻微的烧伤也要立即冷却伤口，减少对身体组织的伤害。尽快在水龙头下冲洗烧伤部位（图164），直到完全冷却为止。2.用干净的最好是消过毒的布（非绒布料）包扎伤口（图165）。

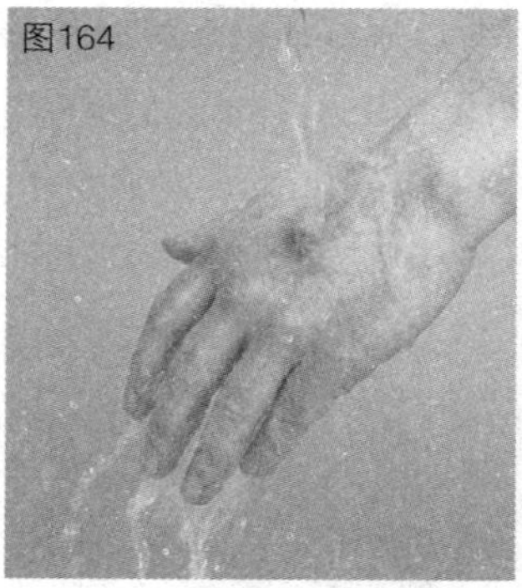
图164

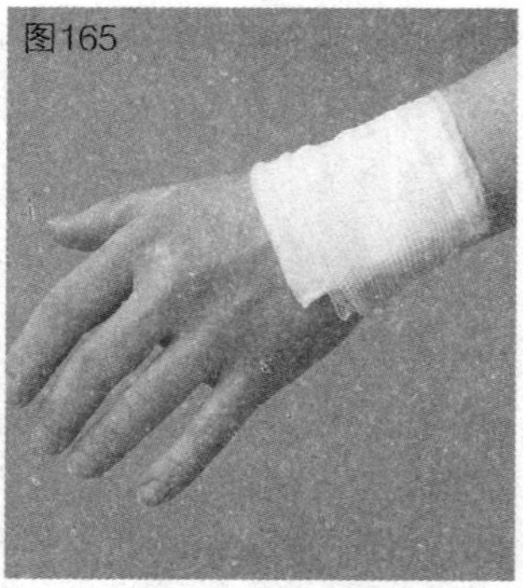
图165

！不要刺破水疱或撕去烫伤部位松弛的外层死皮。

太阳灼伤

太阳灼伤是由于伤者长时间暴露在太阳光下导致的。太阳光里含有紫外线，会破坏皮肤表层细胞并伤害皮肤里的微血管。太阳灼伤分为轻微灼伤和严重灼伤，这两种情况会导致不同的结果，轻微灼伤对皮肤的伤害较小，严重灼伤可能会使皮肤出现水疱。

太阳灼伤引发的后果：

立刻感觉身体不舒服。

增加皮肤起皱纹和患皮肤癌的概率。

如何处理太阳灼伤

1.避免皮肤直接被阳光照射。2.洗个冷水浴，冷却皮肤（图166）。3.不要按压灼伤的皮肤。4.对于轻微的灼伤，可以用榛子油、天然酸乳酪、炉甘石洗液或某种护肤乳液涂抹晒伤处。5.如果是更严重的情况，最好保持水疱完整，不要戳破。6.服用止痛药。7.如果伤势非常严重，要及时去医院就诊。

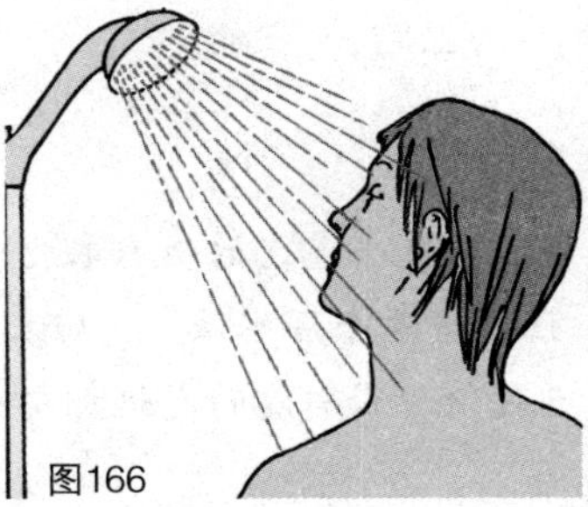
图166

晕厥

晕厥是指大脑短时缺血导致的患者暂时失去意识的现象，这通常是由于血管扩张，以致没有足够的血压来向体内所有部位输送足够的血液而引起的。有时，心脏突然跳动缓慢也会引起晕厥。

晕厥的原因

烦闷或待在温度过高的空间里。

站立时间过久。

恐惧或极度痛苦。

便秘。

晕厥的急救措施

1.让患者平躺在地上。2.将患者的腿抬高。3.解开患者的紧身衣物。

晕厥的症状

脸色苍白。

冒冷汗。

眩晕。

视力模糊。

耳朵嗡嗡作响。

失去意识。

昏倒在地。

！不要让患者保持直立的姿势。

！如果患者呼吸粗重，使其处于有利于恢复呼吸的状态。

发热

发热是指人体体温高于正常体温37℃。发热是由各种各样的原因引起的。

发热的原因

最常见的是由细菌或病毒感染引起的发热。

甲状腺功能亢进。

身体脱水。

头部过热。

心脏病。

淋巴瘤。

发热的急救措施

1.脱去患者的所有衣物。2.用微温的水不停地擦拭伤者身体。3.如果条件允许，让患者洗个温水澡。4.如果患者身体没有受到其他伤害的话，让他服用阿司匹林。5.任何原因引起的发热都要去看医生。

！高热要及时去医院就诊，不能拖延，否则会损伤大脑。

！不要让12岁以下发热的儿童服用阿司匹林：可能会引发韦氏综合征——一种非常严重的肝脑疾病。

耳朵里的异物

小昆虫有时候会爬进耳道里。它们不可能爬进耳骨里，只能停留在耳道外层，有时会吸附在软软的蜡状物上，直到被驱出。

◆如果小虫仍残留在耳朵里，请立即去医院。

！不要试图移出耳朵里坚硬的异物，这样做可能会把异物推到耳道深处。应该立即去医院就医。

如何清除耳朵里的异物

如果确定耳道里有小虫，用小水壶轻轻地往耳朵里倒入冷水（图167），使小虫随水流出来。

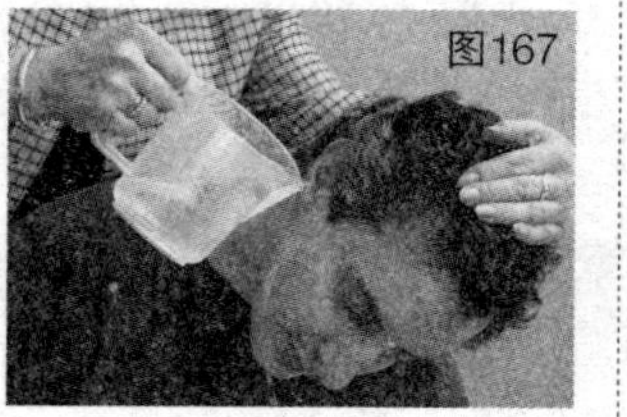
图167

眼睛里的异物

体积较小的异物经常会进入眼睛的某个部位。它们可能停留在以下几个部位。

眼睛容易受影响的部位

眼球外部。

眼睑后面，在按压敏感的角膜时会有刺痛感。

运动迅速的金属异物可能会穿过眼睛外膜进入眼睛里面。

如果异物不容易找到，用火柴棒将眼睑向外翻开来寻找（图168）。此时，如果伤者眼睛保持向下看，就更容易操作。

◆如果异物仍未清除，请立即去医院就诊。

！不要用针等尖硬物去清除眼睛里的异物。

！不要试图清除角膜中间的异物，如果伤害到角膜会影响视力。

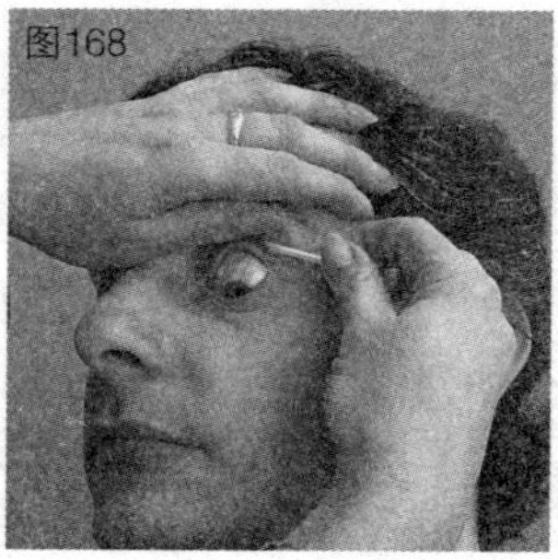
图168

如何清除眼睛里的异物

1.把头伸入水里，眼睛在水下不停眨动或者让眼睛彻底浸泡在水里清洗（图169），就能够清除眼睛里的异物。2.如果眼睑或角膜里进了沙石，用一张柔软的纸折叠后轻轻除去沙石即可（图170）。

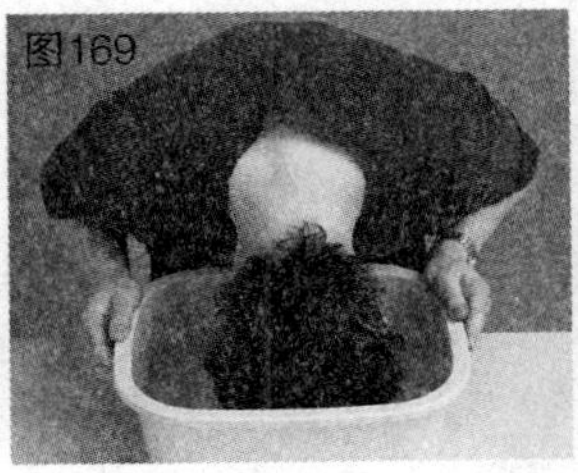
图169

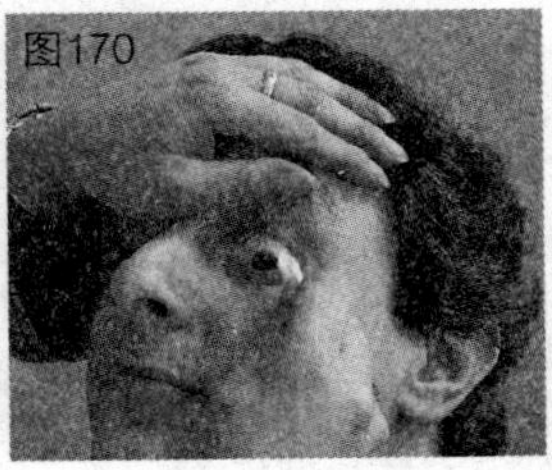
图170

金属异物

一些来自于旋转研磨机、钻孔机或磨粉机等的金属异物会快速而且悄无声息地进入眼睛里，对视力造成严重损害。发生这种情况通常是非常危险的，因此，必须马上去医院。

鼻子里的异物

◆如果异物仍未被清除，立即去医院就诊。

！如果一次清除没有成功，不要继续进行，否则有可能会将异物推向鼻孔深处。

如何清除鼻子里的异物

鼻孔里的微小异物通常能直接看到，可以用镊子伸进受影响的鼻孔来清除异物（图171）。清除异物时要非常小心，最好去医院就医。

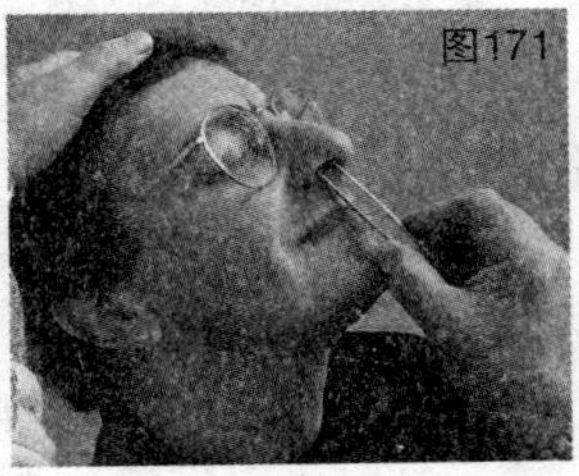
图171

碎片

刺入皮肤里的异物通常是金属或木头碎片。

清除未完全没入皮肤的碎片

1.如果刺入人体的木头碎片或其他碎片在身体上还露出一截，这时应该用镊子将其夹住拔除（图172）。2.用肥皂水彻底清洗伤口及其周围皮肤。

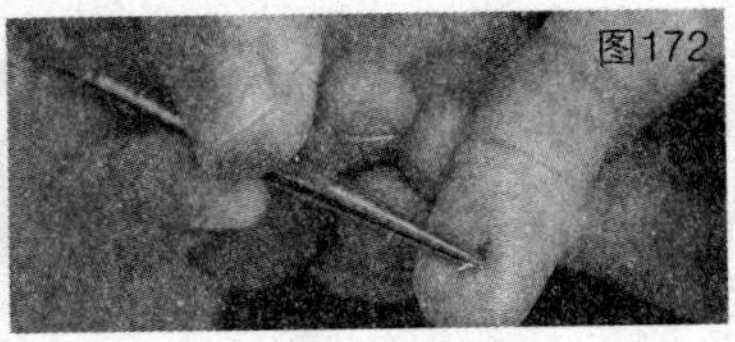
图172

没入皮肤的微小碎片

如果碎片很小且深入到皮肤里面，请采用以下措施进行清除。

清除没入皮肤里面的碎片

1.用火烧针尖，对针尖进行消毒（图173）。2.用针尖挑起碎片的一端（图174），然后用镊子夹出。

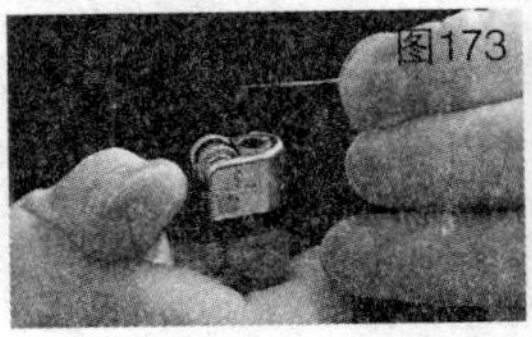
图173

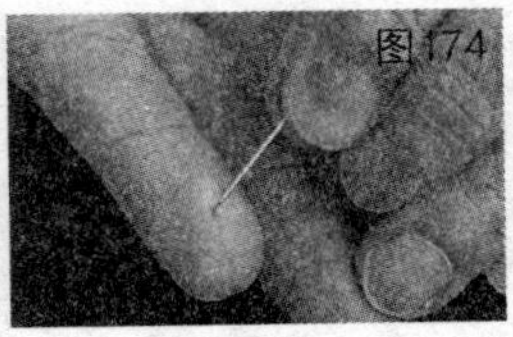
图174

◆如果仍无法清除碎片（尤其是伤口开始发炎），立即去医院就医。

恶心与呕吐

恶心与呕吐是由于某种原因导致胃部或肠道不舒服引起的。通常情况下呕吐能够减轻症状，有利于快速恢复。

恶心与呕吐的原因

①饮食过量。②饮酒过量。③食物中毒。④肠胃炎。⑤胃及十二指肠溃疡。⑥阑尾炎。

如何缓解恶心与呕吐症状

1.避免进食。2.只喝少量的白兰地（或水或牛奶）。3.如果出现其他症状应及时向身边的人或医生反映。

◆如果恶心原因不明，且持续时间超过1天，立即去看医生。

◆如果呕吐原因不明，且持续时间超过1个小时，立即去看医生。

疑似中毒

如果有类似中毒的迹象，必须对呕吐物进行化验。

旅行病

旅行病是由于身体长时间不断地、被动地在交通工具上摇晃导致的，它常表现出以下症状。

旅行病的症状

①打哈欠。②呼吸粗重而急促。③流涎。④恶心。⑤腹部不舒服。⑥脸色苍白。⑦冒冷汗。⑧呕吐。⑨头痛。⑩眩晕。⑪疲乏。

如何缓解旅行病的症状

1.设法呼吸新鲜空气。2.坐在座位上，头向后仰（图175）。3.如果是在船上，眼睛注视一个固定的物体，如地平线（图176）。

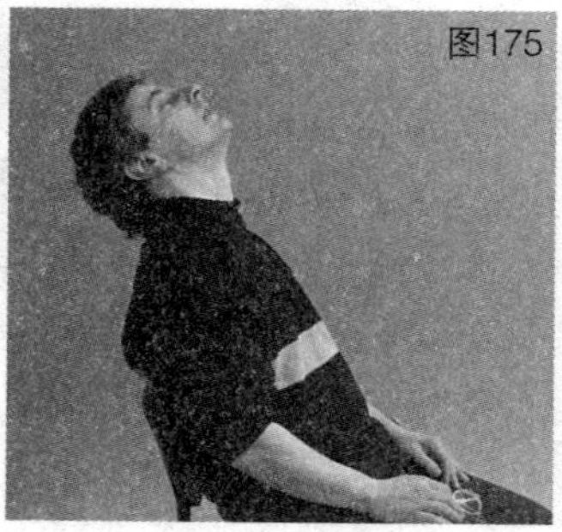

图175

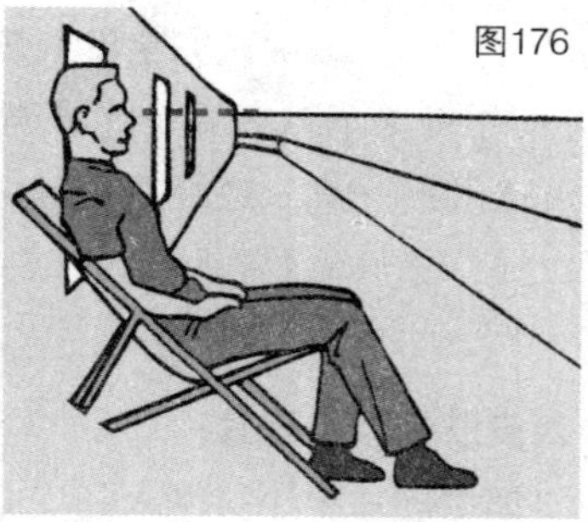

图176

！上车前，不要饮酒，不要吃得太饱。

用药篇

第一章
用药基本知识

什么是药物

一般认为，凡是用于预防、治疗、诊断疾病或提高人们的生活质量，有目的地调节人的生理功能，并规定有适应证或者功能主治、用法和用量的物品，我们都可以称之为药物。主要包括中药材（中药饮片）、中成药、化学原料药及其制剂、抗生素、生化药物、放射性药物、血清、疫苗、血液制品和诊断药物等。

正确服用药物可以帮助人们驱除病魔、保持健康，滥用药物则会带来一定的不良反应，甚至会给人体造成极大的危害。因此，我们只有正确认识药物，科学、合理地使用药物，才能发挥药物应有的作用，使药物真正成为人类健康的保护神。

药物作用与疾病的关系

当致病微生物侵入人体时，会使某些组织器官受到损害，使人患上某种疾病。但人体并非毫无反抗能力，机体本身具有一定的抗病能力，血液中的白细胞就是人体的防御大军，能吞噬、杀灭外来入侵的致病微生物，并使人体最终摆脱疾病的困扰。然而，一旦白细胞数量减少，机体的抗病能力也就随之下降，从而无力抵挡病原体的进攻，使病情加重。这时就需要服用一些相应的药物，杀灭微生物，帮助机体恢复健康。

药物的作用虽然多种多样，但它们都是在机体原有生理、生化功能的基础上产生的，也就是说，药物只能影响机体的功能活动，而不能使机体产生新的功能活动。药物通过发挥其兴奋或抑制作用，使受损的组织器官的功能得以恢复或接近正常，从而使机体恢复健康。因此，对疾病的治疗起主要作用的是人体内在的抗病能力，属于内因；而所用的药物只是起到辅助治疗的作用，属于外因。但外因的作用在某些时候也是相当重要的，有时候甚至可以成为主要因素。

药物的治疗作用又分为对因治疗和对症治疗。对因治疗是针对引起疾病的原因的治疗，目的是消除原发致病因子，彻底治愈疾病，也称“治本”，如使用抗菌药治疗细菌感染引起的肺炎。对症治疗是针对疾病症状的治疗，只能改善疾病的症状，而不能根除病因，也称为“治标”，如用镇痛药止痛，用外用药止痒、消疹，用降压药降血压等。

通常情况下，对因治疗比对症治疗更重要，因为只有消除致病因子，才能彻底治愈疾病。但对那些严重危及患者生命的症状，及时的对症治疗则显得尤为重要。如骨折时及时应用镇痛药，虽然不能消除致病因子，但能迅速缓解疼痛，从而避免发生休克。

药物的剂型

药物经过加工，制成便于应用、保存和携带的成品，称为药物制剂。制剂的类型，就叫做剂型。药物制成不同的剂型，与药物的性质和适应证有关。有的是为了使用方便，有的是为了增加药物的稳定性，有的是为了延长药效。在用药之前，我们有必要了解一下各种剂型的不同特点，以利于我们合理选药。

片剂

片剂以口服为主，也有外用，具有有效成分含量准确、稳定性好、易保存、易携带、使用方便等特点，是临床上应用最广的剂型，也是品种最多的剂型。片剂包括普通压制片、包衣片、缓释片、控释片、口含片、泡腾片等。

普通压制片

有些药物性质稳定，在空气中不易被氧化，而且没有苦味或难闻的气味，添加一些辅料就可以直接压制成片，即普通片。普通片在胃里容易溶化、崩解。

包衣片

有些药物有苦味或特殊气味，遇光易变质或接触空气易潮解、氧化，因此常在片剂外包一层糖衣，这种包衣片称为糖衣片。此外，有些药物对胃黏膜有刺激性或易被胃液破坏，可在片剂外包一层耐酸的肠溶包衣，使其安全地通过胃腔而到肠内才溶化，这种包衣片称为肠溶片。

缓释片、控释片

详见“缓释剂和控释剂”一节。

口含片

口含片包括舌上含片和舌下含片。舌上含片在舌上含化后缓慢咽下，称为含服。舌上含片多用于口腔、咽喉消毒、消炎，又称喉片。舌下含片是含于舌根下部，可在舌下黏液中缓慢溶解而吸收的片剂。有些易受胃酸破坏又需尽快发挥药效的药物通常被制成舌下含片，如抗心绞痛的硝酸甘油片。

泡腾片

泡腾片是一种含有泡腾崩解物的片剂，遇水或体液后能快速产生泡沫，使药物迅速分散，易于吸收，使用方便。泡腾片有口服片和阴道片两种。

除了上述常用片剂外，片剂还有多层片、薄型片、微囊片等剂型。

胶囊剂

有苦味、腥味或对口腔黏膜有刺激性的药物，通常装入胶质的囊内制成胶囊剂。胶囊剂分为硬胶囊和软胶囊两种，硬胶囊内一般装固体药物，软胶囊内一般装液体药物，呈卵圆形或球形，又称胶丸，如鱼肝油胶丸。

注射剂

又叫针剂，专供各种注射用，如肌内注射、静脉注射、皮下注射等。注射剂的特点是药物不经过消化系统和肝脏代谢而直接进入组织或血管中，剂量准确、吸收迅速且较完全，尤其适用于急救和胃肠道功能不良的患者。有些药物不适合口服或其他方法使用，便制成注射剂；有些药物在溶液中不稳定，可灭菌后以干燥粉末状态封装于安瓿中制成粉针剂，用时配制成溶液；有些药物可溶解于油液中制成油剂，还有些不溶性药物或注射后需要延长药效的药物，可利用助悬剂制成混悬剂，这两种针剂只能用于深部肌内注射或其他局部注射治疗，绝对不可用于静脉注射。

丸剂

丸剂是将药材细粉或药材提取物加适当的黏合剂（蜂蜜、水、米糊或面糊等）或辅料制成的球形或类似球形的内服制剂。丸剂分为滴丸、蜜丸、水丸、水蜜丸、糊丸、浓缩丸和微丸等类型。丸剂在药效上与片剂相似，服用方便，但在使用过程中要注意严密保存，防止污染变质。

溶液剂

溶液剂是不挥发性药物的透明水溶液，可供内服，也可供外用。供外用的主要用于湿敷，用来治疗急性皮疹、湿疹等。溶液剂携带、贮存不太方便，且易污染变质，主要在医院中使用。

合剂

合剂是由多种药物配制而成的透明或浑浊的水性液体制剂，供内服，如复方甘草合剂。单剂量包装的合剂称为口服液。混悬的合剂在瓶签上会注明“用时振摇”字样。

软膏剂

软膏剂是将药物加入合适的基质（如凡士林、羊毛脂等）中均匀混合而成的半固体外用制剂。外用于皮肤或黏膜的软膏，可起抗菌、消炎和收敛作用，适用于慢性皮肤炎症，如慢性湿疹、神经性皮炎等。还有一种专供眼科应用的极为细腻的灭菌软膏，称为眼膏剂。用乳剂型基质制备的软膏剂称为乳膏剂，即霜剂，其特点是药物释放较快，不污染衣服，如加入透皮吸收剂，可使药物更深层透入皮肤，还能使部分药物吸收后在全身起作用。

气雾剂

气雾剂也称气溶胶，是将药物溶于抛射剂（液化气体或压缩气体）或特定的液体物质中，然后封装于带有阀门的耐压容器内而制成的液体制剂。使用时打开阀门，含有药物的内容物借助抛射剂气化的压力以气雾状喷出。气雾剂主要通过肺部吸收，通常用于支气管哮喘急性发作的治疗，如舒喘灵气雾剂。此外，还有用于烧烫伤创面及皮肤止痛、止痒、消炎的气雾剂。气雾剂的特点是药效较快、稳定性好、无局部刺激、使用方便。

糖浆剂

糖浆剂是含有药物、药材提取物或芳香物质的浓蔗糖水溶液，供内服使用。味苦的药物，尤其是小儿患病用药，常用糖浆作为调味剂来遮掩药物的苦异味，如止咳糖浆。

速溶冲剂

速溶冲剂简称冲剂，又称颗粒剂或干糖浆，是将药物的细粉或中药的提取物与糖粉等辅料调和、干燥而制成的细颗粒状散剂。冲剂为内服药，加开水冲化后即可服用，使用十分方便，如板蓝根冲剂、养胃冲剂等。由于含糖，在潮湿环境中容易吸潮霉变、结块并软化，因此要注意保存和包装。

散剂

散剂又称粉剂，是一种或多种药物均匀混合而制成的干燥粉末状制剂，供内服或外用。内服散剂容易吸收，适用于儿童及吞咽片剂有困难的患者；外用散剂的粉末极细，对皮肤黏膜及创伤表面有保护、收敛、吸湿等作用，适用于急性皮疹、湿疹无糜烂及渗出者。易潮解的药物不宜做成散剂。

栓剂

栓剂是以油脂类为基质、与药物混合后制成的塞入人体不同腔道内使用的一种软性制剂。用时塞入人体肛门、阴道等腔道后，遇体温会渐渐溶化，通过黏膜吸收发挥药效。栓剂的形状和重量因应用部位的不同而有所差别，肛门栓剂为圆锥形，重约2克；阴道栓剂为椭圆形或球形，重约5克。

除上述剂型外，常见的还有滴剂、膜剂、乳剂、煎剂、酊剂、流浸膏剂、浸膏剂、洗剂、酒剂、茶剂、露剂等。

基本给药方法

给药方法有很多种，最常用的方法是口服法，也称内服法，用于全身给药，其他还有注射法、吸入法、舌下和直肠给药等。局部用药时多采用皮肤及黏膜给药。

口服

口服是最方便、安全的给药方法，适用于大多数药物和患者。多数药物口服后，经过胃肠道吸收而在全身起作用，也有少数药物是留在胃肠道内作用于胃肠局部。

但是，在患者出现昏迷、吞咽困难、呕吐、病情危急或有胃肠道功能障碍难以吸收等情况下，是不宜采用口服给药的。有些药物对胃肠的刺激性很大，易引起恶心、呕吐，也不宜口服。还有些药物可被酸性胃液或碱性肠液破坏，或在胃肠内不易被吸收，这些药物也不能采取口服给药。不过，可以把易被胃酸破坏和对胃刺激性大的药物制成肠溶糖衣片或胶囊后再口服。

注射

注射给药的方法分为皮下、肌内、静脉、鞘内注射等数种。

皮下注射：皮下注射是将药物注射在皮下结缔组织内的方法，适用于少量药物（1~2毫升），常在做皮肤试验时使用。皮下注射会出现局部胀痛，吸收也较慢，现在已很少采用。刺激性强的药物和油剂都不宜皮下注射。

肌内注射：是将药液注射于较深一层的肌肉组织内（多在臀部肌肉内），有时也注射于上臂三角肌的外侧。由于肌肉组织中血管较多，药物吸收快而完全，疼痛也比皮下注射轻，故注射量可比皮下注射稍多。油剂、不能溶解的混悬剂及刺激性药物均宜采取肌内注射。

静脉注射：静脉注射可注入较大量的药液，并且起效迅速，常用于急救和危重患者的抢救和治疗。用于静脉注射的药液必须是澄明溶液，不能有浑浊、异物或致热原，还要绝对无菌。有溶血、凝血作用的药物、混悬剂、油剂等均不可采用静脉注射。药液用量如果更大，可采用输液法，主要是静脉滴注输液法，使药液缓慢流入静脉内。但是，静脉注射或输液会对血管造成损伤，长期静脉注射还会引起静脉炎，所以静脉注射应尽量少用。

鞘内注射：在药物无法进入脊髓液或难以迅速达到所需浓度时，可采用鞘内注射。

舌下给药、直肠灌注：只适用于少数在口腔或肠道内易吸收的药物，起效快而有效，如舌下含服硝酸甘油可快速缓解心绞痛。

吸入给药：药物通过扩散从肺泡进入血液，适用于气体或挥发性液体药物。其优点是起效迅速，起效速度与吸入药物的浓度有关。但药效持续时间较短。

局部给药：如涂擦、撒布、喷雾、含漱、含化、湿敷、洗涤、滴入等方法。这些用药方法主要是使药物在局部发挥作用，对其他部位影响较小，可避免全身性不良反应，多用于治疗皮肤病、耳鼻喉科疾病，以及烧烫伤、表浅感染等。在肛门、阴道部位使用栓剂也属此类。

各种给药方法的特点各不相同，应根据实际情况合理选择，主要是依据病情需要和药物性质两个方面。原则上只要口服给药能达到治疗目的的，尽量不用其他方法。只有在药物的性质不宜口服或患者的情况不允许口服的情况下，才能采用注射或其他给药方法。

药物的剂量

药物的剂量一般是指成人应用药物能产生治疗作用的一次平均用量。药物剂量的大小直接关系着药物对人体的作用，因为药物要有一定的剂量才能在体内达到一定的浓度，只有达到一定的浓度，药物才能发挥应有的作用。同时，药物剂量的大小还关系着用药安全，如果剂量过大，药物在体内的浓度超过一定限度，就容易引起不良反应，甚至导致药物中毒。因此，要正确发挥药物的有效作用，同时避免发生不良反应，就必须严格掌握用药的剂量范围。为此，我们首先应该明确有关剂量的几个基本概念。

药用量

凡能产生治疗作用所需的用量称为药用量，也称剂量或治疗量。药用量有一定的数量范围，应用药物刚能产生治疗作用的最小量称为最小有效量。药用量的最大量称为最大有效量，是安全用药的极限，又称极量，超过极量就有可能发生药物不良反应，甚至引起中毒。最小有效量会因机体反应不敏感而延误病情，而极量又易引起严重不良反应，因此很少使用。临床上为了保证疗效和安全，常采用比最小有效量大，比极量小的剂量，这就是所说的常用量。

中毒量与致死量

药物已经超过极量，使机体开始出现中毒反应的剂量称为最小中毒量。大于最小中毒量，使机体产生中毒症状的剂量称为中毒量。超过中毒量，可引起机体严重中毒以致死亡的剂量称为致死量。

突击量与维持量

药物在体内需要达到一定的浓度才能发挥治疗作用，为了加快血药浓度上升的速度，迅速控制症状，常在首次服药时采取双倍剂量，称为突击量。然后再用较小的剂量维持体内药物的有效浓度，称为维持量。需要注意的是，这种给药方法只适用于极少数药物和疾病，并应在医生的指导下进行。

在治疗过程中，应明确各种药量的准确概念，并根据患者的年龄、性别、生理和病理状态等因素合理调整剂量，以达到安全有效用药的目的。

药品的通用名、商品名和别名

药品的名称一般有3种，即通用名、商品名和别名。

通用名

通用名是在全世界范围都通用的统一名称，同种药品的通用名一定是相同的，如阿司匹林。任何药品说明书上都应标注通用名。

商品名

商品名是生产企业为了树立自己的形象和品牌，给自己的产品注册的名称，如巴米尔是阿司匹林的商品名。不同企业生产的同一种药品，往往具有不同的商品名，如退热药对乙酰氨基酚（通用名），它的商品名就有泰诺、百服宁、必理通等。商品名的选择侧重于市场宣传，通常比通用名要简单易记，给人以深刻的印象。在选购药品时，要选择那些质量好、知名度高的品牌。

别名

某种药品在过去一段时间内曾使用过一种名称，后来由于一定的原因，统一改为如今的通用名，那个曾使用过的名称就叫做别名。例如：对乙酰氨基酚为通用名，扑热息痛为它的别名。

药品的有效期、失效期

有些药品因为稳定性较差，在贮存过程中易受外界条件的影响而发生变化，会出现药效降低、毒性增高的现象。为了保证安全有效用药，许多药品的外包装（或说明书）上一般都标有“有效期”或“失效期”。需要注意的是，这两种表示方法的含义和所指的时间概念并不相同。

药品的有效期是指在一定条件下，能够保证药品安全有效的期限。由于药品的理化性质和贮存条件的不同，有效期往往长短不一，一般为1~5年，没有规定或标明有效期的药品一般按5年计算。大多数药品的有效期都在外包装（或说明书）上标明，如标明有效期为2008年8月，则表示该药品在2008年8月31日前有效。有效期还有另外一种表达方式，如“有效期：2年”，表示该药品从生产日期起2年内有效，生产日期可以根据生产批号来判断。

所有正式药品都有一个生产批号，批号一般由6~8位数字组成，前两位表示生产年份，紧接后两位表示生产月份，最后的2~4位表示生产日期及批次。如批号为980918，表示该药品为1998年9月18日生产；如批号为980918-2，则表示该药品是1998年9月18日第2批生产的。若同时规定有效期为2年，则表示该药品按规定的储存方式可以使用到2000年9月18日。

药品的失效期是指药品在规定的贮存条件下，超过安全有效期限、不能继续使用的日期。如某药品标明失效期为2007年7月，则表示该药品可以使用到2007年6月30日，从2007年7月1日起失效，不能再继续使用。

可见，有效期表示的是药品能够使用的最后期限，失效期表示的是药品开始不能使用的起始时间，二者仅一字之差，但具体使用期限却相差1个月。例如，某药品标明有效期为2002年10月，表示该药品可以使用到10月31日；如果标明失效期为2002年10月，则表示该药品只能使用到9月30日，因此不能把二者混为一谈。

另外，有些药品还有负责期或使用期，也称保质期。它表示的是生产单位在一定时间内保证药品质量的期限，在此期间出现质量问题而造成的损失由生产单位负责。负责期既不同于有效期，也不同于失效期。药品过了负责期并不代表该药已经失效或变质，如经检查符合有关质量标准的规定，仍然可以继续使用。

药品批准文号和生产批号

药品的批准文号是国家食品药品监督管理局授予生产厂家（公司）生产、销售某种药品的法律文件的序号，是药品进入市场流通和使用所必不可少的标志。批准文号相当于药品的身份证，也是鉴别假药、劣药的重要依据。

为了方便监督和管理，2001年4月，国家食品药品监督管理局对药品批准文号和试生产药品批准文号的表达格式作了统一规定，统一后的格式为“国药准（试）字＋1位汉语拼音字母＋8位阿拉伯数字”。

“准”字代表国家批准正式生产的药品，“试”字代表国家批准试生产的药品。

国药准（试）字后面的1位汉语拼音字母包括H、Z、B、S、J、T、F、7种，分别代表药品的不同类别，H代表化学药品，Z代表中药，B代表保健药品，S代表生物制品，J代表进口分装药品，T代表体外化学诊断试剂，F代表药用辅料。

汉语拼音字母后面有8位阿拉伯数字，其中第1、2位代表批准文号的来源，其中10代表卫生部原来批准的药品，19、20代表国家食品药品监督管理局批准的药品，其他代表各省、自治区、直辖市的行政区划代码。第3、4位表示批准某药生产的公元年号的后两位数字，第5、6、7、8位数字（即最后4位数字）为批准文号的顺序号。

例如：某药品的批准文号为国药准字H11052518，表明该药品为化学药品，批准文号是北京市药品监督管理部门核发的，药品是2005年批准生产的，该品种的顺序号为2518。

药品的生产批号与批准文号不同，它是用于识别“批”的一组数字或字母加数字。在规定的限度内具有同一性质和质量，并在同一连续生产周期中生产出来的一定数量的药品为一批，每批药品都有一个统一的生产批号。

各省、自治区、直辖市的行政区划代码	
11-北京市	42-湖北省
12-天津市	43-湖南省
13-河北省	44-广东省
14-山西省	45-广西壮族自治区
15-内蒙古自治区	46-海南省
21-辽宁省	50-重庆市
22-吉林省	51-四川省
23-黑龙江省	52-贵州省
31-上海市	53-云南省
32-江苏省	54-西藏自治区
33-浙江省	61-陕西省
34-安徽省	62-甘肃省
35-福建省	63-青海省
36-江西省	64-宁夏回族自治区
37-山东省	65-新疆维吾尔自治区
41-河南省	

药品的生产批号通常有两种表示方式：第一种全部由阿拉伯数字组成，一般为6位或8位，个别有8位以上的。6位阿拉伯数字组成的批号，前两位表示该药品的生产年份，次两位表示生产月份，最后两位表示生产日期，如生产批号为040518，表示该药品的生产日期是2004年5月18日。8位阿拉伯数字组成的批号，前4位表示生产药品的年份，后4位表示生产药品的月日，如生产批号为20040518，表示该药品的生产日期是2004年5月18日。有的批号在一组数字后加有一短横线和1~2位数字，如040518-1，表示该药品是2004年5月18日生产的第一批。

第二种生产批号由一个或多个字母加几位阿拉伯数字组成，数字基本上与药品的生产时间或年流水号有关，其长度通常在8位以内，如20040518 A或040518 A。

如何鉴别药品的假冒伪劣

假药是指使用后会对身体健康造成不同程度的损害，或虽无损害但却达不到治疗目的而延误病情的某些药品。新修订的《中华人民共和国药品管理法》规定：有下列情形之一的，为假药。药品所含成分与国家药品标准规定的成分不符的；以非药品冒充药品或者以他种药品冒充此种药品的。有下列情形之一的药品，按假药论处：国务院药品监督管理部门规定禁止使用的；依照本法必须批准而未经批准生产、进口，或者依照本法必须检验而未经检验即销售的；变质的；被污染的；使用依照本法必须取得批准文号而未取得批准文号的原料药生产的；所标明的适应证或者功能主治超出规定范围的。

药品成分的含量不符合国家药品标准的，为劣药。有下列情形之一的药品，按劣药论处：未标明有效期或者更改有效期的；不注明或者更改生产批号的；超过有效期的；直接接触药品的包装材料和容器未经批准的；擅自添加着色剂、防腐剂、香料、矫味剂及辅料的；其他不符合药品标准规定的。

假药和劣药不符合国家药品规定，应避免使用。那么，我们该如何鉴别药品的假冒伪劣呢？一般情况下，应从以下几个方面入手。

鉴别药品包装

药品包装盒是药品的“外衣”，包装盒上一般要注明药品名称、注册商标、剂量、规格、生产厂家、生产日期、批准文号、生产批号及有效期等。一般正规药品的包装表面平整，颜色鲜明、均匀，封装严密，切边平整无毛边，压纹、压线规则，字体印刷清晰，无错字、漏字。而假药的包装盒一般较薄且软，多用白板纸制成，色泽较暗，字迹模糊，折痕不够齐整，切边粗糙，药品相关信息内容不全。药品说明书中如果出现国家禁止印制的内容，如“正宗藏药”、“祖传秘方”、“包治百病”等字样的药一般都是假药。

鉴别药品标签、说明书等

正规药品的标签、说明书、合格证、封签等纸质细腻，厚度适中，印刷精美，字迹清晰，无错字、漏字，字面光滑，字体边缘无毛边，字体、字号一致，无改动迹象，产品批号、有效期等内容与外包装内容一致，盖印位置一致，封签粘贴牢固，不易剥离，无撕下重贴的痕迹。除注明包装盒上的内容外，说明书还要注明主要成分、性状、药理、适应证或者功能、用法用量、不良反应、禁忌证和注意事项等内容。

鉴别药品外观

片剂颜色应均匀一致，大小厚薄相同，不得有裂片、松片、粘连、潮解、变色、花斑等现象；胶囊剂应大小一致，颜色均匀，壳内无杂质，壳内颗粒应大小均匀，装量适中，不得有瘪粒、变形、膨胀、色斑、变色、潮解、断裂漏粉、漏油等现象；颗粒剂应颗粒均匀，颜色一致，无结块、异物、异味等现象；口服液应颜色正常、一致，无明显沉淀、浑浊、结晶、絮状物等现象；注射液应澄清、颜色一致，无变色、杂物、沉淀、浑浊、结晶、絮状物等现象；膏剂应无干涸、水油分离等现象。

充分运用口鼻器官

有些药品有特殊的气味，如“三九皮炎平软膏”有较浓的薄荷味，可作为鉴别真伪的重要依据。另外，通过品尝药品的味道也可以辨别药品的真伪。如“海王银得菲”有苦味，而伪品有微甜味；“严迪”味苦，伪品有滑石粉或淀粉味。

用防伪技术鉴别

有的药品有防伪标识，如“三九感冒灵冲剂”的封签采用热敏防伪技术，在手温下或用火稍加热会变色，手或火离开后又会迅速恢复原色调。有的采用电码防伪技术，可按照包装或说明书指示的方法拨打电话查询或上网查询。另外，大部分名牌药品说明书中都注明了特殊的防伪措施，可依照鉴别。

除此之外，到正规医疗单位和合法的药品销售单位购买药品，也是避免买到伪劣药品的重要途径。

如何判断药品是否变质

药品容易受到光线、温度、湿度、微生物等因素的影响与破坏。如存放不当或存放过久，轻者会使药品质量下降或变质无效，重者会造成不良后果甚至威胁患者的生命。

要判断药品是否变质，除了查看药品说明书上标注的有效期外，还可以通过观察药品的外观形状进行判断。

片剂

外观应光洁完整，色泽均匀，无花斑、黑点，无碎片，无真菌生长，无异臭等。如药片有白色片变黄、颜色加深或不均匀、有斑点、表面凸凹不平、松散、膨大、变形、裂片、粘连、潮解、异臭等现象时，说明药片已发霉、变质，不可再用。糖衣片稍褪色时尚可考虑继续使用，若已全部褪色或糖衣面发黑，出现严重花斑、受潮、发霉、糖衣层裂开、溶化、粘连等情况时，则不可再用。

胶囊剂

装粉剂的硬胶囊若出现受潮粘连、破裂漏粉、软化、变色、结块、发霉等现象时，说明已经变质。软胶囊多用于装油性或其他液体药品，若出现破裂漏油、受潮粘连、浑浊、异臭等现象，说明已经变质，不可再用。

散剂及颗粒剂

应干燥、松散，色泽、颗粒应均匀，若出现吸潮、发霉、结团、结块、生虫、变色、粘连、异臭以及色泽不一致等现象时，说明已经变质，不可再用。

注射剂

注射剂除个别特殊的药品允许有轻微浑浊外，一般都要求是澄明的液体。若出现明显浑浊、沉淀、结晶析出且经过加热不能溶解者，或出现变色、霉点等现象时，都不应使用。粉针剂应为白色、干燥、松散的粉剂或结晶性粉剂，若出现色点、异物、粘瓶、结块、溶化及变色现象，则说明药品已经变质。

水剂（包括眼药水、滴鼻剂、滴耳剂）

除了极少数为混悬液以外，一般药液应澄清透明，如出现药液颜色变深、浑浊、霉点、沉淀、分层、悬浮、絮状物、异味以及说明书上未注明的固体结晶等现象，说明已经变质，不可再用。

糖浆剂、合剂、口服液

若出现析水、沉淀、发霉、变色、浑浊等现象及有异味、打开后有气泡产生时，说明已变质。

软膏剂

一般较稳定，若出现酸败、异臭、溶化、分层、硬结等现象，说明已经变质。若出现油水分离或结晶析出，经加工调匀后可使用；但若变色、异臭者则不能再使用。

丸剂

若出现变形、变色、发干、霉变生虫、有异味等现象，则不能使用。

处方药与非处方药

家庭用药时要注意处方药和非处方药的区别。最显而易见的区别是购药时是否需要医生的处方。此外，二者在药理作用、使用剂量、服用时间等方面有着一定的区别。

处方药是指必须凭借有处方权的医生所开具出来的处方才能从药房或药店购买，并要在医生监控或指导下使用的药物。国际上通常用Prescription Drug表示处方药，简称R，常见于医生处方左上角。

处方药的药理作用较强，主要用于治疗病情较为严重的疾病，且容易引起不良反应。一般包括以下几类：刚上市的新药，由于上市时间短、试用人数少，其药物活性、不良反应等还不完全明了，需进一步观察验证。某些可产生依赖性的药物，如吗啡类麻醉药、镇静药、安眠药、抗焦虑药等。毒性较为剧烈的药物，如抗癌药物等。用于治疗某些特殊疾病的药物，如心脑血管疾病用药、糖尿病用药及治疗细菌感染性疾病的抗生素等。

此外，处方药只允许在专业性医药报刊进行广告宣传，而不能在大众传播媒介做广告。

非处方药是指那些不需要持有医生处方就可以直接从药房或药店购买，消费者凭自我判断，按照药物标签和使用说明书就可自行使用且安全有效的药物。国际上常用Nonprescription Drug表示非处方药，在美国又称为“柜台销售药”，即Over the Counter，简称为OTC，现已经成为国际上通用的非处方药的简称。

非处方药物主要包括以下几类：呼吸系统疾病用药，如镇咳药、祛痰药等。消化系统疾病用药，如抗消化性溃疡药、助消化药、胃肠解痉药、止泻药、止吐药等。解热镇痛药。关节疾病用药。耳鼻喉科疾病用药。营养补剂，如维生素、矿物质及某些中药补剂等。

非处方药具有以下特点：购买和使用时不需要医务人员的监督、指导，患者可按照药物标签或使用说明书自行使用。适应证是患者能自我作出明确诊断的疾病，一般为轻微、短期、稳定的病症及不适。药物起效迅速，疗效确切，使用方便，价格较低。一般没有毒性，不含成瘾成分，按规定方法使用安全有效，不会引起药物依赖性，毒不良反应较少、较轻，而且容易察觉，药物不在体内蓄积，不会引起耐药性和抗药性，与其他药物相互作用也小。供儿童和成人使用的非处方药分别制备或包装。稳定性好，即使在不良条件下储存也不易变质。

事实上，处方药和非处方药并不是药品本质的属性，而是管理上的界定。在不同的条件下，某些药品既有处方药身份，又有非处方药身份。例如，用于治疗皮肤过敏的氢化可的松外用软膏剂可作为非处方药，而用于急性炎症、风湿性心肌炎、类风湿关节炎以及支气管哮喘等其他疾病的氢化可的松制剂（如片剂和注射剂）则属于处方药。

缓释剂和控释剂

缓释剂和控释剂是较新的药物剂型，相对于常规剂型而言，它们的优点是能控制药物释放的速度，减少或避免血药浓度的“峰谷”波动，使药物较平稳地持续发挥疗效。

缓释剂是先将药物制成小的颗粒，然后分做数份，少数不包衣的为速释部分，其他部分分别包上一层特殊的衣，为缓释部分。把这些颗粒按照一定的比例进行混合，然后制成片剂或胶囊剂，这就是缓释剂。服药后，速释部分迅速释放药物，使体内很快达到所需的血药浓度，立即产生药效；之后缓释部分缓慢释放出药物，保持体内血药浓度的稳定，使药物较平稳地持续发挥疗效。缓释剂能有效地控制药物在体内释放和吸收的速度，并能克服血药浓度时高时低的波动现象，提供一个较为平稳的血药浓度，从而能够避免或减少药物不良反应和中毒的发生。同时，缓释剂还能延长药物的作用时间，减少了用药次数和用量。

控释剂是指在单位时间里，释放出的药量能够受到“控制”的药物剂型。用药后药物能以一定的速度缓慢、均匀、持续地释放出来，从而使血液中的药物浓度更为稳定，能进一步提高治疗效果并减少不良反应。如氨茶碱控释片，每12小时只需服用1次，便可将血药浓度稳定地控制在最佳治疗范围内。

因为缓释剂和控释剂多采用“包衣”

技术，如果包衣破损，药物就不能正常发挥疗效，也起不到缓释和控释的作用。因此，在服用缓释剂和控释剂时严禁掰开或嚼碎使用，也不能分次使用，只能用温开水直接吞服。另外，缓释剂类药物尽量空腹服用。

慎用、忌用与禁用

绝大多数的药物说明书或标签上都标注有“慎用”、“忌用”、“禁用”的字样，这3个词虽然只有一字之差，但含义却大不相同。

“慎用”是指应谨慎、小心使用，在使用过程中应注意观察是否发生不良反应，一旦发现问题要立即停药，并向医生咨询。但“慎用”并不表示绝对不能使用。慎用药物通常是针对婴幼儿、老年人、孕妇、哺乳期妇女以及心、肝、肾等器官功能不全的患者。这些人因为生理上的特点或病理上的原因，体内解毒、排毒的功能或某些重要脏器的功能低下，在使用某些药物时，容易出现不良反应。因此，遇到必须使用慎用药物的情况时应格外小心，一般应在医生的指导下使用。

“忌用”指避免使用或最好不用。忌用药物的不良反应比较明确，有些患者在服药后可能会出现明显的不良反应，造成不良后果。如磺胺类药物对肾脏有损害作用，肾功能不良者忌用。但是，当病情确实需要，不得不使用某些忌用药物时，应当在医生的指导下选择药理作用类似、不良反应较轻的其他药物代替。如果非用不可，必须同时服用能对抗或削弱其不良反应的药物，将不安全因素降到最低限度。

“禁用”就是禁止使用，说明书中指出的禁用者如果贸然使用禁用药物，将会出现严重不良反应或中毒，重者甚至威胁生命。如阿司匹林可损伤胃黏膜，有消化性溃疡的患者应禁用；吗啡对呼吸中枢有抑制作用，支气管哮喘及肺原性心脏病患者禁止使用。

对于标有“慎用”、“忌用”、“禁用”字样的药物，患者在使用时要格外注意，尽量不要自行使用，最好听从医嘱，以确保用药安全。

“遵医嘱”的含义

许多药品的说明书或标签上，都在“用法用量”项目中标有“遵医嘱”的字样，这是在提醒患者在服药时要按照医生或药师的指导，不可自作主张，擅自用药。

标出“遵医嘱”字样是因为以下几个方面原因。

药品说明书或标签上注明的剂量是常规剂量，是指正常成人的平均用量，也就是说一般病情可以按此剂量服用。但是，由于每个人的年龄、性别、体质、病情以及对药品的敏感程度各不相同，用药量也不可能完全一样。所以，患者在用药时应由医生根据具体情况决定加大或减少用量，以使用药更加合理，取得最佳的治疗效果。如抗生素类、降血糖类、降血压类药品，由于用法特殊，需要遵医嘱服用。

一种药品往往不止有一种用途，治疗目的不同，所需要的剂量也不同。也就是说，药品作用的性质与剂量的大小有关，剂量不同，所产生的作用也不相同。如巴比妥类镇静安眠药，一般小剂量服用时可产生镇静作用，能缓和激动情绪，使患者安静；中等剂量服用时会引起近似生理性睡眠，可用于治疗失眠症；大剂量服用时则会产生麻醉、抗惊厥的作用。一般药品说明书标注的都是主要用途时的用药剂量，而在用于其他治疗目的时，则应由医生或药师根据具体病情进一步确定剂量。

有些药品虽然具有一定的不良反应，但在治疗某些疾病时疗效显著，是其他药品所不能替代的。这时，就需要医生或药师根据患者的具体情况，权衡利弊后再决定是否使用此药品；如果决定使用，还需要确定最佳用量。

有些患者需要同时服用多种药品（包括中、西药），有些药品同时使用会起到增强疗效的效果，但有时也会增加不良反应，甚至给患者的身体带来严重的损害。而对于药品之间的相互影响，大多数患者是不清楚的。所以，在同时服用几种药品时，一定要向医生或药师进行咨询。

如何区分药品、保健食品

药品是指用于预防、治疗、诊断人体疾病，有目的地调节人体生理功能，并规定有适应证或者功能主治、用法用量的物品。我国《保健食品管理办法》对保健食品所下的定义是：“系指标明具有特定保健功能的食品，即适于特定人群食用，具有调节机体功能，不以治疗疾病为目的的食品。”区分药品和保健食品，可以从以下2个方面入手。

通过外包装批准文号进行区分

药品和保健食品批准文号的格式和内容有不同之处。2001年，国家食品药品监督管理局把药品批准文号和试生产药品批准文号的表达格式统一规定为“国药准（试）字+1位汉语拼音字母+8位阿拉伯数字”。保健食品的外包装上应印有蓝色草帽形状的“保健食品”标志，其下方印有“保健食品批准文号”。根据有关规定，2003年6月以前批准的保健食品批准文号的格式为“卫食健字（××××）第××××号”，2003年10月以后批准的格式为“国食健字（××××）第××××号”。其中，前4位数字代表批准年份，后4位数字代表流水号，且每个品种只有一个批准文号。2005年7月1日，国家食品药品监督管理局对保健食品的批准文号进行了调整，调整后的国产保健食品批准文号的格式为“国食健字G+4位年代号+4位顺序号”，进口保健食品批准文号的格式为“国食健字J+4位年代号+4位顺序号”。可见，通过查看外包装上的批准文号，就能直观地区分出药品和保健食品。

从作用进行区分

药品一般都在标签或使用说明书中标注有明确的适应证、不良反应、用法、用量、禁忌证和注意事项等内容，且须在医生的指导下服用；而保健食品虽然也标注有适宜人群、食用量、食用方法等内容，但它的使用疗程较长，以调节机体功能为主要目的，对人体有一定程度的滋补营养、保健康复作用，只能对疾病的治疗起到一定的辅助作用，而代替不了药品的治疗作用，且不会对人体产生任何急性、亚急性或者慢性危害。

家庭常备药品注意事项

要注意防潮、避光和防高温

药品很容易因光、热、水分、空气、酸、碱、温度、微生物等外界条件的影响而发生变化，而导致变质失效。因此，为了避光、防潮，药品在保存时最好分别装入棕色瓶中，拧紧瓶盖（有些还要用蜡封上），放置于避光、干燥处，不宜用纸袋、纸盒保存，以防变质失效。部分易受温度影响的药品，如利福平眼药水等，可放入冰箱内保存；而酒精、碘酒等易于挥发的药品使用后除了要密封外，还应放在

30℃以下的阴凉低温处保存。另外，气雾剂装有抛射剂，汽化时能产生一定的压力，一旦受热、受撞击，将很容易发生爆炸。因此，应放在阴凉处保存，避免受热和日光直射，并要注意防止挤压和撞击。

标签要完整、清晰

药品的原有标签要完整、清晰，如不小心损坏标签，造成内容残缺或模糊不清，则不宜继续使用。如果药品不是原装而是散装，则应按类分开，并贴上醒目的标签，详细注明药品名称、用途、用法、用量、存放日期、失效期、注意事项等内容。

注意有效期

在使用药品之前，首先要查看药品的有效期，过了有效期便不能再使用，否则会影响疗效，甚至带来不良后果。对于没有注明有效期的药品，可以从外观上加以鉴别。如出现片剂松散、变色，糖衣片的糖衣、胶囊剂的胶囊粘连或开裂，丸剂粘连、霉变或虫蛀，散剂严重吸潮、结块、发霉，眼药水变色、浑浊，软膏剂有异味、变色或油层析出等情况时，则不能再用。另外，药品的保存时间不宜过长，每年应定期对备用药品进行检查，及时更换。

合理存放

所有药品均应放在儿童拿不到的地方，以防止儿童误服。毒性较大的药品要单独保存起来，不和其他药品放在一起，以防止拿错，特别是防止儿童误服。药品最好保存在原有的包装中，不要换装在有其他药品标签的旧包装里，以免被当做其他药品误服。

成人药和儿童药要分开保存。内服药和外用药要在标签上写清楚，分别存放。宠物用的兽药和灭害虫药要单独保存。

为了保证家庭用药安全、有效、经济，尽量不要大量贮存药品，品种和数量宜精不宜多，以免忙中出错，造成误服。

家庭药箱常备药

配备家庭药箱是为了日常生活中的应急和方便，以便在发生小伤小病时能及时治疗、尽早控制，或在去医院前进行临时处理。家庭药箱常备哪些药，应根据每个家庭的具体情况而定。如家中有老年人、幼儿，或有慢性病患者等，应以各自不同情况准备常用药。以下几大类药物是家庭药箱中必备的常用药物，可从每一类中选出2~3种备用。

感冒药

感冒清热冲剂、板蓝根冲剂、小儿感冒冲剂、清热解毒口服液、速效伤风胶囊、银翘解毒丸（片）、强力银翘片、藿香正气片（丸、水）、感冒清、清开灵、双黄连、病毒灵、病毒唑、感冒通、克感敏、扑尔敏、白加黑、力克舒、康泰克等。

解热镇痛药

阿司匹林、复方阿司匹林（APC）、扑热息痛（必理通、泰诺、百服宁）、布洛芬（芬必得、美林、托恩）、消炎痛、去痛片、安乃近、安痛定等。

止咳化痰药

咳必清、必嗽平、咳快好、舒喘灵、息可宁、沐舒坦、美可、咳近、复方甘草片、川贝枇杷露、蛇胆川贝液、急支糖浆、止咳糖浆、祛痰灵、痰咳净、氨茶碱、美普清、喘速康等。

清咽消暑药

清咽饮、泰乐奇、咽速清、金喉健、口炎清、冬凌草片、藿香正气水、人丹、十滴水、溶菌酶、西瓜霜、华素片、草珊瑚、金果饮等。

抗菌消炎药

阿莫西林、先锋Ⅳ、先锋Ⅵ、红霉素、罗红霉素、阿奇霉素、麦迪霉素、乙酰螺旋霉素、黄连素、吡哌酸、利复星、诺氟沙星、环丙沙星、复方新诺明、克霉唑、甲硝唑、制真菌素、达克宁等。

镇静安眠药

安定、舒乐安定、苯巴比妥等。

胃肠解痉药

普鲁本辛、胃舒平、复方颠茄片等。

助消化药

酵母片、多酶片、乳酶生、山楂丸、复合维生素B、吗丁啉等。

通便药

果导片、大黄苏打片、麻仁丸、甘油栓、开塞露等。

止泻药

易蒙停、止泻宁、庆大霉素、黄连素、痢特灵等。

抗过敏药

扑尔敏、息斯敏、开瑞坦、去氯羟嗪、赛庚啶、苯海拉明糖浆等。

急救药

硝酸甘油片、速效救心丸、复方丹参滴丸、消心痛、心痛定、安定栓剂等。

外用止痛药

伤湿止痛膏、关节镇痛膏、麝香追风膏、风湿膏、烫伤膏、红花油、活络油、好得快喷雾剂等。

外用消炎消毒药

酒精、碘酒（碘酊）、红药水、紫药水、高锰酸钾、氯霉素眼药水、金霉素眼膏或眼药水、金霉素或红霉素软膏、皮炎平软膏等。

慢性病患者还可根据病情备药

地高辛、络活喜、异搏定、开搏通、蒙诺、康可、辛伐他汀、苯妥英钠、丙戊酸钠、卡马西平、妥泰、谷维素、维生素类（维康福、贝特令、伊可欣、小施尔康等）。

避孕药

复方炔炔诺酮片、复方醋酸甲地孕酮片、复方孕二烯酮片等。

除了药物外，药箱中最好备有其他基本的医疗用品，如体温计、小剪刀、镊子、创可贴、风油精、清凉油、季德胜蛇药、84消毒液、消毒棉签、纱布、胶布、绷带、冰袋等，有条件的家庭还可准备血压计、血糖仪、氧气袋。为了保险起见，最好再备有一本药物手册和急救知识手册，并记下120、110等呼救电话。

需要提醒的一点是，家庭备药除了个别需要长期服用的品种外，其他药物的备用量均不宜过多，一般够三五日剂量即可，以免备量过多造成失效浪费。药箱要定期清理，及时淘汰过期和变质的药物，并补充相应的药物。

旅游用药的配备

旅游时最常遇到的是水土不服、腹泻、感冒、上火以及晕车晕船等。如果从事野外旅游，则可能被蚊虫叮咬或有外伤；加上旅游时人群流动性大大增加，患传染性疾病的概率也明显增多。因此，在外出旅游时，建议随身携带以下药物，以备不时之需。

防晕药

有乘晕宁、乘晕静、茶苯海明等，在上车（船）前半小时服用。

感冒药

速效伤风胶囊、板蓝根冲剂、白加黑、新康泰克、复方感冒灵、感冒通、重感灵等，可任选一种或几种，一旦出现感冒初始症状就立即服用。

抗菌消炎药

阿莫西林、复方新诺明、牛黄解毒片、银翘解毒片、草珊瑚含片、乙酰螺旋霉素片等，可用于治疗扁桃体炎、咽炎、支气管炎、牙龈炎、口腔溃疡及毛囊炎、疖肿等。

止泻药

可带黄连素片、诺氟沙星或思密达等，一旦出现腹泻应赶快服用。

防便秘药

最好带上酚酞片及有关治疗便秘的其他药物。

镇静、安眠药

若因生活环境改变或兴奋过度导致睡不着觉，可以服用安定、舒乐安定、利眠宁等。

消化系统用药

当出现胃痛、呕吐、嗳气、胃胀时，可服用胃舒平、胃复安、斯达舒胶囊、多酶片等，以帮助消化、增进食欲等。

防痔疮药

高锰酸钾溶液、痔疮膏和痔疮栓等。

防心脑血管疾病药

老年人外出还应带速效救心丸、冠心苏合丸、硝酸甘油、安搏律定等药。当有发病迹象时，应马上吃药，以防出现心脑血管意外。

伤科药

应备有伤湿止痛膏、宝珍膏、麝香跌打风湿膏、正红花油、驱风油、云南白药和碘酒、红药水、创可贴等，以防止扭伤淤肿、跌打损伤、刀伤、烫伤、烧伤、风湿骨痛、蚊叮虫咬等。冬季旅游还应带上冻疮膏。

防暑药

夏季旅游还应带仁丹、清凉油、十滴水、莪术油、风油精、白花油等，以防中暑。此外，最好带上痱子粉，患有脚气者还要带一支达克宁霜。

自购药品应注意的问题

药品分为处方药和非处方药。处方药的管理比较严格，需持有医生开具的处方才能购买。非处方药疗效确切、使用方便、安全性高，可自行到药店购买。

在自行购买药品时应注意以下几点。

根据自己的病情选择适合的药品

可以选购自己以前使用时感觉疗效比较好的药品，如果自己不清楚，可以向医生、药店的职业药剂师或柜台营业员进行咨询。尽量买疗效好、不良反应小的药品。

选购能自行使用的药品

药品有很多剂型，适宜于家庭使用的主要是口服制剂和外用制剂，而注射制剂等在特殊条件下才会使用，故不宜购买。

选择易于保存、包装完整的药品

一般应购买易于保存的小包装的整瓶、整盒药品，药品包装要完整，一定要有药品说明书，并标明药品的生产日期和有效期等。对零散的片剂、丸剂、胶囊剂等，应用瓶或盒分别包装，并立即贴上标签，注明药品的名称、用途、用法、用量及有效期等。

选择正规地点购药品

不能在不具备药品销售资质的地方随处购买药品，应到正规医院或“三证”齐全的超市、药店购药。“三证”是指营业执照、药品经营企业合格证和药品经营企业许可证，不要相信所谓的“祖传秘方”、“包治百病”等广告宣传，更不能到游医、地摊上购买药品，以防上当受骗。

认准药品的名称

每种药品都有通用名和商品名，甚至可能还有别名等，很容易造成混淆。有些药名仅仅一字之差，而作用却相差万里。如优降宁和优降糖、安定与安宁、达力新与达力士等，都属于两种不同的药品。所以患者在买药时一定要认准药名，绝不能搞错，以免误买误服，以致造成不良后果。

认真查看所购药品的包装

正规的药品在外包装上都有药品监督管理部门的批准文号、药品生产单位的生产批号、非处方药“登记证书编号”、经过批准的注册商标及生产厂家的名称。同时还要具有国家统一的非处方药专有标识，即在药品说明书和药品包装的右上角固定位置印有“OTC”字样。无上述标志或标志不全的，不宜购买，以防假药。

仔细检查药品是否过期或变质

在购药前要仔细核对药品包装上的有效期或失效期，确定药品是否过期。如果过期则坚决不能购买。如果药品没有过期，还要通过检查药品的外观、气味等，确定药品是否变质。

考虑患者的年龄、生理状况等因素

老年人、儿童、孕妇对药品的反应有特殊性，因此在为这些人购买药品时应格外注意药品的毒不良反应，同时还要考虑用药的禁忌。

考虑购药的数量和用途

自购药品的数量不宜过多，以免不能在有效期内用完，导致过期失效，造成浪费。如所购买的药品只是为了贮存而并非急用，应选择距离失效期较远的药品。

除了以上几点，购药时还要避免以下几个误区。

价格越高越好

药品的价格与疗效并不成绝对的正比关系，所以不能只以价格的高低评定药品的好坏。

新药比旧药好

新药固然有它的优点，但它同时有很多的不确定性。由于上市时间短、试用人数少，新药的适应证、禁忌证、毒不良反应等还不完全清楚，还需要时间来验证，而旧药的药性就相对清楚得多。

进口药比国产药好

进口药在提炼、制作方面虽然有它的独到之处，但由于中国人和外国人存在种族的差异，因此在体格和对药品的敏感性等方面也不尽相同，所以进口药对我们未必都是适合的。另外，进口药在价格上要比疗效相当的国产药高得多。

品种越多越好

因为药品之间存在配伍禁忌，多种药物同时服用可能会产生一些不良反应，轻则疗效降低，重则引起中毒，甚至危及生命。另外，同时服用多种药物，还可能因药物成分相同，造成重复用药。所以，要有针对性地购药，不应盲目贪多。

“名气”越大，药品越好

药品的“名气”很大程度上是由铺天盖地的广告制造出来的，但广告所宣传的多是药品的优点、特效，有失客观、全面，有的还有夸大宣传的成分，并不完全可信。因此，购药时不要只看药品的名气，更重要的是药品的疗效和适合病情。

药物个体差异

不同患者对相同剂量的同一种药物可产生明显不同的反应，这种个体之间的差异，称为药物的个体差异。

药物的个体差异一般表现为以下3种形式。

高敏性

有些人对某些药物的作用特别敏感，只需使用很小的剂量就能产生明显的疗效，如果使用常用剂量甚至会发生中毒反应，这在临床上称为高敏性。如有的人对青霉素有高敏性，即使在做皮试时使用微小的剂量，有时也会引起过敏性休克甚至死亡。所以，对药物有高敏性的人群，在使用某些药物时应酌情减小剂量。

耐受性

有些人在连续服用某种药物后，身体对该药物的敏感性降低，再使用常用剂量时往往疗效不明显，甚至无效，只有增大剂量甚至用最小中毒量才能达到原有的治疗效果，且机体能耐受，这种现象叫做药物的耐受性。对药物有耐受性的患者，应酌情增加该药物的使用剂量。

特异性

有些人对某种药物的反应与该药通常所表现的作用完全不同。对于同一种药物，有些人一接触就出现中毒反应，而一般人即使大剂量使用也不会出现这种反应，这就叫做特异性反应。如新山地明或赛斯平等器官移植抗排斥药物，有些肾移植患者大量服用仍会出现慢性排斥反应，而有些患者即使服用量非常小，也能有效地防止慢性排斥反应。

引起个体差异的原因

遗传原因。如先天性缺乏葡萄糖脱氢酶的患者，如果服用扑热息痛、阿司匹林等药物，易造成溶血反应。

生理原因。如洋地黄对于有水肿的心脏病患者有利尿作用，但对无水肿的患者就不能增加尿量。

病理原因。有些药物如果重复给药，会产生耐受性，使药效降低，例如反复给予麻黄素会使其平喘作用明显减弱。同时使用两种以上药物，也会产生一定的相互影响，例如心得安与硝酸甘油合用，都能提高疗效。

药物的不良反应及其种类

世界卫生组织对药物不良反应所下的定义为：“为预防、诊断或治疗疾病，或为改善生理功能而服用适当剂量药物所引起的有害的、非预期的或治疗上不需要的反应。”我国《药物管理法》规定的定义为：“合格药物在正常用法用量情况下出现的、与用药目的无关的或意外的有害反应。”由此可见，药物不良反应一般是指在正常用药的情况下，由药物引起的对人体造成损害的一种反应。而由用药不当所引起的反应，如用错药物、超剂量用药、滥用药物、自杀性过量服药等均不属于药物不良反应的范畴。

药物不良反应分类方法有很多种，通常按其与药理作用的关系而分为A型和B型两类。

A型不良反应又称为剂量相关的不良反应，是由药物的药理作用引起的不良反应，一般与药物的剂量有关，有一定的规律性，多数可以预测，发生率较高而病死率较低。

B型不良反应又称为剂量不相关的不良反应，为机体的异常反应性所致，与正常药理作用无关，一般和药物的剂量无关，通常很难预测，发生率较低而病死率较高。

A型不良反应包括不良反应、毒性反应，而停药反应、继发反应、后遗效应、首剂效应等由于与常规药理作用有关，也属于A型不良反应的范畴。

不良反应

药物的不良反应是指药物按常用剂量应用时，伴随治疗作用而出现的与治疗目的无关的其他作用。不良反应产生的原因，主要是因为一种药物通常有多方面的作用，当某一作用用做治疗目的时，其他作用便成为不良反应。所以，药物的不良反应也是药物本身所固有的一种药理作用。但不良反应并不是绝对的，它和治疗作用在特定的情况下可以相互转化。例如，异丙嗪不但具有中枢抑制的作用，而且具有抗过敏作用。当用于抗过敏时，则中枢抑制作用所引起的嗜睡就是不良反应；反之，当用做镇静治疗时，则中枢抑制作用又成为治疗作用了。

药物的不良反应是在常用剂量下发生的，因此难以避免，但一般较轻，属患者可以耐受的范围。但当不良反应使患者的某种疾病加重或引发其他疾病时，则要考虑停用此药或换用其他药，也可以增加其他药物来抵消不良反应。另外，药物的不良反应是可以预料的，患者可以参照说明书上标注的禁忌证有选择性地使用。

毒性反应

毒性反应是由于药物作用剧烈，或用药量过大、用药时间过长所引起的机体功能紊乱，甚至是器官组织病理变化，是一种比较严重的不良反应，对人体的损害较大。如多种抗癌药物引起的骨髓抑制、严重贫血、长期大量使用链霉素导致的耳聋，磺胺类药物引起的蛋白尿、血尿、肾功能减退等。

药物的毒性反应可发生在人体内的各个系统、器官或组织，但多数都有各自的特点，因此一般情况下是可以预料的。只要全面掌握药物的药理作用，采用正确的用药方法和剂量，毒性反应是可以避免或减少的。

后遗效应

后遗效应是指停药后仍残留在体内的、低于最低有效治疗浓度的药物所引起的不良反应。有的后遗效应比较短暂，如服用巴比妥类安眠药后引起的嗜睡现象；有的后遗效应也可能比较持久，如长期服用肾上腺皮质激素，停药后可出现肾上腺皮质功能低下，数月内不能恢复。少数药物还可能导致永久性器质性损害，如链霉素引起的永久性耳聋。

停药反应

长期服用某种药物时，如果突然停药或减量太快，会引起原有疾病病情恶化，这叫做停药反应，又称回跃反应或反跳现象。长期连续使用某些药物，可使人体对此种药物的存在产生适应。骤然停药后，人体一时无法适应这种变化，就可能产生不良反应。

很多起调整机体功能作用的药物都会引起停药反应，如长期使用巴比妥类药物，骤然停药或减药过速时可引起烦躁不安、精神恍惚和失眠等。因此，对于长期使用的药物，一般不能突然停药，而应采取逐渐减量的办法，从而避免或最大限度地减少停药反应的发生。

继发反应

有时候药物本身的治疗作用也会引起不良反应，这种反应称为继发反应，又称治疗矛盾。如长期使用广谱抗生素，会抑制肠道内敏感细菌的生长，造成不敏感的细菌大量繁殖，导致葡萄球菌肠炎或念珠菌病。这就是使用药物治疗所产生的继发性反应。

首剂效应

一些患者在初次服用某种药物时，由于机体对药物的作用不能适应而引起的较强的反应称为首剂效应。有些药物，本身作用较为强烈，首剂如按常量服用，可能出现强烈的效应，致使患者不能耐受。如降压药可乐定，首剂按常量服用，常会出现血压骤降现象。因此在使用此种药物时，应从小剂量开始，然后根据患者的病情和耐受情况逐渐加大到一般治疗剂量，以确保安全。

B型不良反应包括过敏反应、特异体质反应、药物依赖性及致癌、致畸和致突变作用。

过敏反应

过敏反应也叫变态反应，是指有过敏体质的患者使用某种药物后产生的不良反应，其实是一种免疫反应。过敏反应可发生在各个系统、器官和组织，表现形式多种多样，轻重程度也各不相同，轻微的过敏反应以皮肤过敏最为多见，如瘙痒、各种类型的皮疹、荨麻疹、红斑、水泡等，严重的过敏反应表现为剥脱性皮炎、哮喘、血管神经性水肿，甚至过敏性休克。

过敏反应与药物原有的药理作用无关，反应的严重程度与用药剂量也没有直接关系。对该药不过敏的患者，即使使用了中毒剂量也不会发生过敏反应，而有过敏体质的患者在使用常用剂量甚至极小剂量时就会发生严重反应，如有些人只要一接触青霉素溶液就会发生严重的过敏反应。

由于过敏反应只发生于少数过敏体质患者，所以发病率并不高。多数过敏反应不严重，停药后反应就会自行消失，但少数过敏反应如过敏性休克等会引起严重后果，抢救不及时还会危及生命，应予以足够的重视。对过敏体质者和一些易致过敏的药物如青霉素等，用药前应做皮试，以确保用药安全。

特异体质反应

极少数特异体质患者对某些药物的反应异常敏感，常可引起与一般患者不同的反应，而且与药理作用毫不相关，也不取决于药物剂量的大小。这种特异质反应与遗传有关，有先天性特点，大多是由于机体缺乏某种酶，引起药物在体内代谢受阻所致。如葡萄糖-6-磷酸脱氢酶缺乏症患者，在使用伯氨喹、磺胺等药物后可导致发绀、溶血性贫血等。假胆碱酯酶缺乏者，使用琥珀胆碱后，由于延长了肌肉松弛作用而常出现呼吸麻痹等中毒反应。

药物依赖性

某些药物被人们反复应用后，一旦停药，可能出现一系列不适的感觉，从而迫使患者对这些药物产生一种强烈的继续使用的欲望，以便从中获得精神满足或避免停药引起的不适。药物的这种特性称为药物依赖性。

药物依赖性可分为两种。

身体依赖性，也称生理依赖性，以前称“成瘾性”。它是由于反复用药，使身体形成一种适应状态，中断用药后会产生严重的生理功能障碍，出现一系列难以忍受的戒断反应，如精神委靡、烦躁、疲倦、失眠、流泪、流涕、出汗、恶心、呕吐、腹痛、腹泻等，甚至可能出现虚脱、抽搐、瘫痪、大小便失禁等严重反应，对躯体造成严重的损害，甚至危及生命。能产生身体依赖性的药物均为中枢神经抑制剂，如吗啡、可待因等。

精神依赖性，也称心理依赖性或习惯性。它是指反复使用某种药物后，会使人产生一种要定期、连续地使用这种药物的强烈欲望，并产生强迫性用药行为，也称“觅药行为”。中断用药后一般不引起严重的躯体戒断反应。容易引起精神依赖性的药物主要有安定药、安眠药、精神兴奋药等。

致畸、致癌和致突变作用

详见“药物致突变、致畸和致残”一节。

如何判断药物不良反应

药物不良反应是用药中的一种常见现象，几乎所有药物都会发生不同程度的不良反应。那么，如果在用药过程中出现了新的症状或体征，该如何判断是否属于药物不良反应呢?

根据用药后出现反应的时间判断

在用药后数秒钟至数分钟内发生。如有人在做皮内试验后数分钟内发生过敏反应，甚至有人在注射针头尚未拔出时，过敏反应就已发生，患者很快出现灼热、喉咙发紧、胸闷心慌、脸色苍白、呼吸困难、脉搏细弱、血压下降，甚至神志昏迷，这时需立即抢救。过敏性休克常在接受药物后突然发生，支气管哮喘也多发生在用药后数秒钟至数分钟内。

在用药后数分钟至数小时内发生 。如固定性药疹、荨麻疹、血管神经性水肿等过敏反应，多在用药后数分钟至12小时内发生。

服药后半小时至两小时发生。服药后半小时左右至两小时内如果出现恶心、呕吐、腹痛、胃部不适等症状，则可能是药物引起的胃肠道不良反应。

用药后1~2周发生。如多形红斑常在用药后2~7天出现；血清病样反应多在首次用药后10天左右发生；剥脱性皮炎、大疱性表皮松解型药疹大多在用药10天后发病，体温可高达39~41℃；洋地黄、利尿剂引起的水肿等，也多在用药后的1~2周出现。

停药后短时间发生。如长期使用心得安、可乐定等药物治疗高血压，停药后可出现反跳性高血压；连续使用抗凝剂，突然停药后可出现反跳性高凝状态伴血栓形成等。

停药后较长时间发生。如链霉素导致的耳聋常在停药后6个月出现；抗癌药白消安引起的肺部病变常在用药后1年以上才出现，停药后仍可继续发生；氯霉素所引起的再生障碍性贫血与白消安情况类似；药物的致癌作用和致畸作用需要更长的时间才会出现。

根据具体症状判断

一般来说，药物引起的不良反应不同于原有疾病的症状，有时甚至完全不同，如阿司匹林、消炎痛等引起的哮喘，庆大霉素等导致的耳聋，青霉素、碘制剂等导致的过敏性休克。但也有一些药物引起的不良反应与原有疾病的症状相同，如长期使用甲基多巴等降压药，如果突然停药，会造成血压骤升、心率加快，甚至导致颅内出血，需立即抢救；双氢克尿噻在利尿过程中常会出现水肿或使水肿加重；用心得安治疗高血压，如果在症状得到控制后停药，一般会发生反跳性高血压。这些现象都有助于对药物不良反应的判断。

根据是否有再激发现象判断

再次使用同类药物后，注意观察是否会发生同样的反应，若两次反应相同，则可判定为药物不良反应。对已怀疑会出现不良反应的药物，一般不宜再次使用，但无意中再次使用时出现的现象可作为判断不良反应的重要依据。

需要特别指出的是，某些中成药也会引起过敏反应。如六神丸、跌打丸、云南白药、牛黄解毒片、穿心莲注射液、复方柴胡注射液及板蓝根、贝母、红花、丹参、天花粉、紫草、益母草、槐花、大青叶、大黄等，用药时应特别注意。

另外，发现可疑不良反应，应与药品说明书中标注的或医生交代说明的不良反应相对照，如果相符，则可能性较大。当然，若不相符也不能完全排除嫌疑，还可能是该药所引起的新的、尚未被发现的不良反应。

一旦发生不良反应，首先要立即停止服用可疑药物，并及时通过医生、药师或直接向药物不良反应监测部门报告，同时向医药专业人员进行用药咨询。若确属药物不良反应，今后应避免再次服用同样药物。发生严重的药物不良反应时，应及时就医。

怎样预防药物不良反应

产生药物不良反应的原因非常复杂，

有些不良反应如毒性作用和过敏反应等与药物固有的药理作用和患者的体质有关，是不可能完全避免的。但有些不良反应是人为原因造成的，如选药不当、用药剂量不对、用药方法错误、用药时间过长等，用药时只要多加注意，一般都可避免或减少不良反应的发生。

了解患者的病史和用药史

应让医生或药师了解自己曾患过哪些疾病，服用哪些药物出现过不良反应，对哪些药物容易过敏等，绝对不能再使用已经产生过过敏反应的药物。如患者患有青光眼，则不能使用阿托品类药物；如患者曾对磺胺药或青霉素产生过敏，就不可再用同类药物。

注意患者的体质

有过敏体质和特异体质的患者，对某些药物的反应极其敏感，在用药时应格外谨慎，患者在购药前应该让药师或医生了解自己的药物过敏史和家族的特异性反应。此外，还要考虑自身的身体承受能力，体弱者一般宜选用作用比较温和的药物，且药量不宜太大。

正确选药

患者自行到药店购买非处方用药时，应根据自己的病情和症状合理选药，避免盲目用药。请医生开处方时，不应隐瞒病情，应向医生如实交代发病原因、发病时间、主要症状、演变过程、已做过的诊断或已用过的药物等，以便医生作出正确的诊断，开具合理的药方。

了解药物性质

服药前要认真阅读药物说明书，以了解该药物的药理作用、不良反应、禁忌证和注意事项等。使用对器官功能、造血系统、神经系统、血糖可能造成不良反应的药物时，要向医生咨询或按规定做实验室检查，一旦发现问题应及时停药，如使用利福平、异烟肼时要检查肝功能，使用氨基糖苷类抗生素时要检查听力、肾功能，使用氯霉素时要检查血常规。

注意用药方法

要根据患者的病情、用药目的和药物的性质等选择合适的用药方法。如治疗胃肠道感染、消化性溃疡的药物大多口服，需要在全身起作用的药物可采取口服或注射用药。

注意用药种类和剂量

用药种类不宜过多，应避免不必要的联合用药，以免发生药物不良相互作用。用药剂量不宜过大，因为药物的疗效和剂量并不成正比，增加剂量后不良反应的增加要比疗效的增加大得多。所以要根据医生指示或说明书来确定，不可随意增加或减少药物的剂量。对不熟悉或未曾使用过的药物最好先从小剂量开始，边使用边观察，然后根据用药反应作适当的调整。老年人和儿童对药物的反应不同于成人，用药时应适当减少剂量。孕妇和哺乳期妇女用药时要特别慎重，尤其是妊娠头3个月应避免使用任何药物，以免引起致畸作用。肝病和肾病患者，应选用对肝肾功能无不良影响的药物，而且要适当减少剂量。

注意用药时间

药物不良反应与用药的时间有关，一般连续用药的时间越长，发生不良反应的可能性越大。有些药物在长期服用的过程中，如果突然停药，也易引起不良反应。因此不能随意延长用药时间或突然停药。此外，要注意按时服药，不能随便更改用药时间和次数，对刺激性较强的药物可在饭后服用。

在日常生活中，如果能结合患者的病情和体质正确选药，严格掌握用药剂量、用药方法、服用时间以及配伍禁忌等，一般都能避免或减少药物不良反应的发生。

如何应对药物不良反应

如果发生药物不良反应，患者应及时和医生联系，在医生的指导下，根据不良反应的不同表现和严重程度采取相应的措施进行治疗。

如果出现严重的不良反应，或由于药物毒性作用较剧烈，导致患者出现其他异常或使原有病情加重时，一旦发现应立即停药，并及时就医；也可改用其他药物，或有针对性地服用一些能降低或抵消不良反应的药物。对危及生命的不良反应，如严重的低血糖、急性肾功能衰竭等，应配合医生采取有力的措施积极抢救。

如果药物不良反应较轻，患者可以耐受，一般不需做任何处理，停药后不良反应就会自行消失。如果按病情不允许停药，这时可继续用药，同时要做对症处理。例如，饭后服药可避免药物对胃肠道的刺激；服用磺胺类药物后应多饮水，防止药物在尿中形成结晶，减少对肾脏的损害。

有些药物容易对血液系统和肝肾功能造成损害，如白细胞减少、血小板减少、血氨基转移酶升高等，但对于此类药物不良反应，一般患者通常不易察觉。因此，在使用此类药物时要定期做血液检查或肝肾功能检查，一旦出现异常现象，应在医生的指导下停药或加用其他辅助治疗的药物。

由过敏体质引起的过敏反应，如过敏性皮疹、荨麻疹和瘙痒及过敏性休克等，或由于遗传因素引起的特异性反应，如磺胺药引起的黄疸、溶血性贫血等，一经发现应立即停药。严重反应如过敏性休克，要立即送往医院抢救。由于此类不良反应与药物的剂量无关，不良反应的严重程度难以预料，因此以后应避免使用同类药物。

如果不良反应是由服药剂量不当引起的，而且反应较重，患者难以耐受时，则需减小用量，也可以改用或合用其他药物。例如，单独使用一种抗高血压药物治疗高血压时，要用较大的剂量，就会引起明显的不良反应；若改成联合用药，则每一种药物的使用剂量都不大，可大大减少不良反应的发生。

几种特殊的药物不良反应

药物的不良反应可发生于人体的各个系统、组织和器官，一般常见的主要是消化系统的症状，如恶心、呕吐、腹泻、腹痛、便秘等。

药物可引起以下几种特殊的不良反应。

水肿

有些药物可使机体内水、电解质平衡发生紊乱，进而引起全身或局部的水肿，其具体原因主要有以下几个方面。

过敏反应引起水肿

有些患者在注射某种动物血清时可发生血清病，出现皮疹、发热、关节痛、淋巴结肿大等，部分患者还可出现面部、眼睑、手足末端水肿，极少数患者可发生较严重的喉头水肿。口服阿司匹林、安乃近等可导致药物性皮炎，出现荨麻疹，并在口唇、眼睑、外阴等皮下组织疏松的部位出现水肿。注射青霉素、口服磺胺类药物，还可引起血管神经性水肿，多发生在口唇、眼睑、耳垂、外阴等部位。

药理作用引起水肿

如长期服用肾上腺皮质激素、性激素、解热镇痛药、降压药、利尿药及某些中药如甘草、人参等，可导致机体内水钠潴留而发生水肿。

药物本身导致水肿

有些药物本身就可以导致水肿，如不恰当地大量补液或输入过多的氯化钠、碳酸氢钠、乳酸钠，或长期大量使用水杨酸钠、青霉素钠等，都可使体内钠离子过多，引起高钠血症和水肿。

损害肾脏引起水肿

很多药物如镇静剂、解热镇痛剂、抗凝血剂、利尿剂、磺胺类药物、青霉素、庆大霉素、卡那霉素以及降糖药物等，都会不同程度地损害肾功能，影响水钠排泄，导致水钠潴留，最终引起水肿。

当药物引起水肿时，首先应停止使用相关药物，同时减少水分和食盐的摄入，并进行对症处理，可采用抗过敏、保护肾脏功能、适当使用利尿药等方法来消除水肿。

眩晕

眩晕是人体对空间的定向感或平衡感发生障碍而产生的一种运动性或位置性错觉，患者在睁眼时感觉周围物体在围着自己旋转或上下、左右跳动，闭眼时则感觉自身在旋转、摇晃或有摆动、倾倒、翻滚、升降感，同时伴有恶心、呕吐、出汗、面色苍白等症状。

引起眩晕的药物以链霉素最为常见，其他常见的还有庆大霉素、卡那霉素、新霉素、万古霉素等抗菌药，利尿酸和速尿等利尿剂，水杨酸之类的解热镇痛药，利血平、降压灵等降压药及一些镇静药、安眠药等。这些药物会对内耳前庭系统产生不同程度的损害，影响其维持机体平衡协调的功能。在用药剂量过大、用药时间过长、联合使用两种以上同类药物及患者肾功能不全的情况下，这种损害作用会变得更加明显。

为了避免或减少药物性眩晕的发生，用药时应尽量避免使用上述药物，尤其是肝肾慢性疾病患者以及幼儿、老年人、孕妇和哺乳期妇女，对此类药物应忌用或慎用。若因病情需要必须使用此类药物，则应尽量避免同时使用两种以上耳毒性药物，用药时间也不宜过长。当有失去平衡感、头晕、行动不稳甚至站立不稳时，必须立即停药。

男性乳房增大

某些药物会引起男性乳房增大，但往往容易被人忽视，而一旦发现又常被误认为是其他疾病所引起的，如乳腺癌等，从而造成不必要的恐惧。

药物引起的男性乳房增大一般可分为两类。

单纯有乳房增大而没有溢乳

引起此类反应的药物以利尿剂安体舒通最为常见，可抑制睾酮与受体结合，长期服用可致男性乳房增大，并可伴有乳房疼痛、睾丸缩小、阳痿及性欲减退等；强心药洋地黄具有增强雌激素的作用，长期服用的患者，约10%可发生乳房肿大，尤其以老年人居多。其他能引起乳房增大的药物主要有抗癌药马利兰、卡氮芥、长春新碱，抗结核药异烟肼、异烟腙、乙胺丁醇等。

乳房增大伴有溢乳

引起此类反应的药物主要有安定药如奋乃静、安定、氟哌啶醇，三环类抗抑郁药如丙咪嗪、阿米替林等，胃肠溃疡病用药如西咪替丁、雷尼替丁等，雌激素及孕激素类药，降压药如甲基多巴、酮康唑、脑益嗪、卡马西平等。

药物引起的男性乳房增大一般呈双侧性，但可不对称，大多左侧大于右侧，乳晕色素可出现加深，乳晕下可有软性肿块，有时有结节，一般无症状，局部可有胀痛、压痛或触痛。一旦发现，需立即停用相关的药物，一般停药后肿块可逐渐消退，少数病情较严重的患者需请医生诊断治疗。

出血

药物引起的出血正呈现逐年增多的趋

势，这与一些药物尤其是抗菌药的广泛使用和滥用密切有关。药物性出血的机制主要有3种：

骨髓抑制与再生障碍

药物性骨髓抑制的出现与用药剂量大小和用药时间长短有关，常在用药期间出现，停药后多数能够恢复。药物性再生障碍的出现与用药剂量大小及用药时间长短无关，而是由患者的特异体质所引起，而且治疗起来十分困难。抗菌药氯霉素极易引起再生障碍性贫血，12岁以下、有慢性荨麻疹和湿疹等过敏性疾病史的女孩常患此病。所以，此类患者应避免使用氯霉素。另外，链霉素、硫霉素、磺胺类药物也可引起骨髓抑制和再生障碍。

血小板破坏或功能抑制

当血小板吸附某些抗体–药物复合物时，可引起免疫性血小板破坏。此类药物主要有氯霉素、红霉素、庆大霉素、丁胺卡那霉素、利福平、磺胺类药物等。此外，青霉素、氨苄西林、阿莫西林等药物会损害血流中的血小板功能，阻碍血小板聚集，最终导致出血。此类抗菌药物还有乙氧萘青霉素、硫霉素、拉氧头孢、头孢曲松、利福平、诺氟沙星等。

维生素K依赖性凝血过程阻断

拉氧头孢、头孢唑啉、头孢曲松等头孢类抗菌药可造成维生素K凝血过程受阻，引起消化道出血等不良反应，尤其是那些营养不良、肾功能减退的患者，在使用此类药物后更易引发出血。除了上述药物外，能造成维生素K凝血过程受阻的药物还有头孢唑啉、头孢甲肟、阿莫西林、氨苄西林等。

药物不良反应影响心理健康

在服药过程中，由药物所引起的不良反应不但会给一些患者带来精神上的痛苦和心理上的负担，严重的还可导致复杂的心理改变，甚至发生变态心理，从而造成滥服或拒服药物的现象，对疾病的治疗和患者的康复极为不利。

药物不良反应对服药者心理健康会造成一定的影响，让患者产生以下几种不健康的心理。

焦虑心理

有的患者不了解药物的药理作用，或是用药不当，导致用药后治疗效果不佳，不但没有达到“药到病除”的预期目的，反而出现了不少不良反应，这时患者就会表现出焦虑和烦躁心理。

恐惧心理

由于对药物的不良反应了解较少，当服药后出现某些异常反应时，患者大多会认为自己的病情有加重的迹象，甚至觉得越治反而情况越糟，干脆不如不治，从而产生逃避和恐惧情绪。多见于老年患者和女性患者。

依赖心理

有些患者在长期服用某些药物后会产生生理依赖性，一旦停药就会出现一系列反常症状，如流泪、流涕、呕吐等；绝大多数患者同时还会伴有强烈的心理依赖性，有继续用药的强烈欲望。多见于镇痛药和镇静安眠药。

怀疑心理

有些患者在使用过某种药物后感到疗效不明显，或者出现一些不良反应，往往会对药物的疗效半信半疑，无端夸大药物的不良反应，甚至怀疑药物有致癌、致突变等作用，对医生开具的处方也不信任。有的患者甚至自作主张，根据自己的经验和广告宣传盲目购药，并且不按医嘱用药，随意改变用药剂量、用药次数和用药时间等。这些都是怀疑心理的突出表现。

拒绝心理

有的患者对某些药物的不良反应有切身体会，或是受到过某些药物的严重伤害，从此便对这些药物产生一种特殊的警觉性，出于治疗需要该用某种药物时，这些患者也往往拒绝用药，从而错过了用药的最佳时机。

常用维生素的不良反应

维生素是人体必不可少的重要元素，对维持正常新陈代谢和生命活动有重大意义，一旦缺乏就会影响身体健康。但是，如果误用或滥用维生素，就会导致某些不良反应和毒不良反应。

维生素A的不良反应

服用常用剂量一般无毒性反应，但如果成人一次服用剂量在50万单位以上，儿童剂量在30万国际单位以上，可于几小时内出现急性中毒，主要症状有嗜睡、头晕、头痛、厌食、恶心、呕吐、腹泻、口角干裂、口腔溃疡、牙龈出血、复视、脑积水等，婴儿有颅内压升高、前囟膨出的症状。每日服用10万国际单位，连续服用6个月以上，可引起慢性中毒，其早期症状有疲劳、肢体无力、精神不振、头痛、烦躁或嗜睡、易激动、食欲下降、恶心、呕吐、腹泻、腹痛、低热、多汗、感觉过敏、眼球震颤、眼球突出、复视等。随着病情发展，可出现婴儿囟门宽而膨起、头围增大，颅内压升高、脑脊液压力升高，皮肤干燥、粗糙、呈鱼鳞状、严重瘙痒、皮脂溢出样皮疹、色素沉着、全身散布斑丘疹、脱屑，毛发干枯、稀少或脱落，口舌疼痛、唇和口角皲裂出血、鼻出血，管状骨骨膜增殖性变化引起骨和关节疼痛，伴有软组织肿胀、压痛但无红热，多见于长骨和四肢，骨质增厚，肝脾肿大、肝功能异常、肝硬变，肾脏损害、尿频、尿急、多尿、高尿酸血症，钙从尿液排泄增多、钙沉积于心脏、肝、肾、肺和动脉，软组织钙化，同时伴有高钙血症，还可出现低血红蛋白性贫血、中性粒细胞减少、淋巴结肿大、血脂增高、凝血酶原不足、局限性小肠炎、角膜浑浊等。

维生素B_1和维生素B_6的不良反应

维生素B_1的毒性很低，使用推荐剂量几乎无毒性，但大剂量使用可出现烦躁不安、头晕、头痛、疲倦、食欲下降、恶心、腹泻、水肿及心律失常等。注射给药时偶可发生皮疹、荨麻疹、红斑及支气管哮喘等过敏反应。静脉注射可导致血压降低，极个别患者还会出现过敏性休克，并伴有意识丧失、虚脱甚至死亡，故临床上不宜采用静脉注射。肌内注射可致局部疼痛，使用前应预先做皮试。产妇使用维生素B_1偶尔可造成出血。

维生素B_6的不良反应很少，少数患者可出现面部微红或温暖感、感觉异常、食欲不振、嗜睡、便秘等。长期大量（每日2克以上）服用可引起感觉神经病变，出现手足麻木、不灵活、平衡失调等，还会产生维生素B_6依赖综合征。一次静脉注射200~250毫克可导致头痛、腹痛，肌内注射时局部疼痛。偶尔可引起皮疹等过敏反应，甚至过敏性休克，长期使用还可抑制抗凝系统。

维生素C的不良反应

维生素C的毒性很低，但若长期大剂量使用，也会造成很多不良反应。每日口服1克以上可引起恶心、呕吐、腹痛、腹泻、胃酸增多、胃液反流、小肠蠕动加速，并可造成大便隐血试验的假阳性。大剂量服用维生素C可引起心动过速和T波变化，还可使尿液酸化，引起尿酸盐、胱氨酸盐、草酸盐结石。每日口服8克，连续服用3~7天，可使尿液中草酸盐的含量增加12倍多，对过敏者可引起高尿酸血症、胱氨酸尿症、尿道炎、排尿困难、痛风性关节炎或肾结石。静脉注射大剂量维生素C时，若速度过快，可引起眩晕、虚弱或昏厥，长期使用会产生静脉炎，甚至引起血栓形成、血管内溶血或凝血。长期大量服用，还可导致高钙血症和低钠血症，并能降低白细胞吞噬能力，使机体抗病能力下降。育龄妇女每日摄取2克以上维生素C，会使生育能力降低，还可引起血糖升高，妨碍肠道吸收铜、锌离子，导致机体铜、锌缺乏。婴儿接受大剂量维生素C后会出现不安、失眠、疲乏、脉缓、皮疹、荨麻疹、水肿、血小板增多。较重的原发性或继发性血色病患者使用大量维生素C后，可出现或加重组织内铁沉着。不论口服还是静脉注射维生素C，一些人均可发生过敏反应，会出现皮疹、恶心、呕吐等症状，严重时可发生过敏性休克，故不能滥用。

维生素D的不良反应

成人在正常情况下每日用量5万~15万单位，长期连用可发生中毒。正常小儿每日用量2万~5万单位或每日每千克体重2000单位，连用数周或数月可发生中毒。维生素D中毒的临床表现为食欲不振、口干、恶心、呕吐、阵发性腹痛、腹泻或便秘、胃及十二指肠溃疡、脱水、酸中毒、肝脾肿大、急性胰腺炎、乏力、易疲劳、消瘦、精神委靡、头痛、眩晕、烦躁、失眠、幻觉、抑郁或昏睡、多汗、脑膜刺激性抽搐、意识障碍、共济失调、肌痛、关节痛、肌张力减退、运动功能障碍。严重者可出现贫血及肾、血管、心肌、肺、皮肤、角膜等软组织钙化，引起肾功能不全、肾结石、肾小管上皮坏死、基底膜增厚，出现水肿、烦渴、多尿、低渗尿、血尿、蛋白尿、尿白细胞增多，甚至引起肾功能衰竭、高血压、心律失常、惊厥、心力衰竭等。还会出现皮肤及黏膜干燥、瘙痒、结膜炎、怕光、流涕、易感染和发热，也可引起过敏反应等。儿童维生素D过多可出现智力与生理发育迟缓。孕妇补充维生素D过量可致胎儿血钙增高及出生后小儿智力障碍，肾、肺小动脉狭窄及高血压等，骨骼X线检查可见长骨干骺端阴影增厚、增高、骨皮质增厚、肘关节钙盐沉着。维生素D中毒后应立即停药，并适当补充钾、钠、镁，必要时加用糖皮质激素，要大量饮水，服用利尿药，以加速钙的排出，消除中毒症状。

维生素E的不良反应

维生素E常用治疗剂量并无毒性，不良反应较少见。但若长期大量服用，仍会损害健康，引起多种不良反应。如长期（连续6个月以上）大剂量（每日400毫克以上）用药，则可引起疲倦、乏力、下肢水肿、眩晕、头痛、视力模糊、恶心、腹痛、腹泻、胃肠功能紊乱，甚至因血小板聚集而引起血栓性静脉炎与肺栓塞，妇女可引起月经过多、闭经、性功能紊乱等，少数患者可出现唇炎、口角炎、皮肤皲裂、荨麻疹、接触性皮炎、低血糖、凝血酶原减少、出血、伤口愈合减慢等。每日用量800毫克以上并连用3周后，会出现肌酸尿和血清肌酸激酶活性升高，引起荨麻疹、肌肉无力、肌痛与乳房肥大，使高血压、心绞痛、糖尿病病情加重，机体免疫功能降低，甚至导致乳腺癌。当用量达到2 000~12 000毫克时，会引起生殖功能障碍。但停药后，上述症状可逐渐消失。

为何会产生耐药性

耐药性又称抗药性，是指病原体（细

菌、病毒、原虫及其他微生物、肿瘤细胞等）接触药物后，通过自身的变化，对药物的敏感性降低甚至完全消失，导致药物的疗效降低甚至无效，从而避免被药物抑制或杀灭的一种状态。耐药性通常是由于长期、反复多次地使用某种药物或长期应用剂量不足所引起的。产生耐药性的致病菌即使在抗菌药物的作用下，仍然能够照常生长繁殖。易产生耐药性的药物较多，除了常用的抗生素类外，还有抗微生物、抗寄生虫、抗肿瘤药物等。

病原体接触药物后的变化主要有以下几个方面：产生使药物失去活性的酶；改变自身细胞膜的通透性，增加拮抗物，从而阻滞药物进入；改变抗生素的作用位点，使药物不能发挥作用；改变自身原有的代谢途径，通过一些膜上的运输蛋白，及时地把产生的或进入细胞的药物排出体外。

耐药性本身并不会引起人体的变化和不良症状，但它会降低药物的疗效，增加治疗的难度，即必须大幅度地增加该药物的剂量，才能取得良好的疗效。而增加剂量必然会增加药物的不良反应，所以耐药性也可视为间接的药物不良反应。

滥用抗生素是导致耐药性的最主要原因。近年来，各种抗生素的使用量在不断增加，而疗效却在逐年降低，这就是耐药性产生的突出表现。克服耐药性的最主要措施，就是严格控制药物，尤其是抗生素的适应证和应用剂量，做到合理用药、计划性用药，避免滥用。对单一药物不能控制的感染或者长期用药可能产生耐药性者，必要时可采取联合用药。

正确认识化疗药

长期以来，癌症一直被人们认为是“绝症”、“不治之症”，以至于不少人谈“癌”色变。这一方面是因为目前人们还没有找到能够根治癌症的方法，另一方面是因为对癌症进行化疗时会产生很多严重的不良反应，给患者带来难以承受的痛苦，使得许多患者不愿意接受化疗。

化疗使用的抗癌药不仅会杀灭癌细胞，同时也会损害人体内正常的细胞，这是因为抗癌药进入人体后，很难辨识出哪些是癌细胞，哪些是正常细胞。癌细胞的突出特点是能够快速增殖，抗癌药就是针对癌细胞的这个特点来发挥作用的。这样一来，新陈代谢较快的细胞就更容易受到抗癌药物的攻击，而那些生长速度较快的正常细胞也经常被“误伤”。由于口腔、皮肤、头发、胃肠道黏膜的细胞生长较快，因此在使用抗癌药时，容易出现口腔溃疡、头发脱落、皮炎、伤口愈合迟缓、恶心、呕吐、食欲不振、腹痛、腹泻等不良反应，而且通常比较严重，这就是所谓的“化疗反应”。

大多数抗癌药都会抑制骨髓细胞的生长，造成血液中的白细胞、红细胞、血小板减少，诱发感染、出血、贫血等症状。此外，抗癌药还会对肝脏、肾脏的功能造成不同程度的损害。某些抗癌药还会引起特殊不良反应，如阿霉素可引起心律失常、心力衰竭；环磷酰胺、异环磷酰胺可引起出血性膀胱炎；长春新碱可引起外周神经症状如指（趾）端麻木、肌无力；甲氨蝶呤、博莱霉素可引起肺组织损伤；博莱霉素、5—氟尿嘧啶可使皮肤色素沉着，指甲变色等。女性患者服用某些抗癌药后可能会出现停经的症状，如颜面潮红、阴道分泌物减少、月经周期不规则或停经等。少数药物能使正常细胞发生突变，可致畸或导致新的癌症。

虽然抗癌药会引起上述种种不良反应，给身体造成一定的损害，但不可否认的是，它在杀灭癌症细胞、挽救患者生命方面发挥着不可替代的作用。因此，对抗癌药物的作用和不良反应要能够正确对待，同时要认识到癌症并不是不可战胜的疾病，在身体条件允许的情况下，还是要积极地进行化疗，并保持乐观的态度和稳定的情绪，纠正过去不良的行为习惯，主动配合医生治疗，以期早日战胜病魔。

滥用药及其害处

滥用药指的是不加节制地、过多地自我用药，这是不合理用药的一种表现。俗话说："是药三分毒。"大多数药物都具有一定的毒不良反应，如果长期大量使用，很容易引起不良反应，轻者可能延误病情，重者甚至危及生命。因此，在使用药物治疗疾病的过程中，一定要注意用药安全，切不可滥用药物。

目前情况下，滥用药物主要表现在以下几个方面。

滥用抗生素

顾名思义，抗生素是抵抗致病微生物的药物，它对常见感染性疾病的治疗效果是任何其他类药物所无法比拟的，对拯救人类生命起了重大作用。由于抗生素治疗效果好，毒性相对较低，因此造成了普遍而且越来越严重的滥用局面。如有的患者一有感冒发热就使用抗生素，结果不但没有控制病情，反而破坏了人体内正常菌群的生态平衡，造成人体免疫力下降。更严重的是，滥用抗生素还造成病菌耐药性的增强，使有效的抗生素效果降低甚至完全无效，大大增加了疾病治愈的难度，提高了战胜疾病的代价。

此外，滥用抗生素还能产生严重的毒不良反应，对患者的机体造成损伤。

滥用链霉素、卡那霉素能引起眩晕、四肢麻木、耳鸣、听力减退甚至耳聋，还可损害肾脏。

滥用红霉素、林可霉素、强力霉素可引起厌食、恶心、呕吐、腹痛、腹泻等胃肠道反应。

滥用头孢类药物，如头孢曲松，可导致过敏性休克，严重的致人死亡。

滥用青霉素可引起过敏反应，轻者全身出现皮疹，重者可导致休克甚至死亡。

滥用链霉素、氯霉素、红霉素、先锋霉素会抑制机体免疫功能，削弱机体抵抗力。

滥用解热镇痛药

解热镇痛药是人们应用最广泛的一类药，它不但具有解热、止痛的功效，有些还具有消炎、抗风湿等作用，而且此类药物大都属于非处方药，很容易在一般药店买到，因此滥用现象十分严重。很多患者在遇到头痛脑热，或是牙痛、关节痛、腰腿痛时，常常不经过医生诊断就自行到药店购买退热药或止痛药，如阿司匹林、保泰松、扑热息痛、布洛芬等。实际上，这些药物都只是对症治疗，只能暂时缓解症状，并不能从根本上治疗疾病，同时也会掩盖疾病的真相，延误疾病的及时诊断和治疗。

长期服用消炎痛可引起头痛、眩晕、精神障碍等；滥用水杨酸类、阿司匹林、布洛芬等药物可刺激胃黏膜，诱发胃溃疡，甚至胃出血和穿孔；滥用阿司匹林、保泰松等药物可引起肝损害，出现肝肿大、肝区不适、氨基转移酶升高等症状；滥用安乃近、扑热息痛还可引起过敏反应，出现皮疹、药物热或加重哮喘。滥用氨基糖苷类抗生素，如卡那霉素、新霉素，以及利尿类药物如利尿酸等会造成耳聋。

滥用安眠药

失眠是老年人常见的症状，但是随着生活节奏的加快和压力的增加，中青年人群中失眠患者的数量也在不断增加。许多失眠患者为了消除失眠症状，就服用安眠药。其实，偶尔服用一些安眠药，确实能够起到催眠的作用。如果长期大量服用，就容易产生不良反应，甚至对身体造成损害。

引起失眠的原因有很多，使用安眠药只是对症治疗，可能会暂时掩盖病情，延误对引起失眠的原发疾病的治疗。长期使用安眠药容易使人体产生耐药性，从而使药物的催眠作用逐渐减弱，必须不断增加剂量才能奏效。服药数月之久的患者，大多产生心理和生理的药物依赖性，停药会导致更严重的失眠，常引起戒断困难。因为大多数安眠药是经过肝脏分解，由肾脏排泄的，所以必然会对肝肾功能造成一定的损害。肝肾不好的患者应选择不良反应小的安眠药，否则易引起肝脏肿大、肝压痛、肝功能不正常，严重的甚至出现黄疸、水肿、尿蛋白等。长期服用安眠药还会引起胃肠功能紊乱，出现恶心、食欲减退，腹胀、便秘等，甚至产生中毒。久服停药后还会出现头晕、肌肉跳动或失眠加重。安眠药还可能引起神志不清、反应迟钝、智力及记忆力损害等。因此，安眠药最好在医生的指导下服用，并且不可常服，以免形成对药物的依赖性；最好是交替或轮换使用，以保持药物的疗效。对于失眠的治疗不应单纯依赖药物，要积极治疗原发病，并加强心理治疗和中医药治疗，还要注意讲究睡眠卫生。

滥用补药

补药一般是指各种维生素及营养药、补血药或某些中药补益药（如人参）。根据目前的生活水平来看，人体所需要的各种营养素一般从日常膳食中就可得到充分供应，不必另补。而只有那些少数确实缺乏营养、患有某些疾病、消化吸收功能发生障碍的患者，以及年老体弱者、儿童、孕妇、哺乳期妇女等才需适当地补充营养素。但即使是这些人也不可随便乱补或滥补，而应该缺什么补什么，缺多少补多少，适当掌握其用量。

营养素对人体并非多多益善，补得过多反而有害无益。过多服用含铁、锌等补血营养品，会引起铁、锌中毒，出现呕吐、腹泻、神志错乱、昏睡等症状。长期服用鱼肝油、维生素AD丸，会引起骨痛、头痛、呕吐、前囟宽而隆起、皮肤瘙痒、毛发干枯、脱发、厌食、低热等中毒症状。中药补品有很多种，如果乱食滥补，轻者可引起脘腹饱胀、食欲减退，重者可引起便秘或腹泻、内热加重、舌燥尿赤，甚至鼻出血等。

总之，在服用补药时，要根据实际需要，适度进补，不可盲目行事。在不能确定是否应该服用补药时，应到医院进行检查，然后对症进补。

什么是药源性疾病

任何药物的作用都有两面性，既有对人体疾病的治疗作用，又有对人体造成损害的毒性作用。如果用药不当，就会引起不良反应，从而诱发新的疾病，这就是药源性疾病。

药源性疾病的病因是药物作为致病因子，引起人体某一个或几个器官、某一处或几处局部组织发生功能性改变或器质性损害，并且出现各种典型临床症状的疾病，所以又称为药物诱发性疾病。事实上，药源性疾病就是药物不良反应在一定条件下所产生的后果。

药源性疾病与药物不良反应不同，一般不包括药物过量导致的急性中毒。它是指带有损害性、不易恢复、危害性较大的慢性毒性反应。例如链霉素与庆大霉素引起的中毒性耳聋，抗肿瘤药博莱霉素引起的间质性肺炎，滥用广谱抗生素造成的伪膜性肠炎，降压药肼屈嗪造成的药物性红斑狼疮，某些利尿药引起的低钾血症等，都属于药源性疾病。

近年来，药源性疾病有明显增多的趋势，这与近几十年化学药物种类日益增多、用量不断扩大及不合理用药有着密切的关系。因此，在用药治病时，一定要遵照医嘱，不可自作主张，随心所欲地服药，以免造成严重后果。医务人员也要重视各类药物可能产生的药源性疾病，做到合理使用药物，最大限度地减少药源性疾病的发生。

药源性疾病的危害

20世纪40年代，临床用药以对症治疗和短程疗法为主，因此很少出现严重的药物不良反应。20世纪40年代以后，青霉素等抗生素研制成功并得到广泛应用，药物治疗从此进入了一个新纪元，合并用药和长期疗法不断增加，造成药物不良反应大量出现，严重性也日益突出。如陆续出现了过敏性休克、听神经损害、肾损害和骨髓抑制等不良反应，但这些并未引起人们的重视。

20世纪60年代后，肾上腺皮质激素在临床上得到广泛应用。但在1961年，欧洲出现了骇人听闻的“反应停”事件：一种叫“反应停”的镇静安眠药被广泛用于治疗妊娠晨吐，结果造成了大约1.2万名畸形儿。这次“药害”灾难，成为人们认识药物不良反应问题的转折点。从此以后，人们对药物毒不良反应的警觉性进一步增强，对药源性疾病也有了初步认识。

20世纪70年代，心得宁上市4年左右，人们发现它能引起严重的“眼—黏膜—皮肤”综合征，并导致部分患者失明，有的患者甚至因腹膜纤维化导致肠梗阻而死亡。这两起用药悲剧引起了世人极大的震惊，也促使人们对药源性疾病的危害性有了进一步的认识和警惕。

随着化学药物应用日趋广泛，因药物不良反应而住院的患者已占到住院患者总数的3%~5%，其中有10%~20%的住院患者容易患药源性疾病，而药源性疾病的死亡人数则是主要传染病死亡人数的10倍。

药源性疾病现已成为主要致死疾病之一。在美国，它紧随心脏病、癌症、肺病之后居第4位。据报道，美国每年因药源性疾病而死亡的病例约为10万例。这说明，药源性疾病已经对人类的健康构成了巨大威胁，应引起人们的高度重视。

诱发药源性疾病的原因

诱发药源性疾病的原因有很多种，既包括患者本身的特异体质、年龄、性别、饮食习惯等，也包括药物质量、不合理用药等方面的问题。

从统计资料来看，引起药源性疾病的主要原因是不合理用药，包括选药不当、盲目用药、滥用药物、误用药物、处方配伍不当、用药途径错误、重复用药、忽视用药注意事项和禁忌证、用药时间过长、突然减药或停药等。如能合理用药，大部分药源性疾病还是可以避免的。

除了不合理用药外，药源性疾病还有很多影响因素，主要有以下几点。

遗传因素

快乙酰化者使用异烟肼易产生肝脏损害，慢乙酰化者使用异烟肼易产生周围神经炎；葡萄糖-6-磷酸脱氢酶缺乏者，在服用伯氨喹、磺胺等药物时易出现溶血性贫血；假胆碱酯酶有遗传性缺陷者，在使用琥珀胆碱后可产生长时间的肌肉松弛和呼吸暂停。

性别

一般来说，女性药源性疾病发生率比男性高，如保泰松和氯霉素引起的粒细胞缺乏症，女性的发生率为男性的3倍；氯霉素引起的再生障碍性贫血，女性的发生率为男性的2倍；女性药源性红斑狼疮患者也比男性多见。另外，由于男女生理功能的不同，女性患者在月经期和妊娠期对泻药及其他刺激性强烈的药物敏感，有引起月经过多、流产及早产的风险。

年龄

年龄是诱发药源性疾病的重要因素之一。

小儿特别是新生儿和婴幼儿各系统器官功能不健全，肝、肾功能较差，血浆蛋白结合能力弱，用药后容易出现药源性疾病。如新生儿应用氯霉素后易在体内蓄积，发生灰婴综合征；新生儿长期或大量局部应用新霉素滴耳剂可导致耳聋；应用磺胺、新霉素和维生素K可引起或加重核黄疸等。

老年人肝、肾功能变弱，组织器官功能减退，血浆蛋白降低，用药后也容易诱发药源性疾病。如老年人应用地高辛、哌替啶后血药浓度较高，半衰期较长，中毒的发生率和病死率都较高；应用肝素过程中易导致出血；应用硝基安定治疗量即易致脑功能紊乱；应用保泰松和普萘洛尔易引起头痛、眩晕、心动过缓、低血糖等不良反应；应用利尿剂易致失钾；应用降压药和噻嗪类药物易致体位性低血压；应用抗胆碱药和抗震颤麻痹药易致尿潴留；应用庆大霉素易致肾毒性和不可逆性听觉和前庭功能损害。

不良生活方式

吸烟、饮酒可能对药源性疾病的产生有一定影响。如饮酒可加速某些药物的代谢转化，可损伤肝功能，影响药物的代谢。

疾病因素

慢性肝病、肾病患者由于药物在体内的代谢速度降低，使药物的血浆半衰期延长，从而导致血药浓度升高，用药后容易出现药源性疾病。如肝硬变患者使用安定后容易诱发肝性脑病；结肠溃疡患者使用磺胺脒后易引起中毒；呼吸中枢功能障碍患者应用巴比妥类药物可致呼吸衰竭。

过敏体质

有些患者对药物特别敏感，使用极小量就能导致致命性反应。如对奎宁过敏者在服用量为0.3克时就会出现头痛、耳鸣、恶心、视力和听力减退等症状，而一般患者要服用0.6克以上才会出现相同症状。

药物本身的作用

药物本身的作用可引起与治疗目的无关的或有害的反应，造成损害。如氨基糖苷类抗生素会引起第Ⅷ对脑神经损害，造成听力减退或永久性耳聋。药物的其他作用如继发作用、后遗作用、致畸作用、致癌作用等都可引起药物性损害。

药物的相互作用

联合用药时常会发生药物间的相互作用，不良的相互作用会造成药物疗效下降，导致治疗失败，也会使药物的毒不良反应或治疗作用过度增强而危害身体。如阿司匹林和红霉素合用会导致听力减弱；异烟肼与利福平合用会使肝炎的发生率比单用时高10倍。

药物制剂

制剂的安全性与其主要成分、主要成分的分解产物和副产物，以及制剂中的溶剂、稳定剂、染色剂、赋形剂、杂质等都有一定关系。如阿司匹林引起的哮喘、荨麻疹等变态反应是其副产物乙酰水杨酰水杨酸和乙酰水杨酸酐所致；阿司匹林的分解产物游离水杨酸还可引起腹痛；防腐剂如对羟基苯甲酸酯，色素如柠檬黄等均可引起荨麻疹等不良反应。

药源性疾病的预防

目前，各种新药还在不断涌现，药物的种类越来越多，发生药物不良反应的概率也越来越大，新的药源性疾病也必然随之增加。因此，对药源性疾病都要有足够的重视，要积极采取各种办法预防此病的发生。

充分重视药源性疾病的危害性

要了解药源性疾病的有关知识，重视药源性疾病的危害，掌握药源性疾病的诊断和防治方法，以防止和减少药源性疾病的发生，保障用药安全。

合理用药

不合理用药是引起药源性疾病的主要原因，如果能够做到合理用药，则药源性疾病的发生率将大大降低。因此，在用药时要注意以下几点：

选药要有明确的指征，不仅要对症用药，还要考虑禁忌证，不可随意用药。对所用药物的毒性、不良反应等要有一定的了解，不用自己不清楚的和疗效不确切的药物。

应遵照医嘱按时按量服药，不可擅自增加药物剂量，更不可滥用药物。

要合理地联合用药，用药种类不宜过多，一般不应超过3种，争取能用最少种类的药物达到最佳的疗效，可用可不用的药物尽量不用。联合用药前要了解药物之间的相互作用，以防引起不良反应，造成严重后果。

不可长期应用同一种药物，以免对该药形成依赖性或产生药物依赖。

凡是具有过敏体质或对某种药物过敏的患者，就诊时一定要提前告诉医生。用药后一旦出现过敏反应，要立即停药，症状严重的要采取抗过敏等措施进行治疗。

孕妇禁止使用易造成流产和对胎儿有害、易致畸形的药物，尤其是妊娠初期的3个月内应尽量避免使用药物。老年人、儿童用药量应酌情减少，用药期间应加强观察。

在用药的过程中，要密切注意发现药物不良反应的早期症状，一旦发现问题，就要及时调整用药剂量或调换治疗药物，尽可能把药源性疾病的发生率减少到最低限度。

药物热

药物热是在治疗疾病的过程中，由于使用某种药物而直接或间接引起的发热，是最常见的药物不良反应之一，也是发热的常见原因之一。随着各种新药的相继问世，药物热的发生率也在逐渐升高，对此应予以足够的重视。

药物热一般在用药1~2周出现，如果之前使用某药物出现过发热，则再次使用该药后会在数小时内引起高热，甚至比原来的热度还要高，如果不停止用药，就会引起严重的后果甚至危及生命。药物热的热型不定，平均为38.9~40℃，偶有高达42℃以上的超高热。多数患者仅表现为发热，而无其他症状，也有不少患者可伴有皮疹、哮喘等其他过敏症状，少数重症患者可出现头痛、肌肉关节酸痛、寒战等。但患者一般情况良好，精神体力无明显改变，全身无严重中毒现象，停用致热药物后1~2天症状多可自行消失。

发生药物热的原因很多，主要有以下几点。

药物的过敏反应

这是引起药物热最为常见的原因，又

称为药物过敏症。这类药物热通常伴有皮疹、关节痛、嗜酸粒细胞增多、哮喘发作等过敏表现。

药物受到污染

在制造、运输、贮存或使用过程中，由于消毒不彻底、密封不严，药物被微生物、内毒素或其他杂质所污染，从而导致药物热，与药物本身的药理作用无关，以输液反应最为常见。

药物的药理作用

此种发热虽然与用药有关，但并不是由药物直接引起，而是由于药物大量破坏病变组织或病原菌，产生的毒素刺激机体而引起。如癌症患者在化疗过程中，由于癌变组织被抗癌药大量破坏，释放出一系列炎性介质和毒素，从而引起发热；在使用青霉素治疗螺旋体感染(梅毒、钩端螺旋体病)或敏感菌引起的脑膜炎、肺炎时，被杀死的菌体释放出大量内毒素而引起发热。此外，大量使用抗凝药物导致内出血时也会引起发热。

药物影响体温调节机制

有些药物可直接影响体温调节中枢而引起发热，如苯丙胺、可卡因、麦角酰二乙胺等。有些药物可通过影响周围组织而引起发热，如使用肾上腺素可使周围血管收缩，影响散热过程而引起发热。婴幼儿和极个别成人患者对上述药物的耐受性较差，或在高温环境中使用上述药物时，即使很小的剂量也会引起药物热。

先天性生化代谢缺陷

有先天性生化代谢缺陷的患者在使用某些药物时可产生药物热。例如，有葡萄糖-6-磷酸脱氢酶缺乏的患者，如果使用伯氨喹等药物，则会出现溶血性贫血和发热；有机钙代谢障碍的患者，在使用全身麻醉剂或除极化型肌肉松弛剂后也常会引起发热。

药物的使用方法

如静脉输液可引起静脉炎，从而导致发热；肌内注射某些药物引起无菌性脓肿也会导致发热。

药物对肝脏的损害

肝脏是药物代谢的主要器官。绝大多数药物在进入人体后，首先要通过肝脏的代谢作用，将有毒的药物转化为对身体无害或毒性较低的物质之后，才能发挥治疗作用。同时，肝脏还要对药物的代谢产物进行降解、灭活，将其转化成更易排泄的物质，最后排出体外。药物在人体内的这一系列转化过程，需要肝细胞内的多种酶的共同参与。所以，肝脏是药物在体内代谢的最主要场所，同时又是药物损害的主要器官，肝脏最容易遭受药物的损害。

因为药物代谢主要在肝脏内进行，所以任何药物都会加重肝脏的负担，给肝脏造成损害。只是因使用的药物、用药剂量、用药时间、患者身体状况、肝功能等不同，对肝脏的损害程度也各不相同。但需要明确的一点是：大部分药物都是安全的，健全的肝脏完全能够处理各种药物。只有在用药剂量过大、用药时间过久及肝脏功能不全的情况下，药物才会对肝脏造成损害，表现为胆汁排不出、肝脂肪变性、肝细胞坏死、肝血管病变等，如不及时治疗，损伤反复出现可致肝硬变，少数甚至发生肝细胞癌变。轻度损害一般不出现症状，或仅有轻微不适症状，如无力、软弱、厌油、厌食、氨基转移酶轻度升高等；中度损害者可表现为腹胀、恶心、呕吐、消化不良、失眠、发热、皮肤明显发黄、尿黄、巩膜黄、黄疸、肝区疼痛、肝肿大；严重者可出现腹水、下肢水肿、出血，甚至出现肝功能衰竭、肝昏迷，昏迷病死率达10%~15%。

损害肝脏的药物

能引起肝脏损害的药物有600多种，几乎遍及各类药物。据报道，在引起肝脏损害的各类药物中，以抗生素类最为多见，占24%~26%；其次为解热镇痛药和抗结核药，分别占5%~19%和8%~13%。除了上述3类主要药物外，神经系统药占5%~6%，麻醉药占6%~11%，代谢药占4%，激素类药占3%，其他药物占3%。

抗生素药物

抗生素以红霉素、先锋霉素等对肝损害最常见，氯霉素、螺旋霉素等，也可能诱发肝脏损害。

解热镇痛药

扑热息痛最常见，长期服用治疗量即会引起慢性肝损害，过量服用可致严重肝损害甚至坏死；水杨酸钠、甲氟酸等不但会引起过敏反应，而且会导致胆汁淤滞型或肝炎型病变；服用过量的阿司匹林也会引起肝炎型病变。

抗结核药

服用异烟肼的患者有10%~20%可出现氨基转移酶升高，有0.1%~1%可出现黄疸，严重者肝脏呈多叶性坏死，且年龄越大发生率越高。服用利福平数天至数月后可出现肝功能异常，如与异烟肼合用可提高肝功能损害的发生率并加重肝损害。

心血管系统药

普萘洛尔（心得安）、呋塞米（速尿）、安妥敏等可使氨基转移酶升高，过敏体质患者使用还可引起肝炎型肝损害。

神经系统药

抗癫痫药苯妥英钠和苯巴比妥可引起严重的肝损害，甚至引发大面积的肝细胞坏死，病死率高达40%。丙戊酸钠可引起黄疸、谷丙转氨酶和谷草转氨酶升高，严重者可致死。抗精神病药氯丙嗪可引起黄疸，奋乃静、三氟拉嗪也可引起肝损害。

抗高血压药

甲基多巴可导致急性肝炎甚至肝坏死，且以女性居多。

此外，降糖药优降糖、降糖灵、降糖片、糖适平等，内分泌系统用药他巴唑、丙基硫氧嘧啶、甲基睾丸素、醋酸可的松等，抗肿瘤药硫唑嘌呤、甲氨喋呤、5-氟尿嘧啶、6-巯基嘌呤等，麻醉用药氟烷等，以及中药黄药子、麻黄、苦楝（川楝子）等都可造成不同程度的肝损害。

为了防止和减少药物对肝脏的损害，应尽量避免使用药物，尤其是对肝脏有损害的药物，肝脏功能不佳的患者更应如此。如确实需要使用，在服药期间应该定期检查肝功能，一旦出现异常如黄疸、肝肿大等，应立即停药，并及时就医治疗。

引起药物性肝损害的其他因素

药物可以引起肝脏损害不但有药物本身的因素，而且与某些非药物因素有关，如年龄、性别、营养状况等。

年龄

一般老年人易发生药物性肝损害，主要原因是老年人肝肾功能减退，对某些药物的代谢能力降低；老年人疾病增多，经常同时使用多种药物治疗，药物彼此间易产生干扰；老年人肾小球过滤作用减退，经肾脏排出的药物减少，造成血药浓度增高。此外，还有一些目前尚不确定的因素也可导致老年人药物性肝损伤，如氟氯西林引起的肝炎。新生儿肝内药物代谢酶系统发育尚不完全，某些婴儿在使用维生素K3、抗疟药和解热镇痛药后可能出现黄疸，甚至诱发核黄疸。

性别

特异性变态反应引起的药物性肝损害，女性多于男性。妊娠可加重肝脏的负担，在此期间使用某些药物可诱发肝脏脂肪变性。

营养状况

机体营养不良，特别是在蛋白质缺乏时，肝内具有保护作用的谷胱甘肽分子减少，易造成机体对药物肝毒性的易感性增加。肥胖者对氟烷、甲氨蝶呤等的易感性也比正常人要高些。

肝脏的基础状况

如肝硬变患者对多数药物的代谢能力均有不同程度的降低，药物易在体内蓄积，从而进一步加重肝脏损害。肝功能严重损害的患者对镇痛药特别敏感，有时使用一般剂量也可诱发肝性脑病。

个体因素

遗传性特异体质或遗传因子的变异，都能使某些患者对一些药物的敏感性增加。如环氧化水解酶活性缺陷会增加对苯妥英、氟烷的易感性，过敏体质或有药物过敏史的患者更容易发生药源性肝损害。

容易对肾脏造成损害的药物

到目前为止，已知至少有140多种药物可直接或间接导致肾功能损害，大约有25%的肾功能衰竭都是由药物引起的。

抗生素类药物

氨基糖苷类。此类药物对肾脏的损害最为严重，是肾毒性最大的一类抗生素，长期连续使用易导致肾小管坏死、管腔阻塞。氨基糖苷类药物肾毒性作用由大到小依次为：新霉素、庆大霉素、卡那霉素、链霉素。肾毒性表现为血尿素氮和肌酐升高，严重时可致急性肾功能衰竭。庆大霉素与先锋霉素Ⅰ、先锋霉素Ⅱ、洁霉素等药物合用时可增强肾毒性。丁胺卡那霉素和链霉素的肾毒性主要表现为微量血尿、蛋白尿、管型尿等，损害常为可逆性。

多肽类。多肽类如杆菌肽、万古霉素、多黏菌素B、多黏菌素E等对肾脏均有较强的毒性，可引起近曲小管变性、坏死，尤其是对老年患者危害更大。肾毒性最重要的表现是血肌酐和尿素氮增高，轻者可有蛋白尿和管型尿，重者可出现血尿、少尿、氮质血症，甚至出现急性肾功能衰竭。

青霉素类。青霉素、氨苄西林、阿莫西林等，也可导致严重肾损害，主要表现为变态反应性血管炎症、肾小球肾炎、急性肾功能不全和急性间质性肾炎。

头孢类。如头孢曲松、头孢氨苄等，在大剂量使用时可直接损害肾脏或引起过敏反应，与速尿或氨基糖苷类抗生素并用时可增加肾毒性。

多烯类。两性霉素B可导致近曲小管和远曲小管损害，出现肾小管性酸中毒、低钾血症和永久性肾损害。

磺胺类药。磺胺类药如磺胺嘧啶、磺胺二甲嘧啶、磺胺二甲异嘧啶、甲氧苄氨嘧啶等容易在肾脏形成结晶，对肾小球造成损坏，可导致血管炎、尿路闭塞、肾小管坏死、间质性肾炎等。轻者可出现结晶尿、血尿、管型尿、蛋白尿，重者可出现无尿、尿毒症和急性肾功能衰竭。

解热镇痛药

解热镇痛药抑制前列腺素的合成，这对肾血管不利，可引起缺血性肾损害，长期大量服用可导致慢性肾中毒。如阿司匹林大剂量使用时可导致肾乳头坏死，两药合用时毒性增强。消炎痛、保泰松、布洛芬、炎痛喜康等药物还可导致肾功能衰竭。

心血管系统药

心血管系统药如治疗心力衰竭的地高

辛和降压的心痛定，使用剂量过大易造成肝损害。某些用于治疗癫痫的药物可引起典型的肾病综合征，使用该药的儿童半数以上出现血尿、蛋白尿等肾脏损害，在使用过程中应注意观察尿的变化。

抗肿瘤药

在使用治疗白血病的甲氨喋呤时肾脏会析出大量尿酸，导致结晶尿、血尿甚至尿闭而出现尿毒症，严重者可出现肾功能衰竭；使用环磷酰胺及其同类药物异环磷酰胺可导致出血性膀胱炎等。

利尿药

高血压患者尤其是原有肾功能不全者，长期使用噻嗪类利尿药可降低肾小球滤过率，导致少尿或无尿，但一般停药后可逐渐恢复。服用速尿可导致急性间质性肾炎。利尿药与对肾脏有损害的药物合用时，会使肾毒性增强。

抗结核药

利福平可引起蛋白尿、急性肾功能衰竭等症；氨基水杨酸钠可引起结晶尿、蛋白尿。

造影剂

碘造影剂的肾毒性仅次于氨基糖苷类抗生素，可直接损害肾小管上皮细胞，还可引起持久性血管收缩和肾小球滤过率下降，从而导致急性肾功能衰竭。原有肾功能不全、糖尿病、高血压、脱水、短期内大量注射造影剂的患者及老年人，其肾损害的发生率更高。

中药

中药也有一定的毒不良反应，过量服用时也容易造成肾脏损害。具有肾毒性的中药有很多种，常见的有如雷公藤、木通、益母草、山慈姑、马桑果、牵牛子、罂粟壳、天麻、腊梅根、使君子、白花丹和胖大海等，若过量使用可导致急性肾功能衰竭。此外，草乌、苍耳子、苦楝皮、天花粉等偶尔可致肾脏损害。

如何减少药物对肾脏的损害

由于药物会对肾脏造成各种各样的损害，因此我们在用药时应该谨慎，以避免或减少损害。

应尽量选用对肾脏没有损害或损害较小的药物，尤其是老年人、肾脏功能不全和有泌尿系统疾病的患者。如必须使用对肾脏损害较大的药物，则应在医生指导下进行，而且一定要剂量小、疗程短，并定期监测肾功能。

应尽量避免使用各种药物的长效制剂、磺胺类药物、抗结核药（吡嗪酰胺、异烟肼、链霉素、乙胺丁醇等）、红霉素、氯霉素、大剂量青霉素等，同时要避免两种或两种以上肾毒性药物联用。

在使用有肾毒性不良反应的药物时，应注意尿量，必要时要做尿液检查并监测肾功能，一旦出现少尿或无尿、血尿、不明原因水肿、不明原因高血压等症状，应高度怀疑药物引起肾损害的可能，同时停用可疑药物。服药期间要多饮开水，以加速药物溶解和代谢，从而保护肾脏，防止药物不良反应的发生。

药物对食管的损伤

食管也称食管，是连接口与胃之间的通道，不论是我们吃的食物、喝的水，还是服用的药物，都要先经过咽部进入食管，然后再由食管进入到胃内。人的食管较细，而且有3个狭窄处，分别是环状软骨板后下方、食管与支气管交叉处和膈肌的食管裂孔处。如果服药时喝水过少或不喝水，药物就有可能卡在食管的狭窄处，对食管造成直接伤害，这称为药物性食管损伤。主要表现有咽痛、咽部异物感、恶心、胸骨后灼热或疼痛、吞咽困难等，少数患者可表现为烧心、呕吐血性分泌物，有的还伴有长期低热的症状。大部分患者的症状可在停药后1周左右自行缓解，少数病情严重者不能进食，需要住院治疗。

造成食管损伤的药物因素有以下几个方面。

药片过大过硬

如阿司匹林、复方新诺明、小苏打等药物，体积较大而且质硬，服药时容易卡在食管狭窄处，损伤食管黏膜。对于那些呈三角形、方形而非圆形的药片，服用时更需格外小心。

药物刺激性大

一些偏酸、偏碱性的药物，如奎宁、氯化钾、氨茶碱等，如果在食管中停留时间过长，会对食管黏膜形成强烈的刺激，导致化学性损伤。

药物杀菌性强

长期服用抗生素等药物，食管中正常菌群被杀死，致真菌开始生长，出现菌种失调，造成真菌性食管炎，损伤了食管黏膜，降低了食管下段括约肌的张力，可导致胃液反流，并引起溃疡。

药物毒性大

抗肿瘤药物的毒性较大，会导致病毒感染，尤其是细胞毒明显的药物易损伤食管黏膜。在服用时要多饮水，千万不要让药物停留在食管中。

药物性食管损伤以老年患者居多，这是因为老年人容易生病，服药的机会多，而唾液的分泌减少，降低了食管的润滑度，再加上老年人的食管蠕动缓慢，使丸剂、胶囊剂等药物很容易黏附于食管内膜造成损害。另外，老年人易患的多种疾病对食管也有影响，如果老年人有心脏病，扩大的心脏会压迫位于心脏后方的食管，使管腔变狭窄；老年糖尿病、神经系统疾病容易损伤食管的神经传导；老年人食管远端易被硬化扭转的主动脉弓所压迫，这些因素都会造成老年人药物性食管损伤的增加。所以，老年人服药后常常会出现烧心感、吞咽困难、胸骨后疼痛等不适症状，这时应立即喝大量的温开水，冲洗黏附在食管内壁上的残留药物，以缓解不适症状。

为了避免药物性食管损伤，服药时应注意以下几个问题。

服药姿势要正确

服药时应采取站立或端坐的姿势，不要躺着吃药，吃药后也不要马上躺下，最好保持站立或端坐几分钟，以免药物滞留于食管壁上而对食管产生刺激。

服药不能干吞

服药时至少要喝100毫升以上温开水，这样不仅能将药物顺利送入胃内，避免药物滞留在食管，而且能够加速药物的溶解，利于药物的吸收和发挥疗效。

尽量避免夜间服药

夜间大脑处于抑制状态，腺体分泌和吞咽能力都大大降低，患者感觉迟钝，药物容易与食管黏膜接触而损伤食管。需要服用安眠药的人，最好在临睡前半小时服用。

一次服药不可过量

不可大把大把地吞服药物，尤其是颗粒较大的片剂和胶囊剂。对食管刺激性较大的药物如布洛芬等，不可多种同时服用，最好分开时段服用，也可选在餐中服用，以减少食管损伤。

服药后要合理静卧

服用抗溃疡药物数分钟后，最好静卧片刻，卧位的选择应根据溃疡发生的部位而定，如溃疡在胃底后壁者应仰卧，溃疡在胃体后侧壁者应取左侧卧位等，这样一方面可减慢药物的排空时间，延长药效，同时还能减少胃酸和十二指肠液的反流，减轻对胃黏膜的腐蚀作用，从而提高疗效。

药物对胃肠造成的损害

胃肠是人体内进行食物加工的主要器官，是人体内的“食物加工厂”。它能将营养物质转化为生命运动所需的物质和能量，以利于我们身体的吸收和利用，同时将食物残渣排出体外。无论是我们吃的食物，还是服用的药物，它们首先接触到的都是消化道，所以由药物所引起的胃肠道反应比较常见，发生率也很高，占全部药物不良反应的20%~40%。

药物引起胃肠道损害的途径很多，主要有以下几个方面：改变胃肠道黏膜上皮细胞的结构，影响胃肠运动，刺激或抑制消化腺分泌，中和胃酸，影响胃肠的血流和淋巴流等。

常见的胃肠道不良反应有恶心、呕吐、腹胀、腹泻、腹痛、反酸、嗳气、便秘、胃肠道黏膜炎症、食管炎、胰腺炎、伪膜性肠炎、胃肠道溃疡与出血、胃肠吸收及运动功能障碍等。

损伤胃肠道的药物

一些药物对胃肠道会造成损害，用药时要谨慎使用。

解热镇痛药

阿司匹林、保泰松、羟基保泰松、布洛芬、氯灭酸、甲灭酸、消炎痛等可致胃肠道溃疡与出血。

激素类药

激素可以增加胃酸分泌，同时降低胃肠道的抵抗力，从而诱发或加剧胃及十二指肠溃疡、胰腺导管阻塞、胰腺炎及继发感染，严重时甚至导致胃出血或穿孔。常见药物有氢化可的松、泼尼松、地塞米松等。

抗生素

氨苄西林、克林霉素可导致腹泻和伪膜性肠炎；两性霉素B、多粘菌素可致溃疡、出血和胰腺炎；新霉素可致吸收障碍；红霉素可致恶心、呕吐、胃痛、腹泻；头孢拉定可致胃部不适、恶心、呕吐、腹泻等，个别患者可致伪膜性肠炎；头孢唑啉钠(先锋必)少数患者可致腹泻、腹痛等；制真菌素、咪康唑(双氯苯咪唑)可致恶心、呕吐、腹泻和食欲减退等；氟康唑可致恶心、腹痛、腹泻及腹胀等；奥美拉唑(洛赛克)可致上腹饱胀、腹痛、腹泻、便秘、恶心、呕吐等，大剂量给药可刺激胃黏膜细胞增生，诱发胃癌，还可致胃息肉。

降糖药

降糖灵、降糖片、拜糖平、优降糖、甲苯磺丁脲等可引起恶心、呕吐、腹胀、腹痛、腹泻等胃肠道症状，严重的可加剧溃疡、出血、穿孔和胰腺炎。

盐类药

硫酸亚铁、富马酸亚铁、氯化钾等可加重溃疡病、溃疡性结肠炎、出血或穿孔。

利尿药

呋塞米、利尿酸可引起胃及十二指肠溃、出血、穿孔和胰腺炎；噻嗪类和氯噻嗪可致急性胰腺炎。

抗肿瘤药

苯丁酸氮芥、环磷酰胺、甲氨蝶呤、氟尿嘧啶、阿糖胞苷、巯嘌呤、硫唑嘌呤、阿霉素、丝裂霉素、博莱霉素、更生霉素、光辉霉素、长春新碱、秋水仙碱和门冬酰胺酶等均可引起不同程度的消化道溃疡、溃疡性胃炎、出血性结肠炎、胰腺炎、食管炎、肠炎及麻痹性肠梗阻。

抗癫痫药

苯妥英钠、扑痫酮可损伤胃肠道黏膜，影响药物吸收。

抗抑郁药

丙咪嗪、阿米替林可致食欲不振、便秘、恶心等类似阿托品的作用。

心血管系统药

二氢麦角新碱可致腹痛、淋巴管阻塞；心得宁可致硬化性腹膜炎。

在使用上述药物进行治疗时，一定要注意药物对胃肠道的不良反应，一旦出现要立即处理。另外，对于不明成分的“特效药”，在购买时要特别谨慎。

药物性肠病

药物性肠病是指药物所致肠黏膜损伤出血的一种急性病变,常见腹泻与肠炎。

泻剂

硫酸钠、硫酸镁、碳酸镁等泻剂，山梨醇等脱水剂，以及过量的半乳糖—果糖等，都可引起渗透性腹泻；刺激性泻剂如大黄、番泻叶、酚酞有时可引起严重的肠绞痛；酚酞和蓖麻油可阻碍肠内对钠的吸收，从而导致腹泻。

抗肿瘤药物

常见的有氟尿嘧啶、甲氨喋呤、更生霉素及甲基苄肼等，能对肠黏膜造成损害，从而引起溃疡性肠炎。

抗生素类药物

所有的抗生素都有可能导致或诱发结肠炎和腹泻，以青霉素类最为常见，而伪膜性肠炎几乎全部与使用抗生素有关。使用某些广谱抗生素到一定剂量后，容易引起肠道菌群失调而出现耐药菌株，进而导致单纯腹泻、溃疡性结肠炎及伪膜性肠炎，也可引起真菌感染。其中，氨苄西林、林可霉素、克林霉素等极易引起腹泻，称为抗生素性结肠炎。

金属制剂

如果误服或长期大量使用金、砷、汞、锑及铁化合物等，可因损害肠黏膜而引起肠炎。其中，氡、砷还可导致肠黏膜出血、坏死，引起肠绞痛、严重腹泻和血便等。

胆汁酸制剂

如鹅去氧胆酸能抑制水的吸收，从而引起腹泻。

副交感神经兴奋剂

常见的有洋地黄、奎尼丁、胍乙啶等，可增强肠蠕动，从而引起腹泻。

其他

有些药物如新霉素、秋水仙碱、对氨水杨酸、苯茚二酮和苯妥英钠等，可导致吸收不良而引起腹泻；某些润喉片与含有朱砂的六神丸同服，以及一些含有大黄、芒硝的排毒养颜中药，如长期服用都可导致药物性肠炎；慢性便秘患者不合理使用牛黄解毒片和麻仁润肠丸等，可诱发结肠黑变病；口服避孕药不当也会引起药物性肠病。

药物性肠病一般不需要进行特殊治疗，停药后大多可好转或消失。如果患者腹泻严重导致水、电解质紊乱，可适当静脉补充液体及电解质，同时予以对症治疗。

药源性心脏病

用于治疗心脏某些疾病的药物，如果使用不当，就会加重心脏原有病变或诱发新的病变，如有些药物可引起心律失常、心功能抑制、心肌病、心肌缺血、心瓣膜损害、心包炎等，这就是药源性心脏病。药源性心脏病的发生率较高，危害较大，如果不加注意，可能导致猝死等严重后果。

可对心脏造成损害的药物通常分为两大类，第一类是治疗心血管疾病的药物，此类药物对心脏的损害多与用药剂量过大有关。

洋地黄类药

洋地黄、地高辛、西地兰、毒毛旋花子甙K等，是目前治疗心力衰竭最常用的强心药物。由于此类药物的有效治疗量与中毒量非常接近，因此极易发生中毒。若过量使用，可诱发心律失常、房室传导阻滞或充血性心力衰竭等。如果延误治疗，会因心室颤动而导致死亡。在使用洋地黄过程中，如果心率突然降到50次/分，则可能是洋地黄中毒。

抗心律失常药

奎尼丁是治疗心律失常的常用药物，但当血药浓度大于6微克/毫升时，就会出现室性阵发性心动过速甚至心室颤动，或诱发心房内血栓脱落，引起脑血管、冠状动脉栓塞，造成短暂意识丧失、四肢抽动，甚至呼吸停止而突然死亡，这种现象叫“奎尼丁晕厥”；利多卡因常用于防治急性心肌梗死时的室性心律失常，如果用量过大或静脉注射过快，易导致血压骤降或心搏骤停，严重者会因循环衰竭而死亡；用苯妥英钠治疗心律不齐时，如果使用过量或静脉注射过快，易引起心动过缓、房室传导阻滞，严重的甚至引起心跳停止；普鲁卡因胺、维拉帕米、乙胺碘呋酮、慢心律等抗心律失常药也可引起严重的心律失常及其他不良反应。

儿茶酚胺类

此类药物本身也可能引起致命性的心律紊乱。

异丙基肾上腺素用于治疗急性心肌梗死、心功能不全等交感神经紧张状态和低血时，常会引起严重的心律紊乱。β_2受体阻滞剂可导致心肌收缩力抑制和心功能不全，引起心动过缓、传导阻滞、低血压等，严重者可危及生命。嗜铬细胞瘤患者使用β受体阻滞剂可出现肺水肿。

第二类是用于治疗非心血管系统疾病的药物，会对心脏造成损害的主要有以下几种：

抗肿瘤药

环磷酰胺和蒽环霉素在静滴的过程中或用药后，可引起心脏的毒性反应，导致慢性心肌病、冠状动脉炎、心肌出血及心包炎等。阿霉素和柔红霉素可使接近半数的用药者心电图发生非特异性变化，出现室上性心动过速、室性早搏等，此变化与用药剂量无关，停药后可恢复正常。

因此，在使用此类药物时要做心电图和心脏检查。

抗精神病药

氯丙嗪、奋乃静、三氟拉嗪、氟哌啶醇等，如果长期使用可引起不同程度的心电图异常和心肌损害，尤其是长期大量用药时变化更加显著，可引起房室传导阻滞和心室颤动，严重者可引起心力衰竭致死。

抗抑郁药

丙咪嗪、阿米替林、多虑平等除了具有抗抑郁作用外，还能降低血压，易致心律失常；对原有心疾患者甚至可致突然死亡。

平喘药

氨茶碱应用过量或静脉注射过快，可导致窦性心动过速，呼吸窘迫者会引起心室颤动，伴有心律失常的慢性阻塞性肺部疾病的患者应当慎用。异丙基肾上腺素如果使用过量可提高心肌兴奋性，甚至导致心室颤动而猝死，冠心病以及甲亢患者应该慎用。

免疫抑制药

环孢素A、糖皮质激素等会影响心脏的正常工作，引起心肌缺血、心跳紊乱或其他心脏损害。因此，在使用此类药物时要做定期检查，以做到早发现、早处理。

抗寄生虫药

治疗血吸虫病的常用药物如吡喹酮、氯喹、海群生等，都会对心脏产生不同程度的毒不良反应；锑剂可致急性心源性脑缺血综合征；依米丁可导致心肌损害，引起血压下降、心前区疼痛、心律失常，严重者可导致室颤、心衰而死亡。因此，在用药期间应严格控制剂量，并密切监护用药后的反应。

口服避孕药

口服避孕药可能引起静脉血栓症、缺血性心脏病、高血压等。

为了预防药源性心脏病的发生，在用药时应当听从医生的指导，正确掌握用药剂量，严格遵守治疗时间，并要注意与其他药物的配伍禁忌。

药物对肺的损害

药物对肺造成的损害，称为药源性肺损害。据统计，药源性肺损害占全部药物不良反应的5%~8%，主要有间质性肺炎、肉芽肿肺炎、肺纤维化、肺水肿、胸水贮存、肺梗塞症、支气管痉挛或哮喘、呼吸肌麻痹、肺动脉高压症等。有的可造成肺组织永久性损害，严重者会危及生命。

导致肺损害的药物有很多种，法国有研究者发现，有310种药物可对肺造成医源性损害，同时每年至少还有20~30种新的治疗药物被列为可疑药物。常见的导致肺损害的药物有以下几种。

血管紧张素转换酶抑制剂

如卡托普利和依那普利常易引发咳嗽，发生率约为10%，多见于女性和非吸烟者，主要表现为服药后数小时至数月开始发作的无痰干咳和咽部不适，治疗期间可持续存在，停药后数日症状可消失。

抗心律失常药

服用胺碘酮可引起肺间质的纤维化，有些人会出现渐进性呼吸困难；心得安可引起呼吸困难，导致哮喘；大剂量使用美托洛尔时，对支气管平滑肌β_2受体会产生阻断作用，甚至引发哮喘。

抗生素

一些抗生素如青霉素、氨苄青霉素等可引起间质性肺炎及弥漫性纤维化。

抗风湿病药

抗风湿病药包括甲氨蝶呤和一些非皮质激素抗炎药等。

抗肿瘤药

博莱霉素具有很强的肺毒性作用，可引起肺炎样症状及肺纤维化，临床上常有低热及咳嗽，与服药总剂量及患者年龄有密切关系；长期使用氮芥类药瘤可宁，也可引起肺纤维化。

解热止痛药

如对乙酰氨基酚也会导致肺损害，每周服用该药的人哮喘发病率比从不使用该药的人高80%，而每日使用该药的人患哮喘的风险则增加1倍多。

麦角衍生物

如溴隐亭等，用于改善老年患者脑功能或治疗帕金森病。

药源性肺病的发病机制

药物的毒性作用。因药物的毒性作用或使用剂量过大、患者个体耐受性差异等，造成肺组织器质性损害和功能异常的直接药物毒性作用。

人体对药物的变态反应。包括速发变态反应、细胞毒反应、免疫复合物反应和迟发过敏反应等4种药物过敏反应。

药源性肺炎

药源性肺炎是较为常见的药源性肺损害，临床一般表现为咳嗽、呼吸困难、发热、头痛、倦怠等，有时还会出现皮疹及血中嗜酸性细胞增多。

药源性肺炎的发生通常与以下几种因素有关。

机体的反应性

不同患者对同一种药物可有不同的反应，尤其是特异体质的患者。

剂量

服药剂量越大越容易发生反应，剂量越小反应越少或轻；身体虚弱的老年人使用常规药量有时也容易受到损害。

药物的化学毒性

相对分子量大、溶解度低的药物，随血液循环到达肺脏后容易停留，从而使药物与肺组织细胞的接触时间延长、局部浓度升高，对肺脏造成损害。

肺脏的生理特点

靠近血管的细胞没有纤维组织的包绕，最容易接受到药物，同时也最容易受到药物损害。

导致肺炎的药物

降压药。利尿剂、神经节阻断剂和β受体阻断剂等。

抗癌药。主要是免疫抑制剂博莱霉素、白消安、环磷酰胺等。

抗生素及化学药物。青霉素、两性霉素B等。

抗炎剂及风湿药。金剂、青霉胺、保泰松等。

抗癫痫药。去甲丙咪嗪、苯妥英钠、镇痉宁等。

其他。色甘酸二钠、麦角酸胺、甲糖宁、氯磺丙脲、加压素等。

为了避免药源性肺损害，用药前应咨询有经验的全科医生，对患者的身体情况作全面了解，同时要尽量避免使用对肺有损害的药物。患者如果出现轻微不适或呼吸系统症状持久存在时，应立即停用可疑药物，并及时检查，以最大限度地减少后遗症。老年人、儿童及患有慢性肺病和哮喘的患者，尤其要注意避免使用对肺有损害的药物。

药源性耳聋

药源性耳聋就是指由于不适当地使用了某种具有耳毒性的药物而导致的耳聋。近年来，由于大量化学药物和新型抗生素的不断出现和广泛应用，药物性耳聋患者的数量正在逐年增多。调查显示，在全国1 770万聋哑人中，由于用药不当造成的耳聋约占20%。药物性耳聋已经成为新生儿先天性耳聋及成人后天性耳聋的主要原因。

服用耳毒性药物后，刚开始可能出现头痛、头晕、耳鸣等症状，病情进一步发展可引起眩晕、恶心、呕吐等症状，严重的还可出现站立或步态不稳、两侧肢体动作不协调等。一般在停药后几个月甚至几年，两耳听力开始呈对称性下降（也可在用药期间出现），最终导致耳聋。

为了防止药源性耳聋的发生，在使用耳毒性药物时应注意以下几点。

耳毒性药物尤其是氨基糖苷类抗生素能不用则不用，如果必须使用，应尽量选择耳毒性小、效果好的药物，采用最小的有效剂量，尽可能缩短用药时间。

用药之前应仔细阅读药物说明书，严格掌握药物使用的适应证，正确地选择药物，做到对症下药。

老年人、幼儿、肝肾功能不全者及听力原本就有损伤者，应减少剂量或延长间隔时间。孕妇应禁用耳毒性药物。

有的耳毒性药物联合应用时有加重毒性的作用，会加剧对听神经的损害，因此应尽量避免同时使用两种以上的耳毒性药物。

需要较用药者应定期做听力及肾功能检查，一旦出现头痛、眩晕、耳鸣等早期表现，应立即减量或停用，并予以适当治疗。

在使用耳毒性药物的同时，可配合使用维生素A、维生素B、葡萄糖酸钙、泼尼松、三磷酸腺苷等进行辅助治疗，以减少药物的不良反应。

引起药源性耳聋的药物

医学上已经发现的能引起听神经损害、导致耳聋的药物已达到100余种，这些药物称为耳毒性药物。耳毒性药物主要有以下几种：

氨基糖苷类抗生素

新霉素、链霉素、庆大霉素、卡那霉素、丁胺卡那霉素、小诺霉素、托布霉素、阿奇霉素等。

非氨基糖苷类抗生素

氯霉素、紫霉素、红霉素、万古霉素、卷曲霉素、里杜霉素、巴龙霉素、尼泰霉素、多黏菌素B等。

解热镇痛、消炎药

阿司匹林、复方阿司匹林、水杨酸咪唑（施力灵）、复方扑尔敏、保泰松等。

利尿剂

速尿、利尿酸、撒利汞、丁尿胺、苯比磺苯酸、氯唑噻磺胺和哌噻乙酸等。

抗肿瘤药

顺氯胺铂（顺铂）、卡铂、氮芥、6-氨基烟酰胺、长春新碱、醚醇硝唑、氯苄吲唑酸、博莱霉素、甲氨蝶呤等。

抗疟疾药

奎宁（可以引起耳聋和耳鸣，如停药及时可恢复正常，如不及时停药或用于易感人群，可引起永久性耳聋），氯喹。

抗高血压药

肼苯哒嗪等。

抗糖尿病药

胰岛素等。

重金属盐

含有重金属铅、砷、汞的制剂等。

消毒剂

碘酒、甲醛等。

中药

乌头碱等。

其他

避孕药、灭滴灵（甲硝唑）、苯巴比妥、乙胺碘呋酮、维生素E等。

引起神经系统损害的药物

药物对神经系统也会造成多方面的影响，既可损害中枢神经，也可侵犯周围神经，既可有神经症状，也可有精神病样发作。由于中枢神经组织对药物比较敏感，在使用某些药物后可导致脑脊液中的蛋白和细胞增加，出现严重头痛、高热、抽搐、大小便失禁、神经根炎甚至截瘫、呼吸衰竭、循环衰竭、昏迷等，反应严重者可导致死亡。神经精神损害通常表现为短暂的精神失常，患者常有濒危感，并伴有幻听、幻视、暂时失明、胸闷、空间定向力障碍等；有的可表现为抑郁症、夸大狂、恐惧症、强迫症、类偏狂反应；也有类似癔病的发作，患者处于高度焦虑状态，大声喊叫、吵闹，伴有眩晕、耳鸣、幻听、视觉障碍、感觉异常、遗忘、失语等。有些药物还可以引起周围神经损害，如末梢神经炎等，早期表现为某些部位的疼痛、灼热感、过敏、迟钝、双下肢麻木，很快出现局部的感觉、运动障碍。当服用药物后出现上述症状时，要警惕神经系统损害的发生。

引起神经系统损害的药物

安定类药

安定（地西泮）、氟安定（氟西泮）、硝基安定（硝西泮）、舒乐安定

（艾司唑仑）、佳静安定（阿普唑仑）、海乐神（三唑仑）等。

抗震颤麻痹药

左旋多巴、金刚烷胺等。

抗精神病药

五氟利多、奋乃静、氟奋乃静、三氟拉嗪、碳酸锂、舒必利等。

抗抑郁类药

丙咪嗪、阿米替林等。

抗癫痫类药

苯妥英钠、三甲双酮、乙琥胺等。

镇痛类药

哌替啶等。

平喘药

麻黄素（麻黄碱）、异丙肾上腺素（喘息定、治喘灵）、舒喘灵（沙丁胺醇）等。

降压药

利血平、肼苯达嗪、胍乙啶等。

强心药

洋地黄等。

胃肠解痉止痛药

阿托品、颠茄酊、东莨菪碱等。

抗消化性溃疡药

西咪替丁（泰胃美）等。

抗结核药

异烟肼、卷曲霉素、乙胺丁醇等。

抗生素类药

链霉素、卡那霉素等。

肾上腺皮质激素类药

可的松、泼尼松、地塞米松等。

驱肠虫药

吡喹酮、驱蛔灵（哌嗪）等。

药物对血液系统的损害

由于血液成分和造血器官对药物的作用较敏感，因此血液系统也容易受到药物的损害，从而导致药源性血液病。药源性血液病在药物的不良反应中约占10%，在药物相关死亡病例中约占40%。

药源性血液病的发病机制主要有免疫性和非免疫性两个方面。前者与用药剂量无关，后者则与长期或大量用药有关。

在药源性血液病中，白细胞减少症和粒细胞缺乏症的发病率最高，其他常见的还有再生障碍性贫血、血小板减少、溶血性贫血、巨幼红细胞贫血等，有的表现为多种血细胞减少。

白细胞减少症和粒细胞缺乏症

此类药物主要有安乃近、阿司匹林、保泰松、布洛芬、苯妥英钠、苯海拉明、三甲双酮、氯丙嗪、丙咪嗪、地西泮、氯霉素、链霉素、氨苄西林、先锋霉素、他巴唑、硫氧嘧啶、甲磺丁脲、氯磺丙脲、异烟肼、对氨基水杨酸钠、利福平以及一些糖尿病药、磺胺类药、利尿剂、砷剂、抗组胺药、抗癌药、抗甲状腺药物等。

再生障碍性贫血

此类药物主要有氯霉素、阿司匹林、抗肿瘤药、巴比妥类、卡马西平、秋水仙碱、洋地黄类、消炎痛、放射性药物、安宁、6-巯嘌呤、他巴唑、甲氨蝶呤、甲基多巴、青霉素、奎尼丁、链霉素、保泰松、苯妥英钠、磺胺类、甲苯磺丁脲、伯氨喹、异烟肼。

血小板减少症

此类药物主要有乙酰唑胺、阿司匹林、巴比妥类、卡马西平、白消安、头孢噻肟钠、氯霉素、氯磺丙脲、阿糖胞苷、洋地黄苷类、氢氯噻嗪、6-巯嘌呤、他巴唑、甲氨蝶呤、甲基多巴、青霉素、奎尼丁、奎宁、利福霉素、保泰松、磺胺类、硫脲嘧啶、甲苯磺丁脲。

溶血性贫血

此类药物主要有阿司匹林、安替比

林、头孢曲松、氯霉素、阿糖胞苷、呋喃唑酮、异烟肼、甲基多巴、亚甲蓝、呋喃妥因、对氨基水杨酸、青霉素、丙磺舒、奎尼丁、奎宁、磺胺类等。

巨幼红细胞性贫血

此类药物主要有巴比妥类、秋水仙碱、阿糖胞苷、5-氟尿嘧啶、导眠能、6-巯嘌呤、甲氨蝶呤、新霉素、呋喃妥因、口服避孕药、对氨基水杨酸、扑痫酮、链霉素、苯妥因、氨苯喋啶、甲氧苄氨嘧啶、乙胺嘧啶。

多种血细胞减少

此类药物主要有乙酰唑胺、乙酰水杨酸、抗肿瘤药、巴比妥类、白消安、氯霉素、氯噻嗪、氯磺丙脲、洋地黄苷类、安宁、6-巯嘌呤、他巴唑、甲氨蝶呤、甲基多巴、青霉素、奎尼丁、保泰松、优降糖。

出现药源性血液病时，除了及时停药并采取对症和支持疗法外，必要时应采取控制感染等综合措施。平时应避免滥用药物。

药物致突变、致畸、致癌和致残

如果使用不当，用以治病的药物甚至可能成为导致基因突变、胎儿畸形、癌症、残疾的罪魁祸首。

药物致突变

某些药物进入人体后，能够使人体细胞内的遗传基因发生突然的、根本性的改变，这就叫致突变作用。硝基呋喃类药物等易致基因突变。

药物致畸

如果发生基因突变的细胞是生殖细胞，即精子或卵子，那么由这样的生殖细胞形成的受精卵的基因就是不正常的，这样的受精卵发育形成的胎儿也将是不正常的，会具有某种先天性畸形，这就叫做致畸作用。畸形可因妇女怀孕前服药所致，更多的是在怀孕期间（尤其是妊娠初期的前3个月）服药所致。

能引起胎儿先天性畸形的药物有沙利度胺、丙呋嗪、已烯雌酚、孕酮、雄激素、甲氨蝶呤、巯嘌呤、白消安、环磷酰胺、阿司匹林、氯氮卓、安定、苯巴比妥、苯妥英钠、氟哌啶醇、氯霉素、链霉素、奎宁、乙胺嘧啶、华法林、双香豆素、甲苯磺丁脲、氯磺丙脲、氯磺丁脲、糖皮质激素；有致畸可能性的药物有乙醇苯丙胺、碳酸锂、氯丙嗪、苯海拉明等。此外，还有报道称使用水杨酸钠可引起胎儿肺、肾细胞分裂不良，使用筒箭毒碱可造成胎儿长骨发育障碍。

药物致癌

如果发生基因突变的细胞是体细胞，体细胞（可能只有一个）会分裂增殖，形成癌细胞，一群癌细胞构成癌组织或肿块，形成良性或恶性肿瘤，这就叫做致癌作用。

肾脏病患者如长期服用解热镇痛药如阿司匹林等，可增加肾盂癌和膀胱癌的发生率。镇静药巴比妥、安宁、利眠宁，抗精神病药氯丙嗪、丙咪嗪、锂盐，治疗胃病和十二指肠溃疡的制酸剂，治疗甲状腺疾病的碘化钾、他巴唑、丙基硫氧嘧啶等，都有致癌的可能性。长期使用抗肿瘤药物，可诱发第二种肿瘤，如环磷酰胺、白消安、保泰松、氯霉素、苯丙胺、苯妥英钠、利血平、氯贝丁酯、煤焦油软膏等。有些药物如异烟肼、中药农吉利碱、某些鞣质等也都可能致癌。

药物致残

药物使用不当还会致人残疾，如因药物致畸而出生的畸形儿就是先天残疾，历史上著名的“反应停”事件，曾导致1.2万例畸形胎儿的诞生，其中半数已经死亡，而存活者因为没有双手，承受着生理上和心理上的双重压力，也给家庭和社会带来沉重的负担。链霉素、庆大霉素、卡那霉素等引起的神经性耳聋发生率很高。另外，激素能引起股骨头坏死，氯喹能损害视网膜引起视力障碍，最终导致无法治愈的残疾。药物致残作用会给人类带来严重的和长期的危害，必须引起我们的高度重视。

药物引起的血钾异常

钾是人体必需的生命元素，血液中的钾元素含量过低或过高时都会对人体造成不利影响，产生各种严重的病症。许多常用药物在发挥治疗作用的同时，也影响着血清中钾的浓度，引起血钾异常，对人们的身体健康造成了威胁，需引起人们的注意。

药源性低钾血症

某些药物的作用可使钾离子经肾脏或消化道排泄增多，使钾向细胞内转移，当血清中的钾浓度低于3.5毫摩/升时，就会引起药源性低钾血症，主要表现为中枢神经系统、循环系统和神经肌肉等方面的功能紊乱，可出现精神不振、烦躁不安、嗜睡、心律失常、血压降低、乏力、四肢发麻、颤抖、腹胀、呕吐，甚至昏迷、心力衰竭等症状。

可引起低钾血症的常用药物有利尿脱水药呋塞米（速尿）、利尿酸、双氢克尿噻、甘露醇等；皮质激素类药物地塞米松（氟美松）、泼尼松（强的松）、可的松、氢化可的松、醛固酮、去氧皮质酮等；青霉素G钠、羧苄青霉素等β内酰胺类抗生素、氨基糖苷类抗生素、两性霉素B、胰岛素、维生素B_{12}和高渗葡萄糖、碳酸氢钠（小苏打）、水杨酸类解热镇痛药、各类泻药等。

药源性高钾血症

某些药物的作用可使钾离子经肾脏或消化道排泄减少，使钾从细胞内转出，当血清中的钾浓度高于5.5毫摩/升时，就会引起药源性高钾血症，出现胃肠痉挛、腹胀、腹泻及心律失常等。

可引起药源性高钾血症的常用药物有氯化钾、氨基糖苷类抗生素、抗肿瘤药物、两性霉素B、高渗葡萄糖、头孢曲松、头孢噻啶、多粘菌素、环孢菌素A、氨苯喋啶、巯甲丙脯酸（开搏通）、苯丁酯脯酸、吲哚美辛（消炎痛）、炎痛喜康、肝素、心得安、琥珀胆碱等。这些药物多属于抗肿瘤、抗炎、抗高血压和利尿药，它们所引起的高钾血症的临床症状与药源性低钾血症非常相似，而且有些药物既可引起高钾血症，又可引起低钾血症，具有潜在的双重危害。再加上这些药物多在老年人群中使用，因此在用药时需要格外谨慎。

上述药物引起的血钾异常，多与药物的性质、使用剂量、使用时间、患者的病情、钾摄入量、肾脏和胃肠功能等多种因素有关，因此在进行血钾异常纠正时，应采取综合分析和治疗。对于可引起血钾异常的药物，原则上不宜多种药物联合使用，且每种药物的使用剂量不宜过大，使用时间不宜过长。如果确实需要联合用药或长期大量用药，在用药的过程中应密切观察患者的病情，定期进行血钾监测，并根据具体病情和血钾监测结果，采取适当的措施及时进行处理，以避免因用药不当引起的血钾过低或过高现象及由此造成的严重危害。

警惕药源性高血糖

有些药物如果长期使用或不合理使用，容易造成患者机体糖代谢障碍，引起血糖增高。可引起血糖增高的常用药物主要有以下几类。

糖皮质激素

如泼尼松、氢化可的松、泼尼松龙、抗炎松、地塞米松、倍他米松等，均可引起血糖升高。糖皮质激素可通过以下途径影响糖代谢：增强糖原分解；促进糖原异生；抗胰岛素和提高胰高血糖素的作用；减少外周组织对葡萄糖的利用等。如果需要大剂量或长期使用糖皮质激素进行治疗，应密切监测血糖水平。

甲状腺制剂

甲状腺激素如甲碘胺、甲状腺素（T4）、甲状腺球蛋白等，均可以促进肠道葡萄糖的吸收，加速糖原分解和促进糖原异生，使血糖升高。

肾上腺素

肾上腺素可增加肝脏和肌肉的糖原分解，使血糖升高。

利尿剂

长时间应用噻嗪类利尿剂，可引起胰岛素分泌减少，并促使糖原分解，导致患者的糖耐量降低而升高血糖。使用呋塞米（速尿）可引起高血糖；双氢克尿噻与普萘洛尔联合应用时，产生高血糖的不良反应最多；吲哒帕胺可严重损害糖尿病患者的血糖控制。由噻嗪类利尿剂引起的高血糖多在用药2~3个月后出现，停药后可自行恢复。

钙通道阻滞剂

大剂量使用钙通道阻滞剂如硝苯地平、维拉帕米、地尔硫革等时可抑制胰岛素分泌，使糖耐量降低、血胰高血糖素升高。

女性避孕药

女性避孕药包括雌激素与黄体酮样衍生物，这些药物能促进皮质醇的分泌，使糖异生作用增强，并能增强对胰岛素的拮抗作用，从而导致葡萄糖耐量降低和血糖升高。患有糖尿病的育龄妇女禁服此类避孕药。

抗感染类药

长期使用抗结核药异烟肼，可影响糖代谢，使糖耐量降低，在用药期间应定期检查血糖并采取相应措施。萘啶酸、利福平、诺氟沙星、戊烷脒等也可致高血糖。

可引起高血糖的其他药物

降压药

二氮嗪、可乐定、甲基多巴、胍乙啶等。

激素类药

雌激素、生长激素、胰高血糖素等。

抗精神病药

泰尔登、多虑平、碳酸锂、吩噻嗪类药物、三环类抗抑郁药等。

消炎镇痛药

消炎痛、阿司匹林、扑热息痛、吗啡等等。

抗癌药

四氧嘧啶、左旋门冬酰胺酶、链佐脲菌素、环磷酰胺等。

在使用这些药物时，应注意定期监测血糖，避免引起高血糖或糖尿。如果发现血糖升高同时要使用这些药物时，可以根据情况控制饮食或与降糖药配合使用。

口服补液要防高钠血症

腹泻是儿童常见病，在治疗急性腹泻的过程中，关键是纠正脱水与电解质紊乱。目前，临床上普遍使用口服补液法（ORS）来预防和治疗脱水及盐失衡。这种方法大大简化了液体疗法，也使腹泻病死率明显下降。但在使用ORS时应注意掌握正确的方法，否则极有可能出现高钠血症。

ORS配方

氯化钠3.5克，氯化钾1.5克，碳酸氢钠2.5克，无水葡萄糖20克，混合后加水至1000毫升。

特点

电解质中钠的含量为90毫摩/升，此浓度在治疗腹泻时的等渗性脱水、低渗性脱水效果较好。溶液中含有的钾、氯离子可用来弥补腹泻时丢失的钾、氯离子。

溶液的渗透压接近血浆，能对血液中的各种细胞起到保护作用。

配方中葡萄糖浓度为2%，是促进钠、水吸收的最适当的浓度。

配方中含有的碳酸氢钠可用于缓解脱水引起的酸中毒。

ORS是用于治疗腹泻脱水的理想选择。但是，如果腹泻时无脱水或为了预防脱水，或累积失量在静脉补充后用ORS作为腹泻继续丢失的补充时，则会有出现高钠血症的危险。一般腹泻粪便中钠的含量为50~60毫摩/升，细菌性腹泻粪便中含钠量更高，而ORS中钠含量高达90毫摩/升，长期大量口服时就会引起高钠血症。

在补充累积损失量时，轻度脱水患者每千克体重给予50毫升补液，中度脱水患者每千克体重给予80~100毫升补液，重度脱水患者一般应采用静脉输液。以上所补液量应在4~6小时内补入，遵循少量多次原则，每2~3分钟补一次，每次20~30毫升，不可在短时间内大量摄入补液，以免引起高钠血症。

累积损失补完后，如果脱水得到缓解，则应保证自由饮水。用于补充大量持续丢失时，可将ORS稀释1/3，每袋加水量由1升增加为1.5升，从而使电解质中钠的含量降为60毫摩/升，这样饮用后不易发生高钠血症。原有营养不良的慢性腹泻患儿，其体液处于较低渗状态，ORS张力可偏高些；而对于营养状况较好的患儿，ORS要进行适当稀释。新生儿的肾脏调节功能尚不健全，不宜饮用。

药物相互作用

药物相互作用，即药物与药物之间的相互作用，是指同时或先后服用两种以上药物时，其中一种药物使另一种药物的药理效应发生改变的现象。药物相互作用的结果可能是一种药物的效应得到加强或削弱，也可能是两种或多种药物的效应同时得到加强或削弱。使药物效应加强的，称为药物的协同作用，如利尿剂和其他降压药合用，可增强多种降压药的疗效；甲氧苄啶和磺胺药合用，可增强磺胺药的抗菌作用。使药物效应减弱的，称为药物的拮抗作用，如胃复安具有止吐作用，而阿托品为解痉药，这两种药物作用相互拮抗，同时服用会减弱药效。

两种或两种以上药物同时使用时称联合用药，或称配伍。当药物在体外配伍时，可能引起药物药理上或物理、化学上的变化，如沉淀、变色、潮解、中和等反应，从而影响药物疗效甚至影响患者用药安全，称为配伍禁忌。

药物相互作用可分为两类：一类是药代学的相互作用，指的是一种药物改变了另一种药物的吸收、分布或代谢。另一类是药效学的相互作用，指的是一种药物改变了另一种药物的药理效应，但并不会对血药浓度造成明显的影响，而主要是影响药物与受体作用的各种因素，如全身麻醉剂卤代烷能敏化儿茶酚胺对心脏的致心律失常作用。

随着现代治疗联合用药的逐渐增多，发生药物相互作用的情况也屡见不鲜。如近些年来，一些抗过敏药（特非那定、阿司咪唑等）在与咪唑类抗真菌药、大环内酯类抗生素（红霉素等）并用时，曾产生严重的心脏毒性，少数人甚至因此而死亡。为此，在用药时一定要仔细阅读说明书。中药在使用时也应该注意“忌口”，以避免药物与食物间的不良相互作用。

容易发生药物相互作用的药物有很多种，主要有以下几类：治疗指数低的药物（即用药剂量稍有变化就会引起药理作用明显改变的药物）、需要监测血药浓度的药物、酶诱导剂和酶抑制剂等，具体包括口服抗凝药、口服降糖药、抗生素类、抗癫痫药、抗心律失常药、强心苷和抗过敏药等。

临床上药物相互作用的发生率主要与服药者的种族差异和同时用药的数量等因素有关。如由奥美拉唑引起的不良反应，在黄种人中的发生率比白种人高。另外，机体代谢能力、肝肾功能等因素也能对药物相互作用的发生造成影响。因此，急性病患者、肝肾功能不全者、老年人、新生儿发生药物相互作用的概率较大，在用药时要格外谨慎。

哪些中西药不可合用

在联合用药时不能轻率地采用中西药同服的办法，否则可能出现与预期相反的不良后果。在选药时最好先听取医生的建议，并要注意中西药服用的时间间隔，以免诱发其他病症。

中成药舒肝丸不宜与西药胃复安合用，因为舒肝丸中含有的芍药具有解痉、镇痛的作用，而胃复安能加强胃的收缩，二者作用相反，合用时会相互抵消药效。

中成药止咳定喘膏、麻杏石甘片、防风通圣丸不能与西药复方降压片、优降宁同时服用。因为前3种药物含有麻黄素，会使动脉收缩、血压升高，影响降压效果。

中药麻黄不能与西药氨茶碱同服，否则两者的药效均会降低，而且能使毒性增加1~3倍，引起恶心、呕吐、心动过速、头痛、头昏、心律失常、震颤等。

中成药蛇胆川贝液不能与西药吗啡、哌替啶、可待因等同服。因为蛇胆川贝液中含有苦杏仁苷，与上述西药的毒性作用相同，都能抑制呼吸，两者同服容易导致呼吸衰竭。

中成药朱砂安神丸、梅花点舌丹、七厘散、人丹、冠心苏合不宜与西药溴化锌、溴化钠、碘化钾、碘化钠同服，因前者含有朱砂(粗制硫化汞)，与后者同服会产生有毒的碘化汞或溴化汞等沉淀物，引起毒痢性大便，导致药源性肠炎。

中成药益心丹、麝香保心丸、六味地黄丸不宜与西药心律平、奎尼丁同服，否则可能导致心脏骤停。

中药虎骨酒、人参酒、舒筋活络酒不宜与西药鲁米那等镇静止痛药同服，否则会加强对中枢神经的抑制作用而发生危险。

中成药丹参片不宜与西药胃舒平合用，丹参片的主要成分是丹参酮、丹参酚，会与胃舒平所含的氢氧化铝形成铝结合物，不易被肠道吸收，造成疗效降低。

中成药昆布片不宜与西药异烟肼合用，因为昆布片中含有碘，在胃酸条件下易与异烟肼发生氧化反应形成异烟酸、卤化物和氮气，从而失去抗结核杆菌的功能。

中成药活络丹（丸）、香连片（丸）、贝母枇杷糖浆不宜与西药阿托品、咖啡因、氨茶碱合用。因前三者含有乌头碱、黄连碱、贝母碱等生物碱成分，与后者同服易增加毒性，出现药物中毒。

中成药人参、甘草、鹿茸不宜与西药甲苯磺丁脲、优降糖、降糖灵同服，否则会产生相互拮抗作用，降低降糖药的药效。

中成药麻杏止咳片、通宣理肺丸、消咳宁片不宜与西药地高辛合用，因前三者含有麻黄、麻黄碱，对心脏有兴奋作用，能增加地高辛对心脏的毒性，引起心律失常。

中成药风湿酒、国公酒、壮骨酒、骨刺消痛液不宜与西药阿司匹林同服，因前者含有乙醇，与后者合用会增加对消化道的刺激性，引起食欲不振、恶心、呕吐等症状，严重时可导致消化道出血。

中成药黄连上清丸不宜与西药乳酶生合用，因前者含有的黄连素可明显抑制乳酶生中乳酶菌的活力，使其失去消化能力。

中成药山楂丸、保和丸、乌梅丸、五味子丸不宜与西药碳酸氢钠、氢氧化铝、氨茶碱同服。因前者含酸性成分，而后者是碱性西药，两者同服可使酸碱中和，降低药物疗效。

中成药麻仁丸、解暑片、牛黄解毒片不宜与西药胰酶、胃蛋白酶、多酶片同服。因前者含有大黄、大黄粉，可通过吸收或结合的方式抑制胃蛋白酶的消化作用。

哪些常用西药不能合用

不但中药与西药合用时会发生药物相互作用，引起药效降低或产生毒不良反应，而且两种或两种以上的西药合用时，也会发生类似的情况。为了避免发生药物不良反应，我们应该对不能同时使用的常用西药有所了解。

磺胺类药与维生素C

常用的磺胺类药包括复方磺胺甲恶唑、磺胺嘧啶（双嘧啶）等，此类药物通过肾脏排出体外，在酸性尿液中易结出结晶，形成尿结石，不易排出，从而对肾脏造成损害；而维生素C可酸化尿液，这大大增加了磺胺类药物形成尿结石的机会。

磺胺药与酵母片

这两种药物合用，会为细菌的生长繁殖提供必需的养料，同时可降低磺胺药的药效。此外，磺胺类药物也不能与乌洛托品、普鲁卡因合用。

异烟肼、利福平与安眠药

异烟肼和利福平是抗结核药，它们与安眠药（如水合氯醛、鲁米那等）合用时可引起严重毒性反应，还可引起药源性肝炎甚至肝细胞坏死。

苯妥英钠与氯霉素、异烟肼

苯妥英钠在与氯霉素或异烟肼合用时，可抑制肝细胞的药物代谢酶，使药物代谢减慢、血药浓度升高，从而引起中毒，出现头晕、胃肠道反应等。

利福平与对氨基水杨酸钠（PAS）

两者合用时，对氨基水杨酸钠会影响胃肠对利福平的吸收，降低利福平的药效。

红霉素与咪唑类药物

红霉素与咪唑类药物如阿斯咪唑、伊曲康唑等合用，可引发心血管严重不良反应。

红霉素与阿司匹林、维生素C

红霉素在碱性环境中抗菌力较强，在酸性环境中作用明显降低，而阿司匹林和维生素C是偏酸性药物，两类药物同时服用可降低红霉素的疗效。

乳酶生与抗生素

乳酶生与抗生素药物土霉素、黄连素、磺胺药等同服时，可使药效降低甚至消失。此外，乳酶生也不可与活性炭、次碳酸铋、胃舒平、氢氧化铝、小苏打等碱性药和肠道吸附剂同时服用。

麻黄素与痢特灵

麻黄素是一种拟交感神经递质药物，通过单胺氧化酶代谢，而痢特灵能抑制单胺氧化酶。两者合用后易在体内蓄积，并与体内的去甲肾上腺素起协同作用，使血压大幅升高，甚至引起血管意外而死亡。

利血平、胍乙啶与痢特灵

痢特灵与降压药利血平和胍乙啶合用，会迅速减弱降压作用，甚至发生逆转使血压升得比治疗前更高。

胃复安与胃舒平、普鲁本辛、阿托品

前者能加强胃窦部收缩，促进胃内容物排空；而后三者在药理上与前者是相互对抗的，会减缓胃肠蠕动，抑制胃肠的排空，合用会相互降低药效。

阿司匹林与吲哚美辛（消炎痛）

虽然两者都是解热镇痛和抗风湿药，但合用不但不能增加疗效，反而易加重对胃肠道的不良反应，极易导致胃出血和胃穿孔。

氯霉素与磺脲类降糖药

氯霉素会使磺脲类降糖药在血中的浓度增加，从而引起低血糖。

联合用药不宜多

在治疗疾病的过程中，存在着不少联合用药的情况。所谓“联合用药”，就是指同时使用两种或两种以上药物治疗一种或多种疾病。

联合用药的优点是提高疗效、减少不良反应，还可以缩短疗程，减少开支。如临床上使用最多的止痛片，就是由阿司匹林、扑热息痛、咖啡因3种药物组成，三者并用可加强解热、止痛作用，即所说的“协同作用”。又如根治幽门螺杆菌所采用的三联疗法，就是在1周内联合使用质子泵抑制剂加上两种抗生素，治疗效果非常好。

但是，联合用药如果过多或盲目合用，不但会影响药物疗效，达不到治疗目的，而且浪费卫生资源，还会造成额外的经济负担。这是因为有些药物之间会产生一些不良的相互作用；有些药物一起使用会增加毒性，发生不良反应；有些药物联合使用会使治疗作用相互抵消；还有一些作用相似的同类药物，联合使用时相当于药量增加，从而增加了毒不良反应。例如将几种具有耳毒性的药物联合使用，就会大大增加耳聋的发生率。

研究显示，联合使用5种以下的药物，药物不良反应的发生率为3.5%；使用6~10种药物，不良反应发生率为10%；同时使用11~15种药物，不良反应的发生率为28%；而当同时使用16~20种药物时，不良反应的发生率就会高达54%。可见，联合使用药物越多，发生不良反应的概率就越大。

因此，患者在联合用药时必须做到精心设计、合理配伍，才能收到良好的效果。如果患者必须服用多种药物，应首先向医务人员进行咨询，切不可随意、盲目用药，以免发生意外。在保证治疗效果的前提下，应尽量减少联合用药的种类，一般以2~3种为宜。

用药应注意性别差异

临床用药通常只分为儿童剂量、成人剂量，而往往忽视了成人性别的差异。实际上，成年男女对相同剂量同种药物的反应是不尽相同的。

性别差异影响药物吸收

男女在药物吸收方面的差异主要体现在3个方面：一是女性在口服药剂的生物利用度上比男性高，如女性服用阿司匹林后的血药浓度就比男性要高。二是饮食习惯上，女性比男性摄入更多的水果和蔬菜，而高纤维食物会减少药物吸收。三是女性的皮下脂肪含量比男性丰富，可能影响经皮肤药物的吸收效果。据报道，药物喷雾剂（如利巴韦林和环孢菌素）通过呼吸道的吸收，女性比男性少。

性别差异影响药物代谢

研究人员发现，年轻女性药物代谢更快，在妇女月经周期的排卵期和黄体期，安替比林通过肝脏代谢的速度比男性要快得多。药物代谢的性别差异可能主要是由于男女体内不同激素的作用，其他因素还包括饮食、体重、吸烟、饮酒、日照时间、年龄等。总体来看，绝经前的妇女对许多药物的代谢速度都比男性快，如治疗哮喘的药物氨茶碱、抗生素类药物红霉素、消炎药甲泼尼松、治疗癫痫的抗惊厥药苯妥英钠类衍生物以及氨基糖苷类、头孢类、氟喹诺酮类、地高辛等。因此，服药时需要根据性别因素来调整给药剂量。

性别差异影响药效的敏感性

许多研究表明，女性对药物的治疗效应比男性敏感。还有专家指出，妇女的心脏对药物的敏感度要比男性高出1倍。

正确的用药观

药物具有治疗疾病的作用，但若使用不当，就很可能会引起一系列的毒性作用和不良反应，因此应格外谨慎。掌握一些正确的用药观念，对我们合理用药、快速治愈疾病具有重要意义。

要看清药物名称

药物的名称非常多，有时一种药物可有多种药名，如通用名、商品名、别名、化学名、成分名等。有些药物的名称只有一字之差，作用却完全不同。因此，在用药时要注意区分，不可错用。

要对症下药

用药前还要先弄清药物的适应证，或者是作用与用途。只有药物的适应证与自己的症状符合时才能使用，做到对症下药。

要了解药物的使用方法

不同的药物具有不同的使用方法，如口服、舌下含服、嚼碎后吞服、喷雾吸服、肛塞、外涂等，使用前要仔细阅读说明书或向医生请教，以免因服药方法不当而影响治疗或伤害身体。

掌握适当的用药剂量

剂量不足达不到理想的治疗效果，剂量过大就会产生毒不良反应。因此要严格遵守药品说明书或医生指示的剂量使用，不可擅自增加或减少剂量。如果没有特别说明，说明书上标明的剂量一般为成人的常用剂量，若小儿或老年人使用，应按规定折算。

要留意注意事项或禁忌证的内容

有些药物对某些特定人群不适用，或在使用时有各种条件限制，应加以注意，尤其是老年人、孕妇及儿童用药，更需特别注意。如一些常见的抗组胺药，在服用后常会使人产生睡意，对需要驾驶或操作机器的人可能会导致危险。还有的药物说明书上标有“肝肾患者慎用”、“12岁以下儿童禁用”、“孕妇慎用”、“禁食生冷辛辣食物”等内容，一定要严格遵守。

尽量避免同时服用多种药

如未经医生的同意，不要在同一时间内服用多种不同药物，否则可能因药物之间的相互作用导致药效增强或减弱，严重的会导致药物失效或中毒。若因病情需要必须同时服用多种药物，则应看清楚标签后再服药，以免吃错药。此外还要注意，切勿同时服用多种同质性高的药物，以免因药物成分重复而造成药物摄入过量，甚至引发中毒。

要注意药物的不良反应

服药后如果感觉不适或有过敏反应，如起红疹、嘴唇肿胀、呼吸急促等情况，应立即停止服药并尽快就医，以确认是否属于药物引起的不良反应，并记下药名，以便医生在病历上留下个人药物过敏记录，作为以后就医时用药的参照。

把握好停药时间

有些药物需要连续地服用较长时间才

会有效，如心血管药、降糖药、抗帕金森药等，必须严格地遵照医嘱长期服药，切勿擅自中途停药，以免造成治疗失败或引起严重后果。若是属于症状解除类药物，一般在症状消失后即可停药，如头痛药等。而在忘记服用药物时，最好先向医生进行咨询，不要私自添补，以免因重复过量服用而导致中毒。

不要服用家人的药

有的患者认为自己的症状与家人相似，就擅自服用医生为家中其他成员所开的药物，这样做是不合适的，因为即使症状相似也并不代表是同一种疾病，胡乱使用别人的药是十分危险的。同时，也不要介绍所谓的“好药”给好朋友。

不要吃上次剩下的药

除非经医生同意，否则不要擅自服用上次吃剩下的药，当然更不要把吃剩下的药送给别人。

留意药物的有效期

用药前要先仔细看一下说明书上的有效期或失效期，发现过期或已经变质的药物应该马上丢弃，不要再服用。

家庭用药的误区

在家庭用药中，往往存在许多误区。若不引起注意，有时会引起严重后果。

用药瞒医生

由于各种原因，有些患者在就医时会对医生隐瞒自己以往的用药情况，这种做法是错误的。常言道：“病不瞒医”。在请医生诊治疾病时应该主动告诉医生以前得过什么病、用过什么药、现在正在用什么药、在用这些药物时出现过哪些反应，这些信息有助于医生正确诊断和更好地选择药物，在确定治疗方案时能全面考虑，扬长避短。如告诉医生以前使用某药时出现过过敏反应，医生就会避开类似的药物而选择其他的药物，以防止再次出现过敏反应。

以补代治

现在的保健品市场上，各种“健”字号保健品、保健饮料、滋补药多得令人眼花缭乱，加上某些商品广告经常夸大其词，过分渲染这些商品的保健、治疗功能，使得某些患者混淆了“补”和“治”的界限，生病时首先想到的是“补”，而不是积极就诊用药，从而延误了疾病的及时治疗，使病情进一步加重。因此，选用补品要适当，不可盲目以补代治。

任意改变用药剂量

一般情况下，使用常用量就能获得良好的疗效。在一定范围内增加药物剂量，药效也会随之增强，但这种药效的增强是有限度的。当体内的血药浓度达到最大效应时，就不需要再无限制地增加药量。一些患者为了早日摆脱病痛的折磨，随意增加用药剂量或次数，以求早日痊愈。其实，这样做不仅不能增强疗效，反而会产生毒副反应，尤其是老年人和儿童极易引起中毒。相反，有些患者害怕用药剂量过大产生毒性作用，认为小剂量比较安全。其实，这样非但无效，反而会贻误病情，甚至产生耐药性。因此，患者用药时必须遵照医嘱，按一定的剂量和次数给药，切不可随意改变用药量。

不定时服药

有的患者服药时间不固定，两次用药间隔时间过长或过短。这样会造成血药浓度忽高忽低，无法将血药浓度控制在有效范围内。浓度过低就达不到治疗效果，浓度过高则易产生药物不良反应。不少患者服药都安排在白天而忽视了夜间。有的药一日需服2次，应每隔12小时服用1次；而“1日3次”指的是将一天24小时平均分为3段，每8小时服药1次，只有这样才能使体内的血药浓度保持稳定，达到治疗的效果。如果把3次服药时间都安排在白天，简单地随一日三餐服药，就会造成白天血液中药物浓度过高，给人体带来危险；而夜间血药浓度偏低，影响疗效。“饭前服用”是指此药需要空腹在饭前1小时或饭后2小时服用，以利于药物的吸收；“饭后服用”则是指此药需要在饭后半小时服用，利用食物来减少药物对胃肠的刺激或促进胃肠对药物的吸收。

随意停药

药物治疗都需要一定的时间，绝不能因为某些局部或全身症状的暂时缓解或消失就随意停药。在疾病尚未完全治愈的情况下贸然停药，很可能发展成为慢性感染。另外，许多慢性疾病需要长期坚持用药，以控制病情、巩固疗效，如精神病、癫痫病、抑郁症、高血压、冠心病等。如果擅自停药，就可能导致旧病复发甚至危及生命。因此，何时停药应该由医生来决定。

当停不停

一般药物达到预期疗效后就应及时停药，否则易产生毒不良反应，如二重感染、过敏，身体对药物易产生耐受性或依赖性以及蓄积中毒等。

随意换药

有些患者用药几天后发现症状没有明显减轻，就怀疑所用药物是否有效，于是急忙另找医生更换其他药物，或者自行购买非处方药，甚至想方设法寻觅偏方、验方，想要在瞬间获得神奇疗效。实际上，药物显示疗效都需要一定的时间，如伤寒用药需要3~7日，结核病则需半年，因此不能急于求成。如随意换药，会使治疗复杂化，出现问题也难以找出原因对症处理。

用药多多益善

有些患者认为用药越多药效越强，疾病痊愈越快。确实，药物之间存在着相互作用，多种药物联合使用时常可增强疗效。但如果配合不当则会改变人体对药物的正常吸收和代谢，轻者产生拮抗作用，导致药效减弱或无效；重者会增强药效，引起过敏甚至中毒，或导致一系列的生理反应，造成休克甚至死亡。

药越贵越好

俗话说：“便宜没好货，好货不便宜。”因此，有些人就认为价格越贵的药越好，对于病情的治疗越有效。其实，药物的好坏与价格并没有必然的联系，最终还得以治疗作用的强弱和不良反应的轻重来衡量。况且即使是好药，如果不对症也起不到预期的效果，而且对于今后的病情发展不利。因为用药越好，身体或病原体一旦产生耐受性或抗药性，今后将越难用药。因此，只有安全、合理地用药才是最理想的选择。只要用之得当，便宜的药也可以达到药到病除的疗效。

新药即好药

许多患者在用药时“喜新厌旧”，认为新药一定是好药，其实，这种观点是错误的。新药可能对某些疾病具有较好的疗效，或者比同类药物更胜一筹。但是，新药的应用时间毕竟较短，试用的人数也较少，其可能产生的某些毒不良反应还没有完全显现出来，因此使用新药的风险相对要大一些。因此，绝不能为了赶时髦而乱用新药。

进口药就是好药

有些进口药确实疗效显著，不良反应小，但进口药多是针对西方人的体质和用药特点研制的，由于中西方人存在种族的差异，因此进口药并非全都适合我们使用。同时，也有些进口药与国产同品种药的作用相当甚至不如国产药，但其价格却要高得多。所以不要盲目迷信进口药，而应根据病情实际需要合理选用药物。

名气大的就是好药

药物的“名气”很大程度上是由广告制造出来的。如今，各类媒体上的药物广告可谓五花八门，让人目不暇接。但不少广告言过其实，它们只宣传药物的优点，而对药物的不良反应则尽量淡化，容易使人误解而上当受骗。因此，在购药时千万不要轻信一般药物广告，而应向有经验的医生或药师进行咨询，以免该造成严重的后果。

躺着服药

躺着服药片或药丸，药物容易黏附在食管壁上或在食管中溶化。如果在食管壁上停留的时间过长，不仅影响疗效，还可能刺激食管，引起咳嗽或局部炎症，严重的甚至损伤食管壁，发生溃疡，为食管癌的发生埋下隐患。所以，用药时最好采取坐位或站姿。服药后也不要马上躺下，尽量站立或走动几分钟，以便药物完全进入胃内。

对着瓶口喝药

有些人在服用糖浆或合剂时，为了贪图方便省事，会直接对着瓶口喝药，这样做既不卫生也不科学。对着瓶口喝药，一方面容易把细菌带入瓶内，污染药液，加速其变质；另一方面不能准确控制摄入的药量，服少了起不到治疗作用，服多了又会引起不良反应，甚至导致中毒。因此，应按规定剂量，将药倒在小勺或其他小型容器中，然后再用温开水送服。

干吞药

有些人为了省事，服药时不喝水，直接将药物干吞下去，这也是非常危险的。一方面与躺着服药一样，会使药物黏附在食管壁上，损伤食管黏膜，甚至程度更严重；另一方面由于没有足够的水来帮助溶解，有些药物容易在体内形成结石，例如复方新诺明等磺胺类药物。

喝水过多

干吞药不好，服药后喝水过多也不好。喝水过多会稀释胃酸，不利于对药物的溶解吸收。一般情况下，送服固体药物只需要一小杯温开水就足够了。如糖浆制剂就比较特殊，尤其是止咳糖浆，需要药物覆盖在发炎的咽部黏膜表面，形成保护性薄膜，以减轻黏膜炎症反应、阻断刺激、缓解咳嗽。所以，喝完糖浆5分钟内最好不要喝水。

掰碎吃或用水溶解后吃

由于个别口服药片、药丸的体积过大，有些人在服用这些药物时经常会出现吞咽困难，还有些人怕孩子吃药时噎住，就自作主张地把药掰碎或用水溶解后再服用。这样做不仅会影响药物的疗效，还会加大药物的不良反应，尤其是对于缓释类药物、肠溶片和胶囊剂。如阿司匹林肠溶片掰碎后，由于缺少了肠溶衣的保护，使得药品无法安全抵达肠道，在胃里就被溶解，不仅无法发挥疗效，还对胃黏膜有较大的刺激性，会引起恶心、呕吐等症状。因此，除非经医生允许或药物说明书上标明，否则不要这么做。但在服用中成药时有所不同。例如对于常见的大粒丸剂，为了加速药效的产生，可以先将药丸分成小粒，或用少量温水将药丸捣调成稀糊状后再用温开水送服。

打针比吃药效果好

不少患者都认为打针比吃药见效快，其实这是错误的。从药物被吸收到发挥作用的速度来看，打针确实比吃药的效果要快一些，但并不是所有的疾病都需要通过打针来治疗，有的病打针反而不如吃药有效。如治疗一些消化道疾病时，如果采用口服给药，胃肠道局部药物浓度高，治疗效果好，不必打针治疗；对一般的感冒等，打针的效果也不一定好；而对一些只能口服不能注射的药，打针更是错误的选择。此外，打针会给患者带来一定的痛苦，消毒不严还会产生交叉感染，安全系数小。而口服给药则要简便、易行、安全得多。因此，凡是吃药能治疗的疾病，尽量不要打针。

家庭用药禁忌

为了使药物达到最好的疗效，在服药时我们应注意一些用药禁忌，比如说禁止用茶水、果汁来送服，服药期间勿抽烟喝酒，服药后不要马上运动或睡觉。

服药前后禁止吃蔬果

在服药前后30分钟内，最好不要吃东西，尤其不要吃水果和蔬菜。这是因为某些蔬菜和水果中含有的物质可以和某些药物成分发生化学反应，使药物的作用发生改变，或者使药物失效，或者使药物产生毒不良反应。这类药物主要包括降脂药、抗生素、安眠药、抗过敏药等。如某些抗过敏药可以与柑橘类水果发生反应，可能引起心律失常，严重的甚至会引起致命性心室纤维性颤动；一些水果可以与抗生素发生反应，会使抗生素的疗效大大降低。

服药期间要戒烟

试验证明，服药后半个小时内吸烟，药物到达血液的有效成分只有1.2%~1.8%，而不吸烟时可达21%~24%。这是因为烟草在燃烧中产生的烟碱（尼古丁）等成分可增加肝脏酶活性，降低药物的降解速度，使血液中药物的有效成分降低，影响其疗效的发挥。此外，吸烟还能延迟胃内容物的排泄时间，减慢药物的吸收。比如服用解热镇痛药、止痛与麻醉药、平喘药、抗心绞痛药、抗血小板药、降脂药、降糖药、利尿药、抗酸药、胃黏膜保护药等药物时，都会因吸烟受到影响。所以，为了保证药物的疗效，服药期间千万不能吸烟，最好能戒烟。

服药期间勿饮酒

服药时饮酒的危害很大，因为酒中含有浓度不等的酒精（乙醇），即使是啤酒、葡萄酒等低度酒也都含有酒精成分。酒精可与多种药物发生反应，从而导致某些药物的代谢加快，使药效降低；也会使某些药物的代谢减慢，引起药物蓄积，使药效或药物的毒性作用增加。这些情况都可使患者的病情复杂化，会引起严重后果。因此，患者服药时一定不能用酒来送服药物，也不能在服药前后饮酒。尤其是在服用下列几类药物时更需忌酒。

第一类：头孢菌素胶囊(如先锋霉素Ⅴ、先锋霉素Ⅵ、菌必治等)、氯霉素、呋喃妥因、甲硝唑等；第二类：镇静催眠类药物，如苯巴比妥、水合氯醛、安定、利眠宁等；第三类：解热镇痛剂类，如阿司匹林、扑热息痛等；第四类：利血平、抗癌剂、异烟肼等药物。

某些药物不能和牛奶同服

新鲜牛奶中含有丰富的蛋白质和多种维生素及矿物质，还有充足的脂肪和乳糖等营养物质。但是，在服药时如果用牛奶送服或在吃完药后立即喝牛奶，则可能产生不良反应。如在服用吲哚美辛（消炎痛）时喝牛奶会对胃黏膜产生刺激作用，牛奶还可影响氨茶碱的生物利用度，并能使β受体阻滞剂在肝脏中的效应发生改变等。此外，牛奶还不能与下列药物同服。

抗生素类，包括阿莫西林、强力霉素等；降压药，如优降宁等；强心药，如洋地黄、地高辛等；抗结核病药，如异烟肼等；含铁药物；抗精神病药物等。

另外，牛奶本身含有钙，用来送服药片或其他药物时，很容易在肠胃内形成钙化物，导致药物失效，严重者会生成胆结石、肾结石。因此，应尽可能保证不用牛奶送服药物，婴儿在服药后也应隔一段时间再吃母乳。

禁止用茶水送药

茶叶的主要成分有咖啡因、茶碱、维生素等，还含有大量鞣酸。茶水中的这些成分可与许多药物发生化学反应，生成不溶性沉淀，胃肠道不能吸收，从而影响药物疗效的发挥，所以一般情况下不要用茶水送服药物。

需避免与茶水同服的药物有：补铁剂如硫酸亚铁、富血铁、柠檬酸铁等；抗抑郁药如苯乙肼等；强心类药物如洋地黄片、洋地黄毒苷片、地高辛等；助消化的酶类药物如胃蛋白酶、淀粉酶、多酶片、胰酶片、乳酶生等；解热镇痛药如氨基比林等；小苏打制剂；中枢镇咳药如咳必清等；镇静类药物如安定、苯巴比妥、氯丙嗪等；维生素B_1、红霉素、麻黄素、黄连素、痢特灵、优降宁、利福平、潘生丁以及中药元胡、大蓟、小蓟、牛膝等。

当然，茶水对有些药物的影响并不大，如许多抗生素类药及抗炎镇痛药（如磺胺类药、布洛芬、消炎痛等）、抗过敏药（如扑尔敏、去敏灵、苯海拉明等）。但为了保证药物的疗效，防止意外发生，最好还是不要用茶水送服。

禁止用果汁类饮料送药

在各种果汁类饮料中，通常都含有维生素C、果酸等，这些酸性物质可使许多药物提前分解，或使包糖衣或肠溶衣提前溶化，不利于药物吸收，还易对胃肠道产生刺激，甚至会出现较严重的不良反应。碱性药物更不能与果汁同时服用，因为酸碱中和会使药效大减。如用果汁或酸性饮料送服复方阿司匹林（APC）等解热镇痛药和黄连素、乙酰螺旋霉素等糖衣抗生素，会加速药物溶解，损伤胃黏膜，严重的可导致胃黏膜出血；送服氢氧化铝等碱性药物，会因酸碱中和而使药效完全丧失；送服复方新诺明等磺胺类药物，则会降低药物的溶解度，引起尿路结石。正确的服药方法是用温度适宜的白开水送服。

服药期间慎食醋

醋中含有蛋白质、多种有机酸和游离氨基酸，还含有维生素B_1、维生素B_2和维生素C等，具有助消化、增食欲、活血化淤、消毒杀菌等功能。但在服用某些药物时是必须禁止食醋的。如在服用红霉素、螺旋霉素、白霉素、链霉素、庆大霉素、卡那霉素等药物时食醋，酸性条件会使这些抗生素的作用降低。醋也不能与磺胺类药物合用，因为这类药物在酸性环境中的溶解度降低，容易在肾脏中形成磺胺结晶，产生尿闭和血尿，损坏肾小管。醋与氢氧化铝、氢氧化镁、三硅酸镁、碳酸氢钠、碳酸钙等碱性药物合用时，可因酸碱中和而使药物失效。此外，醋与解表中药合用时，醋酸会影响中药的发汗解表功效。

服药之后不能马上睡觉

许多人有在临睡前服药或卧床服药的习惯，认为服完药后立即休息，有助于药物的吸收。其实这种做法是不正确的。服完药后马上就睡觉，特别是当饮水量不足时，往往会使药物黏附在食管上而不易进入胃中。有些药物的腐蚀性很强，在食管溶解后会腐蚀食管黏膜，引起食管溃疡。轻者只是吞咽时感到疼痛，严重者可造成血管损伤而引起出血。许多药物性食管溃疡患者就是因为在睡前服用过胶囊类药物（如抗生素胶囊、感冒胶囊等），或是服用了颗粒状的止痛药而造成的。因此，晚上服药时要多喝些白开水，尤其是服用胶囊剂时更应如此。同时，吃完药后不要立即睡觉，应先适当地活动一会儿，让药物彻底进到胃里后再平卧，以避免食管黏膜受损伤。最好把服药时间安排在入睡前半小时左右。

服药之后不能马上运动

服药后也不能马上运动。因为服药后药物一般需要30分钟至1个小时才能被胃肠溶解并被小肠壁血管所吸收，然后再经血液循环将药物中的有效成分输送到全身各处。如果服药后马上运动，大量血液将流向运动器官，从而导致胃肠等脏器血液供应不足，使有效输入的药物量降低，药物的吸收效果就会大打折扣。

不能用热水送服的三类药物

助消化类

如多酶片、酵母片等，因为此类药物中的酶是活性蛋白质，遇热后会凝固变性，从而失去应有的催化剂作用。

维生素C

维生素C是水溶性维生素，是所有维生素中最不稳定的，遇热后易被破坏而失去药效。

止咳糖浆类

止咳药溶解在糖浆里，需要覆盖在发炎的咽部黏膜表面，形成保护性的薄膜，才能减轻对黏膜的刺激，从而缓解咳嗽。如果用水冲服，就会稀释糖浆，降低黏稠度，不能生成保护性薄膜，达不到治疗效果。

不要随意改变药物的剂型

药物的剂型与药效有关，不同的剂型可以让药物在不同的消化器官中吸收，发挥最大的药效，因此不能随意改变药物的剂型。但是有些人因为对剂型缺乏足够的了解和认识，在用药过程中随意改变药物的剂型，不仅严重影响药物的疗效，还容易产生毒不良反应。

包衣片分割使用

包衣片包括糖衣片、肠溶片等。糖衣片一旦破裂，便失去了特定的保护、遮味和隔离等作用；肠溶片如果被弄破外衣就会造成片芯外露，服用后其主要成分遇到胃酸即会被破坏而降低或失去疗效，并可对胃黏膜形成刺激，使患者感到上腹部不适、恶心、呕吐甚至胃出血。

胶囊改为冲服

把胶囊内的药物颗粒取出服用，不仅使药物失去了遮味作用，而且失去了原有的保护控释作用，影响疗效。如康泰克缓释胶囊，内装不等速释放的药物颗粒，并以不同颜色区分其作用。如果将其去除胶囊后冲服，就会破坏原有的比例，不仅难以维持应有的疗效，而且会增大对胃肠黏膜的刺激，增加不良反应。

针剂改为内服、外用、滴眼

有些人以为针剂的质量标准很高，改为口服或外用疗效更好，于是就将庆大霉素注射液用做口服，红霉素注射液用做外用。其实，这种做法是不妥的。因为不同剂型的药物吸收途径各不相同，针剂直接注入人体，剂量比口服要小，而且改为内服或外用后，药物的吸收率将大大降低，会影响疗效。另外，针剂中含有的附加剂对胃肠道有刺激作用，容易造成不良反应。还有的人把青霉素等抗生素注射剂改为滴眼药，这是十分危险的，容易引起眼睛疼痛，出现结膜水肿、视力障碍等不良反应。

舌下含服改口服

有人认为舌下含服比较麻烦而且作用也慢，不如吞服来得快。殊不知：欲速则不达。例如，治疗心绞痛的硝酸甘油片，含于舌下能迅速而完全地吸收，2~3分钟即可奏效，而且止痛效果好；但若改为口服，不但吸收慢，而且药物在肝内会受到破坏，其疗效只有舌下给药的1/10。更重要的是，一旦心绞痛得不到及时控制，患者将有生命危险。

口服片用于阴道塞药

有些女患者为了治愈阴道滴虫、真菌感染等妇科疾病，将口服用药灭滴灵片、制真菌素片和复方新诺明片等直接塞入阴道，以期获得更快更好的治疗效果。但是，这些口服药不含有发泡剂，置于阴道内很难溶解释放，难以被人体吸收，疗效甚微，而且会徒增痛苦或引起不良反应。

生物制品及其分类

用微生物（细菌、病毒、立克次体、螺旋体）或动物和微生物的毒素，或人们和动物的血液及组织等制成的，用于预防、治疗和诊断疾病的制品，称为生物制品。

生物制品多由微生物及其代谢产物制成，大多具有蛋白质性质，有些制品本身就是活的微生物，一般都怕光、怕热甚至怕冻，因此最好置于2~10℃阴凉干燥处保存。

生物制品的种类很多，主要有菌苗、疫苗、类毒素、抗毒素等。其中，菌苗、疫苗和类毒素等主要用于预防，而抗毒素则用于紧急预防或治疗。

菌苗

菌苗是用细菌制成的制品，可分为两种：一种是将人工培养的致病菌用加热或其他方法杀死后制成的死菌苗，如用于预防伤寒的伤寒菌苗，用于预防百日咳的百日咳菌苗，用于预防霍乱的霍乱菌苗等；另一种是用生物的、物理的、化学的方法减弱致病菌的毒力而制成的活菌苗，如用于预防肺结核的卡介苗、预防布氏杆菌病的布氏杆菌苗等。

疫苗

疫苗是一种由病毒、立克次体或螺旋体经过人工培养后制成的制品，它与菌苗一样也有死活之分，常用的流行性乙型脑炎疫苗、狂犬病疫苗都是死疫苗（又称灭活疫苗），而牛痘疫苗、麻疹疫苗和小儿麻痹糖丸疫苗则是活疫苗。

类毒素

类毒素是把某些细菌在代谢过程中所产生的外毒素加入甲醛处理，除去其毒性而制成类毒素，但仍保留原来的免疫作用。如破伤风类毒素、白喉类毒素、百日咳类毒素等。

抗毒素

抗毒素是一种含有抗体的血清制品，它是把细菌类毒素或毒素给马或其他大动物注射，使其产生大量抗体，然后取其免疫血清，经过精制浓缩而成。如破伤风抗毒素、白喉抗毒素等。

抗细菌、真菌、病毒如何用药

自然界中的微生物数量多、种类杂、分布广，而且绝大多数微生物对人类和动、植物的生存是有益的，有些还是必需的。但也有少数微生物能引起人及动植物发病，称为病原微生物，主要有细菌、真菌、病毒等。

细菌

细菌的个体微小，一般以微米计算，大小因种类不同而差别很大。细菌的基本形态为球状、杆状、螺旋状，分别称为球菌、杆菌和螺旋菌。

球菌

球菌按分裂后产生的新细胞在空间排列的情况又可分为：单球菌（如尿素微球菌）、双球菌（如肺炎双球菌）、链球菌（如乳酸链球菌）、四联球菌（如四联微球菌）、八叠球菌（如藤黄八叠球菌）、葡萄球菌（如金黄色葡萄球菌）。

杆菌

杆菌可分为球杆菌、分枝杆菌、棒状

杆菌。

螺旋菌

螺旋菌根据菌体弯曲程度可分为弧菌和螺菌。根据细菌对革兰染色反应的不同，又可将细菌分为革兰阳性菌（如葡萄球菌、链球菌等）和革兰阴性菌（如肠道杆菌、破伤风杆菌等）。

人体在健康状态下对病原菌有一定的抵抗能力，需要有较多数量的、具有毒性的病原菌侵入才可能致病；个别毒性较强的烈性传染病的病原菌（如鼠疫杆菌等），只需很少的量就可致病。除了要达到一定的数量外，病原体还必须侵入人体适当的部位才会引起感染，如破伤风杆菌必须进入深部创伤，从口吞入则不会引起感染。

治疗细菌感染的常用药物有抗生素和磺胺类药，在用药过程中，必须使用对致病菌敏感的抗菌药才能取得理想的效果。如治疗肺炎球菌引起的肺炎、脑膜炎应首选青霉素，而对付革兰阴性菌则应选用链霉素、庆大霉素等，用青霉素无效。要想取得更好的效果，可在用药前先做药敏试验，然后根据试验结果选用合适的药物。

真菌

真菌俗称真菌，它的种类很多，通常根据侵犯部位的不同，分为浅部和深部两大类。浅部真菌侵犯皮肤、毛发和指（趾）甲，引起浅部真菌病（简称癣），如甲癣、头癣、手足癣、股癣、体癣等；深部真菌侵犯皮下组织和内脏，引起深部真菌病，如念珠菌病、隐球菌病、曲霉病、结核菌病、芽生菌病等。治疗真菌病应使用抗真菌药物，如治疗皮肤癣菌病可使用抗生素灰黄霉素，治疗深部真菌病可用两性霉素B，其他常用药还包括咪唑类药（如克霉唑、益康唑、咪康唑和酮康唑等）、氟胞嘧啶、丙烯胺衍生物等。治疗真菌感染时，使用抗细菌、抗病毒的药物一般均无效。

病毒

病毒的体积比细菌更小，一般为细菌的1/10，有的只有细菌的1/1000。临床上常见的病毒有脊髓灰质炎病毒、柯萨奇病毒、各型肝炎病毒、鼻病毒、各型流感及副流感病毒、腮腺炎病毒、麻疹病毒、狂犬病毒等。治疗病毒性疾病要用抗病毒药物，如治疗病毒性角膜炎可使用阿糖腺苷，而干扰素则具有广谱的抗病毒活性，可用于治疗多种病毒性疾病。但要注意一点，抗生素对病毒性疾病没有治疗效果。

服用中药的禁忌

服药时的饮食禁忌俗称“忌口”，是中医治病的一个特点，历来的中医学家对此都十分重视。实践证明，忌口是有一定道理的。因为我们在日常生活中所食用的各种各样的食物，它们本身都具有各自的性能，对疾病的发生、发展和药物的治疗作用都会产生一定的影响。而忌口则可以避免这些干扰因素，提高药物的疗效。

由于疾病的关系，在服药期间，凡是属于生冷、辛辣、油腻、酸涩、腥臭等不易消化或有特殊刺激性的食物，原则上都应忌口，如冷饮、竹笋、糯米、辣椒等。

在服用清内热及性凉的解热中药如玄参、生地黄、银花、连翘、大青叶等时，不宜食用生姜、葱、蒜、胡椒、羊肉等热性的食物，否则会降低药物的疗效。在服用温性中药治疗寒证时，应禁食生冷食物及冷饮。

甘草、黄连、桔梗、乌梅忌猪肉；薄荷忌鳖肉；丹参、茯苓忌醋；鳖鱼忌苋菜；鸡肉忌黄鳝；山药、常山忌生葱；蜂蜜忌葱蒜；天冬忌鲤鱼；甘草忌鲢鱼；荆芥忌鱼、蟹、河豚、驴肉；白术忌大蒜、桃、李等；威灵仙、土茯苓忌茶；铁屑忌茶叶；地龙忌豆腐。如果吃了禁忌的食物，轻者疗效不理想，重者会起相反作用，甚至引起中毒。

服用白参、西洋参、红参等补药时，一般忌食萝卜，因为萝卜有理气、促消化的作用，能降低人参的药力；在服用鹿茸、党参、白术、山药、黄芪、地黄、首乌等其他补药时，除了不能在服药前后1小时内吃萝卜以外，还要忌食碱性食物和饮茶。

另外，在不同病情条件下服用中药也应忌口，如下所述。

治疗因气滞引起的胸闷、腹胀时，不宜食用豆类和红薯，否则容易引起胀气。

水肿患者应少吃过咸食。

哮喘、过敏性皮炎患者，应少吃鸡、羊、猪头肉、鱼、虾、蟹。

肺病患者忌吃茄子、喝酒、吸烟。

心脏病患者忌食油腻食物、动物性脂肪。

高血压患者忌烟、酒、油腻及过咸食物。

肝病患者忌芹菜、动物内脏、油腻食物、酒。

肾病患者忌鸡、鸭脚、过咸食物、酒。

失眠患者忌过食肉类、动物内脏、过燥食物。

中风患者忌食虾和高胆固醇食物。

皮肤病患者忌牛乳、鸭蛋、鹅肉、竹笋、香菇、花生、芒果、海产类、过燥食品、酒。

风湿病患者忌食豆类、动物内脏、蛋、肌肉、油炸食品、香蕉、木瓜。

骨折治愈及筋骨疲痛者忌食香蕉。

胃病患者忌食糯米、香蕉、槟榔、油炸食物。

面疱患者忌食猪脚、猪耳、过燥食品、油炸食物。

减肥者忌食米、面、糖分含量高的食品、蛋糕、含糖分高的水果及饮料。

需要说明的一点是，忌口虽然重要，但也不能绝对化，而要因人、因病而异。对一般患者尤其是慢性病患者，如果长时间忌口，而且禁食的种类又多，则可能无法保证人体正常所需营养的摄入，反而会降低人体的抵抗力，不利于恢复健康。因此，应在医生的指导下，适当补充一些有营养的食物，以免造成营养缺乏。

服用西药的禁忌

不仅服用中药时要忌口，服用西药期间同样必须注意饮食禁忌。如果饮食不合理，就会影响药物疗效或增加药物的毒不良反应，严重的还可能危及生命。

降压药、抗心绞痛药

服用此类药物期间忌喝西柚汁、忌吃含盐量高的食品。因为西柚汁中的柚皮素会抑制肝脏中某些酶的作用，从而影响降压药和抗心绞痛药物的代谢。而食盐会使血压升高，减弱降压药的疗效，同时加重心绞痛。

降压药和抗风湿性关节炎药

都不宜与咸食和腌制品同食，否则会使治疗失败或使病情加剧。服用优降宁等降压药时，忌食动物肝脏、鱼、奶酪、巧克力、香蕉、豆腐、扁豆、牛肉、香肠、葡萄酒等。因为优降宁能抑制单胺氧化酶，若与以上食物同吃，可引起血压升高，甚至发生高血压危象和脑出血。

抗抑郁药、痢特灵、抗结核药、抗肿瘤药

这些药物忌与奶酪、香蕉、鳄梨、豆浆、啤酒等含酪胺较多的食物同时进食。因为这类药物中含有单氨氧化酶(MAO)抑制剂，容易与酪胺发生反应，产生去甲肾上腺素，聚集过多时将会造成血压异常升高，出现恶心、呕吐、腹痛、腹泻、呼吸困难、头晕、头痛等不良症状，影响治疗效果。

抗结核药

结核患者在服用异烟肼时忌食鱼类，因为鱼类含有大量组胺酸，它在肝脏内变为组胺，异烟肼能抑制组胺的代谢，使其在体内过量堆积而发生中毒，引起头痛、头晕、结膜出血、皮肤潮红、心悸、面部麻胀等症状。

平喘药

哮喘患者在使用氨茶碱、茶碱类药物时，不宜与豆制品及鸡肉、鸡蛋、牛肉、鱼虾、动物肝脏等高蛋白食物同服，否则会降低药效。

解热镇痛药

在服用氨基比林及索密痛、优散痛等含氨基比林的药物时要忌食腌肉，因为这些药物中的氨基可与腌肉中的亚硝酸钠反应，生成有致癌作用的亚硝胺。在服用保泰松时忌食高盐食物，因为保泰松能阻碍钠离子和氯离子从肾脏排出，高盐饮食容易导致血钠过高而引起水肿和血压升高。

抗菌消炎药

消炎药如磺胺嘧啶（SD）、复方新诺明等不宜与鲜橘汁同服，否则会引起血尿等症状。红霉素、阿奇霉素等药物不宜与螺、蚌、蟹、鳖、海带、海蜇、咸鱼、荠菜、花生米、核桃仁、葵花子、豆制品、乳制品等同时食用，因为这些食物中含有丰富的钙、铁、磷等元素，会相互结合，形成一种既难溶解又难吸收的络合物，导致药效降低。

磺胺类药物和碳酸氢钠

服药期间不宜同食酸性水果、醋、茶、肉类、禽、蛋类等食物，以免因磺胺类药在泌尿系统形成结晶而损害肾脏，或降低碳酸氢钠的药效。

苦味健胃药、助消化药

服用期间忌吃糖或甜食。因为苦味健胃药和助消化药如大黄苏打片、龙胆酊等，主要借助于它们的苦味刺激味蕾，以促进唾液、胃液等消化液的分泌，以达到帮助消化、增强食欲的目的。而吃糖或甜食则会掩盖苦味、降低药效。

钙补充剂

服用期间忌食含草酸丰富的菠菜、茶、杏仁等。因为草酸会在小肠中与钙结合，生成无法被胃肠道吸收的不可溶物质，阻碍钙的吸收，同时还有形成结石的危险。

铁补充剂

服用期间忌大量食用动植物油脂。因为油脂会抑制胃酸的分泌，影响三价铁离子转变为二价铁离子，不利于胃肠道对铁的吸收，从而降低补铁、补血效果。同时，还应忌食花生米、芝麻酱与海带、动物肝脏等含钙、磷较多的食物。此外，在使用硫酸亚铁等铁制剂时，忌用茶水送服，因为茶中的鞣质会与铁结合生成鞣酸铁，影响铁的吸收。

碘补充剂

服用期间忌食菠菜、桃、梨等蔬果。因为这些食物会阻碍碘顺利进入甲状腺。

利尿剂、钾补充剂

在服用呋塞米、氨苯喋啶等利尿剂和补钾剂时，不宜同时食用香蕉、芫荽、香椿芽、红糖、菠菜、紫菜、海带、土豆、葡萄干、橘子等。因为此类食物含钾量高，容易引起高钾血症，引起胃肠痉挛、腹胀、腹泻和心律失常等。

维生素类补充剂

服维生素K时忌食富含维生素C的食物，如山楂、辣椒、鲜枣、茄子、芹菜、番茄、苹果等，也不宜食用猪肝、黑木耳；服用维生素C时忌食猪肝，因为猪肝中含有大量的铜，会将维生素C氧化为去氢抗坏血酸，使维生素C失效。

激素类及抗凝血药

服药期间忌食动物肝脏，否则会造成药物失效。

甲状腺素

在服用甲状腺素时宜少吃或不吃黄豆、豆油、萝卜、白菜等，因为这些食物能抑制甲状腺素的产生。

与中药忌口一样，西药忌口也不能绝对化。一般情况下，是否需要忌口应根据病情和药性而定，不能一概而论。尤其是对于少年儿童，他们正处于生长发育的关键时期，如果禁食种类过多，很容易造成营养不足和抵抗力下降，严重的还会引起并发症，对疾病的治疗与康复造成很大影响，甚至影响儿童的正常发育。因此，对忌口应特别慎重。

保健品不可随意用

近年来，各种各样的保健品在市场上大量出现，其名目之繁多，宣传功能之神奇，令人眼花缭乱，无所适从。出于对自身健康的考虑，越来越多的人开始倾向于使用保健品，以达到强身健体的目的；有些人甚至用保健品替代药物来治疗疾病。那么，保健品对健康是否真的有益无害，可以随意使用呢？它真的能像广告中所宣传的那样，起到“有病治病，无病健身”的作用吗？

保健品虽然有一定的保健作用，能够增强机体的免疫功能，提高抗病能力，但绝大多数保健品都没有特定的治疗功能，只能作为治疗疾病的一种辅助方法。有些人认为“是药三分毒”，而保健品是没有毒的，于是在治疗疾病时就自作主张舍弃药物而改用保健品。这种做法是非常错误的。保健品是功能性食品，使用得当确实能起到一定的保健功能，但这种保健功能是有一定限度的，它远远不能替代药物的治疗作用。如果用保健品替代药物进行治疗，轻则会延误治疗，使病情加重，重则可能危及生命。因此，我们千万不能把保健品当做药物来使用。

还有些人认为保健品是营养品，多食对身体只有好处没有坏处，所以随意地大量食用各种保健品。这种做法也是不可取的。从医学的角度来讲，只有处于亚健康状态的人，才需要使用保健品来调节机体平衡。而事实上对于大多数人来讲，只要自身的消化吸收功能正常，饮食结构均衡合理，就足以保证机体对各种营养物质的正常吸收，不会出现营养缺乏的亚健康状态。如果盲目追求营养，而不考虑保健品的成分和功能，也不论是否适合自己，随便拿来就吃，轻者会导致“上火”，如长口疮、流鼻血等，重者会导致心脑血管疾病、肥胖病和中医所讲的湿阻热郁等病的发病率明显提高，对身体健康造成严重危害。

因此，我们应该清楚地认识到，不同的保健品有不同的功效和特定的适用人群，并非人人都能使用。在选用保健品时，应保持清醒的头脑，要结合自己的年龄、体质和营养等状况，准确、合理地使用保健品，切不可随意滥用。否则，花钱不说，还可能伤了身体。

中药汤剂的正确煎法

中药通常需要煎服，其主要目的是要通过一些理化作用，如溶解、扩散、膨胀、渗透和吸附等作用，将中药里的有效成分转入汤液里。

中药汤剂的煎法是很有讲究的，因为

汤剂作用的大小、起效的缓急，都与煎药的方法有着直接关系。要正确掌握中药煎煮的方法，通常应注意以下几方面：

煎药的容器

煎药最好用陶器，如瓦罐或砂锅等。陶器的优点在于它的性质稳定，不易与药物成分起化学反应，而且传热均匀、缓和，可慢慢提高温度，使中药的有效成分充分转到汤液中来。此外，还可使用玻璃、搪瓷容器煎药。但要注意不能使用铁、铜、铝等金属容器煎药，因为这类容器容易与某些药中的有效成分发生化学反应，会改变药性，影响疗效。

煎药用水

煎药最好选用雪水、雨水，因为这类水中含有的杂质较少，很少与药中的有效成分起反应。此外，还可采用清洁而无杂质的河水、井水和自来水熬药。自来水中含有一定量的氯气分子，会影响中药的性能，应静置一夜等氯气完全挥发后再使用。

煎煮前最好先把中药用凉水淘洗几遍，将沉于水底的泥土除去，然后再用凉水浸泡半小时左右，使水浸透药物组织并使其细胞扩大，以利于药物中的有效成分充分煎出。

加水量应根据药物体积大小、分量轻重、药味多少适当掌握。第一次煎应多加水，浸没全部药物，一般以高于药面2~3厘米为宜；第二次煎以高于药面1~2厘米为宜。如按计算，每克中药一般应加水10毫升左右，但也不可一概而论，而要注意各种中药性质的差异，如有的中药松软、吸水量大，有的中药如贝壳类不吸水，而滋补药因煎熬时间长则应多加些水。

煎药时的温度

中药加水浸泡后，一般宜先用大火将水煮沸，然后改用小火煎煮。用小火煎药的好处在于可使药物的有效成分慢慢析出，不会破坏药性，并且能减少水分蒸发，避免水分很快被煎干。

煎药的时间

一般煎药的时间以半小时左右为宜，但要因药性不同而定，如感冒解表药、芳香开窍药、理气药等属于发汗药、挥发性药，在水煎沸后再用小火煮5分钟左右就可取汁服用；而强壮补益药则需要煎的时间长些，一般在煮沸后还要再煎40分钟左右。需要注意的是，煎药时间的长短不能以颜色的深浅来判断，如有些中药越煎颜色越深，但药的有效成分早就煎出来了；有的药煎的时间太长也不好，会造成某些挥发性有效成分的逸散和药性的破坏；而且，熬的时间过长，还会使药液的味道变差。

每剂药煎的次数

每剂中药汤剂一般需要煎两次，第一次的药液叫“头汁”，第二次的药液叫“二汁”。

药物的特殊煎法

在一剂药的大药袋里有时还有些小包药，上面写有“先煎”、“后下”、“包煎”、“另煎”、“另溶（烊化）”、“冲服”等字样，这些是煎煮时需要特殊处理的药物。

先煎

矿石类的石膏、紫石英、寒水石、灵磁石等，贝壳类的珍珠母、角甲类的鳖甲等，因质地坚硬，在水中的溶解度很小，不易将有效成分煎出，一般应先煎30分钟至1小时，然后再加入其他药物同煎，有的还需要先打碎再煎。有毒的药物如附子等，也要先煎1~2小时，以达到减毒去毒的目的。

后下

发汗药（薄荷、荆芥等）和芳香健胃药（如木香、茴香、丁香、藿香、砂仁等）含有挥发性的有效成分，不能久煎，一般应在其他药物煎好前5~10分钟加入同煎。久煎后可影响疗效的药物如大黄等，也宜后下。

包煎

粉末类药物和细小种子类药物易浮在水面上，含有黏性成分的药物易粘于锅底焦化，有绒毛的药物易刺激咽喉引起咳嗽，如旋覆花、六一散、枇杷叶等，需在煎煮前用纱布口袋包好，再加入其他药物共同煎煮。

另煎

一些贵重药材，如人参、西洋参、冬虫夏草等，需要另外煎煮后与中药冲服，以免同煎浪费药材损失药效。

另溶

又称烊化，是指阿胶、鳖甲胶、龟板胶、鹿角胶、饴糖等胶质药材或黏性较大的中药，与其他药物一起煎煮时会影响其他药物溶出，因此应另外用水加热使之溶化，然后加入其他药物煎好的药汁中同服。

冲服

有些贵重药物如犀角、羚羊角等应磨碎冲服，三七、白药等粉散剂也需冲服。因为此类药物在水中的溶解度很小，冲入煎好的药液中饮服常会获得更好的药效。

中药汤剂的正确服法

服用中药汤剂的方法正确与否，直接关系着药效能否充分发挥，能否达到治疗目的。因此，应掌握中药汤剂的正确服法。

服药时间

一般中药汤剂可在早晚各服一次，也可在两餐之间（上午10时和下午3时）各服一次。民间习惯在临睡前和次日早晨各服一次。

总体来说，应根据病情的需要和方药的不同来合理安排用药时间。

一般慢性病患者应定时服药，使药物的有效成分在人体血液中保持一定的浓度。

一般汤剂宜在饭前1小时服用，对胃肠有刺激的药物宜在饭后立即服下。

一般补益药宜在饭前2小时空腹服用，以利于吸收；其中壮阳药宜在白天服，补阴药宜在晚上服，可提高疗效。

驱虫药最好在清晨空腹服，有利于药力集中，且吸收快、起效快。

泻药宜在饭后2小时服用。

抗疟疾药应在发作前2~3小时服用。

催眠安神药应在临睡前30分钟服用。

镇静安眠药宜在睡前1~2小时服用。

解表药应及时趁热服下，以促使汗解。

其他特殊方剂应遵医嘱服用。

服药温度

为了顺应药性、提高治疗效果、防止呕吐等不良反应，服用中药汤剂时要掌握好温度。通常可分为温服、冷服和热服。

温服

一般汤剂均应温服，尤其是对胃肠道有刺激性的药物，如乳香等。温服和胃益脾，能避免对胃肠的刺激。

冷服

呕吐患者或中毒患者服药均宜冷服，热征患者用寒药也可冷服。真寒假热的病症用热性药宜冷服。

热服

指的是将煎好的中药汤剂趁热服下。急证用药、寒证用药、祛风散寒、温胃和中的药均宜热服。发汗解表药必须热服，服药后加喝热稀粥以助药力发汗。真热假寒的病症用寒性药宜热服。

服药剂量

中药汤剂的服药剂量，通常每次以150毫升为宜，但病情不同用量也有差异。如发热大汗、口燥咽干的患者在服用清热解毒剂和生津止渴药时，煎取的药量可稍多些，以增强药力；身强者服药量可多些，小儿、重症患者、老弱患者或易引起呕吐的汤药，煎取药量宜少些，急性中毒者须以小量药液多次频服，夜间多尿者睡前服药宜浓缩少量。

服药次数

通常情况下，中药汤剂都分两次服用，早晚各服一次，可以煎一次服一次，随煎随服；也可以连续煎两次，然后将所得的药液混合、搅匀后分3次服用。

分服

慢性患者和病情缓和者宜缓慢调治，可将一剂汤药煎好后分2~3次服用。呕吐患者应先少后多，分多次服下。小儿宜浓缩体积，少量多次，不可急速灌服，以免咳呛。

顿服

急性患者和病情较重者宜急速治疗，可将一剂汤药一次全部服下，药力大而猛，能充分发挥作用。病情危重者甚至可一日2~3剂，煎成药汁合并一处，分成数份昼夜连服，使药力持久，从而达到快速控制病情的目的。

需要说明的是，在煎服中药的过程中，目前绝大多数人都是分煎分服的，这种做法实际上是不合理的。研究证明，头煎药液中药物有效成分的煎出率为30%，二煎煎出率为40%~50%，三煎煎出率仍有20%~30%。头煎、二煎和三煎的药液中所含的有效药物成分有较大差别，不利于保持相对稳定的药物浓度，容易造成疗效的波动。因此，一般情况下，一剂中药应以煎煮2~3次为宜，然后再将煎得的药液混合、搅匀后分次服用。

用药引提高中成药疗效的窍门

药引有引药归经、增强疗效的作用，有时还兼有调和、保护、制约、矫味等功效。与中成药适当配合，不仅能够弥补中成药不能随意加减的不足，还能减少毒副反应，收到相得益彰的效果。

黄酒

酒性辛热，有舒筋活络、发散风寒等作用，可用于送服治疗颈肩腰腿痛、血寒经闭、跌打损伤、疮痈初起等症的中成药，如活络丸、追风丸、木瓜丸、通经丸、妇女养血丸、七厘散、云南白药。一般每次10~20毫升，温热后送服。

姜汤

有散风寒、暖肠胃、止吐等功用，可用于送服治疗风寒外感、胃寒呕吐、腹痛腹泻等症及健脾和胃的中成药，如藿香正气丸、附子理中丸、通宣理肺丸等。用时取3~5片生姜，水煎取汁。

米汤

能保护胃气，减少苦寒药对胃肠的刺激，常用于补气、健脾、利嗝、止渴、利尿及滋补性中成药，如用小米汤送服香连丸，用大米汤送服八珍丸、人参养荣丸、十全大补丸等。用时取煮饭之汤汁，不拘浓淡及用量，以温热为佳。

盐汤

有引药入肾、软坚散结、清热凉血等作用，宜用淡盐汤送服补肾药物，如大补阴丸、六味地黄丸、七宝美髯丹等，也可送服固肾涩精药，如金锁固精丸、安肾丸等。用时取食盐2~3克，加半杯（约60毫升）温开水，搅拌溶化即可服用。

葱白汤

有发散风寒、发汗解表等功用，可用于送服风寒感冒冲剂、九味羌活丸、荆防败毒丸等。用时取新鲜葱白2~3根切碎，煎后温水送服。

芦根汤

具有清热、生津、止吐、止血等作

用，宜送服治疗外感风热或痘疹初起等症的中成药，如银翘解毒片、大小回春丹等。用时取芦根10~15克，加水煎汤送服，芦根以鲜者为佳。

大枣汤

有补中益气、补脾胃、缓和药性等功用。一般用大枣5~10枚加水煎汤，送服归脾丸等。

酸枣仁

有滋养心肝、补血安神、益阴敛汗等功能，主要用于送服治疗心肝血虚、心悸失眠、体虚多汗等病症的中成药，如乌灵胶囊、灵芝胶囊等。用时可取10~15克加水煎汤送服，或取3克研末送下。

藕汁

有清热止血等作用，可用于送服十灰散等药物，效果极佳。用时先取鲜藕洗净、切碎，然后加入少量凉开水捣烂，再用纱布包裹挤压取汁，每次饮半杯（约100毫升）即可。

蜂蜜水

有润肺止咳、润肠通便等效能，可用于送服蛤蚧定喘丸、百合固金丸、麻仁丸、润肠丸等。用时取蜂蜜1~2汤匙，加入温开水中搅匀即可。

红糖水

具有散寒、活血、补血等功效，可用于送服治疗妇女血寒、血虚、血滞所引起的月经不调、痛经闭经、产后淤滞等病症的中成药，如当归丸等。用时可取红糖25~50克，加开水溶化送服，也可配生姜3片煎汤送服，效果更佳。

菊花

具有疏散风热、平肝明目、清热解毒等作用，主要用于送服风热感冒、温病初起、肝火上攻、目赤翳障和痈肿疔疮等病症的中成药，如障翳散、牛黄解毒片等。用时可取菊花10~15克煎汤送服，也可加茶叶10克同煎汤送服。

陈皮

有理气健脾、燥湿化痰等功能，主要用于送服治疗脾胃气滞、食少吐泻、咳嗽痰多等病症的中成药，如保济丸、蛇胆川贝散等。用时可取10~15克加水煎汤送服，也可加入生姜、枳实等一同煎汤送服，效果更佳。

此外，用竹沥汁送服治疗风热咳嗽的中成药，用茶叶汁送服治疗心血管疾病的中成药也有一定的作用。

药引大多具有药源丰富、容易寻觅、质地新鲜等特点，但因中药店不便保存，一般需要患者自备。在应用过程中，要根据中成药的功能、主治、药性等特点，结合患者的病情变化、病程长短、体质强弱、发病季节的不同以及药引自身的功效来确定所用药引的种类和用量，以达到提高药物疗效，降低毒不良反应，顾护正气，快速治愈疾病的目的。

服药时间的掌握

要使药物发挥最佳的治疗效果，就必须按规定的次数按时服药。

大多数药物都是每日服用3次，是指早、中、晚各服一次。在体内代谢较快的药物，要适当增加服药次数，如有的药物要每日服用4次，是指早上8时、下午1时、下午4时和晚上8时各服一次。有的药物如磺胺嘧啶、复方新诺明等，在体内代谢较慢，可每日服用2次，一般是指早上8时、晚上8时各服一次。有的药物要求每日服用一次，是指每天在固定的时间服用一次。此外还有隔日一次，或每周服用一次的。

按时服药还要根据具体药物而定。

饭前服用

一般指饭前半小时至1小时内服用，

此类药物大多对胃没有大的刺激性，饭前服用可使药物保持有效浓度，并能达到吸收充分、起效迅速的效果。通常需要在饭前服用的药物有：健胃药如龙胆、大黄制剂，收敛止泻药如鞣酸蛋白，胃黏膜保护药如氢氧化铝、三硅酸镁、次碳酸铋、次硝酸铋等，胃肠解痉药如硫酸阿托品片，抗酸药如小苏打片，肠道抗感染药如磺胺脒，利胆药如硫酸镁等。

饭后服用

通常是指饭后15~30分钟服用，一般情况下，凡是说明书中没有注明或医生没有交代服药时间的药物都可以在饭后服用，尤其是对胃肠道有明显刺激性的药物。这些药物包括：阿司匹林、索密痛、保泰松、消炎痛、黄连素、强力霉素、呋喃丙胺、三溴片、巴氏合剂、硫酸亚铁、苯妥英钠、氯丙嗪、维生素等。

饭中服用

有些药物，如消化药胃酶片、淀粉酶和稀盐酸、胃蛋白酸合剂等，需要和食物混合在一起，才能及时而有效地发挥助消化作用，因此这些药物宜在进餐时服用。

空腹服用

通常指清晨空腹时（即早餐前1小时左右）服用，如盐类泻药硫酸镁等，空腹服用能使药物迅速进入肠内并保持较高的浓度，迅速发挥作用。有的驱虫药如肠虫清、驱蛔灵等，也要求在空腹或半空腹时服下，若在饭后服用，药物会被食物隔住，难以达到治疗目的。有些药物如氨苄青霉素、氟哌酸等宜在饭前或饭后2小时左右半空腹状态下服用，疗效较好。

睡前服用

通常指睡前15~30分钟服用。安眠药如巴比妥、水合氯醛、安定、安眠酮等应睡前服用，以在药物生效时使患者迅速入睡；泻药如大黄、酚酞等，服后8~10小时才能见效，可在睡前服下，第二天早晨生效；胆囊造影剂服用后12~14小时才在胆囊出现，也需睡前服药；驱虫药如使君子等，也应在睡前服用。

必要时服用

通常是指患者在一般情况下不用，而在症状发作时或有特殊用途时服用，如解热药可以在发热时服用，镇痛药可以在疼痛时服用，此外还有平喘药和防晕药等。这些药物在使用时应注意间隔时间，不宜在短时间内反复使用，以免引起严重不良反应。

服用胶囊剂、片剂的技巧

有些人不喜欢口服胶囊剂和片剂，吞咽一粒胶囊或一片药都感到很费力，尤其是老年人因唾液分泌减少，吞咽胶囊或药片就显得更加困难。

口服胶囊剂、片剂时掌握一定的技巧，使得服药更轻松。可在服药前先漱一下口，也可以先喝一些温水润润咽喉，然后再将药片或胶囊放在舌的后部，喝一口水咽下。如果药片或胶囊太大，吞咽时有可能卡在嗓子里，给服药者带来危险。这时可将药片研碎或将胶囊内的药物倒出来，置于汤匙内，加温水混匀后再服用。

需要注意的是，有些胶囊或片剂是缓释性质的，必须完整吞服才能使药物以均衡的速度释放，从而发挥最佳药效。如果剥去胶囊将药物倒出来服或研碎服用，将破坏其缓释特性，达不到缓释的目的。还有些肠溶胶囊和肠溶片剂，如果将胶囊剥开服用或研碎服用，会降低甚至失去药效，并增加对胃的刺激性，甚至引起胃出血，因此也应整片、整粒吞服。

有些需要放在舌下含化的片剂，应该将其置于舌下，使其慢慢溶化吸收，不可吞服。

正确服用药酒的技巧

药酒有畅通血脉、散淤活血、行药势、散诸痛、祛风湿、健脾胃等多种功效，是调养进补的佳品。但要注意饮用药酒不可过量，以每日早晚各饮10~30毫升为宜，且应在空腹时服用。对于有治疗作用的药酒，在病愈后就应停止饮用，或在医生指导下饮用。

患有肝炎、肝硬变、食管炎、胃炎、胃溃疡、胰腺炎、浸润性肺结核、心功能不全、慢性肾功能不全、高血压、过敏性疾病、皮肤病者，最好不要饮用药酒。如果必须饮用，则应兑10倍的水，放在药锅里用小火煮一下，除去大部分酒精后再饮用。对于不善饮酒的患者，可将药酒按1：1~1：10的比例兑入葡萄酒、黄酒或加糖的冷开水中饮用。

有些患者，尤其是不善饮酒者因为担心醉酒，往往把药酒安排在晚上饮用。其实，从提高药效的角度来看，这种做法是不合适的。因为药酒在体内清除和代谢的速度，在早晨到中午这段时间最慢，而且此时肝脏内酶的活性不高，能够保证血液中较高的酒、药浓度，有利于药效的发挥。如果在下午到晚上饮酒，药酒在体内排泄和代谢的速度最快，而且肝酶的活性较高，不利于发挥药效。所以，药酒最好在白天饮用。

用药期间若饮用药酒，药酒中的酒精会抑制肝脏中的药物代谢酶，从而影响药物的疗效或引起不良反应。如果糖尿病患者在注射胰岛素或服用甲苯磺丁脲等降糖药物时饮用药酒，可增强药物的降血糖作用，引起严重的低血糖和不可逆的神经系统病变；如果在服用镇静安眠药、抗癫痫药、抗组胺药期间饮用药酒，可加强药物对中枢神经系统的抑制作用，可能引起患者呼吸中枢抑制、昏迷，甚至突然死亡。因此，在服药期间最好避免饮用药酒。还要注意一点，在饮用药酒的前后半小时内不能吃鲜柿子，否则会形成胃柿石。

第二章
家庭特殊成员用药

新生儿用药

新生儿是指从出生断脐开始到满28天这段时间内的婴儿。新生儿处于生长发育期间，肝脏、肾脏等器官和组织还没有完全发育成熟，新陈代谢比较旺盛，血液循环需要的时间短，吸收、排泄的速度都比较快，抵抗能力较差，所以很容易生病。但新生儿对药物的敏感性很强，如果用药不当，极容易产生不良反应，因此在给新生儿用药时应慎之又慎。

尽量少用药

任何药物都有一定的毒性，都会对机体造成一定的损伤，对新生儿尤其如此，因此新生儿应尽量避免使用各种药物。父母应加强对新生儿的护理，以避免生病和用药。如必须用药，一定要遵照医嘱，千万不能随便加药或改变剂量。当新生儿出现发热和炎症时，应尽量采用中药制剂，可选用一些中成药冲剂和糖浆制剂服用。

及时给药

新生儿抗病能力弱，疾病临床表现常不典型，变化快，因此一旦确诊应及时服药，不可耽误。如常见的新生儿败血症，通常表现为吃奶不香、神情木然等，如不及时用药，就会延误病情。

注意给药途径和次数

要根据新生儿的特点，选择合适的给药途径和用药次数。因为新生儿吞咽功能不好，不宜使用丸、片、膏等剂型，片剂和粉剂可先用温开水溶为液体，然后用滴管慢慢喂服，以免发生哽噎。危重患儿宜通过静滴给药。要确定给药次数，可先按体重计算出每日应给的药量，然后分次给药。

应避免使用解热镇痛类药

解热镇痛药如小儿退热片、复方阿司匹林片等，可引起新生儿发绀症、贫血以及肚脐出血、吐血、便血等，所以新生儿一般不要使用这些药物。如果出于治疗需要必须使用时，应注意剂量不能过大，用药时间不能过长。

注意某些抗生素的使用

抗生素是新生儿常用药物，用于防治各类感染性疾病，但也会对新生儿造成不良影响。氯霉素可抑制骨髓的造血功能，导致再生障碍性贫血和粒细胞缺乏症，甚至发生灰婴综合征；新霉素可引起新生儿黄疸和耳聋；大剂量的链霉素会引起耳聋、昏迷、休克，甚至死亡。

慎用外用药物

新生儿的皮肤和黏膜又薄又嫩，血管也很丰富，角质层发育差，对外用药物的吸收能力要比成人相对较大。如果涂搽的范围过大、浓度过高，或皮肤本身有炎症或破损，就会引起严重反应，甚至发生全身中毒。如新生儿常用的扑粉、可的松药膏、氧化锌软膏、硼酸软膏和溶液等，使用不当可因药物吸收过量而导致中毒，甚至引起循环衰竭和休克而死亡；大面积涂抹激素类皮炎软膏，会引起新生儿全身水肿；新生儿高热用大量酒精擦浴，可引起昏迷、呼吸困难；一些刺激性很强的药物，如水杨酸、碘酒等，会使新生儿皮肤发生水疱、脱皮或腐蚀。

新生儿忌用下列几种药物

氯霉素：能抑制骨髓，导致造血功能下降，久用可发生再生障碍性贫血及灰婴综合征。

氯丙嗪：可导致麻痹性肠梗阻。

磺胺类、亚硝酸类：如小儿安的主要成分是磺胺，而磺胺只对细菌性疾病（如支气管炎、肺炎等）有效，对病毒引起的小儿发热无效。而且，新生儿使用小儿安还可引起高铁血红蛋白血症及新生儿黄疸，出现缺氧性全身发绀。

奎宁：易引起血小板减少，临床表现为皮肤稍受挤压就会出现局部发绀。

伯氨喹：易引起溶血性贫血，出现呼吸急促、全身青紫，有血样尿。

喘咳宁：含有麻黄素，会使婴儿烦躁不安、心跳加快，用量过大时甚至还会引起抽风。

滴鼻净或鼻眼净：可出现嗜睡、呼吸减慢、体温降低、心率减慢、四肢发凉等中毒现象。

婴儿期（2岁以内）用药

婴儿期用药的主要特点是药物较易进入脑组织，即使是在皮肤局部应用洗剂和软膏剂等外用药物，也会被迅速吸收，有时还可在体内产生全身性作用。因此，婴儿无论使用何种药物都应密切注意，以免对其正常生长和发育造成影响。

鉴于婴儿生理尤其是智力上的原因，用药时应注意选择正确的药物剂型。一般来说，为了确保用药安全，只有那些明确标明了婴儿可以使用并规定了相关的用法、用量的药物剂型才能使用。这个时期的婴儿吞咽能力较差，大多数不会自服药，口服给药要注意防止药物误入气管，特别是石蜡油等药物，误入后会引起吸入性肺炎。

下列两类药物婴儿应禁用或慎用。

应尽可能完全避免使用的药物

氯霉素、无味红霉素、磺胺类(2个月以内)、苯乙哌啶、异烟肼、萘啶酸(3个月以内)、呋喃妥因。

需要慎用或需要在医生密切监视下使用的药物

阿司匹林、磺胺类(2个月以上)、含哌嗪的驱虫药、多黏菌素E、雄激素、可的松样药物、萘啶酸(3个月以上)、吩噻嗪类、维生素A(大剂量)。

婴儿忌用药

硬脂酸和红霉素：可引起胆汁郁滞性肝炎，刚发病时眼巩膜发黄，严重时出现全身发黄。

肾上腺皮质激素：可导致脑水肿，引起胃溃疡、肠黏膜坏死或穿孔、骨质疏松、眼晶状体突出、高血压等。

甘草制剂和麻黄素：一般应禁用。

维生素D：服用过多剂量易引起婴儿高血压。

呋喃坦啶：可引起多发性神经炎，手、足皮肤有麻、胀、痛感或蚁行感，并逐渐伸延至躯干，严重时手拿不住东西，足背抬不起来，感觉完全消失，皮肤粗糙、冰凉、不出汗。

肼苯哒嗪：可导致红斑狼疮综合征。

儿童期（2~12岁）用药

儿童处于生长发育阶段，机体尚未成熟，对药物的反应也与成人有很大的不同。因此，应根据儿童的年龄、体重及对药物的敏感性来正确选择药物，合理确定用药剂量。

儿童用药时也应注意选择正确的药物剂型，一般情况下3岁以下儿童不宜使用片剂、胶囊剂等需要吞咽的剂型。液体药剂在服用前应先摇一下药瓶，使各成分混合均匀，然后用标准的量具准确量取所需剂量。

儿童对某些感染较为敏感，在治疗的过程中如果症状消失，不应立即停止服药，以免突然停药引起严重的并发症。

下列两类药物应禁用或慎用。

应尽可能完全避免使用的药物

右旋苯丙胺（3岁以下）、哌醋甲酯（6岁以下）、保泰松、羟基保泰松。

需要慎用或在医生密切监视下使用的药物

阿司匹林、对氨基水杨酸、磺胺类、苯妥英钠、利血平、哌嗪类驱虫药、可的松样药物（长期使用）、丙咪嗪、吩噻嗪类、哌醋甲酯（6岁以上）、萘啶酸、雄激素及类似药物。

儿童用药的误区

药物可以治病，但是如果使用不当，也会导致其他疾病，尤其是处于生长发育过程中的儿童，不正确的用药可能造成严重的后果。

以下是儿童服药时常见的误区，应加以注意。

多种药同服

儿童患一种病，一些家长为了让儿童赶快好起来，往往“多管齐下”，同时使用多种药物。殊不知，使用药物过多，由于药物相互作用常可使药效抵消，而药物毒性却累积增强，不仅达不到预期治疗目的，反而会引起严重不良反应。如将磺胺与维生素C合用，可加重肾脏中毒；将青霉素与阿司匹林合用，可降低青霉素的抗菌效果。

滥服补药

有些父母为了增强孩子的体质，促进孩子身体的发育，便长期给孩子服补药或给予大量营养滋补品，但是这些营养品中或多或少都含有一定量的激素或类激素物质，服用过多会造成内分泌功能紊乱，极易使孩子出现肥胖或性早熟等不良反应，影响孩子的正常生长发育。专家建议：健康孩子最好不服补品，5岁以上的体弱儿童可酌情服用，但应在医生指导下进行。

滥用维生素

维生素在儿童的生长发育过程中起着重要作用，有些家长认为维生素有益无害，多吃也无妨。其实，服用维生素并非多多益善，许多药用维生素都会产生一定的不良作用甚至毒性反应，用量过大或过久可能造成体内蓄积而中毒。

滥用维生素可导致的后果

维生素A：服用过量可引起毛发枯干、皮疹、瘙痒、厌食、骨痛、头痛、呕吐等中毒症状。

维生素C：服用过量可引起腹痛、腹泻、尿路结石、脆骨症等。

维生素D：服用过量则可引起低热、呕吐、腹泻、厌食，甚至软组织异位骨化、蛋白尿、肾脏损害等。

滥用丙种球蛋白：冬末春初是感冒病毒的高发时期，一些家长认为注射丙种球蛋白可以增强孩子的抵抗力，从而预防感冒。其实，这种做法是不科学的。丙种球蛋白是以混合健康人血浆为原料制成的，主要用于预防麻疹、甲型肝炎、腮腺炎和脊髓灰质炎等，但并不能降低感冒的发病率。如果滥用，有可能出现荨麻疹等不良反应。

滥用中药：一般来说，中药的毒性作用比西药少，安全性比西药大一些。但这只是相对而言，并不代表中药就可以随便服用。如果使用过量，中药同样可以对婴幼儿的健康造成损害。如六神丸含有牛黄、冰片、蟾蜍、珍珠、雄黄等成分，可能引起恶心、呕吐、惊厥、心律失常等症状，长期服用还会引起心、肝、肾等脏器的功能损害；珍珠丸含有朱砂，可能诱发齿龈肿胀、咽喉疼痛、记忆力减退、失眠等症状；长期服用牛黄解毒片可导致白细胞减少。可见，中药也不能滥用。

盲目相信新药、贵药 ：有很多家长总喜欢给孩子买一些新药或价格比较昂贵的药物，他们认为新药和贵药要比老药和价格低廉的药物疗效要好一些。其实，药物的疗效与价格的高低并不是成正比关系的，便宜而对症的才是好药；而“新药比老药好”的观点也是不正确的，因为老药是经过了长期临床验证确实有效的，而且它的主要不良反应也已经为我们所了解，而新药则多处于试用阶段，其具体疗效和不良反应还有待于进一步观察。

用成人药：有的家庭备有小药箱，孩子一旦感冒发热，有些家长就会给他们服用一些去痛片、感冒通之类的成人用药，认为只要减少一点用量就不会出现问题，其实这样做也是不妥的。儿童正处在生长发育的过程中，肝、肾等脏器发育不完善，药物解毒的酶系统、代谢系统均未完全成熟，许多药都不宜使用，否则易产生不良反应，重者可致残甚至死亡。如氟哌酸可引起儿童关节病变，影响其正常发育；安痛定、去痛片含有氨基比林成分，易引起儿童白细胞数量迅速下降，并有致命的危险；感冒通中的有效成分双氯芬酸（双氯灭痛）可损害肝肾功能，并可抑制血小板凝集引起急性血小板减少。

糖水服药：良药苦口，尤其是中药，其味苦涩的程度常常令成人都难以下咽，更不用说是儿童了。因此，父母便经常用糖水给他们喂药，以改善口味。这种服药方法很容易让儿童接受，但是糖水中含有较多的钙、铁等矿物元素，它们会与中药中的蛋白质发生化学反应，使疗效大打折扣；而有些药物正是利用苦味来刺激消化液的分泌而发挥疗效的。此外，糖还会干扰微量元素与维生素的吸收，抑制某些退热药的作用，还会破坏某些药物的有效成分。因此，服药时最好还是用白开水送服。

儿童用药禁忌

慎用阿司匹林

12岁以下的儿童服用阿司匹林容易患瑞氏综合征，开始时表现为发热、惊厥、频繁呕吐，最后可引起昏迷和肝功能损害，而且很容易被误诊为中毒性脑病或病毒性脑炎。患流感、水痘时更要避免服用阿司匹林，否则可使瑞氏综合征的发病率增加25倍。儿童服用复方阿司匹林后可因发汗过多而引起虚脱，若是新生儿服用则有引起黄疸的可能，还会引起暂时性精神障碍等。

忌服速效感冒胶囊

婴幼儿的神经系统发育还不完全，肝脏的解毒功能也不够健全。因此，在感冒发热时如果服用速效感冒胶囊，易引起惊厥，还可导致血小板减少甚至肝脏损害。

忌服维生素A

维生素A与骨骼的生长有关，它能促使软骨的成熟。但维生素A摄入量过多，反而会引起骨骼、皮肤、黏膜以及神经系统等方面的病变，尤其是会加速软骨细胞的成熟，使骨骼软骨板变窄甚至早期闭合，造成骨骼只长粗而不长长，影响孩子的身高，严重的还会导致两下肢跛行或缩短畸形。所以，维生素A不可乱服。

服用维生素C时忌吃猪肝

因为猪肝中含有丰富的铜元素，而铜元素可以促进维生素C的氧化，使其降低或失去原有的生物作用，所以在服用维生素C时不宜进食猪肝等铜元素含量丰富的食物。

补钙时忌食菠菜及菜汤

因为菠菜等蔬菜中含有的草酸易与钙形成草酸钙沉淀，从而会影响钙的吸收和利用。

服铁剂禁忌

铁剂（如硫酸亚铁、富马酸亚铁等）不能空腹服用，否则会刺激胃肠道；此外，牛奶、豆浆、苏打饼干、菠菜汁、茶水等会影响铁的吸收，也不能与铁剂同时服用。

忌用氨茶碱

婴幼儿对氨茶碱的解毒与排泄功能还不完善，而且其治疗剂量与中毒剂量十分接近，掌握不好很容易因超量而导致氨茶碱急性中毒，出现烦躁不安、出虚汗、心动过速甚至休克死亡。因此，2岁以内幼儿忌用此药。如果非用不可，必须严格掌握用量，最好在医生的现场指导下服用。

乳酶生忌与抗生素同服

如果在给儿童服用乳酶生的同时服用黄连素、痢特灵等抗生素，可抑制乳酶生的活性，使其失去药效，因此两者不可同服。如果必须配合使用，则应相隔3~4小时。

糖浆剂忌饭前服用

儿童用的各种药物糖浆不宜在饭前、睡前服用，因为糖能抑制消化液的分泌，若在饭前服用，会使儿童产生饱胀感而影响食欲。

儿童服用补剂注意事项

儿童的身体正处在快速生长发育时期，体内物质代谢比较旺盛，需要大量的营养素来维持。在现有的生活条件下，只要保持正常饮食，儿童一般不会出现明显的营养不良。但是，如果儿童没有养成良好的饮食习惯，饮食无规律、偏食挑食，或是体质较弱、消化吸收不好或患某种疾病时，就可能造成营养缺乏。这时，就需要根据儿童的具体营养状况，适当地服用一些营养补剂。

钙、磷等的补充

儿童机体的发育，在形体上首先是骨骼的发育，在这一过程中需要大量的蛋白质和钙、磷等营养素。钙和磷是构成骨骼的主要营养素，体内钙、磷不足就会影响骨骼的正常发育，应当适量补充。但需要注意的是，在补充钙、磷的同时还要补充适量维生素D，这是因为钙、磷的正常吸收和利用需要维生素D的协助。由于儿童户外活动少，缺乏足够的日光照射，致使体内维生素D的合成不足，再加上儿童胃肠道消化吸收能力较差而需要量又远大于一般人，所以很容易发生维生素D缺乏症，出现低血钙症状，如多汗、睡眠不安、易惊、枕部秃发以及惊厥等，严重时还会引起肢体骨骼畸形等佝偻病症状。因此，在给幼儿补钙时千万别忘了同时补充维生素D。

维生素A的补充

维生素A可促进儿童生长发育，维持上皮细胞组织健康，增加对传染病的抵抗力，还对维持正常视力起着重要作用。儿童如果偏食、喂食不当（如已过6个月龄仍不在食物中添加鸡蛋、瘦肉等动物性辅食）或患有慢性腹泻、肝炎等疾病，常会造成维生素A的缺乏，引起儿童生长发育迟缓、皮肤干燥粗糙、毛发干枯、易患感染等营养不良症状，还可引起干眼症、夜盲症、角膜溃疡和穿孔，严重时甚至可发展为完全失明、眼球萎缩。因此，在儿童的日常饮食中可滴加适量的含有维生素A和维生素D的鱼肝油，这样既补充了维生素A，同时也补充了维生素D，能够做到合理搭配，有利于吸收和利用。

铁、锌等微量元素的补充

人体内所需的微量元素有铁、锌、铜、碘等十几种，儿童中缺铁、缺锌比较常见。铁是人体合成红细胞的主要原料之一，而儿童常有先天铁贮存不足、后天补充难吸收利用等情况，所以儿童经常患缺铁性贫血。锌是维持人体正常生理功能所必不可少的微量元素之一，对处在生长发育过程中的儿童更是具有不可替代的重要作用。儿童如果缺锌，就会引起厌食、口疮、生长迟缓或停滞，并可影响儿童智力的正常发育。可见，要及时给儿童补充铁、锌等微量元素。

除了上述维生素、微量元素外，儿童需要的其他营养素还有很多种，如蛋白质、糖类、脂肪等。但对于绝大多数儿童来说，只要饮食安排合理，不偏食、挑食，一般不会发生基本营养素的缺乏。需要补充供给不足的营养素时，最好采用“食补”的方法，只有在儿童因营养不足而呈现病态时才能考虑“药补”。

儿童预防接种的注意事项

预防接种就是通过注射或服疫苗增加自身的抵抗力，以预防或减轻某些传染病。儿童的机体免疫系统尚未发育完善，对各种传染病的抵抗力较差，很容易感染生病，严重威胁着儿童的健康和生命。因此，有计划、有步骤地接种预防是非常有必要的。

儿童预防接种必须按照规定的程序进行，家长不可擅自行事。同时，预防接种会引起儿童机体的免疫反应，从而产生一些异常现象，需要在预防接种过程中加以注意。

严格遵守规定

儿童预防接种要严格按照规定的月龄、年龄和时间进行，次序不可颠倒，也不可简化程序。如预防结核病的卡介苗应在婴儿出生后24小时内接种；预防脊髓灰质炎的儿童麻痹糖丸一般在婴儿出生后满2个月时初服，以后每过1个月服1次，共服3次；预防百日咳、白喉、破伤风的百白破三联疫苗一般在婴儿出生满3个月接种，初种必须注射3针，每次间隔4~6周，1岁时复种1次，7岁时复种白破二联疫苗。需要注意的是，接种任何一种疫苗后2周内不可接种其他疫苗。

注意禁忌证

体温超过37.5℃的发热儿童，应在退热后再进行预防接种；患有银屑病、皮肤感染、皮炎、严重湿疹等皮肤病的儿童，须在病愈后才能进行接种；患有严重心脏病、肝炎、肾炎、活动性结核病和血液病的儿童不宜接种；患有癫痫、脑膜炎后遗症、大脑发育不全、抽搐等神经、精神疾病的儿童不宜接种；有严重营养不良及消化功能紊乱、严重佝偻病、先天性免疫缺陷的儿童不宜接种；有过敏性体质及患哮喘、荨麻疹等过敏性疾病的儿童不宜接种；腹泻期间的儿童应避免服用儿童麻痹糖丸，可在康复后2周内补服；腋下或颈部淋巴结肿大的儿童不宜接种；空腹或饥饿时不宜注射，以防血糖过低引起眩晕或昏厥。

注意不良反应

在预防接种后24小时左右常会出现一些不良反应，如接种部位红肿、发热、疼痛等现象，有时伴有淋巴结肿大、淋巴管发炎等症状，有的还可能出现头痛、寒战、恶心、呕吐、腹泻、乏力和周身不适等全身反应。如果体温在38℃以下，局部红肿直径在2.5厘米以下，则属于正常的不适反应，不需要做特殊处理。但要保证多休息、多饮水，避免触碰接种部位，一般1~2天后反应会自然消失。如果反应比较强烈、症状比较明显且持续时间较长，则最好尽快到医院治疗。

注意接种后的保护

接种后应让儿童好好休息，2~3天内应避免剧烈活动，并注意注射部位的清洁卫生，防止抓破伤口造成感染，必要时可覆盖伤口或包裹儿童双手。暂时不要洗澡，以防局部感染。让儿童多饮些开水，不要吃大蒜、辣椒等有刺激性的食物。一侧上臂进行皮肤划痕接种后，4周后才能在同侧接种其他疫苗。

注意接种后的疾病预防

疫苗在接种到儿童体内后需要经过一段时间才会发挥作用，产生抵抗力。而儿童在刚刚接种过疫苗后，抵抗力往往有所降低，在接种后2个月内很容易感染疾病，所以家长要特别注意。

儿童剂量的折算

药物说明书上所标注的剂量，大多是成人的一次剂量，儿童在服药时往往需要折算。

按年龄计算

使用时可根据具体情况，如儿童发育、营养状况、体重或其他原因酌定剂量。

儿童用药的剂量

年龄	剂量（成人剂量的）
0~1个月	1/18~1/14
1~6个月	1/14~1/7
6个月~1岁	1/7~1/5
1~2岁	1/5~1/4
2~4岁	1/4~1/3
4~6岁	1/3~2/5
6~9岁	2/5~1/2
9~12岁	1/2~2/3

按体重计算

儿童剂量＝儿童体重（千克）/60千克（成人平均体重）×成人剂量

如果儿童的体重未知，则可按下列公式推算：

6个月以内的婴儿体重=月龄×0.6＋3（千克）

6~12个月儿童体重＝月龄×0.5＋3（千克）

1岁以上儿童体重＝年龄×2＋8（千克）

此法比较准确，应用较广。

按体表面积计算

体重30千克以下的儿童体表面积＝体重×0.035＋0.1，用药量＝成人剂量×儿童体表面积/1.7（平方米）。其中1.7平方米为成人70千克的体表面积。

体重30千克以上的儿童，其体表面积可按体重每增加5千克体表面积增加0.1平方米计算。

此法较为合理，适合于各年龄段，成人也可使用，但计算比较麻烦。

以上方法只适用于一般情况。由于药物剂型、制剂工艺等的不同，许多药物是不能按以上方法进行折算的。特别是对于儿童这一特殊的人群，因其智力、身体发育尚未成熟，无论是在药物的吸收、代谢、排泄，还是对药物的敏感性方面，都不同于成人，因此用药时要格外谨慎。如果药物说明书中没有说明儿童用法用量，应向医生或药师进行咨询，或直接购买专供儿童服用的药物。

儿童中成药的选用

中成药在治疗儿童常见病方面发挥着重要作用，儿童常用的中成药一般都具有疗效可靠、使用方便、价格低廉、药性平和、毒副反应小、易于贮存等优点，因此深受家长们的欢迎。

供儿童服用的中成药，大多数都在药名中含有“儿”、“小儿”、“儿童”等字样，如小儿感冒冲剂、小儿百效散、小儿牛黄散、小儿止泻散、小儿化毒散、小儿惊风散、小儿清热片、小儿至宝丸、小儿化食丸、小儿健脾丸、小儿回春丸、小儿化痰丸、肥儿丸、儿童清肺丸、小儿咳喘颗粒、小儿清热止咳口服液等。有的儿童中成药在商标上画有儿童的模样，或者在说明书中注明是儿童用药，这些都可以作为选药时的参考。

在选用儿童中成药之前，首先要了解儿童的具体病情和症状，然后将症状与药物说明相对照，如果二者相符，就可选用此药。需要注意的是，即使是同一疾病，用药也可能不同。如同样是感冒，如果患儿怕冷明显，同时还有发热、无汗、流清鼻涕等症状，这时应该选用辛温解表的中成药，如儿童清肺丸、妙灵丹等；如果患儿发热严重，但不怕冷或怕冷不明显，流浑浊鼻涕，这时则应选用辛凉解表的中成药，如桑菊感冒片、银翘解毒片等。

还需要说明的一点是，不能仅从药名来推断中成药的功效，有时这样做并不可靠。如“肥儿丸”听起来好像是用于促使儿童长胖的，而实际上它是用于治疗脾胃虚弱和肠道寄生虫病的。对药名望文生义，往往会导致用药不当和治疗无效，轻者会贻误病情，重者可造成严重后果。

儿童常用中成药

为了确保儿童的用药安全，我们有必要对儿童常用中成药的主要成分、性质功能、适用范围、用法用量以及不良反应等做更深入的了解。

六神丸

主要由牛黄、麝香、珍珠、雄黄、蟾酥、冰片六味药物组成，具有清热解毒、消肿止痛的作用，通常用于治疗急性扁桃体炎、烂喉丹痧、喉风、咽喉肿痛、吞咽困难、丹毒疮疖以及儿童高热抽风等症，疗效显著。可内服外用。需要注意的是，六神丸含有蟾酥等毒性成分，如果使用过量就会发生中毒，皮肤会出现红斑，甚至出现惊厥、肢体抽搐、口吐白沫、口唇发绀、呼吸急促等症状，与助消化药多酶片、胃蛋白酶和抗贫血药富马铁片同服会降低药效或失效，与解痉止痛药阿托品等联用会促使雄黄氧化，增加毒性反应，因此使用时要慎重。

金银花露

由金银花蒸馏提炼而成，具有清热解毒和消暑的作用，能抑制多种致病菌，尤其对溶血性链球菌的抑制作用最强。因此，既可用于治疗儿童胎毒和热毒疮疖等症，又可作为清凉解暑饮料，用于治疗暑热烦渴、咽喉肿痛，对预防痱子也有一定的效果，还可以提高免疫力。服用方法：每次服用60毫升左右，每日2~3次。切勿暴饮，否则就会像暴食西瓜一样引起腹泻。服药后要及时将瓶盖旋紧，放置在阴凉干燥处，以免发霉变质。

至宝锭

由山楂、槟榔、藿香、紫苏、薄荷、茯苓、陈皮、朱砂、琥珀、牛黄、麝香等20多味药配成，有健脾消食、清热解表、疏风镇惊、化痰导滞之功效，对婴幼儿因风寒感冒、消化不良引起的发热怕冷、鼻塞流涕、咳嗽多痰、痰热惊风、恶心呕吐、停食停乳、不思饮食、烦躁不安、身热面赤、牙关紧闭、大便酸臭甚至神昏抽搐等症，均有良好的治疗效果。此药最适合初生儿到1周岁以内的患儿服用，但用药时间不宜超过3天，服药后如果病情不见好转，应及时请医生治疗。需要提醒一点的是，此药并不具有预防疾病的作用，因此不能作为预防用药经常给孩子服用，否则会有损健康。患有脾虚泄泻、肠炎、痢疾的儿童忌服此药。

一捻散

又称一捻金，由大黄、人参、槟榔、朱砂、牵牛子组成，主要用于治疗饮食不当引起的恶心呕吐、腹胀腹痛、大便秘结、烦躁不安等症，具有用量小、疗效好的特点。服用方法：1周岁以内，每次口服0.3~0.6克，每日2次；1~3岁，每次口服0.6~1.2克，每日2次，空腹用温开水送服。疾病痊愈后应立即停药，不宜多服。此外，一捻散没有解表作用，不适合发热无汗、怕冷、大便稀薄者使用。

紫雪散

原名紫雪丹，因其外形像霜雪且点缀着紫色而得名。主要由生石膏、羚羊角、犀角、麝香、青木香、丁香、朱砂、玄参、芒硝等配合而成，具有清热解毒、镇静开窍等作用。常用于急性热病引起的高热不退、斑疹、吐衄、大便秘结、尿少尿赤、烦躁不安以及神志不清、说胡话等症状，尤其对儿童急惊风疗效显著且起效迅速。此外，对急性扁桃体炎、流行性乙型脑膜炎、流行性脑脊髓膜炎等也有很好的疗效。服用方法：1周岁以内，每次0.3克，1日1次；每增加1岁，用量递增0.3克，5岁以上酌情服用。需要注意的是，此药只有对高热患儿才有退热作用。如果热度并不高的儿童，或突然出现无名高热的儿童也盲目使用该药治疗，虽然可以达到退热的效果，但却掩盖了病情，易造成误诊，所以在病因尚未查明之前最好不要使用此药。

珍贝散

由牛黄、珍珠、川贝、竹黄、沉香、胆南星、冰片等成分组成，具有清热消炎、止咳化痰的作用，常用于治疗儿童气管炎、支气管炎、哮喘性支气管炎等疾病。服用方法：2岁以下，每次0.15~0.3克；3~5岁，每次0.3~0.6克；6~12岁，每次0.6~0.9克，1日3次，用温开水送服或用糖水调服。大便溏薄的患儿慎用。

淡竹沥

又称竹沥、竹沥油，具有化痰止咳、清热镇静等作用，对肺热咳嗽、痰多气喘等症疗效显著，尤其对面红、发热、咳嗽、气喘、痰黄浓稠、小便红赤、大便干结等症效果最佳。此外，淡竹沥还可用于治疗儿童惊风、四肢抽搐、破伤风、癫痫等症，但不适用于外感风寒所致的咳嗽、流涕、痰液呈泡沫状等症，盲目使用会加重病情。

化痰丸

既含有川贝母、半夏、南星、橘红、桔梗等化痰止咳药物，又含有钩藤、天麻、天竺黄、僵蚕、朱砂、石菖蒲等清热安神药物，可用于治疗儿童发热、咳嗽痰多及神志不安等症，也具有相应的预防作用。

婴儿乐

含有藿香、薄荷、防风、黄芩、杏仁、茯苓、六神曲、麦芽、甘草等成分，具有解表散风、止咳化痰、镇心安神、和胃消食等功效，主要用于治疗感冒初起和消化不良症状，如发热怕冷、鼻塞流涕、咳嗽痰多、烦躁不安、恶心呕吐、腹痛腹泻、大便酸臭，或不思饮食、腹部胀满、夜卧不安、午后身热、小便红赤、大便臭秽等。空腹用温开水送服。服药的同时忌食生冷、油腻的食物。

如何选用儿童止咳药

与发热相似，咳嗽也是身体的一种保护性反应，如吃饭时不小心米粒呛入喉管，可以通过剧烈的咳嗽将其咳出；患有气管炎、肺炎时，可以通过咳嗽、咳痰把肺内的细菌和病理性分泌物排出体外。因此，不能一有咳嗽就马上使用止咳药。

我们平时所说的止咳药一般包括镇咳药、祛痰药和平喘药3类。镇咳药常用的有甘草合剂、甘草片、咳必清片、咳特灵等；祛痰药常用的有碘化钾、痰咳净等；平喘药常用的有麻黄素、氨茶碱、舒喘灵等。那么，儿童在咳嗽时应选用哪种止咳药呢？

引起咳嗽的原因是多种多样的，因此当儿童咳嗽时，要对引起咳嗽的各种原因进行仔细分析，以便对症下药。如感冒引起的咳嗽是由于上呼吸道炎症的刺激，这时咳嗽对身体没有任何保护作用，因此要服用镇咳药来止咳。但在治疗因气管炎、肺炎引起的咳嗽时，就不宜单独使用镇咳药，因为此时呼吸道内存在大量痰液，单独使用镇咳药会因咳嗽停止将痰液留于呼吸道内，使炎症扩散；这时一般应选用祛痰药，如氯化铵、磺化钾、痰咳净等，其中氯化铵的祛痰作用较强，只能用于痰黏稠而咳不出的患者。但是，祛痰药会产生恶心、呕吐等不良反应，所以儿童用量不宜过大，最好在儿科医生的指导下服用。哮喘是由于过敏及炎症刺激引起的支气管平滑肌痉挛，所以平喘药实际上就是解痉药。

有些儿童医院把上述几种咳嗽药配合在一起，组成了几个品种，以发挥各种咳嗽药的协同作用。例如：

咳1号

由远志、氨茴香、碘化钾组成，用于一般咳嗽，无论早期还是晚期均可使用。

咳2号

就是复方甘草合剂，镇咳作用优于1号，化痰作用稍弱，早期咳嗽者慎用。

咳3号

由麻黄素、氯化铵组成，止喘作用强，用于喘息性气管炎。

咳4号

又称百日咳合剂，由溴化钾、麻黄素、复方甘草合剂组成，镇咳作用强，可用于百日咳和剧咳。

此外，某些中成药也有很好的止咳祛痰效果，如川贝止咳糖浆、急支糖浆、梨膏糖、莱阳梨冲剂、蛇胆陈皮末、蛇胆川贝液等。

怎样给孩子喂药

给孩子喂药也是一门学问，尤其是对那些不肯吃药、年龄偏小的孩子，更需要一定的方法和技巧。

服用药丸或药片时可用温开水送服，服后应检查患儿口腔，看药丸或药片是否确实服下。注意不要让患儿躺着服药。对不能吞服药丸或药片的患儿，可先将药丸或药片研成粉末，然后调糖水喂服。

对于普通药粉，可将其黏在母亲的乳头上或奶瓶嘴上，然后给孩子喂奶，药粉可随着乳汁一同服下；药量大时，可重复多次进行。也可用少量白开水或糖水将药粉溶解，然后用小勺或吸管喂服。

如果药味很苦，如黄连素等，可先在小勺里放点糖，然后将药倒在糖上，再放点糖把药盖上，并准备好糖水，不搅拌就倒进口里，然后迅速用糖水送下。

对于油类药物，如鱼肝油、蓖麻油、内服液体石蜡等，可将药滴在饼干或馒头等食物上，或滴在一勺粥里一起吃下。婴幼儿可用滴管直接滴在口中，再喂糖水。

孩子吃完药后要多喝水，以避免药物停留在食管部位产生刺激性，也有利于药物尽快到达胃肠，及早吸收。喂药要按时、按量，服用时要仔细核对药名，以防误服。

在一般情况下，最好在空腹或半空腹时给孩子吃药，需要饭后服用的药应在饭后半小时至1小时服用。在婴儿哭闹时不可喂药，也不能捏鼻子灌药，那样容易把药和水呛入气管，轻者呛咳、呕吐，重者可堵塞气管造成窒息，会有生命危险。

不要将药与牛奶混服，以免婴儿以后讨厌牛奶。味重的药物也不要和食物放在一起喂给孩子，以免引起拒食，造成喂养上的困难。

3~4岁的孩子已经懂事，这时已经不能再灌药，而要向孩子说明服药的必要性，耐心说服让其自行服药；也可在吃药前准备一些糖果等食物，作为对孩子按要求吃药的表扬和鼓励。千万不能用训斥、吓唬甚至打骂的方法逼着孩子吃药，这样会造成恶劣印象，给孩子造成恐惧心理，不但不利于疾病的康复，而且更增加了以后吃药的困难。

孕妇用药注意事项

妇女在怀孕后，体内各系统都会发生一些相应的变化，主要是生殖系统，其他还有消化系统、内分泌系统、神经系统、心血管系统、造血系统以及某些肝脏功能等。怀孕期间用药，药物不但会对孕妇产生影响，而且还可以通过胎盘直接进入胎儿体内或通过母体代谢间接影响胎儿。因此，孕妇在整个怀孕期间应尽量少用药或不用药，如果生病必须用药，则应该在医生指导下服药。

孕妇在怀孕早期经常会出现恶心、呕吐等胃肠反应，此时不能使用对肠胃道有刺激性的药物，如红霉素、阿司匹林、布洛芬类及复方新诺明等，以免加重妊娠反应。此外，长期服用阿司匹林还会影响新生儿血小板功能，引起新生儿出血；磺胺类药如复方新诺明、增效联磺片等还可导致胎儿黄疸。

在怀孕6个月后，孕妇可能会出现血压升高、下肢水肿等症状，此时不能使用易引起高血压和对肾功能有害的药物，如链霉素、庆大霉素、卡那霉素、万古霉素等，这些药还可造成胎儿听觉神经损害，引起先天性耳聋。孕妇如果患有血吸虫病，应避免使用锑剂治疗，因为锑剂常会引起一系列的不良反应，如恶心、呕吐、腹痛、腹泻、头晕、寒战等，此时腹腔内压升高，子宫充血，容易导致流产或早产。此外，锑剂对心脏和肝脏也会产生较严重的毒性，可引起严重的心律失常和中毒性肝炎。

临产妇应避免使用各种抗凝血药，如肝素、蝮蛇抗碱酶、链激酶、尿激酶、华法林、双香豆素等，否则易引起产期出血过多；临产前应用吗啡，可抑制胎儿呼吸中枢，造成新生儿窒息。

注意保胎，防止流产。在怀孕期间不能使用可收缩子宫平滑肌的药物，如麦角制剂、益母草制剂、脑垂体后叶素、催产素、奎宁等，以免引起流产。药性剧烈的泻药如硫酸镁、番泻叶、大黄、芒硝等，也会引起子宫和盆腔充血，以致子宫收缩，应当慎用。利尿药如氯噻酮、速尿、氨苯喋啶等也可能引起子宫收缩，也应慎用。有些中药如巴豆、牵牛、黑丑、白丑、大戟、斑蝥、乌头、商陆、皂角、天南星等毒性较强，三棱、莪术、水蛭、虻虫、麝香、常山等药性猛烈，有流产的危险，应完全禁服。具有活血化淤、行气泄下作用的药物如大黄、枳实、附子、桃仁、茜草、红花等，大辛大热的药物如半夏、肉桂、附子、干姜等，具有滑利作用的药物如木通、通草、瞿麦、茅根等，以及元胡、牛膝、丹皮、薏苡仁、牛黄、赭石等中药，用量太大也可导致流产，怀孕期间均应慎用。

注意防止胎儿畸形。孕妇用药后，药物可从血浆通过胎盘进入胎儿体内，影响胎儿生长发育，有些药物甚至可引起胎儿畸形，因此用药时要特别小心。尤其是怀孕初期3个月，胎儿各种器官正处于形成阶段，对药物分解、解毒能力很差，排泄缓慢，而且胎儿敏感性强，最容易受药物的影响。为了防止药物诱发畸胎或影响胎儿发育，在怀孕初期3个月内应尽量避免使用药物，尤其是对胎儿有致畸作用的药物应绝对禁用。

地西泮（安定）、冬眠灵、奋乃静、苯巴比妥、氯氮卓（利眠宁）、甲丙氨酯（眠尔通）等镇静安眠药，都能引起胎儿畸形；甲氨蝶呤、白消安、苯丁酸氮芥、环磷酰胺等抗癌药，也可导致胎儿畸形；肾上腺皮质激素、己烯雌酚、睾酮、孕酮等激素类药也能致畸，其中氢化可的松可引起腭裂及骨骼畸形，己烯雌酚可引起胎儿内脏畸形和脑积水，女孩成年后可发生阴道腺癌，还可使男胎女性化并造成后代永久性不育；口服避孕药可引起胎儿先天性心脏病；甲苯磺丁脲、氯磺丙脲等降糖药，可导致胎儿多发性畸形；此外，抗过敏药丙咪嗪、敏克静，抗癫痫药苯妥英钠和扑痫酮，抗凝血药双香豆素、苄丙酮双香豆素和华法林，抗疟疾药磷酸氯喹、乙胺嘧啶和奎宁，缩瞳药毛果芸香碱，拟肾上腺素类药麻黄素和鼻眼净，兴奋药咪嗪和苯丙胺等，都可导致胎儿畸形。

孕妇尿路感染如何用药

众所周知，孕妇发生尿路感染的机会比一般非妊娠妇女明显增多。同时，妊娠尿路感染又不同于非妊娠尿路感染，因为用药时除了要考虑母体之外，还要考虑药物对胎儿的影响。因此，孕妇在发生尿路感染而用药治疗时要高度警惕，以防药物对胎儿造成损害。但是，我们还应该认识到，妊娠尿路感染并非洪水猛兽，完全没必要过度担心，给自已增加心理负担，只要及早诊断和及时治疗，绝大多数都可以治愈，不会引起过多的损害。

从目前的医疗条件来看，治疗尿路感染主要使用的是抗生素。目前，可供孕妇安全选用的抗生素主要有青霉素类和头孢菌素类。临床上，红霉素是治疗非淋菌性尿道炎的一线药物，可作为孕妇的首选药物，对解脲支原体性尿道炎疗效更佳。其他各类抗菌药物对孕妇和胎儿都有不同程度的毒性作用，因此在用药时应特别慎重，除非万不得已不能使用。

常用抗生素对胎儿的不良影响

氨基糖苷类。如链霉素、庆大霉素等，可以引起胎儿听觉神经损害，导致永久性耳聋，还会对肾脏功能造成损害。

酰胺醇类。如氯霉素，会引起新生儿再生障碍性贫血，还可引起灰婴综合征，导致婴儿出生时全身灰紫，并因缺氧而死亡。

磺胺类。如复方磺胺甲噁唑等，孕期6个月以上的孕妇服用后，可引起新生儿核黄疸，严重时可出现发热、烦躁不安、肢体强直甚至惊厥等。

喹诺酮类。氟哌酸（诺氟沙星）、（氧氟沙星）、氟啶酸（依诺沙星）等，可引发新生儿骨骼发育障碍甚至软骨坏死，最好避免使用，必须要用时，服药时间不宜过长。

因此，孕妇在发生尿路感染时千万不能擅自乱服药，而应在医生指导下服用药物，同时应根据具体病情合理用药。

维生素对孕妇的影响

胎儿生长发育所需的各种营养物质必须通过孕妇的血液循环来获得，孕妇体内的营养是胎儿营养的唯一源泉。如果孕妇体内营养缺乏，就会导致胎儿代谢物质资源不足，从而影响胎儿的正常生长发育。因此，女性在怀孕期间一定要注意各种营养物质的摄入和补充，以免发生营养不良。

在孕妇所需的各种营养物质中，维生素是必不可少的。虽然它在体内所需的量并不多，但它对维持正常生命活动却发挥着不可替代的作用。孕妇体内的维生素缺乏或过量时，都会给孕妇和胎儿双方带来很多不良影响。

维生素A对视觉的形成、上皮组织细胞的生长和分化、骨骼的发育和胎儿细胞的发育都是必需的，而且孕妇对维生素A的需要量比未怀孕时增加25%，所以应适当补充维生素A。孕妇如果缺乏维生素A，会影响胎儿视觉器官的发育，引起胎儿眼球不可逆转的软化，还会引起肺不张、膀胱黏膜上皮病变，甚至会抑制皮肤、肌肉、骨骼以及脑细胞的生长，导致胎儿多种异常，如性器官发育不良、畸形等。但要注意服用维生素A不可过量，孕妇如果在怀孕早期大量使用维生素A，可能导致胎儿骨骼畸形、泌尿道畸形以及腭裂、脊柱裂、肢体缺陷等。如果孕妇通过食补仍然无法满足体内对维生素A的需要，这时就要在医生的指导下服用适量的维生素A类药物。

B族维生素是人体细胞代谢重要的辅酶，它对多种组织的形成具有重要作用。B族维生素对孕妇的影响最大，在怀孕早期，B族维生素可以防止胎儿畸形、先天性心脏病，还能抑制恶心和呕吐反应。缺乏B族维生素会引起血细胞形成障碍，造成孕妇和胎儿贫血，还会使孕妇出现舌炎、周围神经炎、腹泻、感觉迟钝、食欲下降等症，进而干扰营养物质的摄取，影响胎儿发育，导致新生儿智力低下。孕妇平时应多吃些富含B族维生素的食物，如瘦肉、鱼、紫菜、核桃、芝麻、玉米及绿色蔬菜等。

维生素C又叫抗坏血酸，是细胞之间的黏合物，是连接骨骼、结缔组织所必不可少的营养物质。它能促进骨骼正常发育和创伤愈合，还能激活白细胞的吞噬作用，增加对疾病的抵抗能力。怀孕期间胎儿必须从母体获得大量的维生素C，以维持骨骼、牙齿的正常发育和造血系统的正常功能等。缺乏时可引起坏血病，皮肤、牙龈等部位出血，且会祸及胎儿。因此，孕妇要多吃各种新鲜蔬菜和水果，以补充所需的维生素C。含维生素C丰富的食物有柿椒(红、青)、菜花、雪里蕻、白菜、番茄、黄瓜、四季豆、荠菜、油菜、菠菜、苋菜、白萝卜、酸枣、山楂、橙、柠檬、草莓、鸭梨、苹果等。但需要注意的是，孕妇服用维生素C可能增加婴儿患哮喘的风险，摄入过多还易引起流产。

维生素D是控制钙化的激素，对骨骼和牙齿的形成极为重要。孕妇缺乏维生素

D时，可出现骨质软化，发病部位先是骨盆和下肢，以后逐渐波及脊柱、胸骨和其他部位，严重时可出现骨盆畸形，从而影响自然分娩。维生素D缺乏可使胎儿骨骼钙化、骨脆易断，并会引起胎儿牙齿发育不良，严重者可致先天性佝偻病。为防止维生素D缺乏，孕妇要常到户外晒晒太阳，因为阳光中的紫外线能在人体内合成维生素D。还可以多吃一些富含维生素D的食物，如鱼肝油、鸡蛋、鱼、奶、动物肝脏、小虾等。但过多的维生素D则会导致胎儿的大动脉和牙齿发育出现问题。

维生素E又名生育酚，能促进人体新陈代谢，维持生殖器官正常功能，增强机体耐力，还具有抗氧化作用，能保护生物膜不被氧化，并能维持骨骼、心肌、平滑肌和心血管系统的正常功能。孕妇如果适量补充维生素E，还可大大减少婴儿患哮喘的概率。孕妇如果出现维生素E缺乏，会引起早产儿溶血性贫血。又由于孕妇体内的维生素E通过胎盘运送到胎儿的量很少，因此应增加每日的摄入量。维生素E广泛存在于绿色植物中，尤其是麦胚油、棉籽油、玉米油、菜籽油、花生油、芝麻油、莴苣叶、柑橘皮等，维生素E含量较多。只要孕妇能保证饮食的多样化，一般不会出现维生素E缺乏。同时，服用维生素E过多会干扰凝血机制，造成胎儿大脑发育异常，导致新生儿体重偏低，并可增加新生儿患其他并发症的风险。

哺乳期妇女服药对婴儿的影响

药物进入人体经过代谢后，大多数是从肾脏排出体外，但在妇女哺乳期，也有一部分可经乳汁排出。这样，哺乳期妇女服用的药物及其代谢产物就可以通过乳汁进入婴儿的体内，对婴儿产生影响，有的药物可使婴儿受到损害甚至引起中毒。

哺乳期妇女应慎用抗生素和磺胺类药物，抗生素包括青霉素、链霉素、氯霉素、红霉素等。青霉素和链霉素可引起婴儿过敏反应，还可导致耐药菌株的产生；口服氯霉素可抑制骨髓，影响造血功能，甚至引起灰婴综合征，应禁用。如果新生儿的红细胞内先天性缺乏葡萄糖－6－磷酸脱氢酶和谷胱甘肽还原酶，则哺乳期妇女不可服用抗生素、磺胺类、呋喃类、抗疟药、抗结核药以及阿司匹林、水溶性维生素K等药物，否则易造成新生儿体内红细胞的磷酸戊糖通路代谢障碍，导致血红蛋白变性，可引起溶血性贫血，严重时将危及生命。

哺乳期妇女应慎用镇静药和吗啡类成瘾性镇痛药，如使用安定可导致婴儿体重下降和高胆红素血症；使用溴化物可诱发婴儿皮疹和嗜睡；哺乳期妇女患癫痫服用苯妥英钠、苯巴比妥可导致婴儿高铁血红蛋白症，出现嗜睡、虚脱、全身淤斑等症状。需要特别注意的是，吗啡类等成瘾性镇痛药很容易进入乳汁内，而且其浓度可比血浆浓度高好几倍，对6个月内的婴儿易引起呼吸中枢抑制而发生意外，应加以提防。

哺乳期妇女在使用抗甲状腺药如甲基硫氧嘧啶、丙基硫氧嘧啶、他巴唑等治疗甲状腺疾病时，可导致乳汁中药物浓度增高，最高时可达血中药物浓度的12倍。这种乳汁进入婴儿体内后会抑制甲状腺激素的合成，还可促使甲状腺激素继发增高，从而引起婴儿甲状腺肿和甲状腺功能下降，严重影响幼儿甲状腺的正常发育。此外，抗甲状腺药还可引起皮疹、粒细胞减少和黄疸等，应避免使用。

哺乳期妇女如果大剂量使用阿司匹林或口服抗凝药，会损害婴儿的凝血机制，发生出血倾向；大剂量的溴化物、麦角碱类（麦角生物碱、二甲麦角新碱）、大黄类、番泻叶等泻药可使婴儿中毒，导致婴儿大便变稀、次数增加；异烟肼会抑制婴儿生长发育，其代谢还会引起肝中毒，应禁用；哺乳期妇女用较大剂量的阿托品，可使婴儿出现皮肤潮红、心跳加快、高热、兴奋不安；抗高血压药如利血平等可引起婴儿嗜睡、腹泻及鼻塞等症状。

此外，抗肿瘤药、口服降糖药、利尿药、避孕药、抗组胺类、水杨酸盐、锂盐（如碳酸锂）、丙咪嗪、维生素K等药物，在乳汁中的浓度虽然不高，但长期使用也会对婴儿引起不良反应；碘剂、汞剂、皮质激素、放射性药物（如放射性碘）以及安宁、氯丙嗪、灭滴灵等，在乳汁中的含量如果超过母体的血药浓度，也会对婴儿造成损害，因此哺乳期应当禁止使用。如果必须服用，应暂停哺乳。

哺乳期妇女用药注意事项

哺乳期妇女所用的各种药物几乎都可以通过乳汁进入婴儿体内。目前已知有300多种药物可以通过乳汁排出，因此哺乳期妇女在用药时要格外慎重，不仅要考虑药物对自身的危害，而且要尽量防止或减少药物对婴儿的影响。

合理安排用药时间

哺乳期妇女在正常用药时，乳汁中的药物浓度通常较低，乳汁中药物含量一般不超过乳妇用药总量的2%，此药量一般不会对婴儿造成伤害。即便如此，如果哺乳期妇女必须服药且所服药物是相对安全的，其用药时间也应该安排在哺乳后30~60分钟或下次哺乳前4小时以上。在这段时间内，大部分药物已经被母体清除，乳汁中的药物浓度相对较低，药物对婴儿的影响也能降到较低水平。除了合理安排用药时间外，哺乳期妇女还可以通过减少用药次数的方法进一步降低乳汁中的药物浓度，减少药物对婴儿的影响。这样，就能保证哺乳期妇女安全用药，而不必因用药而停止哺乳。

掌握禁用药物

有些药物经乳汁排出的量较多，对婴儿的危害明显，哺乳期妇女必须禁用。如果因治疗需要必须使用，则应在用药期间暂时停止哺乳。这类药物主要有：红霉素、氯霉素、链霉素、阿霉素、庆大霉素、卡那霉素、放线菌素D、氨苄西林、阿莫西林、氯唑西林、磺胺类、异烟肼、阿司匹林、水合氯醛、巴比妥类、苯妥英钠、扑米酮、卡马西平、利巴韦林、甲磺丁脲、硫脲嘧啶、利血平、氯丙嗪、西咪替丁、雷尼替丁、法莫替丁、氧氟沙星、诺氟沙星、环丙沙星、氯氮䓬、地西泮、硝西泮、普萘洛尔、阿替洛尔、卡替洛尔，以及各类抗肿瘤药和麻醉性镇痛药等。

掌握慎用药物

有些药物虽然危害不大，但在使用时也需慎重，尽量减少对婴儿的不良影响。这类药物有氨茶碱、氨基糖苷类抗生素、β受体阻滞药、糖皮质激素、吩噻嗪类抗精神病药、噻嗪类利尿药、口服降糖药、乙胺丁醇、溴丙胺太林、雌激素、黄体酮、硫脲类、甲状腺素、磺胺类、维生素A、维生素D、华法林等。

老年人用药的特点

老年人用药的特点由老年人的体质特点和老年疾病的发病特点决定。老年人体内各器官和组织的生理功能都有不同程度的退化，对药物的吸收、分布、代谢、排泄都有一定的影响。又因老年人的免疫功能和抗病能力有所减弱，患病的机会增加，出现慢性疾病较多，用药的品种及数量增多，引起药物不良反应和药物中毒的可能性也增多。因此，老年人用药具有突出的特点。

吸收和利用药物的能力下降

老年人由于胃肠功能减退，导致胃酸和消化酶分泌减少，胃肠蠕动减弱，肠道表面的细胞减少，胃排空时间延长，胃肠道血流量减少。这些变化都会影响对药物的溶解和吸收，但对大多数药物来说影响不太大。然而对于需要在酸性环境中水解而生效的药物，在老年人缺乏胃酸时，则其生物利用度将大大降低，如弱酸性药物水杨酸类、双香豆素类、呋喃妥因、萘啶酸及巴比妥类等。

影响药物分布

老年人血浆中的白蛋白随年龄增加而减少，65~70岁者可比青年人减少1/4。因缺少血浆白蛋白，使一些药物与白蛋白结合减少，影响老年人体内的药物分布，造成游离型药物增多，药物在血中的浓度和停留的时间增加，药效增强，易发生不良反应。此外，老年人体内脂肪增加，尤其是老年女性更加明显，可改变药物在脂肪中的分布情况。

药物代谢速度降低

肝脏是药物代谢解毒的主要器官。老年人随着年龄的增长，肝脏重量不断减轻，70岁以上老年人肝脏的重量比青壮年约低30%。此外，老年人的肝中血流量减少，肝药酶活性降低，功能性肝细胞减少，这些变化都会对药物的代谢产生一定影响。又由于老年人长期服药，已经使肝脏受到了一定的损害，肝脏对药物的代谢速度大大降低。因此，在给老年人使用经肝代谢的药物如氯霉素、利多卡因、普萘洛尔、洋地黄类、氯氮䓬及其同类药时，可导致血中药物浓度增高或药物自体内消除延缓，从而产生更多的不良反应，所以需适当调整剂量。

药物排泄减慢

肾脏是药物排泄的主要器官。老年人随着年龄的增长，肾脏功能逐渐衰退，肾血流量减少，肾小球的滤过率降低，肾小管的分泌功能减弱，导致肾脏对药物的排泄功能减慢，药物在血中的浓度升高，容易造成药物在体内蓄积而发生中毒反应。因此，给老年人用药时，要根据肾功能调整用药剂量或调整用药的间隔时间。一般来说，60岁以上老年人用药，以成人用量的3/4为宜。

药物之间易相互作用

由于老年人慢性病较多，常常同时使用多种药物。由于药物品种多，药物之间容易发生相互作用。多种药物并用时，配伍得当可产生协同作用，减少不良反应，增加疗效；如果配伍不当就会产生拮抗作用，导致药物不良反应的发生率增高，增加毒不良反应。同时，随着用药物品种的增加，不良反应的发生率也相应增高。据统计，同时使用4~6种药物时，不良反应的发生率可高达15%。因此，老年人用药时，应根据药物的相互作用来决定药物及其用量，以减少不良反应。

老年人用药引起的不良反应主要体现在精神、神经系统方面

如硝西泮（硝基安定）可引起头痛，阿米替林、丙咪嗪可引起老年人不安、失眠、健忘、激动等神经系统症状。这些发生在神经系统的毒副反应，多数并不是因为用药过量引起的，而是与老年人的神经系统功能有关。因此，老年人在使用作用于神经系统的药物时要格外谨慎。

老年人用药注意事项

老年人机体各器官的功能都有不同程度的衰退，药物在体内的吸收、分布、代谢、排泄过程都将受到一定的影响，尤其是药物的代谢和排泄受到的影响更大。因此，老年人在用药过程中应特别注意，以防发生药物不良反应。

尽量避免用药

药物只是治疗疾病的一个方面，因此不能一得病就急着用药，特别是老年人，因为他们大多数不具备自己用药的能力，需要他人协助用药。经常用药不但会对身体造成一定的损害，而且会使药效逐渐下降。因此，老年人患病时，首先要考虑一下能否采取除用药以外的其他方法来解决问题，如便秘者多吃一些含纤维素丰富的食物即可通便。对一些老年慢性病患者，应尽量不用或少用药物治疗，多用其他疗法如针灸、按摩、理疗及锻炼与饮食相结合等方法。当然，如果病情严重非用药不可，则需及时用药，但也应尽量少用药。

选择药物要慎重

老年人最好在明确诊断的基础上使用药物，切忌不明病因就随意滥用药物，以免发生不良反应或延误治疗。

在疾病诊断清楚后，最好听从医生意见来选择药物，医生会根据病情的轻重缓急和患者的体重、性别、用药史、肝肾功能以及健康状况等开出处方，这些药物能有效缓解症状，且毒性作用小、不良反应少、安全性强。凡是对老年人损害较大的药物，除非特别需要非用不可，都应尽量使用更安全的替代药物，以减少损害。

此外，老年人应尽量选用最熟悉的药物品种，最好不要使用新药，因为新药的疗效尚不确切，安全程度也很难估计。

根据老年人代谢降低、反应迟缓的生理特点，老年人用药应采取中西药结合的方法。对急性病，可先使用西药治标，迅速控制症状，然后采用中药调养，以利于治本；对慢性病则以中药治疗为主，因为中药比西药作用缓和，不良反应也比西药少，老年人使用会更加安全一些。

尽量减少用药种类

老年人用药的种类宜少不宜多，因为同时服用多种药物，会由于药物之间的相互作用而增加或降低药效，引起不良反应。用药物的种类越多，发生药物不良反应的机会也越多，如阿司匹林与激素类药合用可诱发溃疡病大出血；呋喃苯胺酸与氨基糖苷类抗生素及消炎痛、阿司匹林合用，可增加耳肾毒性，降低呋喃苯胺酸的作用；螺内酯与钾盐和血管紧张素转移酶抑制剂合用，可引起高钾血症；氨苯喋啶与非甾体抗炎药合用，可致肾毒性等。再加上老年人记忆力减退，同时服用多种药物容易造成误服、漏服或重复用药，带来不必要的麻烦。所以，老年人应尽量避免联合用药，同时用药最好不超过3种，最多不要超过5种。

用药剂量宜小不宜大

老年人用药剂量应随年龄的增加而相应减小。一般来说，60~80岁者，用药剂量应为成人的3/4~4/5；80岁以上者用药剂量为成人的1/2。如果患者肝肾功能不好，则更要减少用药剂量或延长用药间隔时间，以防发生不良反应。

对作用较强的药物和初次使用的新药应从小于标准剂量开始，然后根据治疗效果和反应情况再逐渐增量或减量。

选择合适的药物剂型

许多老年人吞药有困难，尤其是大量用药时更加麻烦。因此，老年人不宜使用片剂或胶囊剂，可选用液体剂型，必要时可注射用药。老年人胃肠道功能不稳定，不宜服用缓慢释放的药物制剂，否则会因胃肠蠕动加速而导致释放不充分，反之则会因释放和吸收量增加而产生毒性。

合理把握用药时间

老年人的视力、听力和记忆力都有一定程度的下降，往往因为看错或记错药物名称、使用方法和剂量，听错医生和家人嘱咐而误服药物或忘记服药。因此，老年人的服药方案应尽可能简单，以利于其更好地领会和记忆，最好每种药物每日只服1次，用药时间应尽量安排在清晨空腹时，不宜间隙用药。

老年人肾功能减退，对药物及其代谢产物的滤过减少。所以，老年人用药时间越长，越容易发生药物蓄积中毒，有时还会产生成瘾性和耐药性，因此要避免长期用药。老年人用药时间应根据病情以及医嘱合理缩短。患急性病的老年人，在病情好转后应及时停药或减量；必须长期用药者，应在家属或他人的协助和监督下进行。

尽量减少注射给药

由于老年人的肌肉对药物的吸收能力较差，注射后疼痛较为明显，有时容易形成硬结，所以对患有慢性病的老年人，一般不主张用静脉滴注和肌内注射方法给药。但如果患的是急性病、急性感染伴有高热等，则需要静脉途径给药。

注意观察药物反应

老年人在用药过程中要注意观察有无不良反应，如服用阿司匹林可导致大汗不止或引起胃出血，利尿药氢氯噻嗪会引起血糖升高，诱发老年性糖尿病。因此，老年人在用药时一旦发现身体有异常反应，应立即停药，必要时应请医生诊治，更换作用相同或相似、毒不良反应小的其他药物。

慎用滋补药

身体虚弱、容易患病的老年人可适当地服用一些补虚益气的药物，以增强体质，提高抗病能力。但要注意的是，滋补药也不可盲目滥用，而应根据自己身体的实际情况，在医疗保健人员的指导下适当选用，否则将有害无益。对于老年人来说，更重要的是要注意合理营养，加强身体锻炼，保持身心健康。

用药不可生搬硬套

有的老年人看到别人使用某种药物治好了某种疾病，便盲目仿效，却忽视了彼此之间的体质和病症差异。如同样是高血脂患者，如果是胆固醇高就该应用烟酸肌醇酯，如果是三酰甘油高则应用安妥明。

老年人患的多是慢性病，有的患者因为长期不愈，就会出现“乱投医”现象，乱用那些未经验证的秘方、单方、验方。由于这些处方药物的疗效无法科学判定，完全是凭运气治病，因此常会延误病情甚至引起中毒，得不偿失。

注意药物的更换

有的老年人用药时总更换药物，今天听说这种药好便用这种药，明天听说那种药好又改用那种药。用药种类不确定，多种药物混用，不但治不好病，反而容易引出毒性反应。

当然，同一种药物也不能长期应用，否则不仅容易产生抗药性，使药效降低，而且会产生对药物的依赖性甚至形成药物依赖。

老年人应该慎用药物

解热镇痛药

如阿司匹林、吲哚美辛、保泰松等。老年人易出现慢性腰背疼痛和四肢关节疼痛，长期服用解热镇痛药易引起不良反应，如阿司匹林可使老年人大量出汗而致虚脱，吲哚美辛可引起胃溃疡、胃肠出血、眩晕、精神障碍等，保泰松可引起水肿和再生障碍性贫血。因此老年人应避免长期使用或少用此类药。

苯二氮䓬类抗焦虑药

如氯氮䓬（利眠宁）、安定等。此类药物不易从老年人体内排出，还会引起嗜睡等不良反应，长期使用会很快产生依赖性和成瘾性，并随之出现耐药性。因此，老年人在服用时应减至成人剂量的1/3~1/2才安全。

三环类抗抑郁药

如丙咪嗪、阿米替林等，可引起嗜睡、直立性低血压，使用时应减小剂量。

抗震颤麻痹药

如左旋多巴、苯海索等，易引起老年人精神错乱和运动障碍，如用药期间出现异常，则应及时停药或改用其他药物。

吩噻嗪类药物

如氯丙嗪、奋乃静等，可引起锥体束征，故老年人最好不用。

抗生素

如青霉素、链霉素、卡那霉素、庆大霉素、氯霉素等。抗生素不良反应较多，如青霉素容易引起过敏反应，轻者出现全身皮疹，重者可因过敏性休克而死亡；链霉素、卡那霉素、庆大霉素具有耳毒性，可损害第Ⅷ对脑神经，导致听力下降、耳鸣和眩晕，还易引起老年人肾功能障碍；氯霉素可引起再生障碍性贫血。因此老年人最好不要使用抗生素。

导泻药

如酚酞（果导）、大黄等。老年人便秘大多是由身体过胖、腹部肌肉无力、肠蠕动减弱等原因引起，属于功能性硬秘。长期服用泻药会导致结肠痉挛，还会造成体内钙和维生素的缺乏，因此不能长期使用。

洋地黄类药

如地高辛等,由于老年人对药物的排泄减慢，易造成药物在体内的蓄积中毒。因此老年人使用此类药物时应减为青壮年剂量的1/4~1/2，并要定期监测血药浓度。

口服降糖药

可引起夜间低血糖，老年人最好选用作用持续时间较短的口服降糖药。

抗凝血药

如华法林等，易引起自发性出血，应减量使用。

苯巴比妥类药

老年人使用时容易出现毒性反应，表现为头晕头胀、步态不稳、反应迟钝，严重者可出现意识模糊，老年人应慎用。

肝素

易引起出血，老年人使用不得超过48小时。

心得安

有低血压、心动过缓、哮喘、心功能不全的老年患者不宜使用。

氨茶碱

有些老年人服用后可迅速出现中毒症状，表现为烦躁、忧郁、记忆力减退、定向力差、心律紊乱、血压骤降、呕吐等。肌内注射时可引起注射部位剧烈疼痛，静脉注射则可能兴奋心脏，引起心律失常、惊厥甚至死亡，故老年人须慎用。

胃复安

又称灭吐灵，常用于治疗恶心、呕吐等胃肠道症状，毒性较低。但是老年人，尤其是糖尿病患者服用后易出现神经系统不良反应，主要表现为急性阵发性肌张力障碍，故老年人最好不用。

肾上腺素、胰岛素、麻黄碱、阿托品、颠茄

老年人对这些药物比较敏感，使用时应酌情减小剂量。

第三章 家庭常见病的药物治疗

感冒

常用中药

中医根据辨证施治的原则，将感冒分为风寒感冒、风热感冒、表里双感、风寒湿滞、气虚感冒等类型进行对症用药。

风寒感冒。主要症状为发热怕冷，头痛，咽喉发痒，周身不适，四肢酸痛，咳嗽，多稀白痰，鼻塞声重，时流清涕，无汗，舌苔薄白，脉浮紧或浮缓等。选用药物：荆防败毒散、通宣理肺丸、麻黄止嗽丸、小儿四症丸和参苏理肺丸，并以生姜、葱白煎汤为药引。注意事项：忌用桑菊感冒片、银翘解毒片、羚翘解毒片、羚羊感冒片、复方感冒片等。

风热感冒。主要症状为发热重，微恶风寒，头胀痛，咽喉肿痛，口微渴，少汗出或无汗，鼻塞涕黄，咳嗽痰黄，舌苔薄白或微黄，舌尖红赤，脉浮数等。选用药物：桑菊感冒片、银翘解毒片（丸）、羚翘解毒片（丸）、VC银翘片、羚羊感冒片、复方感冒灵片、银黄口服液、板蓝根冲剂、感冒退热冲剂、风热感冒冲剂、桑菊银翘散、银柴冲剂等。注意事项：忌用羌活丸、参苏理肺丸、通宣理肺丸等。

表里双感（风寒和风热混合型）感冒。主要症状为高热，恶寒，头痛眩晕，四肢酸痛，口苦口干，咽喉肿痛，或咳呕喘满，大便干燥，小便发黄，舌苔薄黄，舌头红赤。选用药物：防风通圣丸(散)、重感灵片、重感片等。注意事项：单用银翘解毒片、强力银翘片、桑菊感冒片或牛黄解毒片等疗效欠佳。若属流行性感冒可服用复方大青叶冲剂、感冒冲剂等。

风寒湿滞感冒。主要症状为恶寒发热，热度不高，痰湿中阻，胃脘满闷，恶心呕吐，腹痛泻下，或头重头痛，无汗，或四肢倦怠，苔白，脉浮等。选用药物：藿香正气丸或藿香正气水、午时茶等。注意事项：忌用保和丸、山楂丸、香砂养胃丸等。

气虚感冒。多发于身体虚弱、抵抗力差者，平时易出汗，不耐风寒。主要症状为疲倦乏力，食欲不振，轻度发热，头痛冒虚汗，鼻流清涕，常缠绵日久不愈，或反复多发。选用药物：补中益气丸、参苏丸。注意事项：治疗此型感冒不应过于疏散，用一般感冒药疗效不好，需扶正祛邪、益气解表。

常用西药

阿司匹林。阿司匹林又称乙酰水杨酸。适应证：发热、感冒、头痛、神经痛、肌肉痛、关节炎、痛风等。注意事项：少数患者服用此药后会出现恶心、呕吐、上腹部不适和过敏等不良反应。还可能引起胎儿异常，孕妇、肾功能不全者应慎用，哮喘、胃及十二指肠溃疡、肝病、心功能不全者应慎用或禁用。

扑热息痛。扑热息痛又称对乙酰氨基酚、百服宁、泰诺、必理通。适应证：由感冒引起的发热、头痛、四肢酸痛、全身不适等症状，关节痛、神经痛、癌性痛及手术后止痛等。注意事项：少数患者服药后可能出现恶心、呕吐、腹痛、厌食、出汗等不良反应。服药后如果发生红斑或水肿等过敏反应，必须立即停止用药；不能与其他含有扑热息痛的药物同时服用；服药期间应避免饮酒及含酒精的饮料；长时间服用可引起肾损害，过量服用可引起肝损害，严重者可致昏迷甚至死亡；成人24小时内服用的剂量不能多于2克，3岁以下儿童及新生儿因肝、肾功能发育不全最好不用；孕妇和哺乳期妇女慎用。用药禁忌：酒精中毒、患肝病或病毒性肝炎者禁用，肾功能不全者禁用。

扑尔敏：扑尔敏又称氯苯吡胺、马来拉敏、氯屈米通。适应证：感冒、过敏性鼻炎、皮肤黏膜变态反应性疾病、荨麻疹等。注意事项：会引起嗜睡、胸闷、心悸、乏力等不良反应。早产儿、新生儿、孕妇及老年人慎用。用药禁忌：车、船、飞机驾驶人员，高空作业者，精密仪器操纵者及对本类药物过敏者禁止服用。

布洛芬：布洛芬又称异丁苯丙酸、芬必得、大亚克芬（布洛芬缓释剂）、异丁洛芬、炎痛停。适应证：各种原因引起的高热、头痛、牙痛、神经痛、肌肉痛、腰背痛、关节痛、痛经及风湿性关节炎等。注意事项：少数患者服药后可能会出现消化不良、头晕、耳鸣、胃肠道溃疡、氨基转移酶升高、皮疹等不良反应，宜饭后服用。若患者在服药期间出现胃肠出血，肝、肾功能损害，视力障碍，血象异常以及变态反应等情况，应立即停药。有消化道溃疡及心功能不全病史者、有出血倾向者应慎用。用药禁忌：对阿司匹林或其他非甾体抗炎药过敏者、哮喘患者、鼻息肉综合征患者、孕妇及哺乳期妇女禁用。

消炎痛。消炎痛又称吲哚美辛、吲哚新。适应证：风湿性、类风湿性、痛风性关节炎及发热等。注意事项：可能引起恶心、呕吐、腹痛、腹泻、溃疡等胃肠道反应，有时甚至会引起胃出血及穿孔，饭后服用能够减少胃肠道反应。还可引起头痛、眩晕等中枢神经系统症状。如果头痛持续不减，应立即停药。用药禁忌：溃疡病、震颤麻痹、精神病、癫痫病、支气管哮喘患者，肾功能不全者、对阿司匹林过敏者以及孕妇、哺乳期妇女及儿童禁用。

扑炎痛：扑炎痛又称贝诺酯、百乐来、苯乐来、乙酰水杨酸酯。适应证：类风湿关节炎、急慢性风湿性关节炎、风湿痛、感冒、发热、头痛、神经痛及术后疼痛等。注意事项：有胃肠道反应，可能引起呕吐、灼心、便秘、嗜睡及头晕等，用量过大可导致耳鸣、耳聋。用药禁忌：肝、肾功能损害者、对阿司匹林过敏者、不满3个月的婴儿禁用。

阿苯片：阿苯片本品每片含阿司匹林100毫克，苯巴比妥10毫克。适应证：主要用于儿童的退热，并能预防高热所导致的惊厥。注意事项：常会引起恶心、呕吐、上腹部不适或疼痛等不良反应，偶可引起支气管痉挛性变态反应，少数患者可出现皮疹、荨麻疹、皮肤瘙痒、剥脱性皮炎等皮肤变态反应。儿童必须在成人监护下使用，连续使用不得超过3天，某些儿童使用本药可能引起异常兴奋。肝肾功能减退、心功能不全、鼻出血以及有溶血性贫血史者慎用。体温过高者应用小剂量，以免出汗过多造成虚脱。不宜与其他中枢神经系统抑制药及抗凝药（如双香豆素、肝素）同用。用药禁忌：对阿司匹林和苯巴比妥药物及其他解热镇痛药过敏者禁用。呼吸抑制、卟啉病、喘息、鼻息肉综合征患者禁用。血友病、血小板减少症、活动性出血性疾病患者禁用。

咳嗽、咳痰

常用中成药

根据咳嗽、咳痰的不同症状表现，中医上可将其分为4种类型进行辨证论治。

风寒咳嗽。主要症状为咳嗽声重，咽痒，喘息胸闷，怕冷发热，头痛，无汗，痰稀薄色白且量多，常伴有鼻塞、流清涕、骨节酸痛等，舌苔白，脉浮。选用药物：通宣理肺口服液、苏子降气丸、半夏止咳糖浆、杏仁止咳糖浆、杏苏止咳冲剂、止咳青果丸、蛇胆陈皮胶囊或散剂，以及川贝止咳糖浆、风寒咳嗽丸、复方川贝精片、感冒解痛散、麻黄止咳丸、止咳宁嗽胶囊、止咳合剂等。

风热咳嗽。主要症状为咳嗽，喘息气粗，胸闷咽痛，口渴，鼻流黄涕，发热，出汗，怕风，头痛，痰黏稠色黄，咳痰不爽，舌苔薄黄，脉浮。选用药物：二母宁嗽丸、止咳定喘口服液、橘红片、川贝止咳露、川贝枇杷露、复方鲜竹沥口服液等，其他还有白绒止咳糖浆、除咳止嗽丸、二母清肺丸、三蛇胆川贝膏、复方枇杷膏、复方贝母散、复方罗汉果止咳冲剂、橘贝合剂、清金止嗽化痰丸、清气化痰丸、清热镇咳糖浆、风热咳嗽胶囊等；儿童宜选用急支糖浆、复方甘草合剂、银黄口服液、健儿清解液、小儿咳喘灵冲剂和儿童咳液等。

燥邪咳嗽。主要症状为干咳少痰，咳痰不爽，口干，微有发热等。选用药物：川贝清肺糖浆、养阴清肺膏（糖浆）、罗汉果玉竹冲剂、川贝枇杷膏，其他药物还有止咳橘红丸、止咳梨浆、雪梨蜜膏、川贝末胶囊、镇咳宁口服液等；儿童宜选用儿童清肺口服液。

肺虚咳嗽。主要症状为咳嗽日久，痰少，咳吐不爽，口干，手足微热，气短乏力。选用药物：百合固金丸、秋梨润肺膏、川贝二冬膏，其他药物还有川贝银耳糖浆、川贝梨糖浆、二冬膏、扶正养阴丸、复方梨膏、橘红梨膏、理气定喘丸、润肺膏等。

常用西药

咳快好。咳快好又称二苯哌丙烷，为非麻醉性、中枢及外周双相止咳药，其镇咳作用比可待因强2~4倍，且毒性低。适应证：刺激性干咳，如感冒或者急慢性支气管炎及各种原因引起的无痰咳嗽，以及由吸烟、刺激物、过敏等引起的咳嗽等。注意事项：对口腔黏膜有麻醉作用，易产生麻木感，服用时需整片吞下，切勿嚼碎。偶有口干、胃部烧灼感、食欲不振、乏力、头晕和药疹等不良反应。孕妇应在医生的指导下服用。用药禁忌：过敏者禁止使用。

咳必清：咳必清又称枸橼酸喷托维林、枸橼酸维静宁，为非成瘾性止咳药，具有中枢和外周性镇咳作用，其镇咳作用约为可待因的1/3。适应证：无痰或少痰的咳嗽、百日咳、急性支气管炎、慢性支气管炎及各种原因引起的咳嗽。注意事项：偶有便秘、轻度头痛、头晕、口干、恶心、腹胀、皮肤过敏等不良反应。服药后可能会出现嗜睡现象，司机及操作机器者慎用。痰量多者宜与祛痰药并用。用药禁忌：青光眼及心功能不全、伴有肺淤血的患者禁用，孕妇和哺乳期妇女禁用。

美沙芬。美沙芬又称右美沙芬、右甲吗喃，为中枢性止咳药，可抑制咳嗽中枢，从而产生镇咳作用，其镇咳作用与可待因相等或稍强，但无止痛作用。一般治疗剂量不抑制呼吸，作用快且安全，长期服用不产生成瘾性和耐受性。适应证：无痰、干咳，以及感冒、急性或慢性支气管炎、支气管哮喘、咽喉炎、肺结核以和其他上呼吸道感染时的咳嗽。注意事项：偶有头晕、头痛、轻度嗜睡、口干、食欲不振、便秘等不良反应，用药过量会产生呼吸抑制。用药禁忌：肝功能不良者慎用，痰多患者慎用或与祛痰药合用。妊娠3个月内妇女、有精神病史者、有呼吸衰竭危险的患者禁用。不能与单胺氧化酶抑制剂（常用于精神抑郁的药物）合用，以免发生高热或死亡。

必嗽平。必嗽平又称溴己新、溴己铵、必消痰等，为黏痰调节剂，对黏痰具有较强的溶解作用，可使痰中的黏多糖纤维素或黏蛋白裂解，从而降低痰液的黏稠度。适应证：急、慢性支气管炎、支气管扩张、哮喘等痰液黏稠而不易咯出的症状。注意事项：偶有恶心、胃部不适，减少药量或停药后可消失。偶有血清氨基转移酶短暂升高，但能自行恢复。胃炎或胃溃疡患者慎用。

化痰片。化痰片又称羧甲基半胱氨酸、羧甲司坦，为黏痰调节剂，主要影响支气管腺体的分泌，使低黏度的唾液黏蛋白分泌增加，而高黏度的岩藻黏蛋白产生减少，从而使痰液的黏稠度降低，易于咳出。适应证：慢性支气管炎、支气管哮喘等疾病引起的咳嗽、咳痰，尤其是痰液黏稠、咳痰困难和痰液阻塞气管等，也可用于防治手术后咳痰困难和肺炎并发症。用于小儿非化脓性中耳炎，有预防耳聋的作用。注意事项：偶有轻度头晕、恶心、腹泻、胃部不适、胃肠道出血、皮疹等不良反应，有消化道溃疡病史者慎用。

痰之保克。痰之保克又称氨溴索、沐舒痰、兰勒索。本品为黏痰溶解剂，可使痰中的黏多糖纤维化裂解，稀化痰液，并能抑制支气管黏膜酸性糖蛋白的合成，从而降低痰液黏稠度，使之易于咳出。适应证：伴有咳痰和过多黏液分泌物的各种急、慢性呼吸道疾病，尤其是严重的慢性支气管炎、气喘性支气管炎及支气管哮喘。注意事项：有轻度胃肠道反应，片剂宜饭后服用，皮疹极少见，妊娠初期3个月内妇女慎用。

支气管哮喘

常用中成药

中医通常将哮喘分为实喘和虚喘两类。在治疗方面，实喘重在治肺，以散邪宣肺为主；虚喘重在治肺肾，以滋补纳气为主。根据症状不同，实喘可分为寒喘、热喘和痰喘3类；而虚喘可分为肺气虚和肺肾阴虚两类。

寒喘。主要症状为气促喘息，咳嗽，咳痰少而清稀、色白呈黏沫状，口不渴，脉弦滑，常伴有怕冷发热、头痛、无汗、鼻塞、流涕等症状。选用药物：通宣理肺口服液等。

热喘。主要症状为呼吸急促，呛咳阵作，喉有哮鸣音，咳嗽，痰黄稠难以排出，咽干，口苦口渴喜饮，身热汗多，舌质红，苔黄腻，脉滑数。选用药物：止咳定喘口服液。

痰喘。主要症状为咳嗽痰多，色白黏稠，气逆作喘，胸部满闷，严重时出现恶心、呕吐等症状。选用药物：橘红片、止咳化痰丸、咳嗽定喘丸、清气化痰丸等。

肺气虚。主要症状为咳嗽痰多，痰液清稀，面色苍白，气短作喘，动则出汗，精神不振，身倦无力等。选用药物：人参保肺丸等。

肺肾阴虚。主要症状为气短作喘，咳

嗽痰少，或干咳无痰，或痰中带血，口干咽燥，腰膝酸软，头晕耳鸣，潮热盗汗，舌红，苔少，脉细数。选用药物：二母宁嗽丸、二母宁嗽颗粒剂、麦味地黄丸、都气丸等。

常用西药

糖皮质激素。糖皮质激素简称激素，是当前治疗支气管哮喘最有效的首选抗炎药，可分为吸入剂、口服剂和静脉用药。适应证：吸入激素是控制哮喘长期稳定的最基本的治疗手段；在急性严重哮喘发作早期，口服糖皮质激素能够防止病情进一步加重；在哮喘持续状态时则需要用大剂量的糖皮质激素作短期全身给药；治疗慢性严重哮喘可长期吸入大剂量的糖皮质激素。注意事项：糖皮质激素吸入剂可产生局部不良反应，主要是口咽不适、口咽炎、声音嘶哑、偶尔出现的上呼吸道刺激性咳嗽和口咽部的念珠菌感染，吸药后用清水漱口可预防或减轻口腔念珠菌感染。选用药物：常用的吸入激素有二丙酸倍氯米松、布地缩松、氟尼缩松、氟替卡松和曲安缩松等，口服剂有泼尼松、泼尼龙，静脉用药主要有琥珀酸氢化可的松。

白三烯调节剂。白三烯调节剂包括白三烯受体拮抗剂和合成抑制剂，不但能缓解哮喘症状，而且能减轻气管炎症。适应证：白三烯受体拮抗剂特别适用于运动性哮喘及阿司匹林哮喘。注意事项：会产生轻微的胃肠道症状，少数患者会出现皮疹、血管性水肿、氨基转移酶升高等不良反应，停药后可恢复正常。选用药物：扎鲁司特、孟鲁司特。

色甘酸钠。色甘酸钠又称咽泰、咳乐钠，是一种新型非激素类抗变态反应药，能稳定肥大细胞膜和嗜碱细胞膜，从而抑制组胺、5-羟色胺、白三烯等过敏介质的释放，对其他炎症细胞释放介质也有一定的抑制作用。适应证：主要用于预防过敏性哮喘发作。注意事项：少数患者会出现咽喉不适、胸闷等不良反应，偶见皮疹，孕妇慎用。

β_2受体激动剂。适应证：短效吸入型β_2受体激动剂是治疗哮喘急性发作症状和预防性治疗运动诱发哮喘的首选药物，长效吸入型β_2激动剂可抑制抗原引起的速发和迟发反应及组胺引起的气管反应性增高。注意事项：长期应用会引起β_2受体功能下调和气管反应性增高，增加哮喘发作的次数，因此不主张长期、有规律的应用。如果需要长期应用，应该和吸入激素配合应用。选用药物：短效（作用时间为4~6小时）的有沙丁胺醇（喘乐宁、舒喘灵）、特布他林（博利康尼、喘康速）、非诺特罗（酚丙喘定、酚丙喘宁），长效（作用时间12~24小时）的有沙美特罗（施立稳）、福莫特罗（安通克）、丙卡特罗（美喘清）、班布特罗（巴布特罗）等。

茶碱（黄嘌呤）类。适应证 长效茶碱用于控制夜间哮喘，静脉给药主要用于重危症哮喘。注意事项：茶碱的不良反应主要有胃肠道症状（恶心、呕吐）、心血管症状（心动过速、心律紊乱、血压下降），最好饭后服用以降低对胃肠道的刺激。偶尔会兴奋呼吸中枢，严重的会导致抽搐甚至死亡。用药时最好进行血药浓度监测，将浓度保持在5~15毫克/毫升。酒精中毒及合用甲氰咪胍、喹诺酮、大环内酯类药物等会降低茶碱的代谢，应减少用药量；吸烟能加快茶碱的代谢，应增加用药量。发热、妊娠、幼儿、老年人、肝肾功能不全、心律失常、严重心脏病患者及甲状腺功能亢进者慎用。选用药物：氨茶碱、茶碱、羟丙茶碱、二羟丙茶碱、恩丙茶碱、胆茶碱等。

抗胆碱药物。此类药物以吸入剂型为佳，虽然起效较慢，但药效持续时间较长，不良反应少，长期使用不会出现耐药性。适应证：主要用于单独使用β_2激动剂不能控制症状的哮喘患者，对老年性哮喘及并发有慢性阻塞性肺疾病的哮喘特别有效。与β_2激动剂联合使用具有更强、更持久的支气管舒张作用，尤其适用于夜间哮喘及多痰的患者。注意事项：少数患者会出现口苦或口干感及咽部刺激，青光眼患者还会出现眼压升高症状。选用药物：异丙托溴铵（溴化异丙阿托品）。

慢性支气管炎

常用中成药

慢性支气管炎属中医咳嗽的范畴，根据症状及脉象可将本病分为几个类型，然后进行辨证论治。

风寒袭肺型。主要症状为咳嗽声重，或有气急喘息及胸闷，咳痰稀薄色白，初起多兼有恶寒，头痛，咽痒，发热，鼻塞，流清涕，身痛，无汗，口不渴，苔薄白或白腻，脉浮滑或弦紧。选用药物：通宣理肺口服液等。

风热犯肺型。主要症状为咳嗽声粗，喘促气粗，痰稠色黄，咽痛，鼻流黄涕，身热头痛，口渴喜冷饮，胸闷烦躁，汗出，舌质红，苔薄黄，脉浮数。选用药物：羚羊清肺丸等。

痰热蕴肺型。主要症状为咳嗽气喘，胸脘满闷，痰黏色黄，咳出不爽，兼有发热出汗，流涕，咽痛，烦热口渴，口淡无味，溺黄，大便干结，舌质红，苔黄腻，脉滑数。选用药物：痰喘丸等。

肺脾气虚型。主要症状为咳嗽气短，痰白而稀或泡沫，自汗，胸脘痞闷，大便溏薄，神疲乏力，声低懒言，每遇风寒则咳嗽或喘息发作加重，舌质淡，苔白薄，脉虚。选用药物：三蛇胆陈皮末、黄荆油胶丸等。

肺肾阴虚型。主要症状为干咳少痰，或痰中带血，或咳血，或伴喘息；面色潮红，盗汗，五心烦热，咽干口燥，失眠，舌质红，苔少，脉细数。选用药物：麦味地黄丸、二冬膏、琼玉膏等。

肺肾阳虚型。主要症状为咳喘久作，呼多吸少，动则尤甚，痰稀色白或如泡沫，畏寒肢冷，腰膝酸痛，疲倦乏力，舌质淡，苔白而滑，脉沉细无力。选用药物：金匮肾气丸、参桂鹿茸片、参芪蜂王浆、蛤蚧精等。

常用西药

抗生素。慢性支气管炎并发感染时，可选用抗生素配合治疗。常用抗生素有青霉素、链霉素、红霉素、氯霉素、麦迪霉素、复方新诺明等，严重感染时，可选用氨苄西林、环丙沙星、氧氟沙星、阿米卡星（丁胺卡那霉素）、奈替米星（乙基西梭霉素）或头孢氨苄、头孢呋辛等头孢类抗生素联合静滴给药。反复感染患者，可采用预防性用药，可选用复方磺胺甲恶唑长期用药。祛痰止咳药：常用咳嗽药水有氯化铵、棕色合剂、鲜淡竹沥、吐根糖浆，此外，止咳还可用咳必清、咳美芬等。常用祛痰药物有沐舒痰（盐酸溴环己胺醇）、化痰片（羧甲基半胱氨酸）、碘化钾等，溴己新（必嗽平）、氯化铵、棕色合剂等也有一定的祛痰作用。当痰多而黏稠，不易咯出时，可用枇杷叶蒸汽吸入，或用超声雾化吸入，以稀释气管内分泌物。

解痉平喘药：喘息型支气管炎常选用解痉平喘药物，如氨茶碱、喘定、丙卡特罗（美喘清）等。慢性支气管炎有可逆性阻塞者及阵发性咳嗽伴有不同程度的支气管痉挛时，应采用支气管舒张剂来改善症状，常用药物有异丙托溴铵（溴化异丙阿托品）气雾剂、特布他林（博利康尼）、沙丁胺醇、丙卡特罗（美喘清）等。

病毒性肺炎

常用中成药

板蓝根冲剂、抗病毒冲剂、双黄连粉针剂等。

常用西药

抗病毒药。三氮唑核苷(病毒唑)、金刚烷胺、α-干扰素、胸腺肽等。抗生素：在继发细菌感染时，可应用青霉素、头孢菌素等抗生素治疗。

肺结核

常用中药

肺结核可根据症状及脉象分为3种类型进行辨证论治。

阴虚肺热型。主要症状为午后潮热，手足心热，夜间盗汗，两颧发热，唇红咽干，形体消瘦，干咳无痰，或痰少不易咯出，或痰中带血丝，舌苔薄，边尖红，脉细数。选用药物：贝母二冬膏、保肺散、贝母梨膏、百花膏、羊胆丸、罗汉果玉竹冲剂、复方抗结核片等。

肺肾阴虚型。主要症状为潮热盗汗，腰脊酸软，头晕耳鸣，心烦失眠，五心烦热，颧红体瘦，咳呛气急，痰少质黏，或咳血、血色红量多，或伴胸痛、舌红、少苔，或光剥，脉细数无力。选用药物：玉露保肺丸、金贞麦味地黄丸、补金片、养阴清肺膏、养阳脉安片、麦味地黄丸等。

气阴两虚型。主要症状为午后潮热颧红，热势不高，恶风畏冷，自汗盗汗，食少，神疲气短，咳嗽无力，痰稀白量多，偶带淡红色，舌淡有齿印，苔薄白，脉细数无力。选用药物：润肺止嗽丸、人参固本丸、天麻王浆、百部丸、人参滋补膏、万年春蜂王浆、雪蛤银耳胶丸等。

常用西药

异烟肼。异烟肼又名异烟酰肼，对结核杆菌有高度的选择性和较强的抑制和杀灭作用，对细胞内外的结核杆菌同样有效，为治疗结核病的首选药物。适应证：各种类型的结核病。注意事项：大剂量使用可导致维生素B缺乏，出现周围神经炎、中枢神经中毒症状，如头痛、失眠、记忆力减退、神经兴奋、易怒、欣快感、幻觉、抽搐、四肢感觉异常等。少数患者会出现排尿困难、肝脏损伤、白细胞减少、嗜酸粒细胞增多和贫血等。用药禁忌：肝肾损害、肝肾功能不全者、精神病和癫痫病患者忌用。孕妇慎用。

利福平。利福平又名甲哌力复霉素，为高效的广谱抗生素，作用与异烟肼类似，比链霉素强，能杀灭细胞内外的结核杆菌、麻风杆菌等。适应证：主要应用于各种类型的结核病，尤其是重症结核病和耐药结核菌引起的结核病。也可用于麻风、军团菌肺炎及金黄色葡萄球菌引起的败血症和胆管感染，还可用于厌氧菌感染。外用可治疗沙眼及敏感菌引起的眼部感染。注意事项：可致恶心、呕吐、食欲不振、腹泻、腹胀、胃痛等胃肠道不良反应，还可致白细胞减少、血小板减少、嗜酸性粒细胞增多、肝脏损害、黄疸、脱发、头痛、疲倦、眩晕、视力模糊、蛋白尿、血尿、肌病、心律失常、低血钙等不良反应。此外，利福平还可引起多种过敏反应，如药物热、皮疹、急性肾功能衰竭、胰腺炎、剥脱性皮炎和休克等，在某些情况下还可发生溶血性贫血。长期服用此药可降低口服避孕药的作用而导致避孕失败。婴儿、肝肾功能不良者和3个月以上孕妇慎用。用药期间应定期检查肝肾功能。食物可阻碍药物吸收，所以宜空腹服药。用药禁忌：肝功能严重不全、胆管阻塞者和3个月以内的孕妇禁用。

乙胺丁醇。乙胺丁醇为人工合成抑菌性抗结核药，对结核杆菌有较强的抑制作用，结核杆菌对本药与其他药物之间无交叉耐药现象，是较好的第二线抗结核药物。适应证：与利福平或异烟肼等其他抗结核药联用，可治疗各型活动性结核病。也可用于非典型结核分支杆菌病的治疗。注意事项：可引起恶心、呕吐、腹泻等胃肠道反应，大剂量使用时易发生球后视神经炎，表现为视力障碍、辨色力受损、视野缩小、出现暗点。用药前和用药期间应每日检查视野、视力、红绿鉴别力等，一旦出现视力障碍或下降，应立即停药。用药期间血尿酸浓度会增高，应定期监测血清尿酸。偶见肝功能损害、下肢麻木、畏寒、关节肿痛、粒细胞减少、皮疹、瘙痒以及幻觉、不安、失眠等精神症状。痛风、视神经炎、糖尿病眼底病变、肝肾功能减退者慎用。用药禁忌：孕妇、哺乳期妇女、糖尿病患者、乙醇中毒者及13岁以下的儿童均禁用。

链霉素。链霉素为氨基糖苷抗生素，是抗结核治疗中的主要用药。在低浓度时可抑制结核杆菌，高浓度时有杀菌作用。此外，链霉素对革兰阴性菌的抗菌作用十分突出，但对革兰阳性菌的抗菌作用不及青霉素。适应证：适用于各种结核病，尤其是浸润型肺结核、粟粒性肺结核和结核性脑膜炎等，还适用于革兰阴性菌所引起的泌尿道感染、肠道感染、败血症等。注意事项：链霉素具有耳毒性，可引起眩晕、恶心、呕吐、平衡失调、耳鸣、耳部饱满感、听力减退甚至耳聋。还可有麻木、针刺感或面部烧灼感，少数患者可出现视力减退、皮疹、斑丘疹、瘙痒、药物热等过敏反应，偶有过敏性休克。链霉素对肾脏也会造成一定损害，可引起排尿次数减少或尿量减少、食欲减退、极度口渴、蛋白尿、管型尿和血尿等。孕妇、哺乳期妇女、新生儿、婴幼儿、肾功能减退、重症肌无力、帕金森病患者慎用。服药过程中如果出现耳鸣、耳有堵塞感、皮疹、药物热等不良反应，应及时停药。用药禁忌：对链霉素过敏者忌用。

吡嗪酰胺。吡嗪酰胺又名异烟酰胺，对细胞内结核杆菌具有抑制和杀灭作用，但抑菌作用不及链霉素和异烟肼，为二线抗结核药。吡嗪酰胺毒性大，单用容易产生耐药性，常与利福平和异烟肼等其他抗结核药物联合应用，以产生协同效应，缩短疗程。适应证：主要用于其他抗结核药物治疗失败而复治的患者，是三联或四联强化期短程化疗方案中的基本药物之一。注意事项：肝脏损害最常见，可引起氨基转移酶升高，用药量过大可引起肝细胞坏死，还可引起高尿酸血症而致关节痛，因此在用药期间要定期检查肝功能和血尿酸。偶见发热及皮疹等过敏反应，甚至可能出现黄疸。个别患者对光敏感，皮肤见光部位呈鲜红棕色，长期服药者的皮肤呈古铜色，停药后可逐渐恢复。因此，在服药期间应避免暴晒。一旦发生过敏反应，应立即停药。此外，还可引起食欲不振、恶心及呕吐等胃肠道反应。糖尿病、溃疡病患者慎用。用药禁忌：肝功能不良者、痛风患者及3岁以下小儿禁用。

对氨基水杨酸钠。对氨基水杨酸钠又名对氨基柳酸钠、派斯钠，能够妨碍结核杆菌对氨基苯甲酸的利用，阻碍叶酸合成，从而影响蛋白质的合成，抑制结核杆菌生长。常配合异烟肼、链霉素等应用，以增强疗效并避免细菌产生耐药性。适应证：主要用于各种类型的活动性结核病。注意事项：可引起恶心、呕吐、食欲不振、腹泻、腹痛、胃烧灼感等胃肠道反应，与水杨酸类同服可加重胃肠道反应并可致溃疡出血，应在饭后服用或与碳酸氢钠同服，可减轻症状。偶见皮疹、瘙痒、剥脱性皮炎、药物热、结晶尿、蛋白尿、白细胞减少、肝损害、黄疸，应立即停药。避光下贮存和使用，变色后不可再用。能干扰利福平的吸收，两者同服时最好间隔6~8小时。肝肾功能减退者慎用。

高血压

常用中成药

高血压病在中医上属于眩晕的范畴，可分3种类型辨证论治。

肝阳上亢型。主要症状为头胀痛，眩晕，耳鸣，烦躁，失眠，口干口苦，面红目赤，舌红，苔黄，脉弦或弦数。选用药物：田七花精、脑立清、安宫降压丸、牛黄降压丸、天麻定眩丸、天麻钩藤冲剂、降血压糖浆、天麻眩晕宁、罗布麻叶冲剂、醒脑降压丸等。

阴虚火旺型。主要症状为头痛，眩晕，腰膝酸软，心烦口干，耳鸣健忘，心悸失眠，舌红，苔薄白或少苔，脉弦细而数。选用药物：二至丸、左归丸、六味地黄丸、延寿丹、健脑补肾片、滋肾宁神丸、阿胶首乌汁、补肾养血丸等。

阴阳两虚型。主要症状为重度眩晕头痛，劳累更甚，全身乏力，心悸气短，失眠多梦，腰膝酸软，夜尿频多，面色苍白，畏寒肢冷，或有双下肢水肿，舌质淡嫩，苔白，脉沉细或细弦。选用药物：冬青补汁、参芪二仙片、龟鹿二胶丸、壮腰健肾丸、双龙补膏、复方羊红膻片等。

常用西药

利尿剂。利尿剂是治疗高血压的代表性药物，能促进血液中的水分排泄，增加尿量，以降低循环系统的水量，减少心脏的负荷，达到降低血压的目的。同时，它还能帮助肾脏促进盐分排泄，对盐摄取过量的患者十分有效。适应证：单纯性高血压、心力衰竭。选用药物：速尿、利尿酸、双氢克尿噻、氯噻酮、安体舒通、氨苯喋啶等。注意事项： 可能会产生无力、性欲降低、低血钾、姿势性低血压、食欲不振等不良反应。长期使用可能会引起血糖、电解质、尿酸升高等代谢异常问题，痛风患者应谨慎服用，糖尿病患者应提防血糖过高。

β受体阻滞剂。β受体阻滞剂的主要作用是抑制心脏的收缩、减慢心率，从而减少心脏需氧量以达到降低血压的目的。降压安全、有效，单独使用一般能使收缩压下降2.0~2.5千帕。适应证：高血压并发冠状动脉心脏病、一般高血压。选用药物：阿替洛尔（氨酰心安）、美托洛尔（倍他乐克、美多心安）、拉贝洛尔（柳胺苄心定）、比索洛尔（搏苏）。注意事项：初次使用常有疲惫感或手脚麻冷的感觉，常见不良反应有呼吸不畅、失眠、性欲降低等。长期使用可能会引起血糖、电解质、尿酸升高等代谢异常问题，痛风患者应谨慎服用，糖尿病患者应提防血糖过高。用药禁忌：怀孕期间禁止服用，除非可能治疗效益大于危险性，服药期间禁止哺乳。心率很慢、存在心脏传导阻滞和患有哮喘的高血压患者禁止服用。

钙拮抗剂。钙拮抗剂可以抑制使血管收缩的钙离子发挥作用，它作用于周边血管平滑肌，使其扩张，进而使血管扩张，降低血压。在降压的同时，不会降低重要器官的血液供应，不会影响血脂、血糖的代谢，因此老年高血压和患有心、脑、肾损害的高血压患者适宜使用。适应证：高血压并发冠状动脉心脏病、一般高血压及脑梗塞。选用药物：短效的有硝苯地平（心痛定）、恬尔心，中效的有尼群地平，长效的有氨氯地平（络活喜）、非洛地平（波依定）、尼卡地平。缓释和控释制剂具有长效的作用，如硝苯地平控释片、恬尔心缓释片、缓释异搏定（维拉帕米）。注意事项： 使用初期可能会出现潮红、头痛等症状，有心跳缓慢、下肢轻微水肿、便秘、疲倦等不良反应，可以通过降低剂量或更换钙离子阻断剂的种类来加以改善。

血管紧张素转换酶抑制剂（ACEI）。血管紧张素转换酶抑制剂通过抑制体内血管紧张素转换酶的作用，来阻止血管紧张素的合成，从而达到控制血压的目的。这类降压药安全有效，不影响血脂和血糖的代谢，对肾脏也有保护作用。适应证：高血压并发心力衰竭和糖尿病、冠心病。选用药物：短效的有卡托普利（巯甲丙脯酸），中效的有依那普利（依那林），长效的有苯那普利（洛汀新）、培多普利（雅施达）、福辛普利（蒙诺）、贝那普利（一平苏）、米达普利（达爽）等。注意事项：可能会产生持续性咽痒干咳、食欲不振、疲倦等不良反应，万一出现水肿应立即停药。另外，必须注意肾功能的变化，肾功能不强的患者会加速恶化，甚至引起肾衰竭。用药禁忌：严重肾功能衰竭、双侧肾动脉狭窄患者以及孕妇禁止服用。

血管紧张素Ⅱ受体拮抗剂（ARB）。这是一类最新的降压药，与血管紧张素转换酶抑制剂相比，它能更充分、更有选择性地阻断血管及组织中的血管紧张素Ⅱ受体，进而控制血压。它不会引起咽痒干咳、血管神经性水肿等不良反应，不良反应小，比以往的抗高血压药物更具安全性。适应证：高血压、动脉硬化、心肌肥厚、心力衰竭、糖尿病、肾病等。 选用药物：氯沙坦、缬沙坦、伊贝沙坦和替米沙坦等。注意事项：可能会产生呼吸道感染、头痛、眩晕、腹泻等不良反应。服用大量利尿剂的患者在服用此药时容易产生姿势性低血压。因此，必须调整原先用药的剂量或减少此药的用量。用药禁忌：孕妇禁用。

α受体阻滞剂。α受体阻滞剂主要用于扩张血管，通过使血管肌肉松弛而达到降低血压的目的。它不影响血脂和血糖的代谢，而且能够缓解前列腺肥大引起的症状，对伴有前列腺肥大的老年人更为适用。适应证：高血压、糖尿病、高血脂。注意事项：和利尿药合并使用时可能会引起姿势性低血压，因此服用该药的患者起床时要格外小心，动作要慢。另外还可能产生眩晕、心跳过快、肠胃不适等不良反应。老年人和肝肾功能不良者应谨慎使用。用药禁忌：孕妇及幼儿禁用。

常用药物

短效的有哌唑嗪，长效的有多沙唑嗪、特拉唑嗪等。

冠心病

常用中药

冠心病属于中医胸痹、胸痛、原心痛等范畴，可分为以下5个类型，据此辨证治疗。

胸阳不振型。表现为胸闷憋气，心前区绞痛，心悸气短，面色苍白，怕冷喜暖，乏力自汗，舌淡体胖有齿痕，舌苔薄白或白腻，脉沉迟无力。选用药物：冠心苏合丸、心舒丹、速效救心丸、乌头赤石脂丸等。

气滞血淤型。表现为阵发性心前区刺

痛，痛引肩背，胸闷气短，心悸不宁，舌质紫暗或有淤点，脉沉涩或弦涩。选用药物：血府逐淤片、冠心片、愈风宁心片、丹七片、复方丹参片等。

脾虚痰聚型。表现为体多肥胖，疲倦嗜睡，咳嗽痰稀，胸闷气憋作痛，心悸气短，大便溏薄，舌苔厚腻。选用药物：香砂六君丸、人参归脾丸、二陈丸等。

肝肾阴虚型。表现为胸闷气憋，夜间胸痛，头昏耳鸣，口干目眩，夜卧不宁，腰酸腿软，舌红，脉细。选用药物：二至丸、杞菊地黄丸等。

肝肾阴虚型。表现为胸闷心痛，有时夜间憋醒，头晕耳鸣，心悸气短，怕风肢冷，五心烦热，舌暗，苔少，脉细弱结代。选用药物：通脉养心丸、养血安神丸等。

常用西药

阿司匹林。阿司匹林能抑制血小板的聚集，可防止凝血块的形成，减少血栓形成，缓解血管痉缩，降低心跳频率。适应证：头痛、冠心病等。注意事项：患有哮喘、溃疡病、腐蚀性胃炎、痛风及发生其他过敏性反应时应慎用；肝功能减退时服用该药会加重肝脏毒性反应和出血倾向，肝功能不全和肝硬变患者易出现肾脏不良反应；心功能不全或高血压患者在大量用药时，可能会引起心力衰竭或肺水肿；肾功能衰竭时服用会有加重肾脏毒性的危险。用药禁忌：血友病或血小板减少症、有出血症状的溃疡病或其他活动性出血时禁用。

硝酸甘油。当冠心病、心绞痛突然发作时，立即把硝酸甘油药片含于舌下，可快速吸收，扩张冠状动脉血管，以增加冠状动脉血流量及心脏氧气供应量。适应证：心绞痛急性发作、急性左心室衰竭。注意事项：可能产生头痛、面潮红、心悸等不良反应。硝酸甘油是一种亚硝酸盐，对光敏感，怕热，长时间暴露于空气中或受热后，有效成分会很快挥发散失，因此应储存在深棕色的玻璃瓶中，严密封盖，并放置于阴凉处。不宜长期存放，最好每3个月更新一瓶。用药禁忌：硝酸甘油能使脑压和眼压升高，所以严重贫血、脑出血、青光眼、眼内压高者禁用；对硝酸酯、亚硝酸盐类、巴比妥类有不良反应者禁用；冠状动脉闭塞、冠状动脉血栓症者禁用；避免烟酒；服用威而钢者禁用；含药时不能站立，以免出现头晕甚至昏倒，应坐靠在宽大的椅子或凳子上。

血管扩张剂。此类药物能扩张冠状动脉血管，使冠状动脉血流量轻度增加，从而改善心肌的血供和缺氧状况，缓解心绞痛。适应证：冠心病、心力衰竭。注意事项：可能会引起头痛等不良反应，要预防胸闷、胸痛引起的心肌梗死的发作。用药禁忌：硝酸酯类血管扩张剂，如5-单硝酸异山梨醇酯等。

心力衰竭

常用中成药

中医治疗时，可根据症状及脉象将心力衰竭分为以下3个类型，然后进行辨证论治。

气虚血淤型。表现为呼吸困难，活动时加重，口唇发绀，咳血痰，舌暗无光泽，有淤点或淤斑，脉细数。选用药物：冠心苏合丸、复方丹参片等。

心肾阴虚型。表现为呼吸困难，口渴咽干，面颊潮红，心悸，烦躁，入夜盗汗，手足心热，舌质红，苔少，脉弦或细数。选用药物：天王补心丹。

阳虚水泛型。表现为心悸，气短而喘，胸满不能平卧，下肢水肿或全身水肿，腹胀，尿液量少，怕冷，舌质淡胖大，苔白，脉沉无力。选用药物：金匮肾气丸。

常用西药

常用治疗药物有洋地黄类制剂、利尿剂、血管扩张剂、血管紧张素转换酶抑制剂（ACEI）、血管紧张素Ⅱ受体拮抗剂（ARB）、β受体阻滞剂等。

洋地黄。洋地黄能增强心脏的收缩能力，使衰弱的心脏跳动得强而有力，以输送更多的血液到身体各个组织，减轻水分过多导致的心力衰竭。适应证：心力衰竭。选用药物：可能产生的不良反应有腹泻、胃口降低、疲倦、嗜睡、轻微的恶心、呕吐等。用药禁忌：曾服用此药产生严重反应者禁用。利尿剂、血管紧张素转换酶抑制剂（ACEI）、血管紧张素Ⅱ受体拮抗剂（ARB）、β受体阻滞剂等详见高血压用药。

血管扩张剂详见冠心病用药。

高脂血症

常用中药

中医上可将高脂血症分为痰浊、湿热、阴虚、阳虚、淤血等5种类型，然后进行辨证论治。

痰浊阻络型。主要症状为体形肥胖，胸脘痞闷，眩晕，四肢麻木，舌苔厚且白腻，脉濡滑有力。选用药物：天麻丸、白金降脂丸、冠心苏合丸等。

湿热蕴郁型。主要症状为形肥面垢，脘痞，呕吐恶心，心烦多梦，大便不畅，小便黄赤，皮肤及眼睑有黄色斑块，舌红，苔黄腻，脉濡滑数有力。黄赤，皮肤及眼睑有黄色斑块，舌红，苔黄腻，脉濡滑数有力。选用药物：龙胆泻肝片、当归龙荟丸、防风通圣丸等。

肝肾阴虚型。主要症状为头晕耳鸣，口燥咽干，腰膝酸软，五心烦热，舌红，苔少，脉细数。选用药物：杞菊地黄丸、麦味地黄丸、二至丸等。

脾肾阳虚型。主要症状为面色苍白，疲倦乏力，四肢清冷，腰膝发凉，便溏溲清，纳呆腹胀，舌淡，苔润，脉沉细无力。选用药物：桂附理中丸、脾肾双补丸、金匮肾气丸等。

淤血阻络型。主要症状为胸闷气憋，心前区或胸背刺痛，舌质暗有淤斑，脉沉涩。选用药物：复方丹参片、冠心苏合丸、大黄等。

常用西药

胆酸结合剂。肠肝循环减少，粪便中胆固醇和胆汁酸的排出量增多，促进肝内胆固醇的消耗，由此降低胆固醇的浓度。适应证：高胆固醇血症，但对高三酰甘油血症无效。选用药物：消胆胺。注意事项：可能产生便秘、腹胀、消化不良、胀气等不良反应。此药应在空腹时用大量的水送服，又因为它会影响其他药物的正常吸收，因此应在服用此药1小时前或4小时后使用其他药物。用药禁忌：对胆酸结合剂过敏者禁止使用。

烟碱酸。烟碱酸又称为烟酸，是水溶性B族维生素的一种。它以降低低密度脂蛋白和三酰甘油为主，也能降低低密度脂蛋白和胆固醇。同时，它还有扩张周围血管的作用，用药后可降低心肌梗死的发病率。适应证：高脂血症、动脉粥样硬化症、血管性偏头痛、头痛、脑动脉血栓形成、肺栓塞、内耳眩晕症、中心性视网膜脉络膜炎等。注意事项：其不良反应有皮肤潮红并有热感、瘙痒，有时可引起荨麻疹、胃肠不适、恶心、呕吐、心悸、视觉障碍等。还会对肝脏造成损害，引起轻度肝功能减退、消化性溃疡发作，使血糖和血尿酸升高。饭后服用可减少不良反应。用药禁忌：溃疡病、糖尿病及高尿酸患者，肝脏损害、严重低血压、出血或动脉出血者禁用。

纤维酸衍生物（贝特类）。纤维酸衍生物能够增加经由粪便排出的胆固醇量。它还能提高周边脂蛋白脂酶的活性，加速低密度脂蛋白及三酰甘油的分解代谢，进而降低血浆内三酰甘油的浓度。服用此药还能减少患胰腺炎的危险，对减少动脉粥样硬化也有帮助。适应证：主要用于治疗高脂血症，对高三酰甘油症最有效。注意事项：可能产生恶心、腹胀、腹泻、胃肠不适、嗜睡、过敏等不良反应。用药禁忌：孕妇、严重输尿管结石患者、严重肝肾病患者不可使用。选用药物：吉菲贝齐（诺衡）、苯扎贝特（必降脂及脂康平）、非诺贝特（力平脂）、氯贝丁酯（安妥明）、益多酯（特调脂）等。

他汀类药物。他汀类药物使用安全方便，不良反应少，不会增加癌症发生率，是目前已知最有效的降脂药。适应证：高胆固醇血症。注意事项：可能产生肌痛、肝功能指数上升、失眠等不良反应，偶有皮疹、下痢、腹痛、胃不适等症状。与纤维酸衍生物博利脂、烟碱酸、免疫抑制剂环孢菌素、红霉素同时服用时会增加危险性，易出现横纹肌溶解症。用药禁忌：孕妇禁用。

胃酸过多症

常用中药

“烧心”、“心口痛”的病证在中医上称为“胃脘痛”，根据其症状表现的不同可分为脾胃虚寒证、肝气犯胃证、饮食停滞证和寒邪客胃证4种类型，然后进行辨证论治。

脾胃虚寒证。主要症状有胃凉隐痛，喜温喜按，空腹病重，进食后减轻，食欲不振，畏寒肢凉，反吐清水，疲倦乏力，大便稀薄等，舌质淡，舌苔白，脉虚弱。选用药物：香砂养胃丸、香砂平胃颗粒、温胃舒胶囊、柴芍六君丸、健脾片、暖胃舒乐、胃太平胶囊、香砂和胃丸、小建中冲剂、仲景胃灵丸等。

肝气犯胃证。主要症状有胃部胀痛，痛窜后背，气怒痛重，经常嗳气、大便不畅等，常因心情不悦而发作，舌苔薄白，脉弦沉。选用药物：加味左金丸、木香顺气丸、养胃舒胶囊、胃得安片、沉香化气片、气滞胃痛冲剂、胃苏冲剂等。

饮食停滞证。主要症状有伤食胃痛，胃部胀满，嗳出腐酸气，或呕吐不消化食物，呕吐后症状减轻，大便不畅等，舌苔厚腻，脉弦滑。选用药物：大山楂丸、加味保和丸、神曲茶等。

寒邪客胃证。主要症状有胃凉暴痛，恶寒喜暖，得热痛减，遇寒痛增，喜热饮食，舌苔薄白，脉弦紧。选用药物：温胃舒胶囊、白蔻调中丸、开胸顺气丸、舒泰丸、调胃舒肝丸、舒肝和胃丸、沉香舒气片、香药胃安胶囊、安胃颗粒、乌贝颗粒、丁桂温胃散等。

常用西药

硫糖铝。硫糖铝又称胃溃宁、舒可捷等，它能与溃疡面上的渗出蛋白结合形成保护膜，覆盖溃疡面，阻止胃酸、胃蛋白酶和胆汁酸的渗透、侵蚀，从而有利于黏膜再生和溃疡愈合。适应证：胃及十二指肠溃疡。注意事项：最常见的不良反应是便秘，少见或偶见有口干、消化不良、恶心、腹泻、胃痛、腰痛、眩晕、嗜睡、皮疹、瘙痒等，可与适当抗胆碱药合用。不宜与多酶片及西咪替丁合用，否则两药疗效均降低。治疗收效后，应继续服药数月，以免复发。哺乳期妇女慎用，习惯性便秘者不宜使用。

氢氧化铝。本品有中和胃酸、局部止血、保护溃疡面等作用，作用缓慢而持久，但效力较弱。适应证：胃炎、胃酸过多症、胃及十二指肠溃疡等。注意事项：可妨碍磷的吸收，长期服用可引起便秘，严重时甚至引起肠梗阻，故不宜长期大剂量服用。有长期便秘史的患者慎用，为防止便秘可与三硅酸镁或氧化镁交替服用。肾功能不全者慎用。铝离子能与四环素类药物结合而影响后者的吸收，故不宜同用。

三硅酸镁。三硅酸镁又称三矽酸镁，能中和胃酸和保护溃疡面，作用缓慢而持久，可达4~5小时，不产生气体。在反应中生成胶状氧化硅覆盖在溃疡表面，对胃黏膜产生保护作用。适应证：胃酸过多症、胃及十二指肠溃疡病。注意事项：服药后可引起轻度腹泻，长期服用可能引发肾硅酸盐结石。肾功能不全者或长期大剂量服用者可出现眩晕、惊厥、心律失常或精神症状及异常疲乏无力。妊娠期头3个月慎用。

三硅酸镁。三硅酸镁又称三矽酸镁，能中和胃酸和保护溃疡面，作用缓慢而持久，可达4~5小时，不产生气体。在反应中生成胶状氧化硅覆盖在溃疡表面，对胃黏膜产生保护作用。适应证：胃酸过多症、胃及十二指肠溃疡病。注意事项：服药后可引起轻度腹泻，长期服用可能引发肾硅酸盐结石。肾功能不全者或长期大剂量服用者可出现眩晕、惊厥、心律失常或精神症状及异常疲乏无力。妊娠初期前3个月慎用。

西咪替丁。西咪替丁也称甲氰咪胍，是一种H_2受体拮抗剂，能明显地抑制胃酸分泌，缓解因胃酸过多刺激胃黏膜引起的胃部灼痛感觉。适应证：十二指肠溃疡、胃溃疡、卓–艾综合征、上消化道出血、反流性食管炎、急性胃炎等。注意事项：较常见的不良反应有腹泻、乏力、嗜睡、头晕、头痛、肌痛、皮疹、血清氨基转移酶轻度升高等，少数患者可出现不安、感觉迟钝、语言含糊不清、出汗、幻觉、妄想等症状，偶见精神紊乱，多见于老年人、幼儿、重病患者，一般停药后几日内能恢复。长期用药或用药剂量较大（每日剂量超过1.6克）时，可引起男性乳房发育、阳痿、精子计数减少、女性溢乳、性欲减退等，停药后即可消失。严重心脏及呼吸系统疾病、慢性炎症如系统性红斑狼疮、器质性脑病、肝肾功能不全者及小儿慎用。用药禁忌：孕妇、哺乳期妇女、婴幼儿、药物过敏者禁用。

盐酸雷尼替丁。盐酸雷尼替丁也称呋硫硝胺、善得胃、胃安太定、思达等，也是一种H_2受体拮抗剂，具有较强的抑制胃酸分泌作用，其抑酸强度比西咪替丁强5~8倍，可缓解胃酸分泌过多和烧心。适应证。良性胃溃疡、十二指肠溃疡、吻合口溃疡、反流性食管炎、卓—艾综合征。注意事项：一般轻微副反应包括腹泻、便秘、恶心、乏力、出汗、头痛、头晕、肌肉痛、一过性皮疹等，偶见焦虑、兴奋、健忘等精神症状；罕见不良反应有药物性肝炎、间质性肾炎、粒细胞减少及氨基转移酶升高等，停药后可恢复。长期使用可导致B族维生素缺乏。肝功能不全者及老年患者慎用，严重肾功能损害患者应减量应用，胃溃疡患者应排除癌症后方可使用。用药禁忌：孕妇及哺乳期妇女、8岁以下儿童和对本品过敏者禁用。

法莫替丁。法莫替丁又称信法丁、胃舒达，是一种新型H_2受体拮抗剂，有很强的抑制胃酸分泌作用，其作用强度比西咪替丁大30~100倍，比雷尼替丁大3~20倍，可缓解胃酸过多和烧心等症。适应证：胃及十二指肠溃疡、吻合口溃疡、反流性食管炎、上消化道出血、卓–艾综合征等。

注意事项：最常见的不良反应有头痛、头晕、便秘和腹泻，偶见皮疹、荨麻疹、白细胞减少、氨基转移酶升高，罕见腹胀、食欲不振、心率加快、血压升高、颜面潮红、月经不调等。肝、肾功能不全及婴幼儿慎用，应在排除肿瘤和食管、胃底静脉曲张后再给药。用药禁忌：对本品过敏者、严重肾功能不全者及孕妇、哺乳期妇女禁用。

奥美拉唑。奥美拉唑又称洛赛克、奥克、渥米哌唑等，对胃酸分泌有明显的抑制作用，起效迅速。适应证：胃及十二指肠溃疡、反流性食管炎和卓-艾综合征等。注意事项：不良反应主要为头痛、恶心、呕吐、胀气、腹泻、便秘、上腹痛等，偶见皮疹、氨基转移酶和胆红素升高、嗜睡、眩晕、失眠、疲乏、消化不良、视力障碍等。孕妇及哺乳期妇女、严重肝肾功能不全者慎用，必要时剂量减半。用药禁忌：对本品过敏者、严重肾功能不全者及婴幼儿禁用。

枸橼酸铋钾。又称胶体次枸橼酸铋，为胃黏膜保护剂。在胃酸条件下产生沉淀，形成弥散性的保护层覆盖于溃疡面上，阻止胃酸、酶及食物对溃疡黏膜的侵蚀，并能促进溃疡黏膜再生和溃疡愈合。同时还能降低胃蛋白酶的活性，增加黏蛋白分泌，促进黏膜释放前列腺素。适应证：胃及十二指肠溃疡、慢性胃炎及缓慢胃酸过多引起的胃痛、胃烧灼感和反酸。注意事项：服药期间口中可能带有氨味，舌苔及大便可呈灰黑色，停药后即自行消失。服药期间不得食用高蛋白质食物（如牛奶等），也不能与抗酸药及其他含铋制剂同时服用。肝、肾功能不良者应减量或慎用。用药禁忌：对本品过敏者、严重肾功能不全者及孕妇禁用。

慢性胃炎

常用中药

慢性胃炎在中医多属于胃脘痛、胃痞证、虚劳等范畴，治疗时根据症状及脉象不同，将其分为4个类型，然后进行辨证论治。

气滞型。主要症状为胃脘胀痛，牵连两胁，嗳气频繁，胸闷气短，每遇心情不好时症状加重，嗳气或矢气后则感到症状有所减轻，舌淡红，苔薄白，脉弦。选用药物：舒肝丸、沉香化滞丸、四逆散、逍遥散、气滞胃痛冲剂等；胃酸较多时可服左金丸。

虚热型。主要症状为胃脘隐痛或灼痛，伴嘈杂心烦，饥不欲食，口燥咽干，舌红少津，脉细数。选用药物：阴虚胃痛冲剂、阴虚胃痛片、猴菇菌片、胃痛宁等。

食滞型。主要症状为胃脘满痛，嗳腐食臭，泛酸倒饱，腹胀便秘，口舌生疮，舌苔黄厚，脉弦而滑。选用药物：保和丸、加味保和丸、大山楂丸、木香顺气丸等。

气虚型。主要症状为胃脘隐痛、喜按，食欲不振，神疲乏力，气短懒言，自汗，头晕，面色无华，饭后胃脘胀闷不舒，大便不调，舌淡，苔白，脉弱无力。选用药物：人参健脾丸、香砂养胃丸、香砂六君子丸、三九胃泰、参苓白术散等。若伴有胃痛遇冷加重、得温减轻者，可配合服用黄芪建中丸、附子理中丸等。

常用西药

抗酸药。用于反酸、胃酸分泌增高的患者，常用药物有氢氧化铝、复方胃舒平、雷尼替丁、西咪替丁、硫糖铝、丙谷胺、碳酸钙等。

补酸药。用于消化不良、胃酸分泌缺乏的患者，常用药物有1%稀盐酸、胃蛋白酶合剂等；并发缺铁性贫血的患者可口服硫酸低铁或肌内注射维生素B_{12}。

止痛药。用于腹痛的患者，常用药物有颠茄片、阿托品、普鲁苯辛、胃安等。

抗生素。用于有局灶性感染或幽门螺杆菌检查阳性者，常用药物有庆大霉素、链霉素、黄连素、卡那霉素、新霉素、甲硝唑、痢特灵等。

止吐药。用于呕吐及检查发现明显胆汁反流者，常用药物有胃复安（灭吐灵）、吗丁啉等。

激素类药。用于与自身免疫有关的低酸性慢性胃炎，常用糖皮质激素治疗，如泼尼松、地塞米松等，疑有消化性溃疡者禁用。

消化性溃疡

常用中药

本病属中医胃痛、胃脘痛、心痛等范畴，治疗时根据症状及脉象不同，将其分为4个类型，然后进行辨证论治。

肝气犯胃型。主要症状为胃脘胀满疼痛，胁满太息，气怒时疼痛加剧，每因情绪波动而复发，经常嗳气，大便不畅，舌淡红，苔薄白或薄黄，脉弦或弦数。选用药物：柴胡疏肝丸、调胃舒肝丸、舒肝丸、养胃舒胶囊、气滞胃痛冲剂、胃苏冲剂等。

肝胃郁热型。主要症状为胃脘灼痛，吞酸，口苦而干，喜冷饮，烦躁易怒，便干尿赤，舌红，苔黄，脉弦而数。选用药物：左金丸、加味左金丸、龙肝泻肝丸、溃疡宁胶囊等。

脾胃虚寒型。主要症状为胃脘隐痛，喜温喜按，遇寒加重，空腹痛重，得食痛减，食后腹胀，厌食纳呆，倦怠乏力，神疲懒言，畏寒肢冷，大便溏薄，呕吐清涎，舌淡，苔白，脉沉细弱。选用药物：附子理中丸、黄芪建中丸、虚寒胃痛冲剂或胶囊等。

淤血阻络型。主要症状为胃脘刺痛，痛处不移，拒按，甚则呕血、黑便，舌紫暗或有淤斑，脉弦涩或细。选用药物：元胡止痛片、九气拈痛丸、心腹气痛丸等。

常用西药

抗酸药。可降低胃、十二指肠内的酸度，从而缓解疼痛。常用药物有氢氧化铝凝胶、碳酸氢钠、碳酸钙、次碳酸铋、三硅酸美、胃舒平、乐得胃、氧化镁合剂等。此类药物宜在饭前半小时或疼痛发作时服用。

抗胆碱药。可用阿托品、颠茄片、普鲁本辛、胃疡平等。疼痛剧烈时肌注阿托品可迅速缓解，疼痛顽固者可加用冬眠灵或非那根。

H_2受体阻滞剂。如西咪替丁等，能抑制胃酸和胃蛋白酶的分泌，对缓解症状和促进溃疡愈合有良好效果。

质子泵抑制剂。如洛赛克等。

胃黏膜保护剂。如硫糖铝、枸橼酸铋钾、生胃酮等，能保护胃黏膜免受胃酸和胃蛋白酶的损害，并能促进溃疡的愈合。

止吐药。如灭吐灵(胃复安)等。

抗生素。常用庆大霉素、痢特灵等，可抑制甚至杀灭幽门螺杆菌。

胃肠痉挛

常用药物

阿托品。阿托品为阻断M胆碱受体的抗胆碱药，能解除平滑肌痉挛，抑制腺体分泌，使心跳加快、瞳孔散大、眼压升高，并能兴奋呼吸中枢。适应证：内脏绞痛、麻醉前给药、角膜炎、虹膜睫状体炎等，还可用于抢救感染中毒性休克、有机磷农药中毒等。注意事项：常引起口干、眩晕，严重时可有瞳孔散大、皮肤潮红、心率加快、兴奋、烦躁、谵语、惊厥等症状。用药禁忌：青光眼和前列腺肥大患者禁用。

颠茄。颠茄又称颠茄叶、颠茄根，能解除平滑肌和血管痉挛，抑制胃酸分泌，同时有镇痛作用。适应证：胃及十二指肠溃疡和轻度胃肠、平滑肌痉挛等。注意事项：可有心率加速、心悸、口干、便秘、出汗减少、皮肤干燥、瞳孔轻度放大、视力模糊、排尿困难等不良反应。与制酸药、吸附性止泻药等合用时会使颠茄的疗效降低。脑损害、心脏病、高血压、甲状腺功能亢进、肺部疾病、反流性食管炎、胃肠道阻塞性疾病、溃疡性结肠炎、肝肾功能中度损害者慎用。用药禁忌：青光眼、尿潴留、前列腺肥大及心动过速患者禁用。

氢溴酸山莨菪碱。氢溴酸山莨菪碱又称山莨菪碱，作用与阿托品相似或稍弱，具有松弛平滑肌，解除血管痉挛，改善微循环及镇痛作用。但不良反应较小，扩瞳和抑制腺体分泌的作用较弱，且极少引起中枢兴奋症状。适应证：胃肠痉挛性疼痛、感染中毒性休克、血管性疾患、多种神经痛、眩晕病、眼底疾病、突发性耳聋及有机磷农药中毒等。注意事项：一般可见口干、皮肤潮红、轻度扩瞳、视力模糊，个别患者有心率加快及排尿困难，多在1~3小时内消失。用量过大有类似阿托品样中毒症状，可用新斯的明或氢溴酸加兰他敏解除症状。不可与抗酸药同时服用。幽门梗阻、膀胱颈梗阻和伴心动过速的充血性心力衰竭患者慎用。用药禁忌：脑出血急性期、青光眼、前列腺肥大、尿潴留、反流性食管炎患者禁用。

溴丙胺。溴丙胺又称普鲁本辛、丙胺太林，能松弛胃肠平滑肌，对抑制汗液、唾液及胃液分泌有作用。适应证：胃及十二指肠溃疡、胃痉挛、幽门痉挛、结肠痉挛、胆绞痛和胰腺炎等引起的腹痛，也可用于多汗症、妊娠呕吐及遗尿症。注意事项：可见口干、视物模糊、心悸、排尿困难、便秘、头痛等，减量或停药后可消失。使用过量可引起类似阿托品样中毒症状。心脏病、肝功能损害、高血压患者慎用。用药禁忌：青光眼、前列腺肥大、反流性食管炎患者禁用，手术前禁用。

腹胀

常用中成药

治疗腹胀的常用中成药有木香顺气丸、香砂养胃丸、香砂六君丸、丁沉透膈丸、神曲胃痛丸、保和丸、大山楂丸、香砂平胃颗粒、健胃消食片、沉香化气片、四磨汤、邦消安等，其他还有调气丸、和胃平肝丸、加味四消丸、健脾丸、积术丸、逍遥丸、猴头健胃灵胶囊、洁白胶囊、六味能消胶囊、摩罗丹、复方制金柑冲剂等。

常用西药

二甲硅油。二甲硅油又称肠胃舒，为排气消胀药，能降低气泡表面张力，消除胃肠道中的泡沫，使被泡沫贮留的气体得以排除，从而缓解胀气。适应证：各种原因（包括腹部手术）引起的胃肠道胀气、急性肺气肿等。注意事项：服药后1小时左右见效，但对非气体性胃肠道膨胀感（如消化不良等）无效。气雾剂在温度高于42℃时容易发生胀裂，应注意密闭并置于阴凉处保存，瓶外防护套为防胀裂之用，切勿撕下。温度过低不能喷雾时，可微加温后使用。

乳酶生。乳酶生又名表飞鸣，是一种活的乳酸杆菌的干燥制剂，可在肠内分解糖类生成乳酸，使肠内酸度增加，从而抑制肠内病原体(腐败菌)的生长繁殖，防止蛋白质发酵，抑制肠内气体产生，从而减轻饱闷、腹胀等症状，促进消化和止泻。适应证：消化不良、肠内过度发酵、肠炎、腹胀及小儿饮食不当所引起的腹泻、绿便等。注意事项：不宜与抗生素（红霉素、氯霉素等）、抗酸药、磺胺类药等合用，必须用时应间隔2~3小时。应在冷暗处保存，超过有效期后不宜再用。

药用炭。药用炭又称活性炭，能吸附肠内异常发酵产生的气体，减轻腹胀。还能吸附多种有毒或无毒的刺激性物质，减轻肠内容物对肠壁的刺激，减少肠蠕动，起到止泻的作用。适应证：消化不良性腹泻、胃肠胀气、食物中毒等。注意事项：服药后可影响肠道的营养吸收，因此不可长期应用于3岁以下小儿的腹泻或腹胀。能吸附抗生素、维生素、磺胺类药、生物碱、乳酶生、激素等，对消化酶(如胃蛋白酶、胰酶)的活性也有影响，均不宜合用。应于干燥处贮存。

腹泻

常用中药

根据腹泻的症状不同，中医将腹泻分为食滞胃肠型、脾肾亏损型、胃肠湿热型3个类型，然后进行辨证论治。

食滞胃肠型。主要症状为腹部胀痛、大便臭似败卵，腹泻后可稍减轻，不思饮食、嗳气、呕吐酸水等。选用药物：加味保和丸、克泻胶囊、胃立康片、资生丸等。

脾肾亏损型。主要症状为大便稀薄，夹带有未消化的食物，稍吃油腻食物大便次数即增多，疲乏无力。选用药物：人参健脾丸、补中益气丸、补脾益肠丸、固本益肠片。

胃肠湿热型。多数患者腹痛即欲泻，大便急迫、便色黄褐、味臭，肛门有烧灼感，同时伴有发热症状。选用药物：葛根芩连片、香连片、温中止泻丸、萸连片。

常用西药

盐酸小檗碱。盐酸小檗碱又称小檗碱，对细菌只有微弱的抑制作用，但对痢疾杆菌、大肠埃希菌、金色葡萄球菌等引起的肠道感染有较好的疗效。适应证：主要用于治疗肠道感染、腹泻。注意事项：偶有恶心、呕吐、皮疹、发热，停药后即可消失。儿童使用时要防止溶血性贫血，怀孕初期3个月慎用。不可与含鞣质的药物合用，以免降低药效。用药禁忌：对本品过敏者、溶血性贫血患者禁用。

十六角蒙脱石。十六角蒙脱石又称思密达，对消化道内的多种病毒、病菌及其产生的毒素均有较强的选择性固定、抑制作用，对消化道黏膜有很强的覆盖能力，并能修复、提高黏膜屏障对攻击因子的防御功能。适应证：主要用于急、慢性腹泻，对儿童急性腹泻效果尤佳，也用于反流性食管炎、胃炎、结肠炎、肠易激综合征等。用药禁忌：本品可能影响其他药物的吸收，如需联合用药，应在服用本品前1小时服用其他药物。少数患者会出现轻微便秘，可减少剂量继续服用。治疗反流性食管炎宜饭后服用，治疗胃炎、结肠炎宜饭前服用，治疗腹泻宜于两餐之间服用。

鞣酸蛋白。本品口服后在胃内不分解，至小肠内经胰蛋白酶分解出鞣酸，使肠黏膜表层内的蛋白质凝固，形成一层保护膜而减轻刺激，减轻肠内容物的刺激作用而减少肠蠕动，起到收敛止泻作用。适应证：急性胃肠炎、非细菌性腹泻、小儿消化不良。用药禁忌：大量服用可引起便秘。能影响胰酶、胃蛋白酶、乳酶生等的药效，还可使含铁制剂、洋地黄类（如地高辛）等药沉淀，妨碍其吸收，故不宜同时服用。治疗菌痢时，应先控制感染。应遮光、密封保存，忌用铁质器盛装。

便秘

常用中药

中医治疗时，根据症状及脉象不同，将便秘分为5个类型，然后进行辨证论治。

热秘。主要症状为大便干结，小便短赤，面红心烦，或有身热，口干口臭，腹满胀痛，舌红，苔黄或黄燥，脉滑数。选用药物：中成药：新清宁片；方药：麻仁、芍药、枳实、大黄、厚朴、杏仁。

气秘。主要症状为排便困难，大便干或不干，伴嗳气频作，胸胁痞满，甚则胀痛，舌苔白，脉弦。选用药物：中成药：开胸顺气丸；方药：沉香、木香、大黄、枳实、槟榔、乌药。

气虚。主要症状为大便秘而不结，虽有便意而临厕努挣乏力，挣则汗出气短，便后疲乏；伴见面色㿠白，神疲气怯，肢倦懒言，舌淡，苔白，脉弱。选用药物：中成药：补中益气丸；方药：黄芪、生白术、陈皮、火麻仁各、白蜜，气虚明显者可加党参。

血虚。主要症状为大便干结，面色无华，头晕目眩，心悸健忘，唇舌色淡，脉细涩。选用药物：中成药：润肠丸；方药：当归、生地黄、麻仁、枳壳、肉苁蓉、大黄。

阴虚。主要症状为大便干结如羊粪状，伴形体消瘦，口干思饮，或有心悸，颧红，失眠，眩晕，腰膝酸软，舌红，苔少，脉细数。选用药物：中成药：增液口服液；方药：玄参、麻仁、玉竹各、麦冬、生地黄、山药、山茱萸、决明子、丹皮、茯苓、泽泻、蜂蜜。

常用西药

此类药物有些不宜长期服用，建议在医生指导下选择使用。主要包括（如石蜡油、酚酞、蓖麻油、比沙可啶）、渗透性泻剂（如硫酸镁、甘油栓、开塞露）。

石蜡油。在肠道中不被消化，吸收极少，对肠壁和粪便起润滑作用，同时能妨碍结肠对水分的吸收，从而润滑肠腔、软化大便，使之易于排出。适应证：痔疮等肛门疾患所致的大便干结，高血压、心衰患者的便秘及预防术后排便困难。注意事项：长期使用可妨碍维生素A，维生素D，维生素K及钙，磷的吸收，导泻时可引起肛门瘙痒。老年患者服药不慎，偶可致类脂性肺炎。不可与表面活性剂同时使用，以免增加矿物油的吸收。不适用于慢性便秘。

酚酞。适应证：习惯性顽固便秘。注意事项：与碳酸氢钠和氧化镁等碱性药合用能引起粪便变色，偶能引起皮炎、药疹、瘙痒、灼痛及肠炎、出血倾向等，长期应用可使血糖升高、血钾和血钙降低、肌肉痉挛等。幼儿及孕妇慎用。用药禁忌：老年人、婴儿、哺乳期妇女禁用。阑尾炎、直肠出血、充血性心力衰竭、肾功能不全、高血压、粪块阻塞、肠梗阻患者也应禁用。

蓖麻油。适应证：习惯性便秘，尤其可作为外科手术前或诊断检查前清洁肠道之用。注意事项：大剂量服药后可出现恶心、呕吐、腹泻，严重者可发生脱水、水及电解质紊乱等。长期服用可导致脂溶性维生素吸收障碍，不可与脂溶性驱肠虫药合用。用药禁忌：孕妇禁用。

比沙可啶。比沙可啶又称便塞停，能直接刺激小肠和大肠黏膜内感觉神经末梢，引起直肠反射性蠕动增加，从而产生缓泻作用。适应证：急、慢性便秘，习惯性便秘，手术前、腹部X线检查前、内镜检查前的肠道排空及手术后恢复正常的排便习惯。注意事项：服药时不得咀嚼和压碎，服药前后2小时不得服牛奶或抗酸剂。少数患者有腹痛感，排便后可自行消失。孕妇慎用。直肠栓剂可能产生轻度的里急后重。用药禁忌：疑有阑尾炎、胃肠炎、直肠出血及肠梗阻的急腹症患者禁用，肛门破裂或痔疮溃疡者禁用。

硫酸镁。硫酸镁又名泻盐、硫磺。适应证：口服用于习惯性便秘，配合驱虫药用于导泻、胆囊炎、胆石症、高血压脑病、子痫等。注意事项：可见腹痛、水泻等反应，大量、长时间口服可产生脱水、水及电解质紊乱等。不可与脂溶性驱肠虫药同用。心肾功能不全、呼吸系统疾病患者及年老体弱者慎用。用药禁忌：心脏传导阻滞、心肌损害、严重肾功能不全、肠道出血、急腹症、孕妇及经期妇女禁用。

甘油栓。为固体润滑性导便药，作用较为温和，塞入肛门后缓慢溶化，能润滑并刺激肠壁，促进肠蠕动，软化大便，使大便易于排出。用药后数分钟即可引起排便。适应证：适应于各种便秘，尤其是小儿及年老体弱者。注意事项：无明显不良反应，偶有口干、恶心、呕吐、头痛、头晕、上腹部不适等表现，适当卧床休息即可减轻。受热或受潮后影响使用，因此应置阴凉、干燥处保存。

开塞露。本品可刺激直肠壁，反射性地引起排便，并有润滑作用。适应证：轻度便秘。注意事项：无明显不良反应。使用时将特制容器的尖端剪开，剪口尽量圆滑，以免损伤肛门和直肠黏膜；外涂少量油脂，缓缓插入肛门，然后将药液挤入直肠，引起排便。不宜长期使用，否则会因经常刺激肠壁而引起结肠痉挛性便秘。

痔疮

常用中药

中医治疗时，根据症状及脉象不同，将痔疮分为3个类型，然后进行辨证论治。

淤滞型。主要症状为痔核初发，黏膜淤血，肛门瘙痒不适，伴有异物感，或轻微便血，淤阻作痛，舌暗，脉弦涩。选用药物：内服中成药有痔疮内消丸、少腹逐淤丸、消痔丸等；外用药有痔疮膏、化痔栓等。

湿热型。主要症状为肛门坠胀灼痛，便血，大便干结，小便短赤，口干苦，舌边尖红，苔黄厚腻，脉弦数。选用药物：内服中成药有地榆槐角丸、肠风槐角丸、脏连丸等，便秘加服脾约麻仁丸；外用药有马应龙麝香痔疮膏、九华膏、野茶花栓等。

血虚型。主要症状为便血日久，眩晕耳鸣，心悸乏力，面色苍白，舌淡，苔白，脉沉细。选用药物：归脾丸、阿胶补血膏等，年老体虚、痔核脱出难以恢复者，可服补中益气丸。

常用西药

内痔。大便干燥时可口服液状石蜡，并发感染者可用1∶5 000高锰酸钾溶液或高渗盐水坐浴，也可选用抗生素治疗。第Ⅰ、Ⅱ期内痔并发出血、年老体弱、患有其他疾病不适合手术治疗或术后遗留的内痔，均可采用注射疗法治疗，注射常用药物有5%~10%酚植物油溶液或甘油水溶液、5%盐酸奎宁尿素水溶液、5%鱼肝油酸钠溶液、2%酚和8%氯化钠甘油溶液、4%明矾水溶液及消痔灵注射液等。有便血时可口服安络血，也可肌内注射维生素K_3，维生素K_4或止血芳酸。贫血者可给予硫酸亚铁、力勃隆口服。

外痔。原则上以非手术疗法为主，应每天坚持热水坐浴。严重或伴有炎症时，应卧床休息，同时用抗生素治疗。血栓外痔伴有剧痛时，应在局部麻醉下做放射状梭形切口，取出血栓，然后用1∶5000高锰酸钾溶液坐浴，每日1次，直至切口愈合。

慢性肝炎

常用中药

中医理论认为，慢性肝炎是由肝气不舒、抑郁日久、横逆犯胃所致。中医治疗时，根据症状及脉象，将其分为5个类型，然后进行辨证论治。

肝郁脾虚型。主要症状为右胁或两胁胀痛、腹胀午后为甚，精神抑郁或烦躁，肢困乏力，食欲不振，大便稀溏，舌淡或暗红，苔薄白，脉沉弦。选用药物：逍遥丸加减、逍遥散合四君子汤。

气滞血淤型。主要症状为右胁胀痛或刺痛，按之有块，胁下微积，肝脾肿大，面色晦暗，或乳房结块，头面皮肤可见红丝赤缕，肝掌，蜘蛛痣，皮下出血点，可有鼻衄、齿衄或吐血，形体消瘦，女子月经色暗有块，经行腹痛，舌质紫暗或有淤斑，苔薄或无苔，脉弦涩。选用药物：膈下逐淤汤或参芪鳖甲汤。

肝肾阴虚型。主要症状为两胁隐痛或热痛，纳差腹胀，头晕目眩，口干舌燥，两目干涩，五心烦热，失眠多梦，腰膝酸软，疲倦乏力，便干溲赤，男性遗精，乳房肿大，女子月经不调，舌质红或绛或有裂纹，无苔或少苔，脉弦细数。选用药物：一贯煎加减。

脾肾阳虚型。主要症状为两胁隐痛，腰酸肢软，腹胀如鼓，畏寒喜暖，四肢不温，神疲乏力，面色苍黄，食欲不振，大便稀溏，下肢水肿，阴部潮湿，自汗，男性阳痿早泄，女子月经不调，白带量稀多，舌质淡，舌体胖嫩，边有齿痕，苔薄白或白腻，脉沉细无力或沉迟。选用药物：补脾汤合右归饮加减、四君子汤或附子理中汤合右归丸或金匮肾气丸。

湿热内蕴型。主要症状为两胁或右胁疼痛，恶心，时有呕吐，口干，喜冷饮，厌油，食欲不振或痞满嗳气，大便干或黏，色灰暗，或身目俱黄，低热，舌质红，舌苔黄腻或灰厚而腻，脉弦滑。选用药物：参苓白术散或三仁汤加减。

治疗慢性肝炎还可选用柴胡舒肝丸、舒肝和胃丸、舒肝平胃丸、舒肝调气丸、葵花牌护肝片、乙肝宁冲剂、双虎清肝颗粒等中成药。

常用西药

抗病毒药。常用的有阿糖腺苷及单磷酸阿糖腺苷、干扰素及干扰素诱导剂（如聚胞嘧啶核苷酸、潘生丁等）、无环鸟苷等。

免疫抑制药。常用的有肾上腺皮质激素（泼尼松、泼尼松龙、地塞米松、氢化可的松等）、强力新、秋水仙碱、硫唑嘌呤等。

免疫促进剂。试用的有免疫核糖核酸、胸腺素与胸腺肽、抗乙型肝炎转移因子、左旋咪唑、猪苓多糖、香菇菌多糖、云芝胞内多糖及白细胞介素-Ⅱ等。

维生素。可适量补充多种维生素，如复合维生素B，维生素B_1，维生素C，维生素K等，以促进消化功能、增进食欲，对促进肝细胞的修复有一定作用。

口疮

常用中药

中医治疗时，根据症状及脉象将本病分为以下几个类型，然后进行辨证论治。

心脾积热型。主要症状为口疮起病较急，多分布于舌尖及舌腹部，有黄豆大小的黄白色溃烂点，周围鲜红微肿，灼痛明显，说话或进食时加重。可伴有发热、口渴、口臭、心烦、失眠、小便黄赤、大便秘结。舌质红，苔黄，脉数有力。选用药物：牛黄解毒丸、牛黄清胃丸、导赤散、凉膈散等。

阴虚火旺型。主要症状为口疮反复

发作，此起彼伏，绵延难愈，数量少，分散，且大小不等，边缘清楚，灼热疼痛，疮周红肿稍窄，微隆起。可伴口咽干燥，头晕耳鸣，失眠多梦，心悸健忘，腰膝酸软，手足心热。舌质红，苔少，脉细数。选用药物：六味地黄丸、知柏地黄丸、大补阴丸、六味地黄汤、甘露饮等。

脾肾阳虚型。主要症状为口疮反复发作，日久难愈，数目少，色淡而不红，大而深，表面灰白，溃烂周围淡红疼痛，疼痛时轻时重，服凉药后加重，劳累后尤甚。可伴有面色苍白，头晕乏力，腹胀纳少，大便溏薄；或腰酸膝软，四肢不温，怕冷，口淡无味，食欲不振。舌质淡，苔白，脉沉弱或沉迟。选用药物：附桂八味丸等。

除此之外，中医还用吹药、敷药、涂药、漱口药等治疗口疮。局部吹药主要有冰硼散、柳花散、锡类散、珠黄散、养阴生肌散、青吹口散、西瓜霜等；局部涂药主要有鸡蛋黄油、柿霜等，用于治疗阴虚火旺者；浓绿茶、漱口方用于清热解毒、消肿敛疮，治疗辨证属实证者。如果溃疡长期不愈，可取适量吴茱萸，焙干研末，用陈醋调成糊状，取涌泉穴，每晚睡前贴敷。

常用西药

局部用药。溃疡面积小，数目少者可用口腔溃疡膏、1%~2%紫药水、地塞米松甘油糊剂或粘贴片等贴敷于患处，也可在溃疡表面涂麻醉剂，一般在进食前涂布止痛。溃疡面积较大时可用10%硝酸银液或50%三氯醋酸液烧灼溃疡面，一般可迅速缓解疼痛并加速愈合。同时应用0.5%甲硝唑含漱剂或复方甲硝唑含漱剂（口泰）、0.1%利凡诺或0.05%洗必泰含漱，一般于早、晚刷牙后含漱。对于病情严重而顽固的患者，应保持口腔卫生。

全身用药。可口服维生素B_1，维生素B_2，维生素B_6及维生素C，有继发感染时可全身使用抗生素。

牙痛

常用中药

中医将牙痛分为风寒牙痛、风热牙痛、胃火牙痛、虚火牙痛、龋齿牙痛等型，进行辨证论治。

风寒牙痛。主要症状为牙龈疼痛，初起轻微，逐渐加重，遇热疼痛减轻，受风、遇冷疼痛加剧，时恶风寒，口不渴，舌质淡红，苔薄白。选用药物：方药白芷汤、苏叶散加味，药选苏叶、荆芥、防风、桂枝、白芷、细辛、荜拨、生姜等。

风热牙痛。主要症状为牙齿疼痛，呈阵发性，遇风发作，患处遇冷疼痛减轻，受热则疼痛增加，牙龈红肿疼痛，全身或有发热、恶寒、口渴，舌质红，苔白干或微黄，脉浮数。选用药物：方药薄荷连翘方加味，药选金银花、连翘、竹叶、薄荷、知母、升麻、露蜂房、桔梗、甘草等。

胃火牙痛。主要症状为牙齿疼痛剧烈，牙龈红肿较严重，或出脓渗血，甚至肿连腮颊，咀嚼困难，头痛身热，口渴引饮，口气臭秽；大便秘结，小便赤黄，舌苔黄厚，脉象洪数。选用药物：方药清胃散、玉女煎、葛根白虎汤加减，药选黄连、升麻、生地黄、丹皮、石膏、知母、桔梗、大黄等。

虚火牙痛。主要症状为牙齿隐隐作痛或微痛，反复发作，午后疼痛加重，日久不愈，牙龈微红，微肿，日久龈肉萎缩，牙齿浮动，咀嚼无力。全身可兼见腰膝酸痛，五心烦热，头晕眼花，口咽干燥不欲饮，舌质红嫩，少苔或无苔，脉多细数。选用药物：方药六味地黄丸合托里散，知柏八味丸或左归丸。药选熟地黄、山萸肉、山药、茯苓、丹皮、泽泻、黄芪、枸杞子、骨碎补、麦冬、牛膝、石膏、金银花等。

龋齿牙痛。主要症状为牙痛，齿根有龋洞，遇冷、热、酸、甜等刺激可使疼痛加重。选用药物：方药定痛散加减，药选黄连、苦参、细辛、白芷、川椒、乌梅、连翘、桔梗、干姜、当归、生地黄、甘草等。

常用西药

引起牙痛的疾病有很多种，因此在用药前首先要弄清楚引起牙痛的原因和疾病的状况，然后再对症用药。

对于牙髓炎造成的疼痛，在疼痛轻微时可服用止痛药，能起到一定的缓解作用。如果疼痛剧烈，止痛药的作用将不明显，这时最好请牙医进行治疗，在就医之前可使用口服止痛药。

根尖周炎早期可使用抗生素和消炎止痛药，如樟脑酚等，有利于控制炎症。如果炎症范围扩大，出现面颊部红肿热痛、化脓，甚至出现发热、全身疼痛等症状时，需要对全身使用抗生素和消炎止痛药，如广谱抗生素和灭滴灵（甲硝唑）；疼痛者可以加用去痛片等止痛药，疼痛剧烈者还可以在病牙周围注射局部麻醉剂，如普鲁卡因等。

冠周炎的治疗以局部处理为主，可用生理盐水和2%双氧水冲洗局部，再放置碘甘油，最后用洗必泰漱口液漱口。如果出现面颊部红肿热痛，甚至全身发热、疼痛等症状时，也可以使用广谱抗生素和消炎止痛药灭滴灵（甲硝唑）等。

无论根尖周炎还是冠周炎，如果病情得不到控制，都容易导致口腔颌面部间隙感染，此时可考虑静脉注射抗生素，如青霉素等，应根据患者的情况合理选择。

牙周病

常用中成药

中医治疗时，根据症状及脉象将牙周病分为3个类型，然后进行辨证论治。

肾阴虚损型。主要症状为龈肿、露根，牙龈少量出血，牙齿松动，耳鸣，失眠，腰酸，舌红，苔少，脉细数。选用药物：六味地黄丸、寄生肾气丸。

胃火上蒸型。主要症状为龈肿明显，极易出血，口臭明显，口渴，便秘，舌红，苔黄，脉数。选用药物：牛黄清胃丸、保安散、泻黄散。

气血不足型。主要症状为龈色淡白，头晕，倦怠，畏寒，舌淡，苔白，脉细。选用药物：八珍益母丸、十全大补丸、补中益气丸。

常用西药

局部治疗。应控制牙菌斑，彻底清除牙石。在炎症期间，可用3%双氧水清洗牙齿牙龈，洗后擦干，再将2%碘甘油涂在牙龈上，或用1%双氧水漱口。严重者可应用抗生素及镇痛药，以控制感染和炎症蔓延。对已形成牙周袋者可用3%双氧水冲洗。

全身治疗。除非出现急性牙周症状，一般不用抗生素（螺旋霉素等），严重者可口服甲硝唑。此外，还可选用牙周宁、维生素类（维生素A，维生素C等）来控制全身疾病，如糖尿病、贫血、消化道疾病、神经衰弱及消耗性疾病，同时促使牙周组织修复并辅助改善炎症。

牙龈炎

常用中成药

中医治疗时，根据症状及脉象将牙龈炎分为3个类型，然后进行辨证论治。

胃经实火型。主要症状为胃脘嘈杂，烦渴多饮，牙龈肿胀，口臭，牙龈出血，便秘，舌红，苔黄，脉滑数。选用药物：牛黄清胃丸。

阴虚胃热型。主要症状为头晕，腰膝酸软，失眠多梦，五心烦热，口干不欲饮，胃脘嘈杂，舌红，苔黄，脉沉细。选用药物：六味地黄丸、麦味地黄丸等。

外感风热型。主要症状为口渴，发热，牙龈红肿，舌红，苔白，脉浮数。选用药物：银翘解毒丸、犀羚解毒丸等。

常用西药

局部用药。应先清除牙垢、牙菌斑和食物残渣，然后使用3%的双氧水或生理盐水冲洗，擦干后涂敷1%碘甘油；也可用1：5 000高锰酸钾溶液或复方硼砂溶液漱口，或选择性使用含漱药物，如口泰含漱液、雅士洁口净等。

全身用药。如果牙龈炎由全身疾病引起，应以治疗全身疾病为主。急性炎症期可口服螺旋霉素、甲硝唑或肌内注射先锋5号、青霉素。适当使用维生素C，维生素A和维生素D可以提高机体抵抗力和修复能力，有助于牙周组织的修复。

急性结膜炎

常用中成药

本病属于中医眼科病“暴风客热”、“天行赤眼”范畴，可分以下几种类型，然后进行辨证论治。

风热内侵型。症见眼症骤起，沙涩刺痒，怕光流泪，眵多眼赤，舌红，苔薄黄，脉浮数。选用药物：银翘解毒丸合黄连解毒丸，或防风通圣散合三黄片。

热毒炽盛型。症见眼睑肿大如桃，刺痒剧烈，怕光涩痛，泪热眵多，白睛暴赤，舌红，苔黄，脉数有力。选用药物：龙胆泻肝丸。

热邪伤阴型。症见病后10余日眼干不适，白睛微赤，舌红少津，脉细数。选用药物：养阴清肺丸、杞菊地黄丸。

外用中成药种类较多，常用的有三黄眼液、10%千里光眼液、10%穿心莲眼液、黄连西瓜霜眼液等。

常用西药

针对不同症状采用不同的治疗方法。

当眼睛分泌物较多时，可用适当的冲洗剂如生理盐水或2%硼酸水冲洗结膜囊，也可对患眼滴眼药水或涂眼药膏。

治疗急性卡他性结膜炎可局部滴用10%的磺胺醋酸钠、0.25%~0.5%的氯霉素、0.1%的新霉素、0.2%~0.5%的庆大霉素、0.5%的卡那霉素等。晚上睡前可涂抗生素眼膏，如环丙沙星、金霉素眼药膏，每次点药前应先将分泌物擦洗干净，以提高疗效。分泌物较多的患者，可用3%硼酸溶液或生理盐水冲洗结膜囊，重症者可冷敷，并发角膜炎时应按角膜炎进行治疗。

治疗急性病毒性结膜炎可局部滴用0.1%疱疹净、0.2%阿糖胞苷、4%吗啉双胍、0.1%无环鸟苷及0.05%环胞苷溶液。此外，还要选用1~2种抗生素眼药水，以预防混合感染。炎症期不宜使用皮质类固醇类滴眼。

治疗过敏性结膜炎可点皮质类固醇眼药水，如可的松、地塞米松等。此外，还应适当配合使用抗生素眼药水，并口服扑尔敏或赛庚啶等，以预防感染。

慢性结膜炎

常用中药

可在辨证的基础上选服滋阴降火丸、知柏地黄丸、银翘解毒丸等，外用药可选用珍珠明目液。

常用西药

对于细菌引起者，可给予适当抗生素眼药水及眼膏，同时加用适量的收敛性滴眼液。对于非细菌性者，应在查找并去除病因的基础上，局部给0.25%~0.5%硫酸锌眼药水，也可试点皮质类固醇类眼药水，但注意不可常用，且应观测眼压。

沙眼

常用中药

本病相当于中医的“椒疮”和“粟疮”范畴，治疗时可根据症状和脉象将本病分为3个类型，然后进行辨证论治。

风热偏盛型。主要症状为眼内痒涩，迎风流泪，睑内细小颗粒丛生。选用药物：银翘解毒丸。

脾胃热盛型。主要症状为涩痒痛重，眵泪多而胶黏，羞明难睁，睑内红赤，脉络模糊，颗粒大，大便秘结，舌红，苔黄，脉滑数。选用药物：广陈皮、防风、元明粉、荆芥、桔梗、大黄各10克，连翘、知母、黄芩、元参、生地黄各12克，黄连6克。

血热壅盛型。主要症状为眼刺痒灼痛，磣涩羞明，眵泪胶黏，睑内颗粒多且连成片，色红赤，重者黑睛赤膜下垂。可兼心烦口干，舌红，脉数。选用药物：大黄、红花、白芷、防风各10克，当归、栀子仁、黄芩、赤芍、生地、连翘各12克，生甘草6克。可酌加丹皮。

常用西药

局部用药。可局部滴用0.1%利福平、0.1%酞丁安的生理盐水混悬液、0.5%金霉素、0.5%新霉素眼药水。也可点0.3%氟哌酸、0.25%~0.5%的氯霉素眼药水、10%~30%磺胺醋酰钠眼药水。晚上可涂抗生素眼膏。

全身用药。急性期或严重的沙眼，除局部滴用药物外，还可短期口服磺胺制剂、红霉素、罗红霉素、阿奇霉素、克拉霉素、强力霉素、美满霉素、螺旋霉素、新霉素等。

睑腺炎

常用中药

中药医称睑腺炎为“土疳”或“土疡”，治疗时可根据症状和脉象将本病分为不同类型，然后进行辨证论治。

风热外侵型。主要症状为睑部肿物初起，局部微有红肿痒痛，伴头痛，发热，全身不适等，舌苔薄白，脉浮数。选用药物：银翘解毒丸。

热毒壅盛型。主要症状为眼睑红，肿痛难睁，兼有口干，头痛，发热，尿黄，便秘，舌质红，舌苔黄，脉数有力。选用药物：连翘败毒丸或牛黄解毒丸。

此外，还可外涂玉枢丹或清火眼丸。取药研磨成汁，涂于结肿部位即可。

常用西药

可用抗生素眼药水如0.25%氯霉素眼药水或0.1%利福平眼药水点眼，也可用抗菌沙眼膏如0.5%红霉素眼药膏涂眼。症状严重或伴有发热等全身症状者，应全身使用抗生素或磺胺类药物，以控制炎症、防止扩散。可以口服复方新诺明、麦迪霉素或红霉素等，也可肌内注射青霉素。

外耳道疖

常用中药

中医称本病为“耳疔”，认为是由于邪毒侵入耳窍而发病，宜采用清热解毒，消肿止痛的方法进行治疗。

内治法。可口服中成药牛黄解毒丸或犀黄丸，也可选用药物如金银花、地丁、丹皮、生甘草、野菊花、蒲公英、龙胆草等。大便干燥者可加大黄、耳闷、耳聋者可加柴胡、栀子；耳痛剧烈者应加赤芍、制乳香、制没药。

外治法。可外用中成药金黄膏、黄连

膏、黄马膏涂患处。

常用西药

早期全身应用磺胺类药或抗生素类药，以控制感染。一般可口服螺旋霉素、红霉素(按常规量)。疼痛剧烈者可口服去痛片等镇痛剂，以减轻痛苦，或给青霉素80万单位每日2次肌注。

疖肿初期尚未成熟时，可用小纱条或棉球蘸10%鱼石脂甘油或2%~5%酚甘油，塞于外耳道内，每日换1~2次；或以8%醋酸铝溶液局部湿敷。也可用红霉素软膏涂于外耳道。

疖肿已成脓者，可用石炭酸烧灼，不宜切开排脓。如果疖肿自行破溃，则应及时用棉签清除脓液，并局部涂抹75%酒精或4%硼酸酒精，以清洁外耳道皮肤，并放置棉条引流，直至痊愈。

急性化脓性中耳炎

常用中药

中医认为急性化脓性中耳炎早期为肝胆火盛、邪热外侵所致，宜采用清泄肝胆、疏散风热的方法进行治疗。宜选用柴胡、龙胆草、栀子、蔓荆子、黄芩、泽泻、车前子(包煎)、木通、生甘草等药物。

中医认为化脓期热毒灼伤血络成脓，宜采用清热解毒、活血排脓的方法进行治疗。宜选用穿山甲、天花粉、乳香、白芷、赤芍、皂刺、金银花、陈皮、蒲公英、黄芩、生甘草、防风等药物。

在中医辨证指导下服用中成药，如内服龙胆泻肝丸或犀黄丸，以疏风清热、解毒消肿。

常用西药

全身治疗可用足量抗生素或磺胺类药。局部治疗可用3%过氧化氢溶液清洗脓液，用0.25%氯霉素或红霉素等滴耳。

慢性化脓性中耳炎

常用中药

中医认为慢性化脓性中耳炎为肾元亏损及脾虚湿困、上犯耳窍所致，宜采用补肾健脾，祛湿排脓的方法进行治疗。宜选用党参、黄芪、茯苓、泽泻、薏苡仁、川芎、皂刺、白芷、炙甘草。脓多者加鱼腥草、冬瓜子；急性发作期可加菊花、蒲公英、车前子（包煎）；脓有臭味者加桃仁、穿山甲、红花。

常用西药

在流脓期间应多用药水治疗，可用3%双氧水，先用该药彻底清洗外耳道的脓液，脓液清洗干净后，再滴入抗生素药水，然后将头偏向健耳一侧5分钟，以使药液充分进入中耳。切忌在流脓期间喷入药粉，以免影响引流。

耵聍栓塞

常用药物

较小而未完全阻塞外耳道的耵聍块，可直接用特制的耳钩、耳镊、钝匙等轻轻取出。

较大而坚硬的耵聍，可先用3%~5%碳酸氢钠溶液或植物油滴耳，待耵聍软化后再用生理盐水冲洗即可。

并发外耳道炎者，应先控制炎症，可滴入3%硼酸甘油或4%酚甘油，每日数次，必要时可内服抗生素，并尽快取出耵聍，以防引流不畅，致使炎症向内扩散。

突发性耳聋

常用中药

中医认为突发性耳聋多因气滞血淤，耳部经络被淤血所阻塞，使得清阳之气不能上达于耳窍，导致耳部的正常生理功能减退，从而发生了耳鸣、耳聋。宜采用活血祛淤、通络开窍的方法进行治疗。宜选用愈风宁心片、复方丹参片、葛根片、葛根素片、六味地黄丸等。也可选用柴胡、生甘草、香附、川芎、当归、赤芍、菖蒲、路路通。伴有眩晕者可加菊花、双勾藤、夏枯草；体质虚弱者可加党参、炙黄芪；情绪易急躁者可加白芍、灵磁石。

常用西药

可选用血管扩张剂、抗凝剂、降低血液黏稠度药、激素类、维生素等药进行治疗。

血管扩张剂。常用罂粟碱90毫克或川芎嗪160毫克静脉滴注，每日1次。也可用氢溴酸山莨菪碱肌内注射。口服药还可采用地巴唑、烟酸、氟桂利嗪（西比灵）等。

抗凝剂。可用肝素50毫克加入5%葡萄糖100毫升中静脉滴注；也可口服双香豆素100毫克。用药期间注意凝血机制检查，有出血倾向者禁用。

降低血液黏稠度药。可用10%低分子右旋糖酐500毫升静脉滴注，有心衰及出血性疾病者禁用。

激素类。可口服泼尼松，也可静脉滴注氢化可的松或地塞米松。

维生素类。维生素B_1，维生素B_{12}等。

过敏性鼻炎

常用中药

中医将过敏性鼻炎称为“鼻鼽”，以突发性和反复发作性鼻塞、鼻痒、打喷嚏、流清涕为主要症状，常有过敏史。中医还认为，过敏性鼻炎患者体质多属肺、脾、肾虚损，根据其症状可分为3种类型，然后进行辨证论治。

肺气虚寒型。主要症状为鼻痒难忍，喷嚏连连，继之流大量清水样鼻涕，鼻塞不通，嗅觉减退，恶风怕冷，易感冒，遇风冷易发作，反复不愈。全身症状有倦怠懒言，气短音低，或有自汗，面色苍白，舌质淡红，苔薄白，脉虚弱。选用药物：温肺止流丹、五屏风散、防风通圣散、通窍鼻炎片等。

脾肾阳虚型。主要症状为鼻痒、打喷嚏、流清涕，鼻塞，经久不愈，畏寒怕冷，或见便溏、身倦，或见腰膝冷痛，夜尿多，鼻黏膜苍白水肿，有清稀鼻涕，舌淡胖或有齿印，苔白，苍白水肿，脉沉细。选用药物：金匮肾气丸等。

肺脾虚寒型。主要症状为鼻塞鼻胀较重，鼻涕清稀或黏白，淋漓而下，嗅觉迟钝，双下鼻甲黏膜肿胀较甚，苍白或灰暗，或呈息肉样变。患病日久，反复发作，平时常感头重头昏，神昏气短，怕冷，四肢困倦，胃纳欠佳，大便或溏，舌质淡或淡胖，舌边或有齿印，苔白，脉濡弱。选用药物：温肺止流丹、五屏风散、防风通圣散、通窍鼻炎片等。

常用西药。症状较轻时，可外用滴鼻液，如1%麻黄素滴鼻液与0.5%可的松药水滴鼻。还可选用抗组胺类药如扑尔敏口服，也可口服赛庚啶、息斯敏等药。症状较重时可选用类固醇激素如泼尼松口服。需要注意的是，此药久服可产生水、盐、糖、蛋白质代谢紊乱，所以应在医生的指导下服用。

慢性鼻炎

常用中药

慢性鼻炎属中医的“鼻窒”范畴，中医认为本病以肺脾气虚和气滞血淤为主，可据此分为以下两种类型进行辨证论治。

肺脾气虚、邪滞鼻窍型。主要症状为交替性鼻塞，或鼻塞时重时轻，鼻涕黏少，遇寒时症状加重，头微胀不适，或见咳嗽痰稀，气短，面色苍白，或见食欲欠佳，大便或溏，体倦乏力，舌质淡红，苔薄白，脉缓或浮无力。选用药物：若以肺气虚为主，则口服温肺止流丹；若以脾气虚为主，则口服参苓白术散。

邪毒久留、气滞血淤型主要症状为持续性鼻塞，涕多或黄稠，或黏白，不易擤出，嗅觉迟钝，语言不畅，咳嗽多痰，耳鸣不聪，舌质红或有淤点，脉弦细。选用药物：口服当归芍药汤或藿胆丸。也可参考基础方药：苍耳子、白芷、辛夷、薄荷。慢性肥厚性鼻炎加川芎、赤芍；鼻涕多者加半夏10克，茯苓、冬瓜子各12克。

常用西药

解决鼻塞问题，可用1%麻黄素或呋喃西林麻黄素液、氯霉素麻黄素液滴鼻。也可用0.05%盐酸羟甲唑啉滴鼻。

封闭疗法：可用0.25%~0.5%普鲁卡因作迎香、鼻通穴位封闭，也可作鼻丘封闭或下鼻甲黏膜下封闭。

硬化剂下鼻甲注射：对于慢性肥厚性鼻炎，当上述治疗无效时，可选用50%葡萄糖、15%氯化钠、5%鱼肝油酸钠或80%甘油等硬化剂，作下鼻甲注射液。

慢性咽炎

常用中药

慢性咽炎在中医上称为“慢喉痹”，根据征候可分为肺阴虚、肾阴虚两种类型，然后进行辨证论治。

肺阴虚型。主要症状为咽喉干燥，咽痒，咳嗽，发声不扬，讲话乏力，时有“吭咯”动作。选用药物：养阴清肺膏、铁笛丸等。

肾阴虚型。主要症状为咽部微痛、灼热，头晕，眼花，心烦，失眠，五心烦热，盗汗，腰膝酸软。选用药物：六味地黄丸、清咽丸等。

此外，治疗慢性咽炎还可选用藏青果冲剂、穿心莲片、复方青果冲剂、利咽解毒颗粒、金莲花冲剂等。中药外治时，可用珍珠层粉、双料喉风散少量均匀地喷于咽部。

常用西药

治疗慢性单纯性咽炎常用复方硼砂溶液、呋喃西林溶液、2%硼酸溶液等含漱，也可用2%碘甘油涂咽部，还可口含四季润喉片、杜灭芬喉片、健民咽喉片、桂林西瓜霜等。或用2%~5%硝酸银涂搽咽部，有消炎、收敛作用。治疗慢性肥厚性咽炎除了应用单纯性咽炎的疗法外，还要用20%硝酸银或电灼法灼烧，也可用冷冻、二氧化碳激光治疗。

此外，还可选用以下西药。

度米芬。度米芬又叫杜灭芬，为季氨盐类表面活性剂，易吸附于菌体表面，改变细菌胞浆膜的通透性，扰乱其新陈代谢，从而产生广谱杀菌作用。适应证：慢性咽炎、扁桃体炎。注意事项：偶见恶心，一般可耐受。可引起接触性皮炎，应避免与肥皂、碘酊或其他阳离子消毒剂同时使用。

地喹氯铵。地喹氯铵又叫利林、克菌定，为阳离子表面活性剂，能吸附于细菌细胞壁，改变细胞壁的通透性，从而有效地抑制、杀灭细菌和真菌，减轻口腔和咽喉部的炎症或肿胀。适应证：急慢性咽炎、口腔溃疡、牙龈炎、牙周炎等。注意事项：偶见恶心、胃部不适，罕见皮疹过敏反应。使用时应逐渐含化，不可嚼碎口服。

复方地喹氯铵。商品名为多得益，由地喹氯铵和短杆菌素组成，两者配伍后可扩大抗菌谱，增强抗菌作用，从而提高疗效。适应证：慢性咽炎、口腔溃疡、牙龈炎、牙周炎等。注意事项：偶见恶心、胃部不适，罕见皮疹、皮肤瘙痒等过敏反应。使用时应逐渐含化，切勿嚼碎口服。

西地碘片。商品名为华素片，活性成分为分子碘，可直接卤化细菌的体蛋白，杀菌力强，活性大，能杀灭各种微生物。适应证：慢性咽喉炎、慢性牙周炎、牙龈炎以及口腔溃疡等。注意事项：偶见皮疹、皮肤瘙痒等过敏反应，长期含服可导致舌苔染色，停药后可消退。甲状腺疾病患者慎用。用药禁忌：对本品过敏者或对其他碘制剂过敏者禁用，孕妇及哺乳期妇女禁用。

溶菌酶。溶菌酶是一种黏多糖溶解酶，能液化细菌细胞壁，使革兰阳性菌细胞壁断裂而死亡，从而达到杀灭细菌的目的，具有抗菌、抗病毒、止血消肿、加快组织恢复功能等多种作用。适应证：慢性咽喉炎、口腔溃疡、牙龈炎、牙周炎等。注意事项：偶见皮疹等过敏反应。连续使用3天炎症仍未消除者，应向医生咨询。

氯己定。氯己定又名洗必泰，通过改变细胞浆膜通透性而起杀菌作用，为广谱杀菌剂。适应证：慢性咽炎、口腔溃疡、牙龈炎、牙周炎等。注意事项：可引起接触性皮炎，高浓度溶液对眼结膜有较强的刺激性，应避免对眼直接使用，也不能用于中耳等敏感器官。含漱剂可使牙齿着色、味觉失调，还能对儿童和青少年口腔造成无痛性浅表脱屑损害；使用本品的口腔制剂后至少需半小时才可刷牙。消毒皮肤黏膜或伤口时可出现局限性或全身性荨麻疹等过敏反应，还可有咳嗽、哮喘、呼吸困难、腹痛、休克等反应。

湿疹

常用中药

中医治疗时，根据症状及脉象将湿疹分为3个类型，然后进行辨证论治。

湿热浸淫型。发病急，病程短，可泛发全身各部，初起皮损潮红，发热肿胀，继而出现密集小水疱，破后渗液流津，瘙痒不止，常伴身热、心烦口渴、胸闷纳呆、大便干结、小便短赤，舌质红，苔薄白或黄腻，脉滑数。选用药物：龙胆泻肝丸、牛黄清心丸、防风通圣丸、二妙丸、皮肤康洗液等。

脾虚湿蕴型。发病较缓，皮损潮红，瘙痒不重，偶有少量渗液，可见红斑鳞屑，常伴倦怠乏力，纳差，腹胀便溏，面色萎黄，舌质淡胖，苔白或白腻，脉濡滑。选用药物：润肤丸、秦艽丸、参苓白术散、松花散等。

血虚风燥型。病情反复发作，病程较长，皮损颜色暗淡或呈灰褐色素沉着，皮肤增厚，表面粗糙，呈苔藓样变，常有少量鳞屑，剧痒，多呈阵发性发作，常伴头昏乏力、食差腹胀、腰酸肢软或形体消瘦，舌淡，苔白，脉细滑。选用药物：羌月乳膏等。

此外，还可根据需要选用黑豆馏油软膏、十味乳香丸、荨麻疹丸等药。

常用西药

湿疹的治疗主要在于寻找致病原因，除去过敏因素，同时对症治疗。

施行局部治疗时，对于急性湿疹：无渗出时，可外用炉甘石洗剂或冰片、5%明矾炉甘石洗剂等。仅有潮红者可酌用硼酸滑石粉每日多次撒扑。瘙痒明显时，可酌加皮质类固醇激素霜外用。有渗出时，可用复方硫酸铜溶液、2%~4%硼酸溶液或生理盐水、0.5%醋酸铅或醋酸铝溶液等，也可用40%氧化锌油外涂，渗出减少后改用氧化锌糊膏包敷，局部无渗液时可用肤轻松软膏。对于亚急性湿疹，局部糜烂结痂并有小量渗液时，可选用糊剂，如氧化锌糊膏或5%糠馏油糊膏，无渗液时可用肤轻松软膏。对于慢性湿疹，可根据皮损肥厚、干燥程度应用不同浓度的焦油类（煤焦油、松馏油、糠馏油、黑豆馏油）软膏或糊剂。损害较薄或轻度糜烂渗出者，可用焦油糊剂；皮损处干燥肥厚者可用5%~10%煤焦油硫黄软膏或10%~20%煤焦油酊；也可在焦油制剂中加入一定浓度的水杨酸或硫黄。对于慢性肥厚性湿疹，可在焦油制剂中加入适当浓度的皮质激素，疗效更好。

施行全身治疗时，可选用抗组胺药（赛庚啶、扑尔敏、非那根、苯海拉明、息斯敏等）、维生素类药（如维生素C、维生素B_1、维生素B_6）、皮质类固醇激素类（如口服泼尼松、地塞米松等）。

荨麻疹

常用中药

荨麻疹相当于中医的“痞瘤”或“隐疹”，治疗时可根据症状及脉象将其分为3个类型，然后进行辨证论治。

风热犯表型。发病急，风团色红，灼热剧痒，遇热则皮损加重，伴发热、恶寒、咽喉肿痛、心烦口渴、胸闷腹痛、恶心欲吐，舌红，苔薄白或薄黄，脉浮数。选用药物：防风通圣丸、银翘解毒丸、消风散加减。

风寒束表型。皮疹色粉白，遇风寒加重，得暖则减，口不渴，或有腹泻、头身痛，舌淡体胖，苔白，脉浮紧。选用药物：秦艽丸、通宣理肺丸、方桂枝汤或麻黄桂枝各半汤加减。

血虚风燥型。风团反复发作，迁延日久，午后或夜间加剧；伴心烦易怒，口干，手足心热，舌红少津或舌质淡，脉沉细。选用药物：秦艽丸合二至丸或龟苓膏、当归饮子加减。

常用西药

对于急性荨麻疹可选用抗组胺类药，必要时可用苯海拉明。也可选用维生素。伴有消化道症状者可用甲氰咪胍。病情急、皮损广泛的严重病例应给予泼尼松或地塞米松、氢化可的松。过敏性休克应就地抢救治疗，可用氢化可的松。对于慢性荨麻疹可选用抗组胺类药物，如赛庚啶或酮替芬。其他可从扑尔敏、特非那丁、苯海拉明等抗组胺类药中选2~3种联合或交替应用。也可用维生素K口服，或选用普鲁卡因。还可选用组胺球蛋白。另外，皮损面积较小时可用乐肤液及去炎松尿素霜，全身大面积皮损时可外用1%薄荷酯或1%炉甘石薄荷脑洗剂，每日数次。

手癣足癣

常用中药

中医称足癣为“湿脚气”，根据征候表现分为湿热下注证、血虚风燥证等类型，然后进行辨证论治。

湿热下注证。趾间浸渍，覆以白皮，水疱密集，糜烂流水，浸淫成片，瘙痒疼痛或有发热，常伴恶臭，夏季尤甚。伴舌红苔腻，脉滑数。选用药物：脚气散。

血虚风燥证。足跖或趾间、足缘皮肤增厚、干燥，边缘角化过度，伴点状或片状脱屑，重者足跟、足缘甚至整个足跖皮肤皲裂疼痛，动则出血，冬季加重。选用药物：珊瑚癣净、愈裂贴膏等。

常用西药

水疱型可外涂癣霜如克霉唑霜、咪康唑霜（达克宁霜）、皮康霜等，或用复方土槿皮酊治疗，临床上还可使用复方雷锁辛擦剂、10%~30%冰醋酸液等外涂。

擦烂型不可用刺激性强的药物，正确的治疗方法是先用3%硼酸溶液或

1∶5000~1∶8000高锰酸钾溶液或1%~2%雷锁辛溶液湿敷，干燥脱屑后改用1%~2%益康唑霜、咪康唑霜、克霉唑霜等抗真菌药膏或酊剂治疗。有继发感染者可用1∶5000呋喃西林液或0.1%雷夫奴尔溶液进行湿敷，糜烂好转后改用2%水杨酸氧化锌糊剂包裹，干燥后用环吡酮胺、联苯苄唑霜(美克霜、孚琪霜)、特比萘酚软膏等外涂。

鳞屑角化型应以软膏剂为主，如5%~10%水杨酸软膏、复方水杨酸软膏、5%硫黄软膏、克霉唑软膏等，也可选用霜剂，如咪康唑霜。对于过度角化型，可先将2克水杨酸粉溶于2000毫升热水中，然后浸泡15~20分钟，每日1次，泡后用5%~10%水杨酸软膏外涂，每日2次。水疱型和鳞屑角化型还可用十一烯酸癣药水加环吡酮胺软膏等。

一般患者只需局部治疗。严重患者应进行全身治疗，可口服伊曲康唑。

痤疮

常用中药

中医治疗时，根据症状及脉象将痤疮分为肺经风热、肠胃湿热、脾失健运3个类型，然后进行辨证论治。

肺经风热型。主要症状为颜面潮红，痤疮欣热、疼痛，或有脓疱、口干、小便黄、大便干燥，舌红，苔薄黄，脉细数。选用药物：枇杷清肺饮加减，有脓疱者加蒲公英、地丁，口干者加生石膏、知母，便干者加生大黄。

肠胃湿热型。主要症状为皮疹红肿疼痛，伴便秘溲赤，纳呆腹胀，舌红，苔黄腻，脉滑数。选用药物：茵陈蒿汤加减，或用防风通圣丸、三黄片等。

脾失健运型。主要症状为皮疹色红不鲜，反复发作，或结成囊肿，或伴便溏，纳呆，神疲乏力，苔白，脉濡滑。选用药物：参苓白术散加减。

常用西药

内服药物治疗。维生素类：可口服维生素B_2，维生素B_6，复合维生素B及泛酸钙，顽固性痤疮可服用维生素A和维生素E。维甲酸类：维甲酸类药物可抑制滞留的角化过度，防止新的阻塞和炎症形成，减少皮脂分泌和痤疮的形成，常用的有维甲酸片或维胺脂。内分泌制剂：皮损严重者可内服己烯雌酚或肌内注射绒毛膜促性腺激素，月经前痤疮症状加重者可肌内注射黄体酮，青壮年女性患者可服用口服避孕药。此外，还可口服抗雄激素如复方炔诺酮、安体舒通等。严重痤疮，如囊肿性痤疮及聚合性痤疮患者可使用皮质类固醇激素，常用的有泼尼松等，与女性激素或抗雄激素联合使用疗效更好。抗生素：以红霉素最为常用，疗效好且不良反应小，此外还可应用强力霉素和洁霉素等。锌制剂：常用的有甘草锌胶囊、硫酸锌片等，疗效不完全一致。

外用药物治疗。维甲酸类：可用0.05%~0.1%维甲酸霜或0.05%维甲酸酒精外搽，有皮肤刺激性，若出现明显潮红则应停用。抗生素类：常用的有2%红霉素软膏、1%洁霉素软膏、1%~2%红霉素酒精、1%林可霉素酯、1.5%红霉素洗剂或溶液、1%氯霉素雷锁辛酒精、2%氯霉素水杨酸硼酸酒精等。过氧苯甲酰：常用的是2.5%~10%过氧苯甲酰凝胶或霜剂，与维甲酸或抗生素类联合外用可增强疗效，不良反应也较小。锌制剂：由于口服锌制剂有一定的不良反应，因此可用1%~2%硫酸锌溶液外搽，与红霉素制剂联合外用疗效更好。硫黄和雷锁辛制剂：常用的有复方硫黄洗剂、硫软膏、5%硫黄霜、硫新霜和2%雷锁辛酊剂等。

脓疱疮

常用中药

中医称本病为“黄水疮”、“滴脓疮”、“浸淫疮”，一般分为热毒和湿热两种类型，然后进行辨证论治。

热毒型。夏季发病，肌肤水疱或脓疱，疱内脓液清晰可见，疱周绕以红晕，脓疱溃破溢脓，结痂，邻近淋巴结肿痛，常伴有发热，尿赤便干，口渴，舌红，苔黄，脉数等。选用药物：犀角化毒丸、五福化毒丸等。

湿热型。夏秋季发病，肌肤水疱、大疱，四周红晕，疱破脂水淋漓，浸淫成片，痒痛相兼，结脓痂，可伴发热，口渴，纳呆，便干尿黄，舌红，苔黄腻，脉濡数。选用药物：龙胆泻肝丸、当归龙荟丸等。

常用西药

主要分局部治疗和全身治疗。

局部治疗。对大多数病例，仅用局部治疗即可，以清洁、消炎、杀菌、止痒、干燥为原则。疱壁未破者可外搽1%樟脑、10%硫黄炉甘石洗剂。疱壁已破形成糜烂面或结痂者，可先用0.1%利凡诺溶液、雷夫奴尔液或高锰酸钾液湿敷，然后外用0.5%新霉素软膏、百多邦软膏、2.5%~5%白降汞软膏、环丙沙星软膏等，也可用2%紫药水溶液。

每次外用药前均应清洁创面，可选用的清洗药有0.1%雷夫奴尔液、1：8000高锰酸钾液、1：2000黄连素液、0.02%呋喃西林液、0.05%~0.1%新洁尔灭液、3%硼酸溶液、3%双氧水等。

全身治疗。对于皮损广泛，伴有发热症状或淋巴结炎者，可选用磺胺药或抗生素制剂进行治疗。一般应首先选用敏感性较高的抗生素，如苯唑青霉素、邻氯青霉素等，其次可用庆大霉素或先锋霉素V，对青霉素过敏者也可选用红霉素或磺胺类药，如复方新诺明等。

疥疮

常用中药

宜选用黄连解毒汤合五味消毒饮加减，或用如意金黄散。

常用西药

硫黄软膏是治疗疥疮常用而有效的药物，搽药期间不洗澡，不换衣。第4天洗净药物，并洗澡换衣，将换下的衣服、毛巾等煮沸或烫洗消毒，被褥、床单用阳光暴晒。一般治疗1~2个疗程，停药后观察1周左右，如无新的皮损出现，即为痊愈。其他药物还可选用10%百部酊、雄黄膏、2.5%丁香罗勒油乳膏、10%克罗米通乳膏、苯甲酸酯乳剂等外搽。

失眠

常用中药

失眠在中医上称“不寐”，治疗时根据症状及脉象不同分为5个类型，然后进行辨证论治。

心血亏虚型。主要症状为失眠头晕，多梦健忘，心慌气短，神疲乏力，面色苍白，唇和舌色淡，苔黄，脉细弱。选用药物：养血安神丸、脑乐静、安神宝颗粒、复方枣仁胶囊、夜宁糖浆、灵芝糖浆等。

阴虚火旺型。主要症状为入睡困难，失眠多梦，心慌心烦，同时兼有手足心发热，口渴咽干，盗汗，面颊及舌红，苔少，脉细数。选用药物：枣仁安神颗粒、神衰康胶囊、琥珀安神丸、安神补心丸等。

肝郁化火型。主要症状为不易入睡，

甚则彻夜不眠，入睡后则多梦易惊醒，急躁易怒，胸胁胀满，善太息，伴头晕头胀，目赤耳鸣，口干而苦，不思饮食，口渴喜饮，小便黄赤，大便秘结，舌质红，苔黄，脉弦而数。选用药物：酸枣仁合剂、泻肝安神丸等。

痰热内扰型。主要症状为失眠，心烦，口苦，目眩，头重，胸闷，恶心，嗳气，痰多，舌质偏红，舌苔黄腻，脉滑数。选用药物：礞石滚痰丸等。

心胆气虚型。主要症状为虚烦不寐，入睡后又易惊醒，触事易惊，终日惊惕，心神不安，胆怯恐惧，并伴心悸、气短、自汗，倦怠乏力，舌淡，苔白，脉弦细。选用药物：安神定志丸、睡安胶囊、豆蔻无味散等。

常用西药

首选安定类药，如舒乐安定或硝基安定，对解除短期失眠疗效很好。但长期服用可能引起药物耐受性和成瘾性，故应短期（2~4周）服用，2~3周后应逐渐减量，最后停用。不可养成用催眠药入睡的不良习惯。其次，还可选用谷维素或天麻素。

抑郁症

常用中药

抑郁症属中医学“郁症”、“脏燥”等范围，中医认为引起本病的主要原因为内伤七情(喜、怒、忧、思、悲、恐、惊)，所欲不达，导致肝失疏泄，脾失健运，心神失养，脏腑阴阳气血失调而成。治疗时可根据症状及脉象分为6个类型，然后进行辨证论治。

肝气郁结型。主要症状为精神抑郁，情绪不宁，善太息，胸闷胁痛，痛无定处，腹胀嗳气，不思饮食或呕吐，大便失畅，月事不行，苔薄或光剥，脉弦劲。选用药物：柴胡疏肝散加减。

气郁化火型。主要症状为性情急躁易怒，胸闷胁痛，嘈杂吞酸，口干而苦，大便秘结，头痛目赤，耳鸣，舌红，苔黄，脉弦数。选用药物：丹枝逍遥散、合左金丸加减。

气滞痰郁型。主要症状为咽中不适如有梗阻，咳之不出、咽之不下，胸中窒闷或兼胁痛，苔白腻，脉弦滑。选用药物：半夏厚朴汤、温胆汤加减。

久郁伤神型。主要症状为精神恍惚，心神不宁，悲忧善哭，疲乏，时时欠伸，舌质淡，苔薄白，脉弦细。选用药物：甘麦大枣汤加减。

心脾两虚型。主要症状为神志恍惚，多思善虑，言语错乱，心悸胆怯，少寐健忘，面色不华，头晕神疲，食欲不振，舌质淡，脉细弱。选用药物：归脾汤加减。

阴虚火旺型。主要症状为眩晕，心悸少寐，心烦易怒或遗精，腰酸，冲任不调，形瘦面红，口干，舌质红，苔少，脉细而数。选用药物：滋水清肝饮加减。

除了上述方药以外，还可服用逍遥丸、开胸顺气丸等中成药。

常用西药

治疗抑郁症的西药主要用来改变脑部神经化学物质的不平衡，常用的有抗抑郁剂、镇静剂、安眠药及抗精神病药物，如氟西丁、帕罗西丁、多塞平、阿米替林等。抑郁症的治疗主要在于心理治疗。

神经衰弱

常用中药

中医称神经衰弱为郁病或郁证，多由神志不舒或郁怒、气机郁滞、气血失调、精神刺激所致。治疗时可根据症状及脉象分为7个类型，然后进行辨证论治。

肝肾阴虚型。主要症状为头痛头昏，耳鸣目眩，失眠多梦，心烦易怒，记忆力减退，腰酸腿软，遗精尿频，精神委靡，手足心热，月经不调，舌红，苔少，脉弦细。选用药物：六味地黄丸或杞菊地黄丸加减。

心肾不交型主要症状为头晕耳鸣，心悸多梦，失眠健忘，烦热盗汗，口干咽燥，腰酸腿软，遗精阳痿，月经不调，舌尖红，苔少，脉细数。选用药物：天王补心丹、交泰丸或酸枣仁汤。

心脾两虚型主要症状为失眠多梦，心悸心慌，头晕眼花，口淡无味，腹胀不适，不思饮食，大便溏薄，倦怠无力，手足麻木，面色无华，舌淡红，苔薄白，脉细弱。选用药物：归脾汤加减。

阴虚阳亢（内热）型主要症状为头痛眩晕，胁痛，耳鸣眼花，烦躁易怒，失眠健忘，夜寐不安，乱梦遗精，五心烦热，口燥咽干，大便干结，小便短黄，舌质红，苔少，脉细数。选用药物：杞菊地黄丸和朱砂安神丸加减。

肝气郁结型。主要症状为情志不畅，郁思内伤，情绪不稳，善疑多虑，闷闷不乐，头昏目眩，食少，胸闷不舒，两胁胀痛或走窜作痛，女性伴有月经不调或乳房胀痛，舌质淡红，舌苔白腻或白滑，脉弦滑。选用药物：逍遥散加减。

肾阴虚型。主要症状为精神委靡，少寐易醒，注意力不集中，记忆力减退，阳痿早泄，神疲乏力，舌淡，苔白，脉沉细弱。

选用药物：六味地黄丸或左归饮加减。

肾阳虚型主要症状为面色苍白，声音低弱，精神委靡，少寐易醒，腰酸腿软，四肢不温，头晕目眩，自汗腰冷，阳痿早泄，小便频数，舌淡，苔少，脉细无力。选用药物：桂附八味丸和右归丸加减。

常用西药

焦虑严重者可服用安定类抗焦虑药物，如安定、舒乐安定、硝基安定、氟安定等；失眠者可选用催眠剂，如司可巴比妥(速可眠)、安眠酮等；伴有头痛者可选用颅痛定。此外，还可适当选用谷维素、普萘洛尔（心得安）、氯美扎酮、维生素B_1等。

头痛

常用中药

中医将头痛分为外感和内伤两大类，据此辨证论治。外感头痛包括：风寒头痛、风热头痛、风湿头痛。内伤头痛包括：肝阳头痛、肾虚头痛、血虚头痛等。

风寒头痛。症状为头痛阵发性发作，多跳痛或隐痛，一侧或整个头痛，痛及项背，发热怕冷，遇寒则发作或加剧，寒冷季节发作频繁，常喜裹头，口不渴，舌苔薄白或有舌质暗，脉浮紧。选用药物：川芎茶调散或风寒感冒冲剂、都梁丸等。

风热头痛。症状为头痛且胀，甚则头痛如裂，多呈阵发性，遇热或日晒则发作或加剧，炎热季节发作频繁，发热恶风，面红目赤，口渴喜饮，大便秘结，小便黄赤，舌质红，舌苔黄，脉浮数。选用药物：芎芷石膏汤或桑菊感冒片、黄连上清丸等。

风湿头痛。症状为头痛如裹布，肢体困重，纳呆胸闷，小便不利，大便或溏，舌质淡红，苔白腻，脉濡。选用药物：玉壶丸、加减神术散、羌活胜湿汤等。

肝阳头痛。症状为头晕胀痛，心烦易怒，夜眠不宁，或兼胁痛，面红口苦，失眠多梦，舌苔薄黄，或舌红少苔，脉细数或弦。选用药物：天麻钩藤饮。

肾虚头痛。症状为头痛且空，常伴眩晕，腰膝酸软，神疲乏力，健忘，遗精带下，耳鸣少寐，偏肾阳虚则见畏寒肢冷，偏肾阴虚则见面色潮红，五心烦热，盗汗，舌红，苔少，脉沉细无力或细数。选用药物：大补元煎。

血虚头痛。症状为头痛而晕，午后较甚，心悸不宁，失眠多梦，神疲乏力，面色少华，甚则萎黄，舌质淡，苔薄白，脉细弱。选用药物：加味四物汤。

气虚头痛。症状为头痛绵绵，时发时止，遇劳加重，伴有头晕，神疲乏力，气短懒言，饮食无味，自汗，面色苍白，舌质淡红或淡胖，边有齿印，苔薄白，脉细弱或脉大无力。选用药物：顺气和中汤。

痰浊头痛。症状为头痛昏蒙重坠，胸脘满闷，呕恶痰涎，倦怠无力，舌质淡红，苔白腻，脉滑或弦滑。选用药物：半夏白术天麻汤。

淤血头痛。症状为头痛剧烈，经久不愈，痛处固定不移，痛如锥刺，日轻夜重，或有头部外伤史，或长期头痛史，舌质紫或有淤斑，苔薄白，脉弦细或细涩。选用药物：通窍活血汤。

常用西药

治疗头痛的常用西药有布洛芬、阿司匹林、扑热息痛、贝诺酯、扑炎痛、消炎痛等，详见感冒常用西药。

偏头痛

肝胆湿热型。头痛偏于一侧，伴见面红目赤，心急烦躁，口苦咽干，便干溲赤，舌红，苔黄腻，脉弦滑数。选用药物：龙胆泻肝丸、当归龙荟丸、泻青丸等。

风火上扰型。偏头痛经常发作，可波及全头，痛热较剧，心烦口渴、面目红赤、便干溲赤，舌红，苔黄，脉洪滑数。选用药物：防风通圣丸、黄连上清丸、牛黄清心丸等。

淤血阻络型。痛如针刺，固定不移，局部络脉怒张，舌暗有淤斑，脉沉弦涩。选用药物：丹七片、血腑逐淤丸（片）、活血化癌丸、化症回生丹等。

痰湿中阴型。头痛且眩，恶心呕吐，胸闷脘痞，一身沉重，舌苔白腻且厚，脉濡滑或弦滑。选用药物：藿香正气丸、千金化痰丸、平胃丸、小半夏合剂等。

常用西药

偏头痛轻度发作时可用阿司匹林、索密痛或布洛芬，伴恶心呕吐者可用灭吐灵。病情较重者应在发作早期使用麦角胺咖啡因片，口服或肌内注射氯丙嗪，必要时可用泼尼松或地塞米松。以上药物无效时，可口服或皮下注射英明格。间歇期为防止发作可选用谷维素、心得安、尼莫地平、维生素E、苯噻啶、阿米替林或安定等。

索密痛。又名索米痛、去痛片，具有解热、镇痛、镇静作用，抗风湿作用很弱。适应证：用于发热、头痛、偏头痛、牙痛、痛经、神经痛、肌肉痛、关节痛及其他各种慢性钝痛。注意事项：偶见皮疹或剥脱性皮炎，极少数过敏者有粒细胞缺乏症，多因长期用药引起，因此连用1周以上应定期检查血常规。还可导致肾脏损害，严重时可致肾乳头坏死及尿毒症。用药禁忌 贫血、造血功能障碍患者及对苯巴比妥类药物过敏者禁用。

麦角胺咖啡因。又名麦加片，由酒石酸麦角胺和咖啡因组成的复方制剂，麦角胺能使脑动脉血管的过度扩张与搏动恢复正常，与咖啡因合用有协同作用，可增加疗效，减少不良反应。适应证：主要用于偏头痛发作早期，开始有先兆症状时服用效果更佳，也可用于血管扩张性头痛及其他神经性头痛。注意事项：用量过大时常见有恶心、呕吐、上腹部不适、腹泻、四肢乏力、肌痛甚至胸区痛，有时可引起偏头痛发作时恶心、呕吐加剧。本药无预防和根治作用，只宜头痛发作时短期使用，偏头痛发作后不宜服用。用药禁忌：严重高血压、活动期溃疡病、甲状腺功能亢进、闭塞性血管疾病、冠状动脉供血不足、心绞痛、肝肾功能损害及对本药过敏者和孕妇均禁用。

糖尿病

常用中药

本病属中医“消渴病”范畴，根据症状及脉象可分为以下3种类型，进行辨证论治。

肺胃燥热型。饥，形体消瘦，口干舌燥，舌边尖红，苔黄干，脉滑数。选用药物：琼玉膏、雪梨膏、二冬膏、玉泉丸等。

肾阴亏损型。主要症状为尿频量多，浑浊如脂膏、有甜味，手足心热，腰酸无力，口干，舌质红、苔少，脉沉细数。选用药物：六味地黄丸、麦味地黄丸、参麦地黄丸、黄精丹等。

阴阳两虚型。主要症状为尿频量多、浑浊如脂膏，腰膝酸软，气短乏力，面色白或黑，颜面或下肢水肿，大便溏泻或腹泻与便秘交替出现，阳痿，畏寒肢冷，舌质暗淡，苔白而干，脉沉细无力。选用药物：右归丸、参茸补丸、桂附八味丸、金匮肾气九、蛤蚧大补九等。

常用西药

磺酰脲类。磺酰脲类的主要作用是刺激胰岛分泌更多的胰岛素，并能增加组织对胰岛素的敏感性，使组织细胞吸收更多的葡萄糖，以利于血糖的下降。适应证：血糖较高、但有潜在胰岛素分泌能力的2型糖尿病。注意事项：常会产生胃肠不适，此外还有低血糖、食欲不振、皮疹、皮肤痒等不良反应。长期使用容易产生耐药性。饮酒会增加低血糖的危险，使用类固醇、β受体阻滞剂、烟碱酸等会降低此药的效果。餐前30分钟服用此药能显著降低餐后血糖。用药禁忌：肝脏、肾脏功能不佳者禁止使用，以免发生低血糖的危险。选用药物：优降糖、甲磺丁脲（D860）、达美康、糖适平、美吡达、格列苯脲等。

双胍类。此类降糖药不刺激胰岛素的分泌，但能抑制食欲，减少身体对葡萄糖的吸收，降低肝脏输出葡萄糖的能力，加强身体对胰岛素的敏感性。适应证：食欲较为旺盛、体重较重的2型糖尿病患者。注意事项：可能产生味觉改变、食欲减退、反胃、呕吐、腹部胀气、腹泻、皮肤发疹等不良反应，严重的会发生乳酸中毒，出现虚弱、疲倦、肌肉疼痛、呼吸困难、发冷、晕眩、心律不齐等症状。同时服用胃肠药西咪替丁时要减少此药的用量，以免发生药物相互作用，引起乳酸中毒。用药禁忌：肝脏、肾脏功能不健全者禁止服用，服药时禁止饮酒，以免发生乳酸中毒。选用药物：二甲双胍。

苯甲酸衍生物类。此类降糖药具有促使胰脏迅速但短暂地分泌胰岛素的作用，主要针对用餐时血糖的变化发挥作用，可用来控制餐后血糖升高。适应证：不胖、有潜在胰岛素分泌能力但对磺酰脲药效果不佳的2型糖尿病。注意事项：可能导致低血糖，但危险性较低。此外还可能引起心血管问题，与其他药物同时使用或饮酒时可能发生药物相互作用。由于此药的作用很快，药效持续时间很短，因此应在用餐时服用，以利于餐后血糖最高时迅速发挥作用。选用药物：瑞格列奈（诺和龙）

和那格列奈（唐力）。

葡萄糖苷酶抑制剂。此药主要作用于小肠，可以抑制肠道中的酶将碳水化合物分解成糖的作用，延迟碳水化合物的消化，从而有效地降低餐后血糖浓度。适应证：适用于各型糖尿病，特别是餐后血糖较高的2型糖尿病。注意事项：可能产生腹胀、腹泻等不良反应，同时服用磺酰脲类药或胰岛素时，会增加发生低血糖的危险性，一旦发生低血糖应立即饮用牛奶或口服葡萄糖进行缓解。应在开始用餐时服用，以降低餐后血糖升高的浓度。用药禁忌：患大肠激躁症、溃疡性结肠炎、局部回肠炎、局部肠梗阻、慢性营养吸收障碍失调等腹部疾病的患者禁止服用。选用药物：阿卡波糖（拜唐平）和伏格列波糖（倍欣）。

胰岛素增敏剂。又称做噻唑烷二酮，是最新一类口服降糖药，它不刺激胰岛素的分泌，但能从多种角度增强胰岛素敏感性，使胰岛素发挥正常作用，将葡萄糖带进细胞内代谢，达到降低血糖的目的，同时能避免肝脏产生过多的糖分。适应证：2型糖尿病。注意事项：可能产生水肿、体重增加、疲劳等不良反应，严重时会对肝脏造成损伤。应适时进行血液检查，当肝功能指数上升到正常值上限2.5倍以上时应立即停药。用药禁忌：有活动性肝病或肝功能指数在正常值上限2.5倍以上者禁止服用。选用药物：罗格列酮（文迪雅）和吡格列酮（卡司平、艾汀）。

甲状腺功能亢进症

常用中药

中医治疗时，根据症状及脉象可将本病分为几个类型，然后进行辨证论治。

阴虚火旺型。主要症状为面红，心悸，出汗，急躁易怒，食多消瘦，甲状腺肿大，舌红，苔黄，脉弦数。选用药物：生石膏、生地黄、山药、生牡蛎、太子参、玄参、香附、山萸肉、麦冬、知母、五味子、甘草、丹皮。

气阴两虚型。主要症状为甲状腺肿大，心悸怔忡，怕热多汗，形体消瘦，神疲乏力，腰膝酸软，舌红，苔薄黄，脉细数。选用药物：黄芪、生地黄、生牡蛎、党参、麦冬、枸杞子、山药、白芍、香附、山萸肉、五味子、甘草。

肝郁脾虚型。主要症状为精神抑郁，胸闷胁痛，吞咽不利，神疲乏力，大便溏稀，双目凸出，甲状腺肿大，月经不调，舌淡，苔薄白，脉弦细。选用药物：丹参、当归、白术、茯苓、党参、山药、香附、柴胡、制半夏、黄芩、陈皮、白芥子、甘草。

常用西药

抗甲状腺素药。常用的有甲基硫氧嘧啶或丙基硫氧嘧啶、他巴唑和甲亢平等。适应证：症状较轻，甲状腺轻、中度肿大者；20岁以下青少年、儿童、孕妇及年迈体弱或并发严重心、肝、肾等疾病而不适宜手术者；甲状腺次全切除后复发又不适宜用碘$^{-131}$治疗者；术前准备或作为碘$^{-131}$治疗后的辅助治疗；伴恶性突眼症者。注意事项：用药后可出现白细胞或粒细胞减少、皮疹、荨麻疹、头痛、关节痛、恶心、厌食、肝坏死、黄疸、再生障碍性贫血、毛发脱落和精神症状等。多数患者用药1~3个月后症状基本缓解，然后改为维持量服用1~2年。注意不能过早停药或间断服药，否则容易引起复发。用药期间要定期检查血常规和肝功能。用药禁忌：对此类药物有严重过敏反应或毒性反应者禁用；应用抗甲状腺药物治疗两个疗程复发者及哺乳期甲亢患者禁用。

放射性碘$^{-131}$治疗。适应证：35岁以上，尤其老年并发有心脏病，糖尿病，严重的肝、肾疾病而不能手术者；甲状腺次全切除术后复发者；对抗甲状腺药物过敏或长期治疗无效，或停药后复发者；甲亢伴突眼者。注意事项：最初两周内甲亢症状可有加重，少数患者在服药后1~2周内有轻微反应，主要为乏力、头晕、食欲下降、胃部不适、恶心、皮肤瘙痒、甲状腺局部胀感和轻微疼痛等，一般数天后即可消失。用药禁忌：小于25岁者、孕妇及哺乳期妇女、有重度肝肾功能不全者、重度甲亢患者及甲亢危象、重度浸润性突眼症、周围血白细胞数少于3×10^9/升者及结节性甲状腺肿伴功能亢进者禁用。

甲状腺功能减退症

常用中药

中医治疗时，根据症状及脉象可将本病分为几个类型，然后进行辨证论治。

气血两虚型。主要症状为神疲乏力，少气懒言，反应迟钝，面色萎黄，纳呆便溏，畏寒怕冷，手足不温，月经量少或闭经，舌淡或胖，苔薄，脉细弱。选用药物：党参、黄芪、丹参、山药、白术、茯苓、熟地、白芍、当归、川芎、砂仁、甘草、肉桂。

脾肾阳虚型。主要症状为精神淡漠，神疲乏力，嗜睡倦怠，畏寒肢冷，面色光白，面部臃肿，皮肤粗糙，纳呆腹胀，腰脊酸痛，男性阳痿，女子闭经，舌淡胖，苔白腻，脉沉细而缓。选用药物：党参、黄芪、白术、茯苓、熟地黄、菟丝子、泽泻、附子、桂枝、淫羊藿、砂仁、甘草、干姜。

肝肾阴虚型。主要症状为腰膝酸软，失眠多梦，五心烦热，视物不清，口干舌燥，月经量少，舌红少津，苔薄黄，脉细数。选用药物：黄芪、丹参、熟地、山药、枸杞子、白芍、炒枣仁、菟丝子、杭菊、山萸肉、肉苁蓉、鹿角胶、柴胡、甘草。

此外，还可选用全鹿丸、右归丸、人参鹿茸丸等中成药。

常用西药

甲状腺片。治疗本病用甲状腺激素替代疗法效果显著，需终生服用，替代疗法首选甲状腺片。注意事项： 应从小剂量开始，每日20~40毫克，于早晨一次顿服，以后每2周增加20~40毫克，最终剂量可达每日80~160毫克。当治疗见效至症状改善、脉率及血清T3、T4恢复正常时，应用维持量，每日40~120毫克。治疗过程中如有心悸、多汗、失眠、体重减轻等反应时，应减少剂量或暂时停服；若出现呕吐、腹泻、发热、心动过速或心律不齐、肌肉颤动或痉挛，甚至心绞痛、心衰时，应立即停药。老年冠心病或其他心脏病者应酌情减量。左甲状腺素钠（左旋甲状腺素，T4，优甲乐）注意事项：应从小剂量开始，每日2次，每次口服25微克，以后每2周增加50微克，最终剂量可达每日150~300微克，维持量每日100~150微克。

三碘甲状腺原氨酸（T3）。注意事项：每日口服10微克，可逐渐增至每日40~100微克，维持量每日20~40微克，本制剂作用快而强，但作用时间短。

单纯性肥胖症

常用中药

中医治疗时，根据症状及脉象可将本病分为6个类型，然后进行辨证论治。

脾虚湿阻型。主要症状为肥胖而有水肿，肢体困重，疲乏无力，腹胀纳呆，尿少便溏，舌质淡，苔白腻，脉细滑。选用药物：防己黄芪汤合苓桂术甘汤加减。

痰浊中阻型。主要症状为身体肥胖，喜食甜肥食物，头晕眼花，恶心欲吐，视物旋转，脘腹胀满，肢体困重，手足麻木，咳吐黏痰，舌质淡红，苔白腻，脉滑。选用药物：半夏白术天麻汤加减。

胃热湿阻型。主要症状为头晕头胀，消谷善饥，口渴善饮，腹胀中满，大便秘结，舌质红，苔薄黄腻，脉弦滑或数。选用药物：防风通圣散加减。

肝气郁结型。主要症状为体质肥胖，胸胁苦满，烦躁易怒，胃脘痞满，口苦舌燥，腹胀纳呆，月经不调，舌苔腻，脉弦。选用药物：大柴胡汤加减。

气滞血淤型。主要症状为形体肥胖，胸胁作痛，痛有定处，烦躁易怒，食欲亢进，心悸气短，月经不调或闭经，色黑有块，大便偏干，舌质暗或有淤点淤斑，苔薄或腻，脉细弦或涩。选用药物：桃红四物汤加减。

脾肾阳虚型。主要症状为体胖肢冷，喜暖畏寒，神疲乏力，腰膝酸软，肢体水肿，腹胀纳呆，尿少便溏，舌质淡，苔薄，脉沉细或弱。选用药物：真武汤合防己黄芪汤加减。

常用西药

西药在肥胖症的治疗中所起的作用有限，可在限制饮食热量与增加活动量的基础上短期应用药物。一般常用的抑制食欲的药物有苯丙胺、氟苯丙胺、氟苯丙胺酯、烟酸苯丙胺、氯苯丁胺、二甲基双胍、苯甲吗啉、膨胀填充剂等，也可在严格控制饮食的基础上加用甲状腺激素。

缺铁性贫血

常用中药

中医将缺铁性贫血包括在虚证之中，属于血虚，治疗时可根据症状及脉象分为5个类型，然后进行辨证论治。

肝血亏损型。主要症状为头晕目眩，视物昏花，面色无华或萎黄，肢体麻木，月经不调或闭经，爪甲不荣，舌淡，苔白，脉虚弱。选用药物：四物合剂（丸）、阿胶胶囊（口服液、胶块）。

脾虚血亏型。主要症状为疲倦乏力，头昏眼花，面色萎黄或苍白，食少腹胀，便溏，月经量少，舌淡，苔薄白，脉细弱；心脾两虚者，兼有心悸气短，失眠多梦，健忘烦躁，毛发干枯脱落，爪甲脆裂，反甲等。选用药物：归脾丸等。

气血两虚型。主要症状为眩晕耳鸣，面色苍白或萎黄，爪甲不荣，疲倦乏力，心悸气短，或月经不调，舌淡，苔薄白，脉细无力。选用药物：八珍丸、人参养荣丸、十全大补丸、健脾生血颗粒等。

脾肾阳虚型。主要症状为面色萎黄或苍白无华，形寒肢冷，唇甲淡白，周身水肿，甚则可有腹水，心悸气短，耳鸣眩晕，倦怠神疲，腰酸腿重，大便溏薄或有五更泻，小便清长，男性阳痿，女性月经不调或闭经，舌质淡或有齿痕，苔白滑润，脉沉细。选用药物：右归丸合四君子丸。

虫积型。除有贫血症状外，尚有腹胀或嗜食生米、茶叶、泥土等，善食易饥，恶心呕吐，大便干结或溏薄有奇臭，神疲肢软及其他虫积见症，苔薄，脉虚弱。选用药物：化虫丸或榧子杀虫丸加减。

常用西药

硫酸亚铁。又称硫酸低铁、绿矾、铁矾，是治疗缺铁性贫血的特效药。适应证：主要用于慢性失血（月经过多、消化道溃疡、痔疮出血、子宫肌瘤出血、钩虫病失血等）、营养不良、妊娠、儿童发育期等引起的缺铁性贫血。注意事项：本药对胃肠道黏膜有刺激性，可致恶心、呕吐、上腹疼痛、腹泻等，饭后服用可减少胃肠道不良反应。可致便秘，并排黑便，大量口服可致急性中毒，出现胃肠道出血、坏死，严重时可致休克。不可与含钙、磷酸盐类、含鞣酸药物、抗酸药和浓茶同服，否则会使铁盐沉淀，妨碍其吸收；与四环素类可形成络合物，互相妨碍吸收。用药禁忌：消化性溃疡病、溶血性贫血等患者禁用。

富马酸亚铁。又称富马酸铁、富血铁、富马铁等，作用与硫酸亚铁相同，但含铁量较高(33%)，较难被氧化，奏效较快，不良反应稍小。适应证：同硫酸亚铁。注意事项： 偶有胃肠道不适，如恶心、呕吐、上腹疼痛等，可引起便秘和黑便，还可引起溃疡性结肠炎、肠炎。酒精中毒、肝炎、急性感染、肠道炎症、胰腺炎等患者慎用。不可与制酸药、磷酸盐类、含鞣质药和浓茶同用，否则易产生沉淀而影响吸收。用药禁忌：消化道溃疡、溃疡性肠炎、肝肾功能严重损害、非缺铁性贫血及对铁过敏者忌用。

葡萄糖酸亚铁。又称葡萄糖酸低铁，作用同硫酸亚铁及富马酸亚铁，但作用温和，铁利用率高，口服经十二指肠吸收，起效快，不良反应较小。适应证：同硫酸亚铁及富马酸亚铁。注意事项：同富马酸亚铁。

乳酸亚铁。乳酸亚铁又称乳酸亚铁，作用同硫酸亚铁等铁制剂，但吸收率较高。适应证：同硫酸亚铁。注意事项：宜饭后服用。

琥珀酸亚铁。琥珀酸亚铁又称琥珀酸低铁、速力菲，吸收率较高，无铁锈味。适应证：缺铁性贫血症的预防及治疗。注意事项：个别患者可能出现恶心、呕吐、腹泻等不良反应，必要时可适当减少服用量或停药。宜饭后服用，服时忌饮茶水，以免被鞣质沉淀而失效。

巨幼红细胞性贫血

常用中药

巨幼红细胞性贫血属于中医“血虚”、“虚劳”范畴，治疗时可根据症状及脉象分为4个类型，然后进行辨证论治。

心脾两虚型。主要症状为面色萎黄或淡白，发焦易脱，倦怠无力，食少纳呆，心悸气短，睡眠不安，或有头晕，口唇黏膜苍白，爪甲色淡，舌质淡胖，苔薄，脉虚细。选用药物：归脾汤加减。

脾胃虚弱型。主要症状为面色苍白或蜡黄，食欲不振，神倦乏力，或有腹泻便溏，唇舌色淡，苔薄，脉弱。选用药物：五味异功散加味。

肝肾阴虚型。主要症状为两颧嫩红，目眩耳鸣，腰腿酸软，潮热盗汗，口干舌燥，指甲枯脆，肌肤不泽，舌红，苔少，脉细数。选用药物：左归丸加减。

脾肾阳虚型。主要症状为面色、口唇淡白，畏寒肢冷，精神困倦，食欲不振，大便溏薄，身体消瘦或水肿，心慌气短，舌质淡胖，苔薄，脉沉细。选用药物：十四味建中汤加减。

常用西药

叶酸缺乏者，可每次口服叶酸5~10毫克，每日3次，连用2周后，可改每日1次。如胃肠反应大，影响叶酸吸收，可每日肌注甲酰四氢叶酸钙3~6毫克，直至血常规完全恢复正常为止。维生素C能促进叶酸的利用，可同时口服，以提高疗效。

维生素B_{12}缺乏者，可每日肌内注射100微克，连续2~4周，直至血常规恢复正常。以后每周肌内注射2次，每次100微克，以增加储备。

如明确是叶酸或维生素B_{12}缺乏时，可给相应药物治疗。如不明确时，应将两者联合应用。因为同时有维生素B_{12}和叶酸缺乏时，应用其中的一种有可能使另一种更为缺乏，且单用叶酸治疗反而会加重神经系统并发症，故宜两药同时应用。维生素B_{12}和叶酸联合应用时，再加服维生素C，可提高疗效。

溶血性贫血

常用中药

溶血性贫血属中医“血虚”“虚劳”“黄疸”范畴，治疗时可根据症状及脉象分为4个类型，然后进行辨证论治。

湿热内蕴型。主要症状为尿呈茶色或酱油色，面色萎黄，身目俱黄，倦怠乏力，纳呆食少，口干口苦，黏腻不思饮，或午后发热，腰背酸痛，大便秘结，舌质红，苔黄腻，脉濡数。见于急性发作期。选用药物：茵陈五苓散加减。

气血两亏型。主要症状为尿偶呈酱色或见目黄身黄，头晕心悸，神疲懒言，面色苍白或萎黄，气短乏力，唇甲色淡，舌质淡，舌体胖，苔白，脉细弱。选用药物：八珍汤加减。

脾肾两虚型。主要症状为夜尿频，或呈茶色，腰膝酸软无力，面色无华，倦怠、畏冷，食欲不振，纳少便溏，舌质淡，苔薄白，脉沉细。选用药物：十四味建中汤或四君子汤合六味地黄汤加减。

气滞血淤型。主要症状为腹有症积，推之不移，胁肋作胀，舌质暗，或有淤斑，脉细。选用药物：血府逐淤汤加减。

常用西药

肾上腺皮质激素。可抑制抗原抗体反应，主要适用于免疫性溶血性贫血、伯氨喹啉型溶血性贫血、阵发性睡眠性血红蛋白尿症及误输异型血者。常用泼尼松、地塞米松等。

免疫抑制剂。对肾上腺皮质激素治疗效果不佳或需较大剂量维持时，可考虑加用或改用免疫抑制剂。常用的免疫抑制剂有硫唑嘌呤、环磷酰胺、瘤可宁、6-巯基嘌呤、甲氨蝶呤、甲基苄肼等。

雄激素。可肌内注射丙酸睾酮，每次100毫克或口服康力隆。

补剂。并发叶酸缺乏者，可口服叶酸制剂；若长期血红蛋白尿而有缺铁表现者应补铁。阵发性睡眠性血红蛋白尿患者补充铁剂时应谨慎，因铁剂可诱使其发生急性溶血。

白细胞减少症

常用中药

本病属于中医学“虚劳”的范畴，治疗时根据症状及脉象分为气血两虚、下元亏损、血热、血淤、温热等型，然后进行辨证论治。

气血两虚型。主要症状为面色无华，唇甲色淡，眩晕心悸，周身乏力，食欲减退，或见低热不退，舌淡苔白见润，脉细无力。选用药物：八珍益母丸、十全大补丸、归脾丸、补中益气丸等。

下元亏损型。主要症状为腰膝酸软，神疲乏力，头晕耳鸣。偏于阴虚者可见五心烦热，舌红少苔；偏于阳虚者可见四肢清冷，舌淡胖嫩，脉象沉细或沉细数。选用药物：偏阴虚者宜服六味地黄丸、左归丸，偏阳虚者宜服金匮肾气丸、右归丸、还少丹等。

血热型。主要症状为心烦易怒，夜寐多梦，舌红起刺，脉沉滑数。选用药物：犀角地黄丸、犀角化毒丸等。

血淤型。主要症状为面色晦暗，腹中包块触痛，舌暗有淤斑，脉沉涩。选用药物：大黄蟹虫丸、鳖甲煎丸等。

温热型。主要症状为高热畏寒，周身酸楚，口渴欲饮，头痛头晕，咽红肿疼痛，或有溃疡，舌绛，苔黄，脉数。选用药物：羚翘解毒丸、犀角解毒丸、紫雪散、安宫牛黄丸等。

常用西药

碳酸锂。可增加粒细胞的生成，但对慢性骨髓功能衰竭者无效。不良反应可有震颤、胃部不适、腹泻、瘙痒、水肿等，停药后即可消失。

利血生。内含半硫胱氨酸、苯乙酸，可促进造血功能，对放射线、药物及化学药物所引起的中性粒细胞减少有一定的疗效。

维生素B_4。为核酸的活性成分，能刺激白细胞生成。

肾上腺皮质激素。当使用一般升白细胞药物治疗无效、白细胞持续减少时，可能为免疫因素引起。这时使用肾上腺皮质激素可获得较好且持久的疗效。可选用泼尼松口服，也可选用氢化可的松0.2~0.3克，加入300毫升5%葡萄糖溶液中静脉滴注。

滴虫性阴道炎

常用中药

本病相当于中医的"阴痒"、"虫蚀"，治疗时可根据症状及脉象分为两个类型，然后进行辨证论治。

脾虚湿热型。主要症状为外阴、阴道瘙痒，带下量多，色黄如脓，或呈泡沫状，或挟赤带，神疲乏力，胸闷不舒，胃纳减少，苔薄腻，脉细弱。选用药物：治带片等。

肝经郁热型。主要症状为阴部瘙痒，带多如脓或夹血丝，有腥臭气味，口苦口干，苔黄，脉弦数。选用药物：龙胆泻肝丸等。

常用西药

局部治疗。先用0.5%~1%乳酸或醋酸溶液或1∶5000高锰酸钾溶液冲洗阴道，每日1次，以增强阴道防御能力。并发感染者可用1∶2000新洁尔灭液冲洗阴道或坐浴。阴道冲洗后或每晚睡前将灭滴灵200毫克塞入阴道内，10天为一疗程，也可用滴维净1片或卡巴砷200毫克塞入阴道。

全身治疗。滴虫性阴道炎的滴虫不仅可寄生在阴道及阴道黏膜的皱襞内，还可寄生在泌尿道及宫颈腺体的深处。因此，单纯局部用药不易根治，往往需要结合全身用药治疗。服用灭滴灵可引起恶心、呕吐、眩晕、头痛及导致胎儿畸形，怀孕20周以前不宜口服。

念珠菌性阴道炎

常用中药

阴道炎属中医的"阴痒"、"带下"范畴，治疗时可根据症状及脉象分为3个类型，然后进行辨证论治。

湿热下注型。主要症状为带下量多，其味腥臭，色白如豆腐渣状，阴部奇痒、灼痛，坐卧不安，口苦而腻，口渴欲饮，心烦少寐，胸闷不适，纳谷不香，小便黄赤，舌质红，舌苔黄腻，脉滑数。选用药物：调经止带丸、白带丸、止带片等。

脾虚湿盛型。主要症状为白带增多，臭气较轻，色白如乳块状或豆渣样，外阴瘙痒，神疲乏力，纳少便溏，舌质淡，舌苔薄白，脉细濡。选用药物：立止白带丸、调经白带丸、妇科白带膏等。

肝肾阴虚型。主要症状为阴部干涩，灼热瘙痒，带下量多色黄，或呈血样，五心烦热，头晕目眩，腰膝酸软或腰痛，时有烘热汗出，口干不欲饮，舌红，苔少，脉细数。选用药物：知柏地黄丸、杞菊地黄丸等。

常用西药

全身用药。可口服伊曲康唑（斯皮仁诺）。此外，每周使用1次氟康唑，不但能有效治疗念珠菌性阴道炎，而且能有效防止此病的复发。

局部用药。在医生指导下使用碱性溶液（2%~4%的碳酸氢钠等）冲洗外阴及阴道。冲洗擦干后可将治疗真菌的药物制真菌素、硝酸咪康唑（达克宁）、克霉唑等栓剂放入阴道内，每晚1枚，共用1~2周。也可用制真菌素软膏或3%克霉唑软膏涂抹外阴处，每日1~2次。

前列腺增生

常用中药

中医治疗时，可根据症状及脉象将本病分为7个类型，然后进行辨证论治。

下焦淤阻型。主要症状为前列腺增大，小便点滴而下，或尿线变细，或时断时续，甚至阻塞不通，小腹胀满疼痛，舌质紫暗，有淤点或淤斑，脉细涩。选用药物：代抵当丸加减、桂枝茯苓丸、复方丹参片等。

肾阳不足型。主要症状为前列腺增大，夜尿增多，小便不通或滴沥不畅，面色苍白，精神委靡，腰酸膝软，畏寒肢冷，舌质淡，苔薄白，脉沉细或迟弱。选用药物：济生肾气丸加减、济生肾气丸、右归丸等。

湿热下注型。主要症状为前列腺增大，小便点滴不通或频数，短赤灼热，小腹胀满，大便秘结，口苦口黏，舌质红，苔黄腻，脉滑数或弦数。选用药物：八正散加减、复方穿心莲片、龙胆泻肝丸、黄连素片等。

中气不足型。主要症状为前列腺增大，小腹坠胀，时欲小便而不得出，或量少而不畅，精神疲乏，食欲不振，少气懒言，舌质淡，苔薄白，脉细弱。选用药物：补中益气汤合春泽汤加减、补中益气丸、刺五加片等。

肝郁气滞型。主要症状为前列腺增大，小便不畅甚或不通，胁腹胀满，情志抑郁，或多烦易怒，口苦咽干，舌质红，苔薄或薄黄，脉弦数。选用药物：沉香散加减、六郁丸等。

肾阴亏损型。主要症状为前列腺增大，小便频数或淋漓不断，遇劳即发，时发时止，经久不愈，伴头晕耳鸣，腰膝酸软，五心烦热，口干便燥，舌质红，苔少，脉细数无力。选用药物：知柏地黄丸、左归丸、杞菊地黄丸等。

脾肾阳虚型。主要症状为前列腺增生，小便频数，余沥不尽，腰酸膝软，食少便溏，少腹冷痛，形瘦神疲，面色苍白，便秘尿少，舌质淡胖有齿痕，脉沉细。选用药物：老年人癃闭汤加减、三肾丸、肾气丸等。

常用西药

抗雄激素药物。已烯雌酚：不良反应有恶心呕吐、男性乳房发育、阳痿。甲地孕酮：可降低血浆中睾酮水平。氟硝丁酰胺：可使患者前列腺体积缩小，残余尿量减少。不良反应有男性乳房发育、恶心呕吐、肝功能不正常。

α受体阻滞剂。高特灵（四喃唑嗪）：主要用于缓解膀胱颈部梗阻，改善排尿情况。不良反应较少，一般不会引起头晕及体位性低血压。盐酸酚苄明（竹林胺）：用于治疗前列腺增生症引起的尿频、尿急、尿线细、尿滴沥、排尿等待等排尿困难。可有轻度口干、鼻塞、头晕、乏力、心悸、早搏等。

酚妥拉明。静脉缓慢滴注，显效快，作用时间短，一般可用于急性尿潴留。不良反应常可见头晕、视力障碍及体位性低血压。

5－α还原酶抑制剂。保列治（非那甾胺）：基本无不良反应，少数患者可引起性功能障碍。特异性阻断雄激素双氢睾酮和前列腺激素受体制剂。舍尼通（普适泰）：无明显毒性作用，但起效较慢、疗程较长。

类风湿关节炎

常用中药

类风湿关节炎属中医的“痹证”、“历节风”、“鹤膝风”等范畴，治疗时可根据症状及脉象将本病分为4个类型，然后进行辨证论治。

风寒湿痹型。主要症状为关节疼痛、肿胀、晨僵，得温或活动后症状减轻。风偏胜者关节多窜痛；寒偏胜者疼痛较剧，遇寒加重；湿偏胜者肿胀明显。舌体正常或胖大，舌质淡红或淡白，苔薄白或白腻，脉弦或弦滑或弦紧。选用药物：蠲痹汤加减。

风湿热痹型。主要症状为关节红肿疼痛，甚则痛不可伸，得冷稍舒，或兼身热恶风，舌红，苔黄，脉弦滑数。选用药物：桂枝芍药知母汤加减。

痰淤痹络型。主要症状为关节肿痛日久，渐现强直畸形，屈伸不利，并伴皮下结节，肌削形瘦，神疲面枯，腰膝酸痛，头晕眼花等，舌暗淡或有淤斑，苔薄白或白腻，脉细或细涩。选用药物：独活寄生汤加减。

肾阳虚亏型。主要症状为关节肿大，僵硬冷痛，恶寒，面无华色，精神委靡，手足不温，腰酸腿软，小便清长，舌质淡，苔白，脉沉迟。选用药物：金匮肾气丸加减。

常用西药

非甾体类抗炎药。非甾体类抗炎药是治疗类风湿关节炎的一线药物，用于初发或轻症病例，具有消炎止痛的作用，但不能阻止类风湿关节炎病变的自然过程。本类药物彼此间可发生相互作用，因此任选一种为宜，不主张联合应用，并应注意个体化。常用的有以下几种。

阿司匹林。阿司匹林是治疗类风湿关节炎的首选药物，长期服用易发生恶心、呕吐、胃痛及食欲减退等消化道症状，严重者可致胃黏膜糜烂、溃疡和出血，大剂量服用数年可引起肾损害。一般在饭后服用或与制酸剂同用，也可用肠溶片以减轻胃肠道刺激。

吲哚美辛（消炎痛）。吲哚美辛是一种吲哚醋酸衍生物，具有较强的抗炎、解热和镇痛作用，也有抑制肉芽形成的作用。患者如不能耐受阿司匹林可换用此药，夜间或睡前服用可抑制晨僵。每日100毫克以上时易产生不良反应。

丙酸衍生物。丙酸衍生物包括布洛芬、萘普生和芬布芬等，作用与阿司匹林相似，疗效相仿，不良反应较小，可作为阿司匹林的替代药物。

改变病情的药物。这是治疗类风湿关节炎的二线药物，适合于经过一线药物治疗后不能控制病情者，或开始治疗时已有骨侵蚀者，可任选其中一种。服药以后不能立即生效，一般要在几周或几个月后病情才见好转；持续服药时，可部分或全部控制疾病的症状，但在停药以后，症状又会在不同时间内复发。此类药物常用的有以下几种。

口服金制剂。口服金制剂对关节疼痛及晨僵疗效明显，也能使血沉及C反应蛋白好转，有效率可达70%~90%。目前常用的是硫代苹果酸金钠，若治疗过程中用药总量已达1000毫克而病情仍无改善，则应停药。金制剂疗效确切，但不良反应也较多，应慎用，也不宜与免疫抑制剂或细胞毒药物合用。

青霉胺。青霉胺是一种含巯基的氨基酸药物，对慢性类风湿关节炎有一定效果。除了能缓解关节症状外，还可使血沉及C反应蛋白降低、类风湿因子转为阴性。本药不良反应较多，如过敏性皮疹、骨髓抑制（血小板、白细胞减少）、蛋白尿及肝肾损害等。

雷公藤。雷公藤具有消炎、抗菌、调节免疫、活血化淤、杀虫等作用。不良反应有恶心、呕吐、腹痛、腹泻、皮疹、口腔溃疡、女性月经不调及停经、男性精子减少、肝肾损害、白细胞或血小板减少、色素沉着等，停药后可消除。

氯喹。氯喹对类风湿关节炎有一定的治疗效果，但显效缓慢，服药后常需6周~6个月才能达到最大疗效，可作为水杨酸制剂或递减皮质类固醇剂量时的辅助药物。每日每千克体重4毫克，分次口服。用药过程中常有较多胃肠道反应，如恶心、呕吐和食欲减退等。长期应用须注意视网膜的退行性变、视神经萎缩、骨髓抑制、心肌损害等。

免疫抑制药物。这是治疗类风湿关节炎的三线药物，对一、二线药物无效或有严重反应，特别是伴有明显脏器损害、坏死性血管炎的患者可选用此类药物，疗效较好，但需注意骨髓抑制等严重的毒性反应。此类药物常用的有以下几种。

环磷酰胺。不良反应有骨髓抑制、白细胞及血小板下降，肝脏毒性损害及消化道反应、脱发、闭经、出血性膀胱炎等。

硫唑嘌呤。不良反应较轻。

甲氨蝶呤。有免疫抑制与抗炎作用，可降血沉，改善骨侵蚀。不良反应有厌食、恶心、呕吐、口腔炎、脱发、白细胞或血小板减少、药物性间质性肺炎与皮疹等。孕妇禁用，以免引起胎儿畸形。

皮质激素。皮质激素是治疗类风湿关节炎的四线药物，对急性炎症有显著疗效，长期应用不良反应较多，停药后极易复发。

骨质疏松症

常用中药

骨质疏松症属于中医学“骨痹”、“骨痿”的范畴，治疗时可根据症状及脉象将本病分为6个类型，然后进行辨证论治。

肝肾阴虚型。主要症状为腰膝酸痛，疲乏少力，头晕目眩，耳鸣健忘，失眠多梦，患部痿软微热，关节僵硬。男性阳强易举、遗精，女性经少经闭，或崩漏，形体消瘦，潮热盗汗，五心烦热，咽干颧红，溲黄便干，舌红少律，苔少，脉细数。选用药物：六味地黄丸、左归丸或滋阴大补丸加减。

肾阳虚衰型。主要症状为腰膝酸软而痛，畏寒肢冷，尤以下肢为甚，头晕目眩，精神委靡，面色苍白或黧黑。或小便清长，夜尿频多；或大便久泄不止，消化不良，五更泄泻；或水肿，腰以下为甚，按之凹陷不起，甚则腹部胀满，全身肿胀，心悸咳喘；舌淡，苔白，脉沉弱。选用药物：金匮肾气丸、右归丸加减。

肾精不足型。主要症状为患部酸楚隐痛，筋骨萎弱无力，早衰，发脱齿摇，健忘恍惚，舌红，脉细弱。选用药物：河车大造丸加减。

气血两虚型。主要症状为腰背酸软而痛，四肢乏力，关节酸痛，伴心悸失眠，少气懒言，乏力自汗，面色萎黄，食少便溏，舌淡，脉细弱。选用药物：人参归脾丸、十全大补汤或归脾汤加减。

气滞血淤型。主要症状为腰背酸痛，甚至弯腰驼背，活动受限，或四肢关节僵硬变形，胸胁胀闷，走窜疼痛，伴性情急躁，或刺痛拒按，舌暗红，苔白腻，脉细涩。选用药物：血府逐淤胶囊、桃红四物汤或身痛逐淤汤加减。

风邪偏盛型。主要症状为患部瘙痒，可见红斑，游走性关节疼痛，入夜稍安，肢节屈伸不利，手足不仁，苔薄白，脉浮。选用药物：防风汤或如意通圣散加减。

常用西药

钙剂。无机钙氯化钙、碳酸钙、磷酸钙、有机钙葡萄糖酸钙、柠檬酸钙、乳酸钙、门冬氨酸钙、活性钙和钙尔奇D等。对于老年患者，可给予中等剂量维生素D。

维生素D制剂。常用药物有罗盖全和阿法骨化醇。

雌激素。常用药物有雌二醇、己烯雌酚、复方雌激素、尼尔雌醇、利维爱。

降钙素。常用药物有降钙素、益钙宁、密钙息等。

双磷酸盐类。该类药物对胃肠有刺激作用，不能和其他药同时服用。常用药物有氯甲双磷酸二钠、羟乙基二磷酸钠等。

氟化物。治疗骨质疏松症已有30年历史，是促进新骨形成的药物之一，可显著增加骨密度，在一定条件下能使患者的骨密度恢复到正常水平。常用药物有氟化钙等。

维生素K。主要通过增加骨钙素合成内分泌而起作用，为骨形成促进剂。

雄激素。能刺激骨形成，对老年男性骨质疏松患者有效，常用甲基睾丸素。

甲状旁腺素。小剂量使用可促进新骨的生成。

附 录

正确使用自己的身体

呵护健康第一道防线——皮肤

皮肤的构造

皮肤是体内脏器与组织的保护器官，亦是内部脏器对周围环境的感应器官，是人体健康的第一道防线。

表皮。表皮从外向内可分为5层，依次是角质层、透明层、颗粒层、棘细胞层、基底层。

角质层。角质层位于皮肤的外表，是由数层完全角化、嗜酸性染色无核细胞组成的板层状结构保护层，起着屏障作用。角质层坚韧，对冷、热、酸、碱等一切刺激有一定的防护作用。如在做皮肤护理或面部按摩前，需用蒸汽浴面、洁面、去死皮、磨砂等软化和去除部分角质层，以利于药物和营养成分的渗透和吸收。

透明层。透明层如条状透明带，是角质层的前期。由23层扁平、无核细胞紧密相连而成，有防止水及电解质通过的作用，有较强的折光能力，细胞在这一层开始衰老萎缩。

颗粒层。颗粒层是由24层扁平菱形细胞组成，内含透明角质颗粒，有核、染色深。它是一道防水屏障，使水分不易渗入，同时也阻止表皮水分向角质层渗出，致使角质层细胞的水分显著减少，成为角质细胞死亡的原因之一。

棘细胞层。棘细胞层周围有棘突，是表皮的主要组成部分，一般由48层多角形细胞组成，对皮肤美容和抗衰老起着重要作用。基底层的新生细胞进入棘细胞层，然后上移到颗粒层约需14天，再通过角质层而脱落又需14天左右。

基底层。基底层位于表皮最下面，由一层排列整齐规则的圆柱细胞组成。它有较强的分裂和生长能力，能不断地产生新的表皮细胞；基底层细胞之间夹杂着黑素细胞。黑素细胞产生黑素颗粒，黑素颗粒的多少决定肤色的深浅。黑素是防止阳光中的紫外线对人体损伤的重要防线。

真皮层。真皮层位于表皮之下，从外到内分为乳头层和网状层，比表皮厚34倍。由结缔组织组成，其中胶原纤维和弹力纤维纵横交织，使皮肤具有一定的弹性和张力，可伸可缩，坚韧而柔软，起着缓冲机械冲击、保护机体的作用，是皮肤对外防护的第二道屏障。

乳头层。位于真皮最上面，是较薄的一层。向表皮隆起，形成许多乳头与表皮突互相交错。乳头层中有毛细血管、毛细淋巴管网和感觉神经末梢，伤及此层时可出现点状出血。

网状层。位于真皮下部较厚的一层，主要由粗大的胶原纤维、较多的弹性纤维和网状纤维组成。由于弹力纤维的回缩性，可使皮肤在伸展后恢复正常，老年人由于弹力纤维变性而失去弹性，皮肤呈松弛状态，并出现皱纹。

真皮层在美容学上有重要意义，一般美容治疗未达真皮时，皮肤恢复不留瘢痕，如深达真皮层或真皮以下则形成瘢痕不可愈。

皮下组织。在真皮下部延续而无明显界线，由结缔组织和大量脂肪细胞组成，又称为皮下脂肪层，其中含有血管、汗腺、皮脂腺、毛囊、淋巴管和神经。有一定弹性，可缓和外来冲击，起到保护机体的作用，并供给身体以热量。它是皮肤各种组织和内脏器官的第三道屏障。

皮肤附属器

皮肤附属器包括毛发、皮脂腺、汗腺和甲（趾）。

毛发。全身除掌跖、唇红缘等部位外，均有毛发。毛发分两部分，露在皮肤以外的部分叫毛干，埋在皮肤内的叫毛根，毛根末端膨大部分叫毛乳头，是毛发的生长点。

头皮、口周、腋窝及外阴处生长的毛为长毛；眉弓、睑缘、耳道及鼻孔生长的毛为短毛。长毛和短毛属于硬毛；面部、躯干、四肢等部位生长的毛为细毛，俗称毫毛，属软毛。细毛无色素，软而细。

毛发受神经、内分泌、营养等因素的影响，与人体健美有关。毛发的颜色和生长也有直接的关系。

人体的毛发约500万根。头部毛发最密，每平方厘米为100~150根，共有10万~20万根；手背最稀疏。

毛发的寿命通常为24年，休止期为13个月。成年人每天可脱落50~100根，因此一昼夜内脱落几十根毛发是正常现象。如不剪发，每根头发可长达50~100厘米。若毛发发育不正常，可出现多毛症与无毛症。进入青春期，胡须、腋毛、阴毛开始生长，中年后由于毛囊退化毛发逐渐脱落。雄激素过高易引起多毛症，雌激素过高则导致毛发稀少。

皮脂腺。分布于全身许多部位的皮肤，尤以头皮、面部、胸背部最多，手掌、脚底处无此腺。皮脂腺位于毛囊与立毛肌之间，开口于毛囊漏斗部，分腺体及导管两部分，在毛囊上1/3处。

皮脂腺的发育与年龄有关，新生儿时期皮脂腺很发达，婴儿出生时被一层皮脂所包裹，出生后不久皮脂腺即萎缩，到青春期受雄激素的影响，分泌旺盛，故易长粉刺；老年期皮脂腺的功能又降低，分泌水平减弱，因此皮肤偏干。

皮脂腺的发育与分泌受激素的影响。雄激素使皮脂分泌亢进，雌激素可抑制其分泌。皮脂腺分泌的游离脂肪酸可抑菌，皮脂可滋润皮肤，防止水分蒸发；分泌过盛时，皮肤油腻、粗糙和毛孔粗大，易长粉刺和诱发脂溢性皮炎、脂溢性脱发等；分泌过少导致皮肤干燥、脱屑、缺乏光泽、易老化。

汗腺。分小汗腺和大汗腺两种。

小汗腺分布于全身，尤其在手掌、脚底、腋下、腹股沟及头皮处最多。它由腺体、导管和汗孔3部分组成，直接开口于皮肤表面，人体有200万~300万个小汗腺。一般出汗不可见，当情绪紧张、温度上升时可见大量排汗。小汗腺的分泌和排泄起着调节体温的作用。排出的汗液99%以上为水，其他为氯化物和尿素等。

大汗腺分布于腋下、肚脐、乳晕、外生殖器和肛门周围。因它直接开口于毛囊处，分泌物分解为不饱和脂肪酸、尿素和硫化物，故带有明显的臭味，发生在腋窝处为腋臭。极少数大汗腺分泌的汗液还带有色物质，使汗液呈黄色、褐色、棕色或黑色，医学上称为色汗症。如有周期性黑眼圈或背部有大小不等的点状褐色斑，可能与上述原因有关。汗液有协助肾脏排泄体内废物的功能。

指甲。分甲板和甲根。甲的暴露部分为甲板，其前缘游离部分为甲缘，后端基部隐蔽在皮肤下是甲根，深藏在皮肤内，其下组织为甲母质，是指（趾）甲的生长部分。甲是表皮的高度角化物，含大量角素，颇为坚韧。

皮肤的功能

皮肤是身体的保护器。皮肤可以保护机体免受外界环境中各种有害物质的伤害，同时防止人体内的各种营养物质、电解质和水分的丢失。①防紫外线伤害。因为皮肤角质层能反射大部分日光，表皮细胞对紫外线有吸收能力，表皮基底层的黑素细胞产生的黑素颗粒对紫外线的吸收作用最强。②防低电的伤害。皮肤为电的不良导体，对低压电流有一定的阻抗能力。特别是角质层，由于它比较干燥，而且受外界环境相对湿度的影响，越靠外，细胞越干燥，因而它是电的主要屏障。③防机械的伤害。柔软的皮下脂肪对外来的撞击、挤压起一定缓冲作用。正常的皮肤角质层坚韧，表皮细胞排列紧密，真皮中的弹力纤维和纵横交错的胶原纤维坚韧而具有弹性，在一定程度内，皮肤能承受外界的各种机械性刺激，如摩擦、牵拉、挤压及冲撞，迅速恢复正常状态，而不发生不可逆的改变。④防化学物质侵入。皮肤对化学物质的防护主要在角质层。角质层结构紧密，形成一个完整的半通透膜，除了有汗管向外排出汗液外，不存在大的孔道。⑤防微生物侵入。角质层对微生物有良好的屏障作用，在正常情况下，细菌和病毒一般不能由皮肤进入人体；当皮肤破损，防御能力被破坏时，容易受到病菌的感染；还有，皮肤表面偏酸性，不利于微生物的生长；此外，皮肤表面皮脂中的某些游离脂肪酸对寄生菌的生长有抑制作用。⑥防止水分和电解质的丢失。表皮角质层的独特结构足以防止脱水；水分子要通过角质层，就必须出入几层结构紧密的角质细胞和富含脂质的细胞间物质。⑦皮肤是身体的吸收器。皮肤通过毛孔和细胞间歇吸收某些活性物质，完整的皮肤可以吸收脂溶性物质，而对于水溶性物质的吸收能力很弱，所以植物油的吸收较动物脂肪少，矿物油和水不能被吸收，固体物质不容易被吸收，气体则可以完全浸入皮肤。当皮肤受损时，吸收的能力会成倍增加。皮肤吸收一般有3个途径。

第一，使角质层软化，渗透角质层细胞膜，进入角质层细胞，然后通过表皮其他各层。

第二，大分子及不易渗透的水溶性物质只有少量可以通过毛囊、皮脂腺和汗腺导管而被吸收。

第三，少量通过角质层细胞间隙而渗透进入。

如何护肤。 美丽肌肤的标准：肌肤干净，有清洁感。肌肤娇嫩光滑，嫩的皮肤细胞表面含有大量水分。肌肤有湿润、冰冷的感觉。肌肤柔细。肌肤亮丽而丰润。身体的健康状况影响着肤色。

正确护肤注意以下几个方面：①体内环境要碱性不要酸性。日常饮食中注意摄入碱性食物，皮肤才会健康美丽。所谓酸碱性食物并不是指味道。食物进入消化系统后，经过氧化分解，有的产生碱性物质，有的产生酸性物质。米面、豆类、鱼类、肉类、蛋类、虾贝类等多种食物，它们在体内氧化分解后，会生成带阴离子的酸根，而使血液、淋巴呈酸性，所以把这类食物称为酸性食物。反之，大多数的水果、蔬菜（如山楂、草莓、酸枣、橘子、苹果等）虽然富含有机酸，但因为它们含有钙、钾、钠、镁等碱元素，所以被称为碱性食物。

如果酸性食物吃得过多，将会改变人体内正常的碱性环境，使体液变酸，血液循环变差，导致皮肤新陈代谢降低。在酸性环境下，皮肤会变得粗糙、失去光泽，产生色素沉着、毛孔变大，有些人反复长粉刺，也与酸性食物摄入过多有关。②保证睡眠。皮肤也需要适时的休息和呵护。皮肤的代谢在晚间最为旺盛，其血液供应也是在睡眠时最为充足。此时人体的肌肉、内脏器官尤其是消耗系统出于相对瓶颈的状态，而皮肤血管则完全开放，血液可充分到达皮肤，为其提供充足的养分和氧气。皮肤在血液的供应下，进行自身的修复和新生，起到预防和延缓皮肤衰老的作用。所以，皮肤的美丽实际上是在睡眠中孕育的。如果错过了睡眠时间，皮肤就会受损，变得干涩、粗糙、多皱等。

肤质不同选用的化妆品也应有所不同，否则可能起不良反应，使皮肤老化或受损。同时，选用化妆品时也要注意一些细节问题，如保质期。

除此之外，护理皮肤还要坚持以下3条原则。

原则一：经常性

皮肤护理绝不能“三天打鱼，两天晒网”。有些女性护肤没有产生相应的效果，其主要原因是没有坚持，想起来就高兴地“美一次”，工作或是生活忙碌时，就忘在脑后。另外，人的肌肤需要不断清洗，并及时补充营养和水分。忙碌一天后，肌肤会沾染灰尘和病菌，皮肤内的水分也会损失许多，这时如果没有及时地进行清洗或是适当地补充营养和水分，就会使皮肤细胞受损，反映在皮肤表面就是：脱皮、粗糙、没有光泽。

原则二：系统性

皮肤护理是个系统工程，如果皮肤护理“东一榔头、西一棒槌”，最终不会有好的效果。皮肤护理的系统性包括：情绪、精神、饮食、营养结构和工作、生活环境，以及脸部的洁面乳与护肤霜、营养素的选择，等等。一些女性有时只注重脸部的局部护肤，却不注意饮食、情绪、精神的调整，到头来花去不少冤枉钱，可是效果却不好。

原则三：正规性

皮肤护理讲究正规性，当你决定做皮肤护理时，应按照美容师的要求，怎么做、做多长时间等，要按照一定的规则进行，以便各种方法都能达到最好的效果，使你的皮肤得到最有效的护理。

强壮骨骼，打造人体的支架

骨骼面面观

骨骼的构造。人体骨骼分为颅骨、躯干骨、上肢骨和下肢骨四部分，共有206块。

颅骨可以保护脑、眼和内耳，共29块。

躯干骨包括脊柱、肋骨和胸骨，共51块。脊柱位于背部正中，由颈椎、胸椎、腰椎、骶骨和尾骨组成。脊柱中央有一管道为椎管，内为脊髓。椎管向上经枕骨大孔与颅腔相通。两椎骨体之间有椎间盘。肋骨呈细长方形，共12对。后端与胸椎连接，上部经肋软骨与胸骨连接。胸部中央是胸骨。

上肢骨共64块。胸廓的后外侧为肩胛骨，与肱骨构成肩关节。肱骨下端与桡骨、尺骨构成肘关节。桡骨下端与腕骨组成腕关节。

下肢骨共62块。髋骨与骶骨共同组成骨盆。股骨下端与胫骨、髌骨相接组成膝关节。胫腓两骨下端与跗骨形成踝关节。

骨骼的代谢。骨骼在人体中无时无刻不在进行新陈代谢。如果新陈代谢不平衡，骨骼也就退化萎缩。人体所有的骨头包含了人体中约99%的钙、约85%的磷及约66%的镁，可见骨骼是人体矿物质的集中营。除了这些矿物质外，骨骼中还有两种细胞——成骨细胞和破骨细胞。这两种细胞不断地建筑和破坏骨骼，并相互作用，正常的骨骼新陈代谢才得以平衡。

骨骼的构造像海绵一样有空洞，破骨细胞不时泄出一些酸性的化学物质，将骨头的钙和磷溶解，降低骨骼的密度，使它变得脆弱、易碎，而成骨细胞则跟在后面修补，把被破坏的空洞填补起来，使骨骼得以更新。因此平均每五六年人体的骨骼就全部更换一次。在少年时期，成骨细胞比破骨细胞形成得快，导致骨骼的成长快于骨骼的萎缩，因此骨骼就增长了。到了青年时期，骨骼的形成和萎缩达到平衡，骨骼也就不再增长了。但是中年以后，骨骼的萎缩超过形成，骨骼就开始退化了。

建设骨骼，不做易碎的玻璃人。骨骼是支撑身体的基石，其强韧程度对于人体的整体健康具有非常重要的意义。所以保养骨骼十分重要。①饮食结构要合理。多吃富含钙、镁、硅和维生素D的食物，如卷心菜、沙丁鱼、大马哈鱼、海藻、牡蛎和奶制品等。尽量不要同时吃全谷物和富含钙的食物。全谷物含有一种可以与钙结合的物质，会影响钙的正常吸收。尽量吃一些含硫较多的食物，如大蒜和洋葱。限制或避免高蛋白的动物性食物。含蛋白较多的食物也会促使钙质从体内排出。含磷的食物也容易使钙排出。减少咖啡因的摄入。补充一些硅，有助于身体吸收钙质。补充一些有利于骨骼生长的植物成分。紫花苜蓿、大麦、蒲公英根、荨麻、欧芹和蔷薇果都是比较适合的。可以以茶、酊剂或片剂的形式服用。②要调整生活方式。勤于运动。运动有益于骨骼健康，有助于增加或维持骨量和降低跌倒风险。③保持体重。体重对骨骼健康很重要。骨质流失与体重减少有很强的关联性。防止跌倒。因为骨折大多数源自于跌倒，所以预防跌倒也有保护骨骼的功能。

慎对疾病和药物。有些疾病和药物会以不同的方式影响骨骼健康，因此应该将这些疾病和药物视为需进一步观察骨骼健康和骨骼疾病风险因素的潜在警示。

戒烟和限酒。抽烟和过度饮酒都会降低骨量并增加骨折风险。

骨密度检查。如果在50岁以后骨折，需要做骨密度检查。即使是由于意外而导致骨折，这也有可能是骨骼脆弱的征兆，所以应做骨密度检查。建议所有65岁以上的女性都去做骨密度检查。

关爱心脏健康

心脏，每个人的生命之泵

心脏位于胸腔的中间偏左侧，如果在胸骨中间画一条正中线，心脏的2/3在正中线左侧，1/3在正中线右侧，前面有胸骨和肋骨保护，左右两侧被肺遮盖，后面是食管、大血管和脊椎骨，下面是横膈，上面与由心脏分出的大血管相连接。

心脏的大小与自己拳头的大小相仿，外形像个尖端向下的圆锥体，或者说像个长歪了的大鸭梨。近梨把处叫心底部，向左下突起的部分称心尖，心底部在胸腔中央，心尖部偏向左侧，通常在乳头附近的肋骨后面。如果把耳朵放在他人的左侧胸壁乳头附近，同样可以清楚地听到心跳的声音。

心脏由间隔分为左右两半，左侧为左心，右侧是右心，左右两侧互不相通。上下也由间隔分开，上面叫心房，下面叫心室，上下有孔相通。这样心脏就被分为四个腔，即右心房、右心室、左心房、左心室。

人的心脏跳动频率，在0~1岁约为140次/分；到10岁，约80次/分；到16岁，心跳减慢而且渐趋稳定，在60~80次/分。

儿童时期心脏几乎横置于横膈之上，处于水平位，随着年龄的增长和青春期内胸腔的长度、宽度增加，心脏下半部跟着往下移，使心脏转成直立位，这样就减少了心脏喷射血液时的阻力。

进入青春期后，心脏重量大大增加，约达出生时的10倍，以后还会继续加重一些。心脏的容量迅速变大，心肌变粗变长，心脏更加厚实，弹力增强。心室每次收缩时排血量增加，脉搏次数减少。

人们常说“一颗永远跳动的心”，或者说心脏是人体内的永动机。正常的心脏从来不会停止跳动，它不断地收缩和舒张，永远不会休止。因此，很多人认为心脏是永不休息的。但从另一角度说，心脏舒张时就是休息，心脏在两次跳动之间的间歇也是休息。因此有的专家认为，如果一个人活70年，心脏差不多要休息40年。因为心脏即使在跳动最剧烈时也要休息，所以，心脏并不是永不休息的，它在一动一静的平衡中工作，伴随人的一生。

疾病防治。预防心脏病要注意以下几个原则：①合理饮食。每个人应有合理的饮食安排。高脂血症、糖尿病和肥胖都和膳食营养有关，所以从心脏病的防治角度看，营养十分重要。原则上应做到“三低”即：低热量、低脂肪、低胆固醇。②控制体重。体重增加10%，患冠心病的概率约增加38%；体重增加20%，患冠心病的概率约增加86%；有糖尿病的高血压患者比没有糖尿病的高血压患者其冠心病患病率增加1倍。③戒烟。烟草中的烟碱可使心跳加快、血压升高（过量吸烟又可使血压下降），心脏耗氧量增加、血管痉挛、血液流动异常以及血小板的黏附性增加。这些不良影响，使30~49岁的吸烟男性的冠心病发病率高出不吸烟者3倍，而且吸烟还是造成心绞痛发作和猝死的重要原因。④戒酒。乙醇对心脏具有毒害作用。乙醇摄入过量可降低心肌的收缩能力。对于患有心脏病的人来说，酗酒不仅会加重心脏的负担，甚至会导致心律失常，并影响脂肪代谢，促进动脉硬化的形成。⑤适量运动。积极参加适量的体育运动。经常性的适当运动，有利于促进身体正常的代谢，尤其对促进脂肪代谢、防止动脉粥样硬化的发生有重要作用。对心脏病患者来说，应根据心脏功能及体力情况，从事适当的体力活动，这样有助于增进血液循环，增强抵抗力，提高全身各脏器功能，防止血栓形成。⑥改善生活环境。污染严重及噪音强度较大的地方，可能诱发心脏病。因此应改善居住环境，减少噪音，防止各种污染。同时避免到人群拥挤的地方去。无论是病毒性心肌炎、扩张型心肌病，还是冠心病，都与病毒感染有关，即便是心力衰竭也常常由于上呼吸道感染而引起急性加重。因此要注意避免到人群拥挤的地方去，尤其是在感冒流行季节，以免受到感染。⑦坚持服药。需要提醒大家的是，心脏病不能等到发作时才去医院，平时就要坚持服药。

远离冠心病。冠心病，又称缺血性心脏病，是由于冠状动脉粥样硬化引起血管狭窄或阻塞，引起冠状动脉循环障碍，造成心肌缺血、缺氧或坏死的一种心脏病。

冠心病的患病率随年龄增长而增高，是中老年人最常见的一种心血管疾病。40岁以前冠心病患病率很低，40岁以后开始增加，每10岁约增加1倍。但这并不意味冠状动脉粥样硬化是中年以后才开始形成的。事实上，当患者出现冠心病的临床症状时，其冠状动脉硬化病变和管腔狭窄的程度已到了中晚期，治疗已较困难。

动脉粥样硬化病变最早可见于幼儿期，这时病变很轻且可以消退。也有报告70岁老年人尸检冠状动脉无病变者。所以，冠心病的发病，年龄变化不是必要条件，预防必须自幼年开始。

冠心病患者的注意事项如下。①少吃动物脂肪和胆固醇含量高的食物，如动物内脏、蛋黄等。多吃鱼和豆制品，多吃蔬菜、水果。②控制体重。限量摄入盐，每日以10克以下为宜。如患有高血压，应在医生指导下长期服用降压药，使血压保持在正常或较低水平。③不吸烟，少喝酒。生活要有规律，避免过度紧张和情绪波动。保持大便通畅、睡眠充足。可做轻微的运动，如打太极拳、做广播操、散步等。

大战高脂血症。血脂成分有胆固醇、三酰甘油、磷脂及游离脂肪酸和微量的类固醇激素等。血脂是人体代谢活动的物质载体之一。当机体脂质代谢异常改变，血清中低密度脂蛋白增高，高密度脂蛋白降低，以及血清中总胆固醇增高及脂蛋白比例失调时，称为高脂血症。

如果血脂过多，容易造成“血稠”，逐渐形成小“斑块”（就是我们常说的“动脉粥样硬化”）。这些“斑块”增多、增大，逐渐堵塞血管，使血流变慢，严重时血流被中断。这种情况如果发生在心脏，就引起冠心病；发生在脑，就会出现中风；如果堵塞眼底血管，将导致视力下降、失明；如果发生在肾脏，就会引起肾动脉硬化，肾功能衰竭；发生在下肢，会出现肢体坏死、溃烂等。此外，可引发高血压、诱发胆结石、胰腺炎，加重肝炎，导致男性性功能障碍、老年性痴呆等疾病。最新研究还表明，高血脂可能与癌症的发病有关。

高脂血症患者应注意。①调整饮食结构。限制摄入富含脂肪、胆固醇的食物；选用低脂食物（如植物油、酸奶）；多食富含维生素、纤维素的食物（水果、蔬菜）。减少食物热量的摄取，保持标准体重。减少脂肪的摄入，使其占总热量的30%左右。减少饱和脂肪酸的摄入，使其约占脂肪量的30%。适当饮用低度酒。②调整生活方式。戒烟。吸烟已被公认为冠心病的危险因素。同时要强调的是吸烟可以导致血浆HDL-C（高密度脂蛋白胆固醇）水平降低，戒烟以后就可以改变这一状况。另外，吸烟还被证实会降低LDL的自然抗氧化能力。加强锻炼。这是高脂血症治疗中非常重要的一环。可以增加能量物质的消耗，促使血浆LDL-C（低密度脂蛋白胆固醇）及三酰甘油水平降低，同时可提升HDL-C水平。有研究资料显示，一周步行13千米，大约可以提升HDL-C水平。控制体重。体重超标的患者要使体重减到正常水平。减轻体重可采用的措施包括严格控制饮食中饱和脂肪及胆固醇含量，结合饮食与健身计划由专业人员监控进行。减轻体重除了能使LDL-C水平降低和提高HDL-C水平外，还能降低高血压及糖尿病发病概率，后两者也是引发冠心病的危险因素。③药物治疗。当通过合理调整饮食结构，改变不良的生活方式后，仍不能使血脂降至理想水平时，就必须开始药物治疗。20世纪90年代初，国际医学界进行了大规模的调脂治疗研究，结果显示：长期服用调脂药物不仅能降低血脂，同时也会明显减少冠心病、心肌梗死、中风的发病率和病死率。另外，还要注意不要应用可影响血脂代谢的药物，如利尿剂、孕激素等。

撑起血压的平衡支点。正常成人的收缩压小于18.62千帕、舒张压小于11.97千帕。收缩压超过或等于21.28千帕、舒张压等于或超过12.64千帕时，称为高血压。

高血压早期可能无症状或症状不明显，仅仅会在劳累、精神紧张、情绪波动后发生血压升高，并在休息后恢复正常。随着病程延长，血压明显持续升高，逐渐出现各种症状。严重高血压患者或长期患高血压未得到治疗，由于大脑、眼、心脏和肾脏的损害可以出现头痛、乏力、恶心、呕吐、气促、烦躁不安和视物模糊等症状。严重高血压患者由于大脑达到水肿，出现嗜睡甚至昏迷症状。引发高血压的原因有2种。原因不明引起的高血压为原发性高血压。原发性高血压的发生可能是多种因素作用的结果，如遗传因素、心脏和血管的多种改变都可引起高血压。有明确病因的高血压为继发性高血压。肾脏疾病、体内激素异常和服用某些药物都可引起继发性高血压。

预防高血压应做到如下几点。①低盐饮食。我们每天摄食的盐分主要是氯化钠。过多的钠盐可因钠离子浓度的增加，造成体内水分潴留，血容量增加。而另一方面，体内长期高钠也会导致血管平滑肌肿胀，血管腔变细，血液流动的阻力增加，两者均促使血压升高。②摄取低脂食物。过多的饱和性脂肪可促进动脉粥样硬化的发生，进而促发高血压。动物脂肪（如猪油、牛油）以及内脏和各种肥肉中均含有大量的饱和脂肪酸，高血压患者应该避免食用这些食物。烹调食物应采用含不饱和性脂肪酸较多的食用植物油如花生油、葵花子油等。但是食用植物油经长时间加热，特别是反复加热后，其不饱和脂肪酸会因反复受热，变成对人体有害的饱和脂肪酸。故高血压患者不宜多食煎炸食物。③多食水果和蔬菜。蔬菜和水果含有大量的维生素、矿物质和纤维素，对软化血管、修复皮肤以及软组织和骨骼的生长都有帮助，可多食。④戒烟。吸烟可使大量的尼古丁及烟碱进入体内，这两种物质都有明显的收缩血管作用，可使血压升高，长期接触必然会导致高血压。除了主动吸烟者外，在吸烟环境中被动吸烟者也同样会受到尼古丁和烟碱的危害，而且，其受害程度要大于主动吸烟者。⑤适量饮酒。中医认为，酒可以活血化淤，所以少量饮酒有益于健康。现代医学的研究也发现，适量饮酒特别是饮用葡萄酒可降低中风的发生。但是，大量饮酒特别是酗酒，不但伤胃、影响工作，更重要的是可增加中风的发病概率。因此，饮酒要适度，不能过量。⑥经常参加体育锻炼。体育锻炼可以增强体质，提高机体对外部环境的免疫力。⑦释放情绪。高血压诱发因素之一就是情绪不稳定，克服紧张情绪、放松心情、保持心态平和可以降低血压，所以遇事应理智对待。⑧控制体重。近些年研究发现，高血压与血脂异常、糖耐量异常有密切关系，肥胖会导致夜间睡眠呼吸暂停，所以肥胖者应减轻体重，以减少心脏负荷。⑨控制与高血压密切相关的疾病。研究表明，高血压与糖尿病、冠心病、心脑血管疾病互为危险因素，并互相促进，为预防和控制高血压，应注意以上相关疾病的治疗。⑩经常测量血压。这是预防高血压病的重要措施。因为高血压的隐患始于青少年和有家族病史的人群，如父母均患有高血压者，其子女发病率约为46%；如父母一方患有高血压者，其子女发病率约为28.3%，我们应该定期对自己的血压进行监测，早发现，早治疗。⑪合理服用降压药。控制血压时一定要注意在医生指导下用药，因为高血压往往并发其他病症，所选用的降压药不尽相同，保护器官的作用也不一样。用药原则是从小剂量开始逐渐增加剂量，直到血压得到有效控制。在血压控制达标后仍然需要继续用药，而且需要终生服药，否则血压升高会对机体重新形成危害。

肺需要精心呵护

肺是最重要的呼吸器官。正常人在休息状态的时候，每分钟进出肺泡的气体量大约是4升，每分钟流经肺泡微血管的血量可达5升。如果是在激烈运动之下，气体进出肺部的数量可增加30~40倍，而血流量可增至五六倍。

在人体的新陈代谢过程中，需要不断地从环境中摄取氧气，并排出二氧化碳。而人与环境的这种交换离不开肺，肺组织里有一套结构巧妙的换气站。在人们吸入空气时，空气经鼻、咽、喉、气管、支气管的清洁、湿润和加温作用，最后到达呼吸结构的末端肺泡。肺泡与毛细血管的血液之间有一道呼吸膜相隔。薄薄的呼吸膜只允许氧气和二氧化碳自由通过，其他一律挡驾。氧经肺泡，通过呼吸膜，进入毛细血管，进而至动脉流遍全身。二氧化碳由静脉经毛细血管，通过呼吸膜，到肺泡，经肺排出体外。如此反复呼吸，人体就能源源不断地从外界获取氧气，排出二氧化碳。

疾病防治

肺炎，轻松生活的枷锁。肺炎是指肺实质的炎症，按病因可分为细菌性、真菌性、病毒性和支原体性肺炎。临床常见的是细菌性肺炎，其中90%~95%是由肺炎球菌引起。临床有突发的寒战、高热、咳嗽、血痰、胸痛等症状。肺炎的诱发因素有受寒、病毒感染、酒醉、全身麻醉、镇静剂过量等。这些因素削弱全身抵抗力，破坏呼吸道黏膜纤毛运动，减损细胞吞噬作用，最后病毒能轻易地被吸入而引发感染。此外，心力衰竭、有害气体的吸入、肺水肿、肺淤血，以及脑外伤等都有利于细菌的感染和生长繁殖，导致肺炎。

那么，如何预防肺炎呢？①多食清淡营养食物。肺炎属急性热病，消耗人体正气，影响脏腑功能，易导致消化功能降低。所以，饮食应以高营养、清淡、易消化食物为宜，不要吃大鱼、大肉、过于油腻的食物，食物中也不应多加辣椒、胡椒、芥末、川椒等调味品。酒也属辛热之品，可刺激咽喉及气管，引起局部充血水肿，肺炎患者应禁食。②适当多饮水和进食水果。多数水果对肺部疾病有益，但不宜吃甘温的水果如桃、杏、李子、橘子等，以免助热生痰。即使是一些寒性水果，也并非多多益善。因为过量的寒性水果可损伤到脾胃的阳气，有碍运化功能，不利于病情的恢复。③保暖防寒。加强保暖，特别在冬、春季节及节气交替的时候更要注意。④改善环境卫生。避免有害气体、烟雾、粉尘的刺激。提倡禁烟，创造无烟环境。⑤及时就诊。一旦发生呼吸道感染，如感冒、咽炎、急性支气管炎，应及时治疗。如肺炎治疗后仍有轻微干咳，可按如下方法止咳：俯卧，而手与两脚伸直，两手伸直高过头部，全身成一直线，慢慢地吸气至下腹部(丹田穴)，同时头尽量抬起朝天花板看，两腿向上抬起，全身呈弓形，这时停止呼吸，身体尽量伸展，维持这一姿势直到气憋不住再松动，每天早、晚各做35次。

儿童应积极防感冒。感冒即上呼吸道感染。其症状为发热、恶寒、鼻塞、骨关节痛、胸闷，或兼有咳嗽、咽痛、咽干等。这类疾病多由病毒感染引起，往往延绵数日。感冒很容易复发，关键是如何提高儿童的免疫力。①合理膳食。应注意儿童食物品种的多样化，营养也要均衡，要既能保证儿童获得充足的营养增加抵抗力，又要注意烹调，以适合儿童脾胃娇嫩的特点。②多喝白开水。水对儿童的生长发育相当重要。儿童体内含水量相对成年人较多。年龄越小，体内水分所占比例越高，只有供给充足的水分，才能保证正常的新陈代谢。多年的研究和实践证明，白开水是儿童最需要的。因为白开水最易于透过各组织的细胞，能最有效地发挥水在人体内的作用，促进新陈代谢，增强免疫功能，提高免疫力。③穿衣要适当。衣服穿得过多、过少均可能成为感冒的诱因。家长要根据气候的变化适当地增减衣服，一定要纠正儿童的不良生活习惯。如果担心孩子受凉，可以给他准备一件夹克衫式的外套，冷的时候套上，热的时候脱下来。④接触新鲜空气，保证充足的睡眠。保证儿童每日有充足的接触新鲜空气的时间及充足的睡眠，减轻疲劳，防止免疫力下降，造成免疫力低下。⑤增加锻炼。有些人因为运动可能诱发哮喘，便停止所有运动，其实这是一种错误的做法，因为运动能够有效增强心肺功能，对控制病情大有帮助。⑥少吃辛辣油腻食物。哮喘患者的饮食应既清淡又富有营养，不能吃引起哮喘发作的食物和“发物”，少吃辛辣油腻的食物。多吃新鲜蔬菜、水果，一些蔬菜，如白萝卜、丝瓜等，具有下气、化痰、清肺的作用，对哮喘患者十分有益。有些水果，如梨、香蕉、枇杷等，还有助于保持大便通畅，降低腹压。但用海产品补钙时，要注意防过敏。哮喘患者平日要多喝水，喝水不仅补充了水分，而且还可以稀释痰液，有利于黏稠痰液的排出。

支气管炎的调养与护理。支气管（通往肺部的主要呼吸道）发炎，就是所谓的支气管炎。通常都是普通感冒或流行性感冒等病毒性感染所引起的并发症，有时可能由细菌感染造成。

在出现支气管炎之前2~3天，患者可能会有流涕现象，而主要症状有：持续咳嗽。病初可为干咳，但若发生细菌性感染，稍后可能会产生黄绿色的脓痰，喘息或气促，有时发热。

支气管炎患者一定要注意平时的调养与护理。①适宜的膳食。支气管炎患者需要摄入高蛋白质、高热量、高维生素的食物。要多方摄取、合理饮食，切忌挑食偏食。饮食要清淡，尽量少食辛辣刺激、油腻肥甘和一些易致过敏的食物，如鱼、虾、蟹等。②简易的耐寒按摩。以手摩擦头部面部及上下肢的裸露部位，每日3~5次，每次5分钟。按摩迎香穴：迎香穴位于鼻唇沟止于鼻翼处，以食指轻轻揉1~3分钟，每日2次。按摩风池穴：风池穴位于颈部颈肌两旁的凹窝中，以双手掌心按摩之，每次30~60下，每日2~3次。③清新的居住空间。居住环境幽雅安静、空气清新、阳光充足。室内要经常开窗换气，有些患者常年门窗紧闭，这是不益健康的。室内的温度要冷暖适宜，一般以15~20℃为最佳。④急性发作期护理。急性发作期，患者应卧床休息，有发热者，应定时测量体温；痰多者，可进行体位引流；高龄体弱的患者要做好皮肤和口腔护理，防止产生压褥（褥疮）和感染。

呵护排毒器官——肝脏

肝脏细胞能够控制和调解体内各种物质，使所有器官都能顺利地运行。而且，肝脏是人体解毒的总机关，具有化解细菌、酒精和其他毒素的功能。当细菌毒素侵入时，肝脏里的氨基转移酶便会把毒素分解，人体产生抗体，以后再有同样细菌侵入时，就无法伤害人体了。另一些食物在消化后，就会腐败、发酵而产生毒素，无法被小肠吸收，毒素就会被送往肝脏。若肝脏变弱，无法完全解毒，毒素就会被送至心脏。然后，遍布全身，人就会百病丛生了。

肝脏在糖类代谢中占有重要地位。大量的食物经过消化，陆续吸收到体内，血糖含量会显著地增加。肝脏可以把一部分多余的葡萄糖转变成糖原，暂时储存起来，使餐后血糖含量维持在11.1毫摩/升以下。由于细胞进行生理活动要消耗血糖，血糖的含量会逐渐降低。这时，肝脏中的糖原又可以转变成葡萄糖，陆续释放到血液中，使血糖的含量维持在3.3~6.1毫摩/升的范围内。

肝脏在脂类代谢中也有重要作用。肝细胞分泌的胆汁可以促进脂类的消化和吸收。肝功能障碍时，胆汁分泌减少，脂肪消化不良，就出现厌油等症状，所以肝病患者要少吃脂肪类食物。

肝脏在蛋白质的合成和分解的过程中起着重要的作用。人体的一般组织细胞都能合成自己的蛋白质。肝脏除能合成自己的蛋白质以外，还能合成大部分的血浆蛋白（如白蛋白、纤维蛋白原等）。据估计，肝脏合成的蛋白质占全身合成蛋白质总量的40%以上。

疾病防治

肝炎。肝炎指肝脏出现炎症，1~2个月内能治愈的肝炎是急性肝炎，持续6个月以上的肝炎为慢性肝炎。肝炎一般由病毒引起，特别是肝炎病毒，分为甲、乙、丙、丁、戊等5种。

人类普遍易感染各型肝炎，各种年龄均可发病。甲型肝炎感染后机体可产生较稳固的免疫力，在本病的高发地区，成年人血液中普遍存在甲型肝炎抗体，发病者以儿童居多。乙型肝炎在高发地区新感染者及急性发病者主要为儿童，成年患者则多为慢性迁延型及慢性活动型肝炎。丙型肝炎的发病以成年人多见，常与输血与血制品、药物依赖注射、血液透析等有关。丁型肝炎的易感者为HBsAg阳性的急、慢性肝炎及或先症状携带者。戊型肝炎各年龄普遍易感，感染后具有一定的免疫力。各型肝炎之间无交叉免疫，可重叠感染、先后感染。

一般来说，肝炎的愈后大多数是良性的，患了急性肝炎可以顺利恢复，不会演变成肝硬变和肝癌。不过确实有乙型肝炎患者长期不愈，渐渐发展成为肝硬变，最终发展为肝癌。据报道，慢性乙型肝炎表面抗原携带者患肝癌的概率比非携带者高200倍以上。95%以上的原发性肝癌患者是由慢性乙型肝炎表面抗原携带者演变而来的。所以患了乙型肝炎应尽可能早治疗；尽可能避免使用损害肝脏的药物；避免有害的物理因子刺激，减少X线和放射性物质对肝脏的照射；应尽可能及早治疗各种感染疾病，避免各种创伤和手术。因为麻醉、手术创伤都对肝脏功能恢复不利，必要时应尽量选择在肝功能恢复后再做手术。增强体质，增强人体的免疫力，也是防止肝癌发生的重要方法。

脂肪肝，现代人的时髦病。脂肪肝是指由于各种原因引起的肝细胞内脂肪堆积过多的病变。正常人肝内脂肪占肝脏湿重的3%~5%，其中2/3为磷脂，1/3为三酰甘油、胆固醇及脂肪酸。由于各种原因使肝脏脂肪代谢功能发生障碍，导致脂类物质的动态失衡，过量的脂肪在肝细胞内蓄积，若蓄积的脂肪（主要是三酰甘油）含量超过肝脏湿重的5%，或在组织学上有50%以上肝细胞脂肪化，即称为脂肪肝。

如何预防脂肪肝已经成为现代人的当务之急。最简易的方法就是合理饮食和适度运动，配合医生治疗。①合理饮食。平时我们应控制总热能的摄入，减少糖和甜食的摄入，适当地提高蛋白质量。②饮食中应控制脂肪和胆固醇的摄入，补充维生素、矿物质和食物纤维。脂肪肝患者应多食用蔬菜、水果和菌藻类食物，以保证膳食纤维的足量摄入。多种维生素能保护肝细胞，防止毒素对肝细胞的损害。③适度运动。整天坐办公室的人，若能坚持每天多走一段路、多爬一次楼，对预防和控制脂肪肝都是有益的。④遵医治疗。肝脏是人体的化工厂，任何药物进入体内都要经过肝脏解毒，所以，对出现症状的脂肪肝患者，在选用药物时更要慎重，谨防药物的毒不良反应，特别对肝脏有损害的药物绝对不能用，避免进一步加重肝脏的损害。

对存在糖尿病、病毒性肝炎和营养不良等原发病的人来说，除了做好上述3条外，应有效地治疗原发病，从根本上去除引发脂肪肝的原因。

调养脾胃，巩固后天之本

胃是消化道中最庞大的部分，它具有贮纳、转运食物，消化食物以及杀灭病菌等生理功能。它位于腹腔的左上部，像一个有弹性的口袋，是食物暂时停留和消化的场所。胃有两个口，入口叫贲门，与食管相接；出口叫幽门，与十二指肠相连。自贲门到幽门之间的部分叫胃体。胃有两个弯曲的地方，比较短的一边，在胃的右上方，叫胃小弯；长的一边在胃的左下方，称胃大弯。胃壁的肌肉层很厚，具有强大的舒缩能力。胃壁的内里衬有一层膜叫胃黏膜，其中主要有胃酸、胃蛋白酶和黏液等，这些物质都是食物消化中不可缺少的。

物理消化。食物进入胃后，胃壁舒张，以便容纳食物，同时开始有节奏地蠕动。蠕动波从胃体开始，向幽门方向推进。这种蠕动将食物混合并磨碎，变成食糜，并将食糜自幽门部向十二指肠推送。一般来说，混合性食物在胃内停留3~4小时；糖类食物需2小时以上；蛋白质停留较长；脂肪更长，达6小时；水则只停留5~10分钟。

化学消化。食物在胃中的化学消化是由胃酸来完成的。食物能刺激胃酸分泌，胃酸是消化过程中不可缺少的物质。甜食可促使胃酸分泌增多，咸食则相反；较坚硬的食物引起分泌较多，软的或流质食物则分泌较少。

胃液中最重要的消化酶是胃蛋白酶，它与胃酸能初步消化食物中的蛋白质。

另外，胃可以容纳和暂时储存吃进去的食物，在胃内进行消化变成食糜后向小肠推送。

善待你的胃。俗话说："病从口入。"引发胃病的最初原因是由于饮食不规律，或生活习惯不规则，所以要想保护好你的胃，就必须从饮食入手。①合理选择食物。咖啡、酒、肉汁、辣椒、芥末、胡椒等，这些会刺激胃液分泌或使胃黏膜受损的食物，应适量食用。每个人对食物的反应都有特异性，所以摄取的食物应该依据个人的不同而加以适当的调整。酸度较高的水果，如菠萝、橘子等，在饭后摄食，对溃疡患者不会有太大的刺激，并不一定要禁止食用。此外，炒饭、烤肉等太硬的食物，年糕、粽子等糯米类不易消化的食品，各式甜点、糕饼、油炸的食物及冰品类食物，应谨慎选择。②定时定量进食。胃酸分泌具有一定的规律性，即一日三餐时是分泌的高峰，常吃零食，使胃工作紊乱，破坏了胃酸分泌的正常节律，久之可导致胃病，因此日常饮食应一日三餐，不可过多进食零食。每餐的进食量应适度，过饥或过饱，或饥饱不均饮食，会使胃运转失常而导致消化不良。③进食温度适宜。食物的温度以"不烫不凉"为度，即一般保持在40~50℃为宜，过冷饮食，使胃黏膜血管收缩，胃黏膜血流量减少，影响胃的功能，同时过冷饮食还能刺激胃蠕动增强，甚至产生胃痉挛。过热饮食，能烫伤胃黏膜，使胃黏膜保护作用降低，还能使胃黏膜血管扩张，可导致胃黏膜出血。④细嚼慢咽。少食粗糙、过硬食物，对食物充分咀嚼，使食物尽可能碎烂，可减轻胃的工作负担，咀嚼次数愈多，随之分泌的唾液也愈多。唾液具有消化食物及杀灭细菌等作用，对胃黏膜有保护作用，因此进食宜细嚼慢咽，不可囫囵吞枣。⑤搭配合理。肉类油腻食物不易消化，过多食用会加重胃肠负担，影响食欲，过多食用细米面食物可导致无机盐、微量元素、维生素及食物纤维素大量损失，长期食用必将造成机体营养不良，导致机体各种功能下降。因此，应荤、素食搭配，粗、细粮搭配，既满足机体正常的营养需求，又不加重胃肠负担。当然还要戒烟限酒。⑥心情舒畅。人的情绪与胃酸分泌及胃的消化作用密切相关，情绪低落时即使是美味佳肴，也会味同嚼蜡。因此，进食时要保持精神放松、心情愉快。⑦精神集中。食物的消化、吸收，需充足的血液供应胃肠道。若一边进食，一边思考问题，或一边进食，一边看书、看电视，大量的血液要供应脑部工作，直接影响胃肠道的血液供应，长此以往，势必影响胃功能的正常发挥，诱发胃病。因此，进食时要专心致志，不可一心二用。⑧饮水择时。饭前、饭后大量饮水，可冲淡胃液、稀释胃酸，使胃的化学性消化作用及胃酸的杀菌作用大力降低。因此，应避免饭前、饭后大量饮水。⑨合理运动。进食后，胃有节律性的蠕动，使食物在胃内与胃液充分混合，研磨成食糜，并逐渐排空。饭后立即进行剧烈运动，直接影响胃肠的血液供应，导致消化不良，因此进食后应停半小时或1小时再行运动。⑩讲究卫生。注意饮食卫生，把住入口关。做到便后、饭前洗手。生吃瓜果要冲洗干净，避免食物污染上致病细菌。不食变质、霉变食物。⑪服药慎重。阿司匹林、消炎痛、保泰松、扑热息痛、泼尼松等药物，可直接损伤胃黏膜，破坏胃黏膜屏障，或刺激胃酸、胃蛋白酶的分泌，减弱胃黏膜的保护作用。长期服用中药（如过多服用苦寒或辛温燥热之剂及有毒药品）能引起胃黏膜损害。若病情需要长期服用刺激性药物时，应饭后服用，以减轻其对胃部的刺激作用，并同时服用胃黏膜保护剂。

疾病防治

溃疡病（消化性溃疡）。溃疡病是指在某种情况下，胃肠黏膜被胃酸和胃蛋白酶的消化作用侵蚀，而形成的慢性溃疡。本病发生在与胃酸接触的部位如胃和十二指肠，也可发生在食管下段、胃空肠吻合口附近及Meckel憩室。有95%~99%的溃疡发生在胃或十二指肠。

溃疡病多由于饮食不节，精神紧张，烟酒过度，先天禀赋不足及其他脏腑功能失调引起，可出现胃脘部节律性、周期性、慢性疼痛，嗳气返酸等症状。

胃黏膜脱垂。胃黏膜脱垂是指胃壁黏膜通过幽门脱垂至十二指肠球部，这种病主要与胃窦部炎症有关，多见于30~66岁的男性患者。

胃黏膜脱垂时症状可轻可重，绝大多数患者胃黏膜脱垂可以复位，这个特点称之为具备“可复性”。如果在短时间内胃黏膜脱垂可以复位，那么患者就没有什么症状，或者仅有轻度的腹胀、嗳气等；如果不能立即复位，则可能出现上腹隐痛、烧灼感。严重的胃黏膜脱垂甚至会发生嵌顿，即幽门部肌肉收缩，脱垂的黏膜上不去下不来，便会发生幽门梗阻。

胃脘痛。胃脘痛又称“胃痛”，是指上腹部发生疼痛的病症。

慢性胃炎。慢性胃炎为一种常见于成年人的消化道疾病。病因可能与高级神经活动功能障碍、营养不良、全身健康状况和局部刺激等因素有关。

十二指肠炎。十二指肠炎为非特异性感染，多发生在球部。病理可分为表浅型、间质型及萎缩型。与胃炎相似，以表浅型居多，炎症限于黏膜层。

消化不良。消化不良是指上腹部或胸部的疼痛或不适感，其他常见症状包括恶心、腹胀和频繁打嗝。

对于消化不良的调养主要是生活要有规律，按时入睡，做好自我心理调理，消除思想顾虑，注意控制情绪，保持心胸开阔；戒烟酒，避免食用有刺激性的辛辣食物及生冷食物；最好在饭前或饭后1小时做运动，这样有助于缓解消化不良的症状。同时最好到医院做检查，查出真正的病因。

当发生消化不良时，应暂停进食，实行“饥饿疗法”。禁食一餐或两餐酌情而定。禁食期间可根据口渴情况饮用淡盐开水，以及时补充身体所需的水分和盐分，也可饮用糖加盐水，因为糖可迅速被胃肠吸收，不至增加胃肠负担。如无需完全禁食时，则减量进食，或只吃易消化的粥类加点开胃小菜，这样使胃肠感觉轻松舒适，消化不良易于矫正。同时适当使用助消化药物，一般应在专科医生指导下服用。如系非处方药物，则可根据药品说明书使用。

由于消化不良疾病与许多更严重的疾病有相似之处，如有下述情况，应尽快请教医生：呕吐、体重减轻、食欲减退；排便很黑或者吐血；腹部的右上部分剧痛；消化不良伴随着呼吸困难、出汗、疼痛蔓延到颈项、手臂或颌。

腹泻。凡是食物在肠道内运行过速，未及消化就被排泄，因而粪便稀薄，便次增多者，都称做腹泻。腹泻有急性与慢性2种。急性腹泻一般与感染或食物中毒有关；慢性腹泻大多由肠的功能性或器质性病变所致。腹泻时需注意饮食调节：①短暂禁食。在急性腹泻期间，有时需要短暂禁食，以使肠道得以休息。脱水过多者，需要输液治疗。当腹泻减缓时，就应食用细软、少油的食物，如藕粉、细挂面、软面片、稀粥及菜汤或果汁。这些食物既有利于消化吸收，又可补充维生素C。应禁食易使肠蠕动及肠道胀气的食物，如蜂蜜、生葱、生蒜、黄豆等。②合理饮食。慢性腹泻患者的饮食，宜精心配制，灵活掌握。一般饮食原则应当是少油腻、少渣子、高蛋白质、高热量、高维生素。烹调方法以蒸、炖、煮、烩为主，忌用炸、爆、煎制菜肴。优质蛋白质食物中鱼类、瘦肉、蛋类及各种豆制品少油腻、营养高，可适当选用。为了增加维生素C又不使腹泻加剧，可选用含纤维素少的水果，如香蕉、菠萝、苹果泥或煮熟的苹果。③及时补充淡盐水。慢性腹泻有脱水现象时，应及时补充淡盐开水，以弥补水分和盐分的损失。慢性腹泻如出现急性发作，应按急性腹泻的饮食原则处理。④注意饮食卫生。慢性腹泻者身体抵抗力较差，更应注意饮食卫生，不吃生冷食物及隔夜食物，不随便在外面饭店用餐等。⑤忌滥用止泻药。腹泻起初多有外邪、伤食，腹泻可使毒物排出体外。所以先要弄清腹泻的病因，如细菌性引起的，则应服抗生素药物；若是食物中毒引起的，应适当服用泻药，以加速毒素的排泄。⑥忌精神刺激。精神上的过激反应，会使大肠蠕动亢进，应尽量避免。对神经性腹泻，即因精神上不安或紧张引起的腹泻，尤应注意。⑦忌过度劳累，可适当锻炼。对腹泻患者，特别是慢性腹泻，体育锻炼的目的在于提高机体抗病能力，促进病体康复。可结合自身的具体情况，选择适宜的锻炼方式，促进胃肠的正常蠕动，恢复正常的功能。

养肾，巩固先天之本

肾脏为成对的扁豆状器官，位于腹膜后脊柱两旁浅窝中，长10~12厘米、宽5~6厘米、厚3~4厘米、重120~150克；左肾较右肾稍大，肾纵轴上端向内、下端向外，因此两肾上极相距较近、下极较远，肾纵轴与脊柱所成角度为30° 左右。

肾为成对的实质性器官，红褐色，可分为内、外侧两缘，前、后两面和上、下两端。肾的外侧缘隆凸，内侧缘中部凹陷，称肾门，是肾盂、血管、神经、淋巴管出入的门户。这些出入肾门的结构，被结缔组织包裹，合称肾蒂。由肾门凹向肾内，有一个较大的腔，称肾窦。肾窦由肾实质围成，窦内含有肾动脉、肾静脉、淋巴管、肾小盏、肾大盏、肾盂和脂肪组织等。

中医认为，肾为脏腑阴阳之本，是生命之源，故称为“先天之本”。肾在五行属水，与膀胱互为表里。

肾藏精，主生长发育和生殖。“精”有精华之意，是人体最重要的物质基础。肾所藏之精包括“先天之精”和“后天之精”。“先天之精”禀受于父母，与生俱来，有赖于“后天之精”的不断充实壮大；“后天之精”来源于水谷精微，由脾胃化生，转输五脏六腑，成为脏腑之精。脏腑之精充盛，除供应本身生理活动所需外，其剩余部分则贮藏于肾，以备不时之需。当五脏六腑需要时，肾再把所藏的精气重新供给五脏六腑。故肾精的盛衰，对各脏腑的功能都有影响。

日常生活中的保养

中医认为肾是先天之本、生命之源。肾病除了包括肾实质病变和排便（大小便）异常外，还包括人体许多系统的病变，如骨、齿、髓、脑、发、腰、耳、二阴（前阴、后阴）等病变。中医肾病多为虚证，而当其他脏器虚衰时，必然涉及肾脏真阴真阳的亏损。在临床上需辨明是肾阳虚还是肾阴虚，因为二者的治疗和方药大不一样。肾阳虚证，多因年高肾亏，或先天不足，或房劳过度，或素体阳虚，导致肾阳虚衰所致。主要表现为腰膝酸软而痛，畏寒肢冷，尤以下肢为甚；头晕目眩，精神委靡，面色恍白，舌淡苔白，脉沉细。在此基础上，还可出现男性阳痿、滑精早泄，女性不孕、白带清稀而多、尿频清长、夜尿频多、大便久泄不止、顽固不化、五更泄泻、全身水肿、腹部胀满等症。肾阴虚的原因主要是“以酒为浆，以妄为常，醉以入房，以欲竭其精，以耗散其真”（《素问·上古天真本》）。肾阴一亏，则产生阴虚内热，甚则阴虚火旺。临床表现为腰膝酸痛、形体消瘦、潮热盗汗、五心烦热、咽干颧红、舌红少津、眩晕耳鸣、失眠多梦，男性强阳易举、遗精早泄，女性经少、闭经或崩漏。

由此可见，如果没有正常的肾，我们的生活质量将大大下降，就谈不上幸福与快乐。所以平时我们一定要多关注我们的肾。

第一，在饮食上要注意，不要过多地进食高蛋白质、高钠饮食。高蛋白质饮食是加速肾功能损害的重要因素，老年人应格外注意。正常体重者可按下述标准大致估算蛋白质的摄入量，每天1个鸡蛋、1份鲜奶、100克肉食、100克豆腐、300~400克主食，加上蔬菜、水果。补肾还可以多吃动物肾脏、海参、虾、芡实、山药、干贝、鲈鱼、板栗、枸杞、何首乌。水也不要喝得太多，每日尿量保持在1 500~2 000毫升就可以了。提倡喝白开水，最好喝纯化水（又叫蒸馏水、去离子水）。饮食应清淡、易于消化，特别要注意适当控制食盐、蛋白质的摄入量。现代研究表明，过咸是许多疾病的危险因素，特别是心脑血管疾病。理想的食盐摄入量为每天6克。调查表明，我国绝大多数地区饮食过咸，北方最严重。北京人每天14~15克，东北人每天18~19克，广东人比较符合健康标准，每天6~7克。

第二，尽量不用或少用有损肾脏的药物，避免或减少与毒性强的各种毒物接触。

第三，戒烟忌酒。

第四，注意卫生。妇女月经期、妊娠期、产褥期等尤要注意个人卫生，预防尿路感染。养成良好的习惯，切忌强忍小便。

第五，定期检查身体。特别是尿液化验、肾功能化验，以及早发现和诊治各种肾脏疾病。

第六，提倡健康性生活。洁身自爱，预防性病危害肾脏。

第七，加强锻炼。体格瘦弱修长者，要加强锻炼，提高腰腹肌收缩力，预防肾下垂。

第八，要有充足的睡眠，保证精力充沛。

疾病防治

肾功能衰竭。肾功能衰竭是一种综合征，由多种病因引起，使肾小球滤过功能迅速下降至正常状态的50%以下，血尿素氮及血肌酐迅速增高并引起水、电解质紊乱和酸碱平衡失调及急性尿毒症症状。肾功能衰竭由许多原因引起，其中一些因素导致肾脏功能下降（急性肾衰竭），而另外一些原因又造成肾脏功能逐渐降低（慢性肾衰竭）。肾功能衰竭者应注意以下几点。①要避免劳累过度及强烈的精神刺激。②预防感染，去除感染灶以减少病情恶化的诱因。③有烟酒嗜好者应戒除。④有水肿、高血压、蛋白尿显著及稍事行动则症状加重者，均宜卧床休息。

尿毒症。尿毒症是各种晚期的肾脏病共有的临床综合征，是进行性慢性肾功能衰竭的终末阶段。

肾脏的功能是将血液中的有害成分像筛沙子一样筛出去，同时把红白细胞等细胞成分和脂肪、蛋白质、糖等有用成分留下来。在肾功能衰竭的情况下，血中的有害成分不能及时排出，从而对全身组织器官造成损害导致尿毒症，如果不采取透析、换肾等措施，就会导致死亡。

现代医学技术的发展，血液透析和腹膜透析的开展已经可以使尿毒症患者长期生存下去，并使其生活质量不断改善。但是，虽然良好的治疗能使患者的寿命接近正常人水平，成功的肾移植也可使患者像正常人一样生活，却会给患者及其家人造成经济上的沉重负担和巨大精神痛苦，所以应及早发现、及早接受正规治疗。

乳房的保健

乳房是人体的重要器官，参与人体与生命的循环。女性乳房显得更为重要，不仅体现着女性的形体美，还是孕育生命的源泉。

乳房主要由腺体、导管、脂肪组织和纤维组织等构成。其内部结构犹如一棵倒着生长的小树。

乳房内的脂肪组织呈囊状包于乳腺周围，形成一个半球形的整体，这层囊状的脂肪组织称为脂肪囊。脂肪囊的厚薄可因年龄、生育等原因而有很大的个体差异。脂肪组织的多少是决定乳房大小的重要因素之一。

除此以外，乳房还分布着丰富的血管、淋巴管及神经，对乳腺起到营养作用及维持新陈代谢作用，并具有重要的外科学意义。

疾病防治

避免使用激素药物和美容产品。丰乳膏和其他含雌激素的药物及常用的雌激素有苯甲酸雌二醇、己烯雌酚等，虽然可以促使乳房发育，但同时也可能使乳腺患癌的可能性增加。

正确佩戴文胸。女性不要佩戴过紧或是有隆胸效果的文胸，否则会影响乳房的新陈代谢和淋巴回流，易导致乳腺增生。

保持舒畅的心情。舒畅的心情可使卵巢保持正常排卵，孕激素分泌正常，乳腺就不会因受到雌激素的刺激而出现增生，已增生的乳腺也会在孕激素的作用下逐渐复原。

定期进行乳房检查。年龄在16~50岁的女性，都应定期进行乳腺普查，月经后第37天为最佳检查时机，35岁以上的女性应该1~2年做一次；50岁以上的女性应1年一次；高发人群乳腺病家族史患者、卵巢癌患者、腺体癌患者、有重度增生的女性应半年检查一次，进行动态观察；20~35岁的女性应3年进行一次红外线或乳腺外科检查。

减少人工流产次数。减少人工流产的次数可减少乳腺增生的概率。

正确用脑

脑是中枢神经系统的主要部分，位于颅腔内。分为大脑、小脑和脑干三部分。

大脑。大脑是神经系统最高级部分，由左、右两个大脑半球组成，两半球间有横行的神经纤维相联系。大脑表面有很多往下凹的沟（裂），沟（裂）之间有隆起的回，大大增加了大脑皮质的面积。

小脑。小脑在大脑的后下方，分为中间的蚓部和两侧膨大的小脑半球，小脑皮质被许多横行的沟分成许多小叶。小脑的内部由白质和灰色的神经核所组成。而小脑的主要功能是协调骨骼肌的运动，维持和调节肌肉，保持身体的平衡。

脑干。脑干包括间脑、中脑、脑桥和延髓，分布着很多由神经细胞集中而成的神经核或神经中枢，并有大量上、下行的神经纤维束通过，连接大脑、小脑和脊髓，在形态上和功能上把中枢神经各部分联系为一个整体。脑各部内的腔隙称脑室，充满脑脊液。

脑也要充电保养。据不完全统计，人的脑细胞有140亿~150亿个，40岁以后每天约有10万个脑细胞开始死亡，到六七十岁时减少1/10左右，为了早日防止智力下降，延缓大脑功能的老化，要时刻记住给脑充电，进行保养。因此，下面几种情况则要尽量避免。①睡眠不足。大脑消除疲劳的主要方式是睡眠。长期睡眠不足或质量太差只会加速脑细胞的衰退，聪明人也会变得糊涂起来。②长期饱食。进食过饱后，大脑中被称为“纤维细胞生长因子”的物质会明显增多。它能使毛细血管内皮细胞和脂肪增多，加速动脉粥样硬化，出现大脑早衰和智力减退等现象。③不吃早餐。不吃早餐会使人的血糖低于正常供给，久而久之使大脑受损。据有关资料显示，一般吃高蛋白质早餐的儿童在课堂上的最佳思维普遍相对延长。④甜食过量。甜食降低食欲，减少对高蛋白和多种维生素的摄入，导致机体营养不良，影响大脑发育。⑤长期吸烟。长期吸烟使脑组织呈现不同程度萎缩，易患老年性痴呆。因为长期吸烟可引起脑动脉硬化，导致大脑供血不足，神经细胞变性，继而发生脑萎缩。⑥少言寡语。大脑中有专司语言的小叶区，经常说话也会促进大脑的发育，并能起到锻炼大脑的功能。平常应该多说一些内容丰富、有较强哲理性或逻辑性的话。⑦不愿动脑。思考是锻炼大脑的最佳方法。多动脑筋，勤思考，人才能变得更聪明。⑧带病用脑。在身体不适或患病时，勉强坚持学习或工作不仅效率低下，而且还容易损害大脑。另外，当人的神经系统正常功能遭到破坏时，体内外环境平衡失调，会引起各种脏器的功能低下，导致早衰，所以保持神经系统的健康，是防止早衰和大脑功能减退的方法。

值得注意的是，进入中老年以后，记忆力下降的现象完全是一种很自然的生理规律，这与大脑功能衰退有着密切的关系。只是现在，记忆减退已经不再是中老年人特有的现象，越来越多的年轻人开始抱怨记忆力减退给他们的工作和生活带来了困扰。造成如此结果的原因当然是繁重的工作和生活压力，神经长期处于紧绷状态，得不到放松，影响了大脑正常运转。如果压力大导致睡眠不足或睡眠质量太差，更会加速脑细胞的衰退；而且，白领阶层往往长时间处于不通风的空调环境，空气中含氧量不足，完全无法满足大脑每分钟消耗氧气500~600升的要求，致使大脑的工作效率不断降低；此外，对电脑等设备太过依赖同样会导致大脑的使用率越来越低，脑功能逐渐下降；长期吸烟及酗酒也会引起脑动脉硬化，导致大脑供血不足及发生脑萎缩，使记忆力提前下降。

疾病防治

帕金森病。帕金森病是一种主要影响运动的进行性发展的神经系统疾病。帕金森氏病是由于大脑内一个称为基底节的结构内的神经细胞被破坏引起的。

大脑内的各个部分通过互相发送信号协调我们所有的思想、运动、情绪和感觉。当我们想挪动身体时，基底节向丘脑发送一个信号，接着再将信号传到大脑皮质及大脑的其他部分。大脑中的神经细胞通过化学物质传递信息。一种称为多巴胺的化学物质是由大脑黑质细胞产生的，是正常运动所必需的神经递质。当黑质细胞死亡时，就不再能产生和发送多巴胺，这样，运动信号就不能传递。大脑中的另一种称为乙酰胆碱的化学物质也受多巴胺的控制。当多巴胺数量不足时，乙酰胆碱数量就会过多，它可引起很多帕金森氏病患者都出现的震颤和肌肉僵直。

帕金森病的症状为以下几种。①震颤。震颤俗称颤抖，以每秒46次的节律出现。震颤多见于四肢，先从肢体的一侧上肢开始，随着病情的发展，逐渐扩展到同侧的下肢及对侧的上下肢，最后发展到下颌、口唇、舌及头部，甚至躯干。震颤多数是在静止时出现，肢体活动时减轻或暂时终止，情绪激动时震颤加重，睡眠时完全停止。②肌肉强直。由于肌肉的张力增强，当肢体被动运动时，肌肉的张力始终保持一致，无论肢体伸或屈到什么角度，都感到一种均匀的阻力，犹如在伸屈一根铅管时的感觉，所以称之为“铅管样强直”。如果患者在肌肉强直的同时还伴有震颤，伸屈肢体就会表现出在均匀的阻力上有断续的停顿，犹如齿轮在慢速转动一样，医学上称之为“齿轮样强直”。肌肉强直不仅表现在肢体上，全身各处的肌肉均可发生强直，严重时患者会出现腰部前弯成直角样状态。③运动障碍。震颤的早期，患者的上肢不能做精细的工作，主要表现为书写困难。患者写字歪斜不整，字写得越来越小，称之为“写字过小症”。患者的日常生活难以自理，坐下时难于起立，卧床后不能自行翻身，穿衣、洗脸、刷牙等动作都难以完成。行走时，第一步起步困难，但一旦迈步后，即以极小步伐向前冲跑，步伐频率越来越快，不能自主停步或转弯，像有急事慌张赶路一般，称之为“慌张步伐”。由于面部肌肉动作障碍，形成“面具脸”，面部无表情、不眨眼、双目向前凝视，当口、舌、腭及咽部肌肉运动障碍时，即表现出大量流口水，不能做吞咽动作。④其他症状。患者还可出现顽固性的便秘、出汗、皮脂溢出增多、智力减退、言语不清、痴呆、忧郁等。

帕金森病是现代老年人的常见病和多发病，诊断比较容易，对早期患者也有疗效较为确切的治疗药物。但帕金森病患者晚期的护理十分麻烦，且患者自身十分痛苦。

所以，老年人一旦发现有这种症状就要及早去治疗，以免延误治疗。

中风。中风，又称脑卒中，是急性脑血管病或脑血管意外的俗称。中风是由脑部血液循环系统的破裂或闭塞而引起的局部血液循环障碍，导致脑部神经功能障碍的病症。气候变化、情绪激动、过度疲劳、用力过猛、饮食不洁及体位变化等均可诱发中风。

本病多发生于中年以后，尤以老年人为多，但近20年的资料表明，中风的发病年龄有所变化，30~40岁发病的人也不少，甚至还有更年轻者，但仍以50~70岁年龄组的发病率最高，占发病人数的60%以上。

随着医疗技术的发展，对于治疗中风已有新的有效方法，但前提是必须在出现中风症状数小时内实施抢救。因此，了解中风发生时的症状，以及如何立即抢救就成了患者生死存亡的关键。

而中风症状主要有：突然感到自己很虚弱，有支撑不住的感觉，同时还会出现麻木、语无伦次、不辨方向和听不懂对方的讲话等。

那么，怎样预防中风呢？

合理饮食和适当运动是根本。在此基础上还应注意以下几点。①适当放松。老年人可以经常钓鱼、练书法、下棋、练习绘画。②早发现，并有效地控制。这是预防中风的一个中心环节。老年人应定期进行血压、心电图、血脂、血糖的检查，如果发现异常，就应治疗。③及时到医院进行全面检查。例如出现发作性或持续性头痛、头晕、心慌、失眠、短暂的发作性眩晕等。这些轻微症状切勿掉以轻心，很可能是脑动脉硬化、中风的早期表现，应提高警惕。④注意镁的摄入。医学研究证实，缺镁可以导致老年人发生脑血栓。为了预防缺镁，应注意镁的摄入，宜多吃些富含镁的食物，如腰果、杏仁、豆类、海味等。另外，每天多吃些含钾较多的食物，可以预防中风。香蕉中含有丰富的钾，每天坚持吃1根香蕉即可。

内分泌系统健康不容忽视

内分泌系统是人体内神经系统以外的另一个重要的功能调节系统。人体内分泌系统包括垂体、甲状腺、甲状旁腺、胸腺、肾上腺、松果体等内分泌腺，还包括一些分散在其他器官组织中的内分泌细胞团块，如消化道黏膜中分散存在的内分泌细胞。内分泌系统与神经系统密切配合，共同调节机体的新陈代谢、生长发育和对环境的适应。他们是在大脑统一指挥下的两个协同动作的重要的功能调节系统，但其作用方式却各有不同。神经系统靠神经传导，其特点是快速、灵敏；内分泌系统靠激素通过体液调节方式起作用，其特点是作用广泛、持久。因此，有人曾把神经系统比做人体的“有线通讯网络”，而把内分泌系统比做人体的“无线通讯系统”。

垂体 。垂体是一个豌豆状的腺体，位

于大脑底部一个骨性结构内（蝶鞍）。蝶鞍保护垂体，但仅为垂体留下很小的扩展空间。如果垂体增大，它常向上扩展、压迫传递视觉信号的那部分大脑，可能引起头痛或视觉损害。

垂体调控其他大部分内分泌腺体的功能。由两个紧密相邻的部分组成：前叶（前部）和后叶（后部）。垂体前叶约占垂体总量的80%，分泌出激素最终调控甲状腺、肾上腺、生殖器（卵巢和睾丸）的功能，调控乳汁的分泌和整个机体的生长。垂体也分泌激素使皮肤变黑及抑制痛觉。垂体后叶产生的激素则能调节水平衡。

甲状腺 。甲状腺是人体最大的一个内分泌腺，位于颈前下方的软组织内。甲状腺的形状呈“H”形，由左右两个侧叶和连接两个侧叶的较为狭窄的峡部组成。甲状腺重量变化很大，新生儿约1.5克，10岁儿童10~20克，一般成年人为20~40克。老年人甲状腺将显著萎缩，重量为10~15克。

甲状腺的结构和功能单位是滤泡，甲状腺滤泡大小不一，其形态一般呈球形、卵圆形或管状，其主要功能是分泌甲状腺激素。

甲状腺激素对机体的代谢、生长发育、组织分化及多种系统、器官的功能都有重要影响，甲状腺功能紊乱将会导致多种疾病的发生。因此，甲状腺也是人体极为重要的一个内分泌腺。

甲状旁腺。甲状旁腺是扁的卵圆形小体，约黄豆大小。甲状旁腺一般有上、下两对，均贴在甲状腺侧叶的后面。

甲状旁腺分泌甲状旁腺激素，影响体内钙与磷的代谢。甲状旁腺功能失调会引起血中钙与磷的比例失常。

有时甲状旁腺单个或全部埋在甲状腺组织内，使甲状腺切除手术发生困难。如将这些腺全部切除，患者出现钙代谢失常，发生手足抽搐，严重者将会死亡。

肾上腺。肾上腺是人体重要的内分泌腺之一，位于肾的上方，左右各一，右侧为三角形，左侧为半圆形，一对肾上腺共重10~15克。

肾上腺的外层为皮质，中心部为髓质。皮质可产生肾上腺皮质激素，对调节水、盐代谢及糖与蛋白质的代谢有重要作用。肾上腺髓质能产生肾上腺素和去甲腺素，有加快心跳、收缩血管、升高血压的作用。

性腺。性腺是人体内分泌腺之一。男性为睾丸，女性为卵巢。睾丸和卵巢均兼有产生生殖细胞的生殖腺功能和合成、释放性激素的内分泌腺功能。实际上起内分泌作用的主要是睾丸间质细胞和卵巢中的卵泡细胞、内膜细胞及黄体细胞。睾丸分泌以睾丸酮为主的雄激素，卵巢分泌以雌二醇为主的雌激素和以孕酮为主的孕激素，以及少量睾丸酮。其主要功能是刺激附性器官的发育和第二性征的出现，维持正常性欲和生殖能力。垂体分泌的促性腺激素，到达两性性腺后发挥着“完全不同”的作用。在睾丸中，可促使曲精细管增生和精子成熟，并促进睾丸间质细胞的发育和雄激素的分泌；在卵巢中，却可促使卵泡生长发育及成熟排卵，并刺激卵泡细胞分泌雌激素，促进黄体生成并刺激孕激素的分泌。此外，甲状腺、肾上腺皮质与性腺之间也存在着复杂的关系。

胸腺。在胸骨上端，左右两肺之间，有一个火柴盒大小的黄灰色组织，这就是胸腺。它呈扁平椭圆形，分左、右两叶，由淋巴组织构成。青春期前发育良好，青春期后逐渐退化，为脂肪组织所代替。

胸腺是造血器官，能产生淋巴细胞，并运送到淋巴结和脾脏等处。这种淋巴细胞对机体的细胞免疫具有重要作用。

生长激素和甲状腺激素能刺激胸腺生长，而性激素则促使胸腺退化。

胸腺肽是胸腺产生的一种蛋白质和多肽激素，能刺激T细胞的成熟，平衡和调节免疫功能，是一种与机体的细胞免疫有密切关系的激素。人到成年后，胸腺逐渐萎缩，胸腺素分泌急剧减少或缺失，此时为提高免疫功能减弱的机体，补充胸腺素是必须的。

激素的作用。由内分泌腺所分泌的具有生物活性的化学物质，称为激素。激素是由以垂体开始的多种内分泌腺体分泌的物质，大多通过血液运送到其他组织并发挥各种功能，但也有一部分激素不通过血液而在局部发挥作用。

人体到底制造多少种激素无从知晓，甲状腺自身就能分泌25种以上的激素，但是那些广为人知的激素可分为三大类：性激素、消化相关的激素和应付压力相关的激素。

激素与位于细胞表面或内部的受体结合。激素与受体结和后可加速、减慢或以其他方式改变细胞功能，最终得以调控整个器官的功能。激素调控生长发育、生殖、性征，影响机体利用和储存能量，还调控体液容量、血糖及盐类物质的水平。某些激素仅影响一个或两个器官，而有些激素可影响整个机体。因此，保持体内激素平衡和适量是非常必要的，具体来说，就是要保证饮食健康、睡眠充足、运动适量和拥有良好的心境。

疾病防治

痛经。痛经可分为原发性痛经，即从月经初潮就发生痛经；还有继发性痛经，即月经初潮时无痛经，而在以后出现的痛经。原发性痛经多是由于子宫发育不良、子宫颈口狭窄、子宫过度屈曲，即大片肥厚子宫内膜或子宫内膜管型在排出时引起子宫剧烈收缩所致。继发性痛经多由于盆腔炎症、子宫内膜异位、肿瘤等生殖器官病变引起。

痛经的全身症状有：乳房胀痛、肛门坠胀、胸闷烦躁、悲伤易怒、心惊失眠、头痛头晕、恶心呕吐、胃痛腹泻、倦怠乏力、面色苍白、四肢冰凉、冷汗淋漓、虚脱昏厥等。其发病之高、范围之广、周期之短、痛苦之大，严重影响了许多女性的工作和学习。

防治痛经应注意以下几个问题。①不要随便用药。一定要讲究配药，在通调气血的前提下，根据患者的实际情况合理搭配。否则，过量服用止血药或收敛药，必然会造成行经不畅，冲任失调，不仅不利于治疗，反使痛经加剧。②性生活不宜过频，或经期家务繁重、劳累过度。二者均可导致精血亏少，冲任二脉气血运行不畅，胞宫失养而导致痛经。性生活不洁，不注意经期卫生，都可致盆腔感染炎症，这也是导致痛经的因素。③注意饮食。内分泌失调者应少吃过甜或咸的食物；少食含咖啡因的食物；禁酒；忌食刺激性食物；忌食生冷寒凉食物；忌食酸涩食物。④服用维生素。许多患者在每天摄取适量的维生素及矿物质之后，很少发生痛经。所以建议患者服用维生素及矿物质，最好是含钙并且剂量低的，一天可服用数次。

警惕女性更年期综合征。更年期是性腺功能逐渐衰退至完全消失，亦即从性成熟期逐渐进入老年期的一个过渡期，也是人生必经的一个生理阶段。就女性来说，包括：绝经前期、绝经期、绝经后期。更年期综合征大多由两方面原因引起：一是卵巢功能衰退，卵泡渐渐衰萎，逐渐停止分泌雌激素，体内雌激素水平下降所产生的影响；另一方面机体的老化所产生的影响。通常两者常交织在一起。

如何预防女性更年期综合征。如果注意饮食均衡，增加摄取钙质，适当补充激素，排除情绪障碍，就可以活得更健康，增进生活品质。每天摄取五大类食物并多摄取高纤维食物及少吃含油、盐、糖量高的食物；增加钙质的摄取，除了摄取富含钙质的食物如绿色蔬菜、小鱼干等外，平均每天喝相当两杯奶类的乳制品，并摄取适量的维生素D，有助于钙质的吸收利用；此外，雌激素也能够抑制噬骨细胞对于骨质的破坏作用及有效防止骨质流失，因此补充激素是更年期女性防止骨质疏松症的重要方法之一。不过，必须经过医生的诊断，因为更年期症状所引起的情绪障碍，经过一段时间的激素疗法和其他药物调养，大多能达到理想的治疗效果，而积极走入社会，培养自己的兴趣及参与各项的活动，才是避免情绪障碍的最佳方法。更年期女性随着年龄的增加，泌尿系统方面发生尿频、尿失禁及尿道炎等问题，平日应多喝水、少憋尿及有规律的运动以促进健康和间接强化骨盆肌肉。

40岁以后，每年做一次体格检查将是非常必要的，检查内容除了一般性全身各系统器官检查外，还应做妇科检查和肿瘤标志物检查。

脱发。脱发一般可以分为：暂时性脱发和永久性脱发。因各种病变造成毛囊结构破坏而形成瘢痕，新发无法再长出，即是永久性脱发。如果毛囊结构并没有破坏，只是由于局部神经功能发生障碍，毛乳头血管收缩，血液供应减少而引起的脱发，为暂时性脱发。

永久性脱发即常见的男性秃顶。永久性脱发的脱发过程是逐渐产生的。开始时，额头的头发边缘明显后缩，头顶部头发稀少；然后逐步发展，最后会发展到只剩下头后部、头两侧一圈稀疏的头发。遗传因素、血液循环中男性激素的缺乏或失调、过于肥胖等因素都可导致脱发。另外，多种皮肤病或皮肤受伤留下的瘢痕，天生头发发育不良，以及化学物品或物理原因对毛囊造成的严重伤害均可引起永久性脱发。

暂时性脱发往往是高热等疾病引起的。不过，照X光、摄入金属（如铊、锡和砷）或摄入毒品、营养不良、某些带炎症的皮肤病、慢性消耗性疾病，以及内分泌失调等也可造成暂时性脱发。

男性内分泌问题。男性内分泌问题主要有以下几个方面：雌激素增加，男性体内雌激素水平的增加，大大限制或制约了雄激素的作用，使得男性对嗅觉、视觉和感官上的性刺激反应迟钝，造成对性冲动的排斥，无法产生性欲。雄激素减少，成年男性的睾丸容量如果小于10毫升，或者睾丸的质地明显变软，可能是健康的警报。这可能导致生育能力的丧失，在性生活中力不从心，还会有体力差、经常疲乏、容易出汗、记忆力不好、脾气性格变得古怪、性欲低下、性功能障碍等情况出现。泌乳素增加，男性如果出现高水平泌乳素的分泌，医学上叫“高泌乳素血症”，指血清里的泌乳素含量高于正常水平。表现为乳房肿胀、增大、泌乳，还使男性的阴茎在性生活中表现不佳(阳痿)或者坚而不挺。还可能造成对性腺的抑制作用——睾丸内精子产量减少、精子功能异常，因而引起不育。

如何防止男性内分泌失调：①改善饮食。烟酒、粗制棉籽油及有些食品在制作过程中加入的添加剂、着色剂、防腐剂等都可能引起睾丸细胞变性。②不要频繁接触重金属。某些重金属，例如铝对男性生殖系统有极强的毒性作用。所以要避免食用含铝较高的食物如干豆类、明矾制作的油条，也尽量不用铝制的烹饪器皿或容器。③不要长时间待在环境污染区。不要近距离接触某些化学物品，包括杀虫剂、除草剂，含有雌激素类食物。④及时到医院就诊。如果患有内分泌失调，别怕去看医生，应在医生的指导下，适当服用雄激素补充类药物。而对于高泌乳素血症，可以在明确诊断的基础上，采取针对性的治疗来降低泌乳素水平，或者利用药物来抑制泌乳素的分泌。

呵护生殖系统

生殖器的结构

男性生殖器。男性生殖器分内生殖器和外生殖器两部分。内生殖器包括睾丸、附睾、输精管、射精管、尿道及附属腺体（精囊腺、前列腺和尿道球腺）。外生殖器包括阴茎和阴囊。

男性内生殖器 。睾丸位于阴囊内，呈扁卵圆形，精子就是在这里产生，也有分泌男性激素的功能。

附睾贴附在睾丸的上端和后缘，可分为头、体、尾3部分，它具有贮存和输送精子的作用。

输精管是附睾管的直接延续，它会折返向上进入盆腔，与精囊腺的排泄管会合成射精管，穿过前列腺开口于尿道前列腺部。睾丸所产生的精子就是这样通过输精管进入尿道随精液排出。

精囊腺紧贴于膀胱底的后方及输精管的外侧，呈长囊状，表面凹凸不平，其排泄管与输精管会合成射精管。精囊腺分泌黄色黏稠液体，为精液的一部分。

前列腺是由腺体和肌肉组织组成的一个形似栗子的器官，紧靠在膀胱的下方。前列腺分泌乳白色的液体，通过它本身的排泄管排入尿道，参与精液的组成。 而精液实际是由精子、前列腺液和精囊腺液组成的。

男性尿道是排尿和排精的共同通道，它起自膀胱的尿道内口，终于阴茎头的尿道外口，全长17~20厘米。整个尿道分成3个部分：尿道前列腺部、尿道膜部和尿道海绵体部。尿道前列腺部是自尿道内口穿过前列腺的一段，当前列腺肥大时会压迫这个部位，导致排尿困难。如果男性的生殖器各部分有炎症，如前列腺炎、输精管炎、附睾炎等，就会导致射精痛。

男性外生殖器。阴茎由两条阴茎海绵体和一条尿道海绵体组成，内有极其丰富的血管，当性兴奋时，海绵体会高度充血，使阴茎变粗变硬。

阴囊是会阴部下垂的皮肤囊袋，中间有阴囊中隔，将阴囊分为左右两半，其中容纳着睾丸和附睾。

女性生殖器。女性生殖器分内生殖器和外生殖器两部分。内生殖器包括卵巢、输卵管、子宫和阴道。外生殖器包括阴阜、大阴唇、小阴唇、阴蒂、前庭大腺、阴道前庭和处女膜。

女性内生殖器。卵巢是产生卵子和分泌雌激素的器官，左右各1个。卵巢的大小随年龄而变化，青春期前，卵巢表面光滑，青春期开始排卵后，表面呈现出凹凸不平的瘢痕，至绝经期后，卵巢亦逐渐萎缩变硬。

输卵管是一对弯而长的喇叭形管道，卵子从卵巢排出后进入输卵管内，停留在输卵管壶腹部与峡部的连接处等待受精。卵子受精后，受精卵会借助输卵管的蠕动和纤毛的推动，向子宫腔的方向移动。

子宫是受精卵发育成长为胎儿的场所。子宫呈倒置的梨形，上端圆凸的部分称为子宫底，子宫底以下的大部为子宫体。子宫呈圆柱状的部分称为子宫颈，它的下部突入到阴道内。子宫的内腔称为子宫腔，子宫腔的内壁上覆盖了一层子宫内膜，子宫内膜在激素的作用下会周期性地增厚。当卵子不能受精时，子宫内膜会剥落出血，从阴道排出，形成月经。

阴道为前后扁的肌性管道，伸展性很大，是月经排出和胎儿娩出的通路。

女性外生殖器。阴阜位于腹壁最下方、耻骨联合前上方的部分。这里皮下脂肪丰富，所以稍微隆起，到青春期时开始长阴毛。大阴唇位于女性阴道口两侧，是一对纵长隆起的皮肤皱襞，下面有很厚的皮下脂肪，并有丰富的血管、淋巴管及神经末梢，对性刺激敏感。

小阴唇位于大阴唇内侧，是一对较薄的皮肤皱襞，表面光滑、湿润，有丰富的神经末梢，对性刺激很敏感。

阴蒂是个能勃起的小柱状器官，位于两侧小阴唇联合处的下面，是一种海绵状组织。其上有丰富的感觉神经末梢，触觉十分敏感，有刺激即发硬，稍勃起。

前庭大腺分布在两侧小阴唇中。开口在小阴唇的内侧面，与阴道入口相邻。它分泌一种黏性物质。

未婚女性的阴道口还有一层中间有孔的环状薄膜组织，位于小阴唇内侧正中，这就是处女膜。

疾病防治

睾丸炎。睾丸炎是由各种致病细菌和病毒通过血液、淋巴管与输精管或附睾途径感染引起，其中以腮腺炎引起的睾丸炎最为常见。在急性期，患者表现为阴囊皮肤红肿胀痛，行走时有明显坠胀感觉。若在急性期治疗不当，可转为慢性睾丸炎。急性期要卧床休息，抬高阴囊部并进行热敷，使用抗生素治疗，并应禁过性生活，否则会加重病情。睾丸炎治愈后不影响雄激素的分泌，不致影响性生活。

尿道炎。尿道炎多系逆行感染，即病菌直接侵入尿道所致。患者在急性期表现为尿道黏膜充血、水肿，或有糜烂溃疡形成，尿道口红肿，有黏液性或脓性分泌物，尿道压痛、变硬；重者可影响到附睾、精索。患病时要适当休息，禁止饮酒，避免性生活。主要是采用口服或肌内注射抗生素治疗。

前列腺炎。前列腺炎多由尿道炎直接蔓延所致，或是其他组织器官急性炎症经血液及淋巴感染引起，是中青年男性的一种常见病。急性前列腺炎起病急，多表现为全身无力、腰部酸痛、会阴及肛门有不适下坠感，伴有尿痛、尿频、尿急甚至有血尿，有的人性欲减退，出现早泄或阳痿等。患病后应注意休息，多饮水，节制性生活，坚持使用抗生素治疗。中老年男性前列腺增生等病症的发病率逐步上升，多数老年男性的生活都受此影响。目前前列腺疾病的治疗手段日益先进，80%以上已无需手术治疗。另外，尽管由于身体器官自然衰老及其他疾病的影响，老年人的性功能逐渐退化，但老年人的性需求是正常的，一般可以用言语、抚摩、感情沟通等方式满足，这需要得到社会和家人的理解。同时，老年人也需要进行自我心理调试，以平常心对待身体状况的正常变化。

附睾炎。附睾炎是由于尿道狭窄、前列腺增生、尿道炎及感染结核和淋病，通过逆行蔓延引起的。附睾具有促进精子成熟、贮存精子和吸收衰亡精子的重要作用，故双侧附睾有病变时可造成不育。在急性期表现的症状为阴囊肿胀、疼痛，可牵扯下腹部及大腿根部，行走不便。急性期治疗不彻底可转为慢性附睾炎，所以在急性期治疗一定要彻底。治疗时可抬高阴囊、局部冷敷，选用有效的抗生素及其他对症治疗方法。

外阴炎。外阴炎有特异性和非特异性感染2种。特异性如真菌、滴虫感染为主；非特异性如葡萄球菌、大肠埃希菌、链球菌感染等。非特异性感染比较多见。此外，还可以继发于其他局部或全身疾病，如宫颈炎、阴道炎、宫颈癌等，由于分泌物增多的刺激，或经血、恶露过多过久的刺激，均可引发不同程度的炎症。其他如卫生巾的浸渍，患有尿瘘、粪瘘者的粪便刺激，糖尿病患者糖尿的刺激等，都可以导致外阴炎。

阴道炎。阴道炎是由不同病因引起的多种阴道黏膜炎性疾病的总称。在正常生理状态，阴道的组织解剖学及生物化学特点足以防御外界微生物的侵袭。如果遭到破坏，则病菌即可趁机而入，导致阴道炎。

常见的阴道炎有以下几种。①非特异性阴道炎。外阴、阴道有下坠和灼热感，阴道上皮大量脱落，阴道黏膜充血，触痛明显。严重时出现全身乏力、小腹不适，白带增多、呈脓性或浆液性，白带外流刺激尿道口，可出现尿频、尿痛。②真菌性阴道炎。真菌性阴道炎也叫阴道念珠菌感染。突出症状是白带增多及外阴、阴道奇痒。严重时坐卧不宁、痛苦异常，还可有尿频、尿痛、性交痛。白带呈白色稠厚豆渣样，阴道黏膜高度水肿，有白色片块状薄膜黏附，易剥离，其下为受损黏膜的糜烂基底或形成浅溃疡，严重者可遗留淤斑；另一类患者的白带为大量水样或脓性而无白色片状物，阴道黏膜呈中度发红、水肿，无严重的瘙痒及灼热感，仅有外阴潮湿感觉。真菌性阴道炎的发病率仅次于滴虫性阴道炎，主要由白色念珠菌感染所致。一般认为白色念珠菌主要由肛门部传染而致，与手足癣无关。当然，真菌性阴道炎也可经性交传播。念珠菌可存在于人的口腔、肠道与阴道黏膜而不引起症状，这3个部位的念珠菌可互相传染。当局部条件适合时或卫生习惯不好、长期使用抗生素时，易引起阴道酸碱度改变，使念珠菌得以繁殖而引起感染。③滴虫性阴道炎。患者白带增多且呈黄白色，偶带黄绿色脓性，常带泡沫，有腥臭，病变严重时会混有血液；其次为腰酸、尿频、尿痛、外阴瘙痒、下腹隐痛。阴道黏膜红肿，有散在的出血点或草莓状突起，偶尔会引起性交疼痛。滴虫性阴道炎主要由阴道内寄生虫——毛滴虫生长繁殖引起，感染方式有间接传播（如浴池、浴巾、游泳池、坐便、衣物等传播）、直接传播（即性伴侣患有尿道滴虫，通过性交传播）。④老年性阴道炎。患者白带增多且呈黄水样，感染严重时分泌物可转变为脓性并有臭味，偶有点滴出血症状。有阴道灼热下坠感、小腹不适，常出现尿频、尿痛。阴道黏膜发红、轻度水肿、触痛，有散在的点状或大小不等的片状出血斑，有时伴有表浅溃疡。阴道炎有很多时候是由不良的生活习惯造成的。比如，习惯久坐的女性会阴部透气性差，血液循环受阻，因而比较容易发生感染；有些女性习惯长期使用护垫，这样同样容易使会阴部透气性差而致感染；清洗阴部时，有些女性将手指或毛巾伸入阴道，这样容易将细菌带入阴道，引起或加重感染；更有许多女性盲目使用阴道清洗液，各种阴道清洗液中含有薄荷成分，使用后虽然可以令人产生清凉感，但是频繁使用阴道清洗液，可能会破坏阴道内环境，反而使阴道炎加重。因此，建议女性不要盲目使用阴道清洗液，除非在有特殊需要时，由医生指导选用。女性应在平时多注意局部及外阴清洁卫生，与家人的浴具要分开使用，避免交叉感染。经期禁止游泳及盆浴，以免病菌上行感染，等等，这样就能大大减少阴道炎的发生。阴道炎并非难治之病，只要及时去正规医院诊治，养成良好的卫生习惯，就一定能够摆脱阴道炎的困扰。⑤宫颈炎。宫颈炎是育龄女性的常见病，有急性和慢性2种，临床上以慢性宫颈炎多见。一般是在分娩、流产或手术损伤宫颈后发生。病原体主要为葡萄球菌、链球菌、大肠埃希菌和厌氧菌，其次是淋病双球菌、结核杆菌，原虫中有滴虫和阿米巴，特殊情况下为化学物质和放射线所引起。一般表现为白带增多，由于病原体、炎症范围及程度不同，白带可呈乳白色黏液状，也可呈淡黄色脓性，有时呈血性或性交后出血。炎症扩散至盆腔时可出现腰部酸痛及下腹部坠痛。妇科检查时可见宫颈有不同程度的糜烂、肥大、腺体囊肿或息肉。临床上根据宫颈糜烂面积大小分为：轻度，糜烂面积不超过整个宫颈面积的1/3；中度，糜烂面积占整个宫颈面积的1/3~2/3；重度，糜烂面积占整个宫颈面积的2/3以上。根据糜烂的深浅度，可分为单纯型、颗粒型和乳突型3类。宫颈糜烂与早期宫颈癌从外观上难以鉴别，须做宫颈刮片检查，必要时做活检以确定诊断。

预防宫颈炎具体应注意以下几个方面。①不过早开始性生活。这是有效预防宫颈炎的关键。青春期宫颈的鳞状上皮尚未发育成熟，性生活容易使鳞状细胞脱落而引发宫颈炎。②避免过早、过多、过频的分娩和流产。分娩和流产都会造成宫颈的损伤，从而为细菌的侵入提供了机会。③避免不洁性生活。不洁性生活易带入各种病原体，而诱发宫颈炎甚至宫颈癌。在分娩、流产、宫颈物理治疗术后应预防感染，短期内应避免性生活。④其他。成年女性应积极治疗急性宫颈炎；每年做一次妇科检查；避免用器械损伤宫颈；产后宫颈裂伤应及时缝合。

输卵管炎。由于病原体的感染，造成输卵管的炎症变化，称为输卵管炎，是女性盆腔生殖器炎症中最常见的一种疾病。它常与卵巢炎并存，有时与盆腔腹膜炎、盆腔结缔组织炎同时存在并互相影响。根据临床的发病经过，输卵管炎可分为急性、慢性和肉芽肿性三大类。急性输卵管炎主要表现为高热，甚至寒战，下腹两侧剧烈疼痛或一侧较另侧疼痛严重，白带增多，有时伴有尿频、尿痛。慢性输卵管炎主要表现为下腹不同程度的疼痛，腰骶疼痛、下坠，月经紊乱，痛经，白带增多，不孕等。肉芽肿性输卵管炎与慢性输卵管炎临床表现相似，但多伴有全身消耗症状。

预防输卵管炎也同样要注意以下几个方面：注意卫生，预防感染；尽量避免不当的妇科操作——女性在分娩、流产、妇科侵入性检查或治疗时防治感染措施不严格，如刮宫术、输卵管通液术、上环等各类宫腔操作都容易损伤生殖器，引发感染；积极治疗生殖系统炎症——如阴道炎、宫颈炎、子宫内膜炎、化脓性阑尾炎、腹膜炎、腹腔手术等。

盆腔炎。女性盆腔范围包括生殖器(子宫、输卵管、卵巢)、盆腔腹膜和子宫周围的结缔组织，在此处发生的炎症统称为盆腔炎。盆腔炎可分为急性盆腔炎和慢性盆腔炎。

急性盆腔炎和慢性盆腔炎的治疗是不同的。

对于急性盆腔炎的治疗主要是多休息，如果有条件还可以住院治疗，还应该注意多吃高蛋白质营养性食物，另外还要注意电解质的平衡，注意补充水分，最主要的还是应该服用一些消炎的抗生素，需要注意的是要坚持用药，若用了几天后症状消失就不再用药了，这样容易复发，甚至导致慢性盆腔炎的发生，因此治疗一定要彻底。

慢性盆腔炎的疗程比较长，因此治疗起来要比急性盆腔炎更复杂，通常采用中药综合疗法进行治疗，中药综合疗法包括中药口服、中药静脉滴注、中药灌肠、针灸治疗，还可以配合中药的热敷和离子导入。至于盆腔炎的预防，基本上可以参考以上几种炎症，并针对具体情况采取相应措施。

远离性病

梅毒。梅毒是由梅毒螺旋体引起的一种性传播疾病，可侵犯全身脏器和器官而产生多种症状，但也可呈无症状的携带潜伏的梅毒。梅毒主要通过性接触传染，极少数可通过污染的生活用具传染，未经治疗的携带梅毒孕妇可通过胎盘传染给胎儿。梅毒的潜伏期为2~4周，一期梅毒主要症状为硬下疳，在生殖器部位发生溃疡，腹股沟淋巴结肿大；二期梅毒出现皮肤黏膜损害，可以出现全身皮疹等症状；三期梅毒除有皮肤黏膜损害外，还可有心血管、骨骼、关节、眼、神经系统等多方面的损害。

淋病。淋病是由淋球菌引起的泌尿生殖系统的化脓性感染，在一定条件下，淋球菌也可以感染眼、咽部、直肠、盆腔，个别出现全身性感染。男性常见的症状是尿道炎，有尿频、尿痛、尿道口红肿发痒、脓性分泌物流出等症状。女性常见的是宫颈炎，表现为阴道分泌物（白带）增多、发黄，但也有很多感染者没有任何自觉症状。诊断淋病需从尿道或宫颈取分泌物化验，女性必须做淋球菌培养。

非淋菌性尿道炎。非淋菌性尿道炎(NGU)广义上是指通过性接触传染的，除淋菌性尿道炎以外的尿道炎；狭义上是指由沙眼衣原体或支原体所引起的泌尿生殖道炎症。一般也将阴道毛滴虫、白色念珠菌和单纯疱疹病毒所致的尿道炎包括在内。由于NGU病原菌种类多，可单独或混合感染（包括其他性病），潜伏期长，临床表现差异较大，可继发合并症，治疗效果比淋病差，所以流行甚广，发病率逐年升高，在西方国家和国内部分地区已超过淋病，居性病首位。

尖锐湿疣。尖锐湿疣是由人类乳头瘤病毒引起，在肛门周围产生粟粒大小的疙瘩状病变。潜伏期平均为3个月。初发为柔软的淡红色小丘疹，为肉质赘生物，可逐渐增大，表面颗粒状增殖而粗糙不平，或互相融合呈菜花状。主要通过性接触传染，也可通过污染的生活用具传染。女性怀孕期间尖锐湿疣生长较快，如果没有治愈，可能会在分娩时传染给新生儿。

生殖器疱疹。生殖器疱疹主要是由单纯疱疹病毒引起的一种性传播疾病。初发在生殖器部位出现多个丘疹、小水疱或脓疱，继而破溃糜烂、疼痛，可伴有全身症状如发热、头痛等。在损害消退后，部分患者可以隔一定时间后复发。可多次复发。生殖器疱疹主要通过性接触传染，少数亦可通过污染的生活用具传染，产妇可在分娩过程中传染新生儿。诊断生殖器疱疹主要靠临床检查，有条件时可做病毒培养等实验室检查。

艾滋病。艾滋病在医学上被称为获得性免疫缺陷综合征，缩写为AIDS，是由人类免疫缺陷病毒（HIV）感染引起的以人体细胞免疫功能缺陷为主的一种混合免疫缺陷病。其发病原因是由于病毒进入人体后，在人体免疫细胞内不断繁殖，并将免疫细胞杀死，使机体的免疫系统崩溃，无法抑制其他微生物的进攻，从而很容易患上多种疾病和肿瘤，最终因感染或肿瘤而导致死亡。

艾滋病病毒感染者虽然外表和正常人一样，但他们的血液、精液、阴道分泌物、皮肤黏膜破损处或炎症溃疡的渗出液里都含有大量艾滋病病毒，具有很强的传染性；女性患者的乳汁也含病毒，有传染性。唾液、泪液、汗液和尿液中也能发现病毒，但病毒含量很少，传染性不强。

艾滋病传染途径。艾滋病患者及艾滋病病毒携带者是艾滋病唯一的传染源。已经证实的艾滋病传染途径主要有3条，其主要是通过性传播和血传播，即性接触传播、血液传播、母婴传播。一般的接触并不能传染艾滋病，如共同进餐、握手等。

艾滋病的临床表现

肺型。其表现为缺氧、呼吸困难、胸痛和X线检查呈弥漫性肺部浸润。肺部感染约占艾滋病症状的50%，其中卡氏肺囊虫引起的肺炎约占80%。

中枢神经系统型。约30%艾滋病病例出现此型，由病原体感染中枢神经系统或肿瘤、血管并发症及中枢系统的脑损害，出现头痛、意识障碍、痴呆、抽搐以及周围神经功能障碍，导致严重后果。

胃肠型。胃肠型表现为水样便泻，每天10~20次，失水；养分消耗与丢失，体重减轻，衰弱。病原体主要为隐孢子虫。

发热原因不明型。患者因病原体感染，出现高热、不适、乏力及全身淋巴结肿大。

艾滋病是一种严重危害人类生命的性传播疾病，目前尚无特效的治疗方法。除了在杜绝不洁的性行为、慎重输血输液、讲究卫生等方面预防外，尤其不要与人共用牙刷、剃须刀及其他可能被血液污染的物品。还要多吃些抵抗艾滋病病毒的食物，比如黄豆、黄瓜、苦瓜、海带、大蒜，及早杀死进入体内的艾滋病病毒，从而预防艾滋病。